TEXTBOOK 人民军医出版社

全国高等医学院校本科规划教材

供临床医学、预防医学、全科医学及相关专业使用

病理学

BING LI XUE

主　编　陶仪声　王学春
副主编　申丽娟　张晓杰　陈振文
编　者　（以姓氏笔画为序）
于建渤　牡丹江医学院
万义增　辽宁医学院
王学春　泰山医学院
邓丽英　长治医学院
申丽娟　昆明医学院
冯振中　蚌埠医学院
牟联军　海南医学院
张景义　赤峰医学院
张晓杰　齐齐哈尔医学院
张绘宇　广州医学院
陈小艳　佛山科学技术学院医学院
范炎峰　黄河科技学院医学院
陈振文　山西医科大学汾阳学院
郑纪宁　承德医学院
赵英芳　包头医学院
殷治华　山西大同大学
陶仪声　蚌埠医学院
秘　书　武世伍　蚌埠医学院

人民軍醫出版社
PEOPLE'S MILITARY MEDICAL PRESS
北　京

图书在版编目(CIP)数据

病理学/陶仪声，王学春主编.—北京：人民军医出版社，2014.1
全国高等医学院校本科规划教材
ISBN 978-7-5091-6109-8

Ⅰ.①病… Ⅱ.①陶… ②王… Ⅲ.①病理学—医学院校—教材 Ⅳ.①R36

中国版本图书馆CIP数据核字(2013)第079592号

策划编辑：曾小珍 **文字编辑**：戴璐萍 **责任审读**：王三荣
出版发行：人民军医出版社 **经销**：新华书店
通信地址：北京市100036信箱188分箱 **邮编**：100036
质量反馈电话：(010)51927290；(010)51927283
邮购电话：(010)51927252
策划编辑电话：(010)51927300—8163
网址：www.pmmp.com.cn

印刷：三河市潮河印业有限公司 **装订**：京兰装订有限公司
开本：787mm×1092mm 1/16
印张：26.75 **字数**：690千字
版、印次：2014年1月第1版第2次印刷
印数：5001—9000
定价：60.00元

全国高等医学院校本科规划教材（临床医学专业）
编审委员会

全国高等医学院校本科规划教材(临床医学专业)

书　目

1. 基础化学	杨金香主编	23. 医学细胞生物学	杨康娟等主编
2. 有机化学	陈　琳等主编	24. 循证医学	赵中夫等主编
3. 医用物理学	王亚平主编	25. 医学导论	徐名颂主编
4. 医学心理学	孙宏伟等主编	26. 诊断学	魏　武等主编
5. 医学伦理学	张树峰等主编	27. 医学影像学	刘林祥等主编
6. 卫生法学	冯玉芝主编	28. 核医学	李　龙主编
7. 医学人际沟通学	翁开源主编	29. 内科学	王庸晋等主编
8. 系统解剖学	王震寰等主编	30. 外科学	王庆宝等主编
9. 局部解剖学	金　昱主编	31. 妇产科学	张晓薇等主编
10. 组织学与胚胎学	陈志伟等主编	32. 儿科学	王　雪等主编
11. 生理学	朱大诚等主编	33. 传染病学	陈永平主编
12. 生物化学	周立社等主编	34. 耳鼻咽喉头颈外科学	李　娜等主编
13. 分子生物学	肖建英主编	35. 眼科学	沙翔垠等主编
14. 病理学	陶仪声等主编	36. 神经病学	马凤杰等主编
15. 病理生理学	牛春雨等主编	37. 精神病学	李幼辉主编
16. 医学微生物学	严　华等主编	38. 康复医学	姜贵云等主编
17. 人体寄生虫学	孙　新等主编	39. 中医学	章文春等主编
18. 医学免疫学	赵富玺等主编	40. 急诊医学	王振杰等主编
19. 药理学	高允生等主编	41. 全科医学概论	刘学政等主编
20. 预防医学	王福彦等主编	42. 口腔科学	麻健丰主编
21. 医学统计学	袁兆康等主编	43. 皮肤性病学	金哲虎等主编
22. 医学遗传学	杨保胜主编	44. 临床技能学	眭　建等主编

全国高等医学院校本科规划教材(临床医学专业)

出版说明

医学教育是医药卫生事业发展的重要组成部分，是人民群众医疗健康保障的基础。当前我国开设临床医学专业教育的高等本科院校已有160余所，其中培养基层医疗卫生人才的地方医学本科院校占有较高比例，所培养的大批医学人才已经成为各级基层医疗单位卫生服务及健康保障的主力。然而，我国各高校医学教育所普遍采用的专业教材，在反映不同办学层次、不同培养目标、不同人才定位等方面区分度不足，尚不能很好适应地方医学院校培养基层医疗服务人才的要求。在教育部、卫生部所大力倡导的培养具有不同内涵定位的“卓越医生”的医学教育改革背景下，紧随地方高等医药院校的医学教育改革步伐，广纳现代医学教育改革成果，建设特色鲜明、质量上乘、受众明确的医学专业教材成为当前各医学专业出版社必须完成的重要任务。

根据教育部在“十二五”期间对高校教材建设“高质量、多样化”的要求，针对地方高等医学院校临床医学专业综合改革所涉及教材建设需要，人民军医出版社组织多所本科高等医学院校，在深入调研的基础上，结合当前的教育改革形势和各院校的教学成果，启动了适用于地方医学院校的《全国高等医学院校本科规划教材(临床医学专业)》编写的工作。

本套教材由50余所本科医学院校领导、教授组成编审委员会，讨论确定编写宗旨和思路，逐层分阶段召开主编、副主编联席会议及各分册教材的编写、定稿会议，保证编写出版工作顺利完成。

本套教材具有以下特色：

1.以地方高等医学院校为主体，围绕培养具有较高医学职业精神和较强的临床实践能力，具备一定公共卫生知识体系，适合基层需要的医学人才这一目标决定教材构建和内容取舍。

2. 除遵循“三基”“五性”“三特定”的编写原则外，特别突出“三个注重”：注重素质培养，强化专业素质和人文素质的融合教育；注重解决临床实际问题的能力和主动学习能力的培养；注重教材的实用性，内容与教学过程紧密结合，编写体例灵活，易用好学。

3. 针对目前医学本科教育内容多、发展快、知识交融、层次需求多样等特点，秉承人民军医出版社教材“宜教宜学、科学严谨”的特点，遵循“从实践中来”的原则，努力使教材满足教学实际需要，真正体现各院校鲜活的教学成果，教材内容完整，涵盖执业医师考试要求。

本套教材共44分册，涵盖基础、医学基础、临床医学、人文学科等不同领域，包括近阶段刚建立或发展快的学科，如“循证医学”“医学导论”“医学人际沟通学”“分子生物学”“医学细胞生物学”“全科医学概论”等科目。本套教材专门设计了“学习要求”“要点提示”“问题讨论”以及“复习指导”“参考案例”等有助于教学的栏目，同时注意为师生的教与学留下发挥空间。

欢迎相关院校使用本套教材后及时反馈宝贵意见。

人民军医出版社

前　言

PREFACE

本套教材的编写以全国高等医药院校临床医学专业教学大纲为依据，遵照“三基”、“五性”和“三特定”的教材编写原则，贯穿以学生为中心的编写理念，满足医药高等教育事业发展和人才培养目标，立足于培养素质过硬、能力过硬，适合基层需要的实用型医学人才；在编写思路上保持了本学科知识的系统性与完整性，体现了基础教材的科学性；在教材写作上力求做到删繁就简，精益求精，概念简明清晰，论述简洁，表达准确，语言精练，逻辑条理清晰，内容深入浅出、易懂，图文并茂，有利于教学实践和学生自学。

病理学是研究人体疾病发生的原因、发生机制、发展规律以及疾病过程中机体的形态结构、功能代谢变化和病变转归的一门基础医学课程。全书共分为两部分。第一部分为总论，共五章，主要介绍各种不同疾病发生发展的共同规律；第二部分为各论，共十二章，主要介绍和研究各种不同疾病的特殊规律。在编写过程中，更加注重教材的整体优化；注意与执业医师考试接轨，实现“宜教宜学、科学严谨”的特点；增加了骨与关节疾病章节，并参照国内外几种最新教科书及本教材的编写特点来编写；体现参编院校教学改革的鲜活成果。

本书的编委来自全国16所院校，这些编委均为医、教、研及临床诊断工作第一线的专家，有着丰富的教学及临床经验。在整个编写过程中，我们教材编委会的全体编者对编写过程中出现的问题和歧义，逐条逐句进行了研究和讨论，最后由主编、联合主编和副主编审核后定稿。本教材的读者对象是五年制本科临床医学专业学生，也可面向卫生、医学检验、护理、影像、法医等本科专业学生。

在本书付梓之际，回顾本书的编写历程，尽管全体编写人员为本书的出版付出了艰辛的工作，但由于时间仓促以及编者水平有限，书中一定存在瑕疵之处，恳请广大读者和同道不吝赐教。

编　者

目 录

CONTENTS

绪论

病理学(Pathology)是连接基础医学与临床医学的重要桥梁学科，是一门综合性、实践性和实用性很强的，研究疾病的病因、发病机制和病理改变的医学基础学科。病理学的主要学习目的就是从形态学角度认识和掌握疾病的本质与发生发展的规律，从而为在临床医学实践中诊断与防治疾病提供理论基础与实践依据。

一、病理学的内容和任务

本书共设17章，第1～5章为病理学总论，又称为普通病理学；第6～16章为病理学各论，又称为系统病理学；第17章为病理学常用实验技术的原理及应用。

病理学总论，主要包括细胞和组织的适应与损伤、损伤的修复、局部血液循环障碍、炎症与肿瘤共5章。总论主要是从形态学角度阐释各种不同疾病发生发展过程中共同的病理变化规律。病理学各论，主要包括心血管系统疾病、呼吸系统疾病、消化系统疾病、泌尿系统疾病、淋巴造血系统疾病、生殖系统和乳腺疾病、内分泌系统疾病、神经系统疾病、骨和关节疾病、传染病与寄生虫病共11章。各论主要是在病理学总论的理论基础上，以人体各器官系统为纲研究每种疾病的病因、发病机制、病理变化、临床表现及转归中独特的病理变化规律。例如肺炎、肝炎、肠炎、肾炎和脑炎等，都属于炎症性疾病，病理变化都具有细胞和组织的适应与损伤，局部血液循环障碍，损伤的修复等共同的基本病理改变。虽然这些组织器官的炎症性疾病，都具有炎症病变的共同病理变化特点：变质、渗出和增生，但各器官系统本身在形态结构，功能和代谢上的不同，其病因、发病机制、病理变化以及相关的临床表现也有所不同，有的炎症性病变以细胞组织变性和坏死为主，如急性重型肝炎、流行性乙型脑炎；有的炎症性病变以血管内浆液、晶体、蛋白和细胞渗出为主，如大叶性肺炎、阑尾炎、流行性出血热；有的炎症性病变则以增生为主，如结核结节、梅毒树胶样肿等，这就充分体现了各器官系统疾病的特殊病理变化规律。病理学总论和病理学各论是相辅相成的，既有联系又有区别。总论主要是研究疾病发生发展过程中各种疾病病理变化的共同规律，而各论主要是研究疾病发生发展过程中各种疾病病理变化的特殊规律。了解疾病的共同规律有利于认识疾病的特殊规律，掌握疾病的特殊规律是认识疾病共同规律的基础。这种不断深化认识过程的辩证关系，有利于总结出疾病的共同病理变化规律和相互关系，有利于认识、分析和理解疾病的发病机制，有利于进一步探讨疾病的诊断与防治。因此，在学习过程当中，要明确病理学总论和各论之间存在着密切的内在联系，参照总论的共同病理变化基础知识，来指导学习各论的特殊病理变化规律，通过学习各论的特殊病理变化规律，来深化对总论共同病理变化基础知识的理解和掌握。总之，对待总论与各论既要相互参考，又要有所侧重，进而达到融会贯通。

病理学是一门实践性很强的医学基础学科，在临床医学实践中是为诊断与治疗疾病提供依据的最重要方法之一。因此病理学技术也是病理学学习和研究的重要内容，所以在本书的第 17 章详细介绍了病理学的常用技术，如组织化学、免疫组织化学和电子显微镜等传统形态学技术的原理及应用，同时还涉猎了以形态学为基础的现代病理学技术的原理和进展，将进一步强化学生对病理学学科本身特质的认识，也将为后续的临床医学实践和医学科学研究提供重要的技术参考。

二、病理学在医学中的地位

“Without the basis of pathology，the practice of medicine is only quackery”

“没有病理学基础，医学实践只能是庸医的骗术”

（一）病理学是基础医学与临床医学之间的“桥梁”学科

著名医学家张孝骞曾经指出“基础医学课目中与临床最接近的当推病理学，因为它是临床与基础之间的桥梁，要学好临床先要学好病理学，我毕业后才认识这个道理。”可见病理学在医学教学当中占有极其重要的地位。病理学根据内涵的不同，可以分为广义病理学和狭义病理学。广义病理学包括病理解剖学和病理生理学。狭义病理学只包括病理解剖学，与病理生理学划分开。我国医学基础课程当中的病理学主要是指狭义的病理学，即病理解剖学。现代医学课程主要由基础医学课程和临床医学课程两大部分组成。基础医学课程主要包括细胞生物学、组织学与胚胎学、系统解剖学与局部解剖学、生理学、生物化学、微生物和寄生虫学、免疫学和药理学等。临床医学课程主要包括内科学、外科学、妇产科学和儿科学等。基础医学主要是研究机体的各器官系统在正常生理状态下形态结构的特点，以及功能代谢的运行情况。临床医学主要是根据疾病在发生发展过程中出现的症状和体征，进行疾病的诊断、预防和治疗。病理学是以各基础医学科目为基础，研究机体的各器官系统在异常病理状态下形态结构和功能代谢发生变化的情况，而疾病发病过程当中出现的症状和体征就是以这些病理变化为基础，因此说，病理学在沟通基础医学与临床医学之间发挥着重要作用，是在整个医学课程当中起着承上启下，桥梁与纽带作用的关键性因素。

（二）病理学在临床疾病诊断当中的重要作用

国外把病理医生称为“Doctor’s doctor”，即医生的医生。

起源于古希腊发展于西方的西医学体系主要是倾向于“还原论”思想，即在临床疾病诊断当中强调分析、实验、定量的研究，对疾病的认识侧重于生物学内容，注重形态结构和局部定位，与祖国传统医学相比较，特别注重特异性的病理改变，特异性的病因和特异性的治疗等。作为西方医学的主干学科，及自身的学科性质和任务，决定了病理学在临床疾病的诊断当中将占据尤为重要的位置。在临床疾病的诊断过程当中，病理学的诊断主要是通过对病变组织器官的肉眼观察，即大体观察和利用普通显微镜、透射电镜及荧光显微镜和分子生物学技术等工具对病变组织结构和细胞改变的微观观察而做出的。随着现代科学技术的迅猛发展，临床辅助诊断方法层出不穷，日趋多样化、先进化、细微化和准确化，如医学实验室开展的各种离子与蛋白检测，胃镜、腹腔镜和宫腔镜各种内镜检查，磁共振、四维彩超和螺旋 CT 等。虽然这些高尖端的医学技术和方法，在疾病的发现和定位上发挥了重要作用，但是与病理学诊断相比，在客观性与准确率方面还是略逊一筹，所以许多疾病的最后诊断结果，还是依赖于病理学的诊断，如关于人体肿瘤学的诊断，临床上主要就是应用病理学的技术与方法，采用细胞学筛查早期肿瘤，通过冷冻切片确定肿瘤的良恶性，所以曾经把病理学诊断赞誉为肿瘤诊断的“金标准”，而对于其他疾病的诊断，病理学也有着不可替代的重要作用，如病理学的活体组织检查是迄今为止诊断疾病最可靠的医学方法。在临床医疗方面，病理学不仅能阐释患者出现症状和体征的原因，确定疾病的性质，协助医生做出临床诊断，还能鉴定发现和预防新病种，筛选新药以及对患者的死亡原因做出最权威的终极判断。

(三)医学科学研究是病理学应用的重要领域

现代科学技术的进步极大地促进了自然科学事业的飞速发展，如显微镜的产生引发了细胞学的诞生。20世纪蓬勃发展的细胞生物学与分子生物学，所产生的先进技术方法与科学成果，导致生命科学发生了划时代的变革。作为基础医学与临床医学的“桥梁”学科——病理学，在吸收与融汇了细胞生物学与分子生物学的发展精粹后，本身也从单纯的纯形态结构观察研究，发展到可以检测蛋白质的表达与基因的改变分子水平。现今通过病理学的技术与方法，我们就可以探索疾病的发病机制，深化对疾病的认识，进而揭示疾病的本质。病理学本身在纵向发展的同时，在横向上开始渗透到医学研究各领域，产生了妇产科病理学、肿瘤病理学、细胞病理学、遗传病理学和分子病理学等前沿学科，为医学科学研究的发展又搭建了一个新平台。

三、病理学的研究对象和研究方法

(一)病理学的研究对象

病理学的研究材料主要有患病人体、实验动物和其他实验材料如组织培养、细胞培养等。所以病理学的研究对象大体可以分为人体病理学和实验病理学。

1. 人体病理学　人体病理学主要由尸体剖检、活体组织检查和细胞学检查3部分组成。

(1)尸体剖检：简称尸解(或尸检)，即对死亡者的人体进行系统性、全身性病理解剖与显微镜观察，从而确定死者有无疾病、病变或伤害以及死亡原因的病理学检查和诊断技术。尸检不仅是病理学诞生的奠基石，更是病理学发展不可或缺的有利手段。尸检的主要作用在于①检查病变，查明死因，确定诊断，提高临床诊治水平。对于临床上某些特殊复杂病例，通过尸检的系统、全面和细微的检查可以发现主要病变，从而查明死亡原因，阐释症状和体征出现的病变基础，进而协助临床做出准确的诊断与治疗。②发现与确诊流行病、传染病、地方病和新发生的疾病，及时为疾病预防控制部门采取防治措施提供可靠地现实依据。通过对死亡患者的尸体进行解剖，检查主要的病变组织器官，分析病变部位的主要形态结构特征，从而探索病因，寻找病源，进而做出准确的判断，为疾病的预防与控制提供科学依据，如伤寒的病变特点是形成伤寒肉芽肿；严重急性呼吸综合征又称传染性非典型肺炎，通过尸检确定其病原是一种新型冠状病毒；克山病亦称地方性心肌病，是以心肌变性坏死为主要病理改变的地方病。③尸检的开展可以收集积累各种疾病的人体病理材料，为医学科研提供素材，促进医学科学发展，如制作动物病理模型，进行药物及治疗试验等。④通过尸检收集各种人体病理标本，可为病理学教学提供素材，培养医疗卫生人才。

(2)活体组织检查：简称活检，即从患者病变处切除或局部切取、钳取、刮取、穿刺和抽吸等方法获得病变组织、体液和细胞等，经过病理学的技术与方法，做出相应的病理学诊断。活体组织检查是临床诊断疾病的有效手段之一，特别是对于人体肿瘤良、恶性的鉴别诊断具有十分重要的意义。临床病理活检开展的主要意义在于①能够及时，准确地对患者疾病做出病理学的诊断，从而协助临床医师制定合理的治疗方案，以及判定治疗的预后；②在外科手术过程当中，可通过制作冷冻切片，对活体组织进行快速的病理学诊断（一般约 30min），从而确定病变的良恶性质与病变范围，进而协助临床医师选择最佳的手术治疗方案；③在疾病的治疗过程当中，定期活检可以及时了解疾病的发展态势，以及检验治疗方案、判断治疗效果，如对原位癌和癌前病变的随访；④活体组织除做疾病的病理学诊断外，还可以采用其他医学研究方法，如免疫组织化学法、电镜观察和组织培养等进行研究观察，从而深化对相应疾病的认识。

(3)细胞学检查：即通过浓集法、拉网法、印片法和穿刺法等方法采集脱落细胞或病变处细胞，进行涂片、染色后作出病理学诊断。检查的细胞范围①人体自然分泌物，如痰液、胃液、尿液及阴道宫颈分泌物中的细胞；②人体体液如胸腹腔积液、心包积液和脑脊液；③口腔、食管、鼻咽部与女性生殖道等部位的脱落细胞；④前列腺、肝、肾、胰、乳腺、甲状腺和淋巴结等病变部位的细针穿刺细胞。细胞学检查主要应用于疾病的病理学诊断、肿瘤早期的筛查、测定激素水平、细胞培养和 DNA 的提取。细胞学检查的特点是设备简单、操作简便、经济快速、对患者无损伤或损伤小、可重复进行，但是诊断的准确性较低。

2. 实验病理学　主要包括动物实验与组织和细胞培养。

(1)动物实验：即在实验室内，为了获得有关生物学、医学、药理学与毒理学等方面的新知识或解决具体问题而使用相应动物进行的科学研究。动物实验主要就是在适宜的动物身上复制出某些人类疾病的动物模型，进而探讨疾病的发生、发展与结局。动物实验适应领域包括药物研究、肿瘤学研究、传染病学研究、遗传学及遗传学疾病研究、生殖学研究、内分泌疾病研究、老年病学和免疫学研究。如小鼠动物模型，广泛应用于药物的安全性评价实验、药物筛选实验、药物治疗效果观察、药物效价评定和药效学研究；大鼠动物模型，主要应用于人类营养方面疾病、生殖学方面和老年病学的研究；豚鼠模型可应用于生物培养基和生物免疫反应；兔模型主要应用于免疫学研究、生殖生理与避孕药研究，以及眼科研究；犬主要应用于实验外科学研究，如心血管外科、脑外科、器官和组织移植等。动物实验病理学的优点在于①主观性强，根据实验设计需要，可以进行任何方式的观察研究，如致癌药的致癌作用、再现癌变过程、试验某些生物因子的致病作用等；②重复性强，可以研究疾病的任何阶段，及任何阶段的疾病病理变化过程；③实验动物被称为“活的分析天平”，所以动物实验科学性强，应用范围广。

(2)组织和细胞培养 即在体外模拟体内生理环境，使从体内取出的组织和细胞生存、生长繁殖和传代，并维持原有的结构和功能特性，可以研究在各种病因作用下，细胞和组织病变的发生发展过程。组织和细胞培养技术主要是进行医学科学研究、生物制品的生产（如制备单克隆抗体与免疫调节及微生态制剂）、转基因动物的培养、器官移植培养、有毒物质的检测与抗癌药物的筛选。在病理学研究方面主要应用于①观察细胞和组织在正常培养条件下的生长参数，以及各种致病因素（物理性因子、化学性因子、生物性因子和免疫因子）和相应干扰药物对细胞生长的影响；②探讨细胞发生恶性转化或恶性细胞逆转的诱因、条件，以及这期间所发生的分子生物学和细胞遗传学的改变；③通过组织和细胞的传代培养，可以建立人体、动物肿瘤细胞系或细胞株。组织和细胞培养在病理学研究中的主要特点①周期短、见效快、节省开支；②重复性较强；③培养环境单纯，避免了复杂因素的干扰，易于控制；④但所得实验研究结果不能等同于体内发展过程，因为体内环境复杂，且互相制约。

(二)病理学的研究方法

病理学是一门以形态学研究为主的经典学科，随着时代的进步、科学技术的发展，病理学的研究方法不仅仅局限于传统的经典形态学观察，还采纳与吸收了前沿科技的新方法、新技术，从而使病理学的研究方法能够与时俱进，切合时代的需求，进而使病理学的研究工作得到了进一步的深化。

1. 大体观察　主要运用肉眼或辅之以放大镜、量尺、天平、各种衡器等辅助工具，对送检器官或检验物病灶的形状、大小、重量、表面和切面颜色、状态和硬度进行细致地观察与检测，以判断送检的组织器官是否正常以及病变的性质。大体观察要循序系统，顺序是从送检材料的一侧到另一侧，从表面到里面，并用手触摸材料的质地，同时观察颜色与性状，谨防遗漏。细致的大体观察和详尽的材料描述，是病理科医师必备的基本功。

2. 组织学检查　主要是借助显微镜观察组织和器官的微细结构。显微镜检查组织的制作过程：①将送检组织用10%的中性福尔马林(甲醛)液固定，组织厚度不超过0.5cm；②采用浓度依次增高的乙醇进行梯次脱水；③二甲苯替代乙醇，使组织块变得透明；④将透明好的组织块浸蜡，然后包埋制成较硬的组织蜡块；⑤将蜡块切成5～6μm的组织片；⑥将切片从水中捞出进行贴片与烤片；⑦烤片后进行染色，常用苏木精-伊红染色，制成HE切片。

3. 细胞学检查　即将采集的标本制成薄膜的涂片，然后稍固定，进行常规的HE染色与巴氏染色，最后用显微镜观察，通过分析细胞的形态学改变，可以初步确定疾病的病变性质。涂片制作有直接涂片法与厚涂片法。直接涂片法，即采用手工方法，将分泌物直接涂于载玻片上。厚涂片法，即将积液、尿液和血液离心沉淀后，取沉淀物再涂片。手工涂片法的缺点是，涂得不够均匀或涂的细胞数太少，导致阳性率不高。近年采用液基细胞学涂片(thin-prep cytology test，TCT)，即采用液基薄层细胞检测系统检测细胞并进行细胞学分类诊断，它是目前国际上较先进的一种细胞学检查技术，与传统手工涂片相比，其优点是涂片均匀，异常细胞检出率高，并且涂片较干净，易于观察。如液基细胞学检查方法应用于宫颈癌筛查，与传统的宫颈刮片巴氏涂片检查相比明显提高了标本的满意度及宫颈异常细胞检出率，可以达到检出率为100%，同时还能发现部分癌前病变，以及微生物感染如滴虫、病毒与衣原体等。

4. 组织化学和细胞化学检查　组织化学是在形态学基础上应用化学、物理和免疫学方法研究细胞、组织中物质的化学组成、分布和含量。细胞化学是在不破坏细胞形态结构的状况下，用生化和物理的技术对各种成分做定量的分析，研究其动态变化，了解细胞代谢过程中各种细胞成分的作用。组织化学和细胞化学检查，即用已知化学反应为主的染色方法，在细胞、组织的原位上显示与确定细胞与组织中的正常结构或病理过程中出现的异常物质、病变及病原体等。病理学研究工作和临床病理检验工作中常用的特殊染色法有：应用过碘酸-雪夫反应(periodic acid Schiff reaction，PAS)氧化多糖结构的碳键，沉淀于细胞内糖原分布部位，可显示黏多糖和糖原的存在；Gomoris镀银法显示网状纤维；地衣红染色显示弹性纤维；Masson三色染色法显示胶原纤维；伊红-醛复红染色法同时显示胶原纤维和弹性纤维；甲苯胺蓝染色显示肥大细胞；甲绿-派若宁染色显示DNA和RNA；抗酸染色显示抗酸菌。

5. 免疫组织化学检查　又称免疫细胞化学，根据抗原和抗体特异性结合的原理，应用带显色剂（荧光素、酶、金属离子、核素）标记的特异性抗体，通过抗原抗体反应和组织化学的呈色反应，在组织细胞原位对相应抗原进行定性、定位、定量测定的一项技术。免疫组化实验常用的抗体为单克隆抗体，多克隆抗体和基因工程抗体。免疫组化实验所用的组织和细胞标本主要为组织标本和细胞标本两大类，前者包括石蜡切片与冷冻切片，后者包括组织印片、细胞爬片和细胞涂片。根据标记物的不同，常用染色方法主要有免疫荧光法，免疫酶标法与亲和组织化学法。免疫组织化学的优点是特异性强、敏感性高、定位准确、形态与功能相结合，方法步骤统一。

6. *超微结构观察* 即利用电镜观察亚细胞结构（如细胞器、细胞骨架等）或大分子水平的变化来了解组织和细胞最细微的病变，并可与功能和代谢的变化联系起来，加深对疾病基本病变、病因和发病机制的了解。电镜技术主要有透射电镜与扫描电镜两种。透射电镜的分辨率高，可用来观察组织和细胞内部的超微结构以及微生物和生物大分子的全貌。扫描电镜具有景深长，所获得的图像立体感强的优点，因此可用于观察生物样品的各种形貌特征，在医学科学研究与临床医疗方面，主要用于观察样品的表面形貌、割裂面结构、管腔内表面的结构等。电镜在临床上主要用于肿瘤与肾疾病的诊断，尤其适用区别一些分化差的癌和肉瘤，如对神经内分泌肿瘤，脂肪组织肿瘤和恶性横纹肌样瘤的诊断；区别癌、黑色素瘤与肉瘤；区别腺癌和间皮瘤；在前纵隔肿瘤中可区别胸腺瘤、胸腺类癌和恶性淋巴瘤；在小圆细胞瘤中可区别神经母细胞瘤、胚胎性横纹肌肉瘤、Ewing 肉瘤和恶性淋巴瘤；在软组织梭形细胞瘤中可区别纤维肉瘤与恶性纤维组织细胞瘤。

除以上 6 种常用的病理学研究方法外，还有近几年发展起来的新技术，如可以快速定量细胞内 DNA，主要用于测定肿瘤细胞的 DNA 倍体类型和肿瘤组织生长分数的流式细胞术；弥补既往病理形态学观察方法缺乏精确与客观定量标准缺点的图像分析技术；以及将组织化学与经典的核酸杂交技术相结合衍生出来的可定位检测核酸分子的病理学技术——原位分子杂交技术等。这些前沿科学技术的出现，促使病理学从单一、传统的形态学观察，跨越到可以将形态结构的改变与组织、细胞的化学变化结合起来进行深入研究，同时也从对疾病的病理改变仅有的定性研究，发展到可以进行形态和化学成分的定量研究，这样从疾病本身就获得了大量更多、更新的新信息，大大加强了对疾病研究的广度与深度。

四、病理学的发展

病理学——Pathology 是由两个希腊词 Pathos 和 logos 合并而成，这两个词的中文意思是疾病与学问，可见病理学是研究关于人类疾病的生命科学，它的发展过程可以说是一部现代的医学发展史。

18 世纪中叶，自然科学的兴起与繁荣，促进了医学的前进与发展，意大利临床医学家 Morgagni（1682－1771）根据 700 例尸体解剖材料，提出人体疾病是由相应器官形态改变引起的，进而创立了器官病理学（organ pathology），医学发展史上这闪耀的亮点标志着病理形态学的开端。19 世纪中叶，德国病理学家 Rodolf Virchow（1821－1902）在显微镜的帮助下，提出了细胞的改变和细胞代谢功能的障碍是一切疾病的病变基础的学说，首创了细胞病理学（cytopathology）。细胞病理学的形成奠定了临床病理学的基础，该学科的创立不仅对于病理学，对于整个医学的发展也做出了具有历史意义的、划时代的贡献，细胞病理学学说的形成至今仍然影响着现代医学的理论与实践。随着时代的进步，科学技术的突飞猛进，作为生命医学的主干学科，病理学在纵向与横向发展过程中都取得了丰硕成果。病理学科逐渐细分化，形成了器官病理学、细胞病理学、超微结构病理学、免疫病理学、遗传病理学与分子病理学体系等，这促使病理学不仅从细胞和亚细胞水平研究疾病，而且深入到分子水平、遗传基因水平研究疾病。病理学的研究方法也从传统形态学研究的定位，发展到可以进行定性、定量的深层次科学研究。病理学的研究结果也更具有客观性、重复性与可比性。病理学的飞速发展，不仅带动了其他学科的发展，也更促进了生命科学对疾病本质的认识。

我国病理学的发展历程较缓慢。中国的秦汉时期（公元前 221—公元 220 年），由《灵枢》与《素问》两部分组成的《黄帝内经》已经开始阐明机体的构造、器官的功能与疾病的发生；隋唐时代的，由巢元方编著的，最早论述以内科为主各科病病因和症候的专著——《诸病源候论》已经记载了疾病的症状和病源；南宋时期宋慈的《洗冤集录》，是世界上第一部系统的法医学著作，它比西方最早由意大利人菲德里写的法医著作要早 350 多年，该书详细记述了人体解剖、检验尸体、勘察现场、鉴定死伤原因、自杀或谋杀的各种现象以及中毒鉴定等。金元时期的窦汉卿在《疮疡经验全书》中，对每种疾病均用绘图说明。这些历史医学专著对病理学的发展做出了很大的贡献。但由于受统治制度的限制，所处时势的影响，病理学在相当长的一段时间里停滞不前，一直到 1866 年，我国病理学事业迎来了自己的春天。我国病理学的发展开始了自己的新纪元，广州博济医院附设医学校成立并施行尸体解剖，正式揭开了我国现代病理学的序幕。我国现代病理学发展的成就，主要归功于我国的病理学先驱们，如徐诵明、胡正祥、梁伯强、谷镜汧、侯宝璋和林振纲、秦光煜、江晴芬、李佩琳、吴在东、杨述祖、杨简、刘永等。他们艰苦创业，从无到有地编著了具有中国特色的病理学教科书和参考书；他们严谨治学，大力推进尸检、活检和细胞学检查的开展，进而确立了病理学在临床医学当中的主要地位；他们辛勤耕耘，对长期以来严重危害我国人民健康的地方病，如克山病、大骨节病；寄生虫病，如黑热病、血吸虫病；恶性肿瘤，如肝癌、食管癌、鼻咽癌；以及心血管疾病，如动脉粥样硬化症、冠心病等常见病、多发病进行了广泛深入的研究，取得了宝贵的科学研究成就。他们的坚持与奋斗为我国病理学事业的发展做出了巨大贡献，他们所取得的成就不仅对中国当前病理学教学、临床医疗、科学研究和法医鉴定，而且对今后中国病理学的创新发展，都起着至关重要的作用。

前辈病理学家们开创了我国病理学事业的先河，为我国病理学事业的发展奠定了坚实的基础，新一代病理学者们开始肩负起历史交给的重任，使中国的病理学事业的发展实现了跨越式的飞跃。中国是一个幅员辽阔、人口众多、多民族融合的大国，疾病谱和疾病都具有自己的发生发展特点，因此我国医学卫生事业的蓬勃发展，不仅对提高本国人民的卫生健康水平具有极为重要的意义，同时也是对世界医学发展的重大贡献。面对这一医学发展的重担，中国病理学的发展具有充足研究资料，充分的现实条件和广阔的前景。现阶段，我们既要面对我国尸检率很低的现实，大力提倡与开展病理尸检工作，充分积累与丰富疾病档案库，积极发展我国的人体病理学事业，并要吸收与运用世界上的新方法和新技术，融入现代医学的国际大家庭，同时还要根据中国的具体实际情况，开发和建立自己的新方法新技术，真正实现中西医学的荟萃与交流，从而加强中国的实验病理学研究，加快中国病理学的前进步伐，进而实现中国的病理学在全世界范围内占有领先地位，为世界医学的发展做出重大贡献的历史任务。

（张晓杰　董海影）

第 1 章 细胞、组织的适应和损伤

chapter 1

学习要求

1. 掌握细胞和组织的适应。
2. 熟悉细胞和组织的损伤。
3. 了解细胞凋亡。
4. 了解细胞老化。

细胞是能进行独立繁殖的有膜包围的生物体的基本结构和功能单位，主要由细胞膜、细胞质和细胞核（或拟核）构成，是机体生命活动的基本单位。细胞和由其构成的组织、器官对外源性和内源性的各种刺激，可以通过调节自身代谢、结构和功能，做出应对性反应。这种应对性反应的结果不仅取决于受累细胞类型、状态、血供等自身条件，还取决于所受刺激的类型、强度和持续的时间。根据细胞和组织做出的反应结果，应对性反应可以分为适应、可逆性损伤及不可逆性损伤 3 种常见的病理形态学变化。适应、可逆性损伤或不可逆性损伤是细胞代谢、功能、形态和结构变化的一个连续性过程，这几种应对性反应与正常细胞之间的关系，见图 1-1。

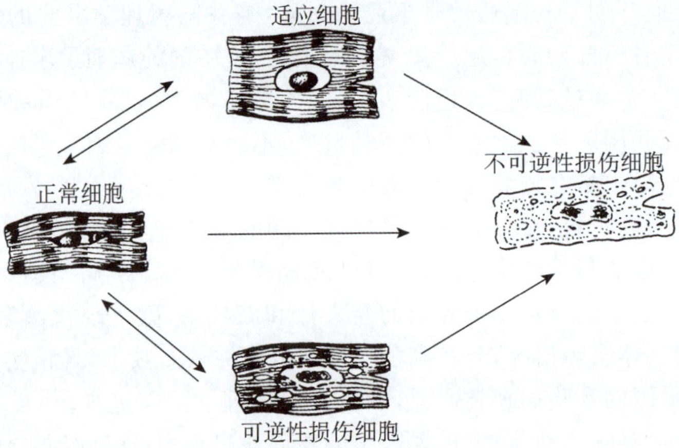

图 1-1 正常细胞、适应细胞、可逆性损伤

细胞和不可逆性损伤细胞间的关系该简图以心肌为例，适应以细胞肥大为例，可逆性损伤以细胞水肿为例，不可逆性损伤以细胞坏死为例

第一节　细胞和组织的适应

学习要求

掌握萎缩、肥大、增生、化生的概念；熟悉萎缩、肥大、增生、化生的形态特征及类型。

适应(adaptation)是指细胞和由其构成的组织、器官对内、外源性各种刺激而产生的代谢、结构与功能上的非损伤性应答反应。适应性反应的常见形态学类型主要分为萎缩、肥大、增生和化生(图 1-2)。细胞通过这些适应性变化，适时地调整自身的代谢、结构和功能，以应对内源性与外源性各种生理性刺激或病理性刺激，从而实现在内外环境发生变化时候，自身不受到损伤的目的。

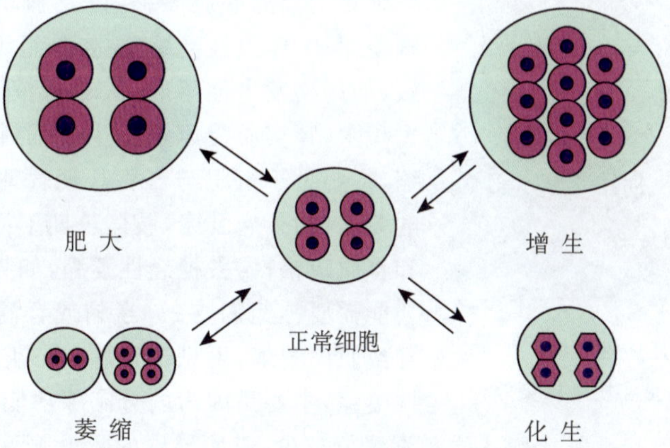

图 1-2　细胞和组织适应的类型

一、萎　缩

萎缩(atrophy)是指已发育正常的细胞、组织或器官的体积缩小。萎缩常伴有功能减退，实质细胞数量减少与间质细胞增生。萎缩不包括发育不全(hypoplasia)与未发育(aplasia)，发育不全是指组织或器官未发育至正常大小；未发育是指处于根本未发育的状态。

(一)萎缩引起的细胞、组织与器官的形态学变化

大体：萎缩的组织或器官体积缩小，重量减轻，色泽变深，有时甚至呈现棕褐色，这是由于细胞内脂褐素沉积所致。

镜下：萎缩细胞内细胞器大量退化，有脂褐素颗粒沉积，脂褐素颗粒就是不被溶酶体消化的，富含磷脂的细胞器碎片，它是细胞发生萎缩的一个重要标志，常见于心肌细胞、肝细胞和肾上腺皮质网状带细胞。间质内常可出现纤

> **要点提示**　实质细胞体积变小，数量减少，间质不减少或增多。

维组织增生或脂肪组织增生。

(二)萎缩的分类

萎缩分为生理性萎缩与病理性萎缩。

1. *生理性萎缩* 人体内某些组织和器官当机体发育到一定阶段时就开始萎缩退化，伴随着相应生理功能的减退和丧失。如在婴幼儿阶段动脉导管和脐带血管的闭合；青春期后胸腺的萎缩；分娩后子宫的复旧；更年期后卵巢、子宫与睾丸的萎缩；以及老年性萎缩，如老年人的脑、心、肝、皮肤和骨骼等都会出现明显的萎缩。

2. *病理性萎缩* 病理性萎缩一般是由于细胞代谢降低、功能活动减退，营养物质供应不足和(或)消耗增多，血液循环障碍，神经受损伤，以及内分泌激素刺激减弱或消失等引起。按其发生原因可以分为：①营养不良性萎缩，主要是蛋白质摄入不足和(或)消耗过多，以及血液供应不足，如慢性消耗性疾病与恶性肿瘤引起的全身营养不良性萎缩，冠状动脉粥样硬化引起的心肌萎缩，以及脑动脉粥样硬化引起的脑萎缩；②压迫性萎缩，主要是组织与器官长期受压所致，如尿路发生梗阻时，大量尿液蓄积在肾盂，引起肾盂积水，肾实质受压迫发生萎缩(图 1-3)；③失用性萎缩，主要见于组织与器官长期代谢和功能减退而引起的萎缩，如久病卧床，肢体长期不活动引起的肌肉萎缩和骨质疏松；④去神经性萎缩，如骨骼肌的正常结构与功能需要神经的支配，当脑或脊髓神经受损伤时就会导致肌肉萎缩，可见于脊髓前角灰质炎患者；⑤内分泌性萎缩，主要是因为内分泌腺功能下降，例如因腺垂体肿瘤或缺血坏死等引起促肾上腺皮质激素释放减少，进而导致的肾上腺萎缩，还可以引发甲状腺、性腺和全身性萎缩。

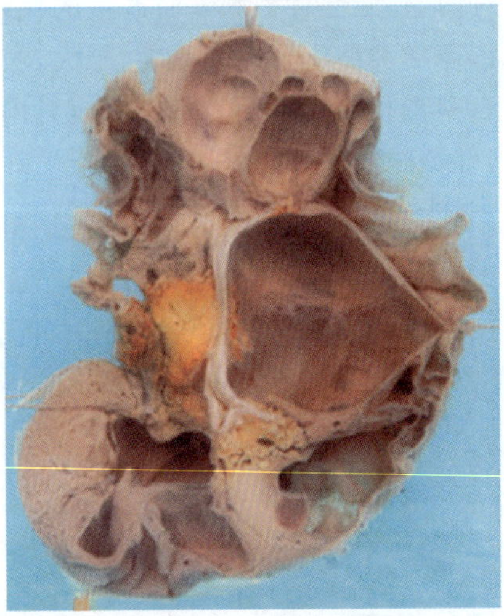

图 1-3 肾压迫性萎缩
肾盂积水、扩张，肾实质受压萎缩

临床上，组织器官萎缩的发生可由多种致萎缩因素叠加所致，如心肌、脑等的老年性萎缩的发生兼有生理性和病理性萎缩两种性质。

(三)萎缩的结局

萎缩属于适应，是细胞、组织和器官有条件的非损伤性应答反应。发生萎缩的细胞、组织和器官功能大多下降，可通过减少细胞体积与降低血供，使之在营养、激素和生长因子的刺激下，以及神经递质的调节之间达成新的平衡状态。轻度病理性萎缩，在去除病因后，发生萎缩的细胞有可能恢复常态；长期持续性刺激导致萎缩的细胞最终则会死亡，进而导致组织器官体积变小。

二、肥 大

肥大(hypertrophy)是指细胞、组织或器官体积的增大。肥大本质就是细胞体积增大。

(一)肥大的分类

肥大可分为生理性肥大与病理性肥大两种类型，按照引起肥大的原因分为代偿性肥大与内分泌性(激素性)肥大。

1. 生理性肥大　例如在内分泌激素的作用下，妊娠期子宫的肥大，哺乳期乳腺的肥大均属于生理性肥大。发生肥大的器官不仅细胞体积增大，通常伴随细胞数目增多。

2. 病理性肥大　病因通常是由于组织和器官的功能负荷加重所致，如高血压时外周循环阻力增大，心脏负荷加重，导致左心室肌壁病理性肥大；当手术摘除一侧患病肾后，另一侧肾就会发生代偿肥大，以及产后复旧不全导致的子宫肥大(图 1-4)。

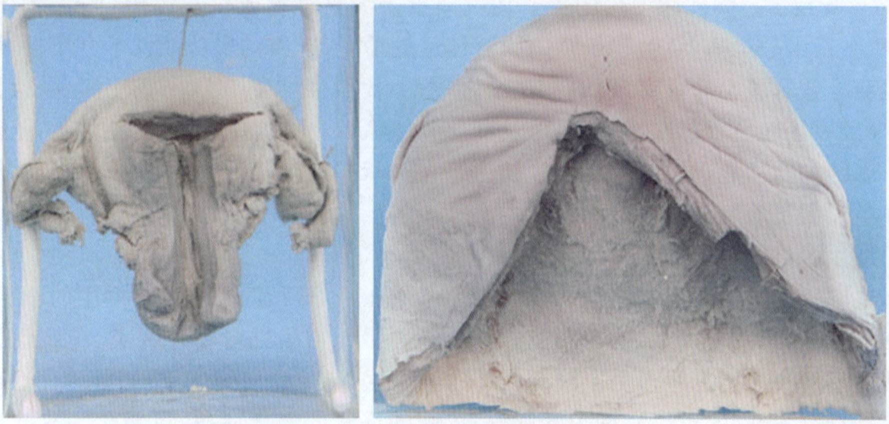

图 1-4　正常子宫(左)与肥大子宫(右)

(二)肥大的结局

发生肥大的细胞导致由其构成的组织和器官体积增大，重量增加与功能增强。肥大属于适应性反应，当刺激因素消除后，肥大的细胞和由其构成的组织器官逐渐恢复原有的形态结构与功能，常见于内分泌性肥大，如分娩后的子宫，哺乳期后的乳腺。但当肥大的组织器官超过其能承受的代偿限度时便会发生失代偿，如高血压时肥大心肌失代偿，就会发生心力衰竭。

(三)肥大与萎缩

某些组织器官，当实质细胞发生萎缩时候，会伴随间质成纤维细胞和脂肪细胞的数量增多，甚至造成组织和器官的假性肥大，这一点需要在教学、科研和临床上注意与真性肥大相鉴别。例如心脏的脂肪浸润，心肌纤维可因受压迫而发生萎缩，而心脏在外观上则出现假性肥大。

> **要点提示**　肥大本质就是细胞体积增大。

三、增　生

增生(hyperplasia)是指组织器官内实质细胞数量的增多，增生常导致组织、器官体积的增大。

(一)增生的形态学变化

大体：细胞增生在组织器官上可以表现为弥漫性和局限性两种形态学变化。弥漫性的细胞增生可导致增生的组织器官均匀弥漫性增大，如急性弥漫性增生性肾小球肾炎，双侧肾表现弥漫性、对称性肿大；而细胞局限性增生在组织器官内常形成单发或多发性增生结节，常见于前列腺、甲状腺、肾上腺和乳腺等受激素刺激的靶器官。

(二)增生的分类

根据增生产生的原因与性质，增生可分为生理性增生与病理性增生两大类。

1. 生理性增生　生理性增生可分为激素性增生和代偿性增生。如高海拔地区人体骨髓中红细胞前体细胞和外周血中红细胞数量均代偿性增多；青春期女性乳腺上皮的发育、子宫内膜腺体的周期性增生以及妊娠期子宫和乳腺的增生均属内分泌性增生。

2. 病理性增生　病理性增生的主要促发因素是激素过多或生长因子过多。①内分泌性增生，如雌激素水平过高，将引起子宫内膜腺体过度增生，进而诱发功能性子宫出血，雌激素相对增多也会导致乳腺小叶增生，形成乳腺增生症；②代偿性增生，例如缺碘引起甲状腺滤泡增生，从而导致甲状腺出现单纯性肿大，以及肝部分切除后，肝细胞发生代偿性增生，从而恢复肝的正常形态结构与功能；③再生性增生，如组织在进行损伤修复时，成纤维细胞和毛细血管内皮细胞在生长因子的刺激下而出现的增生。

(三)增生的结局

属于适应性反应的增生，在刺激因素消除后，或在治疗因素的干扰下，增生的细胞、组织和器官通常能恢复原有的形态结构与功能。如急性弥漫性增生性肾小球肾炎、单纯性甲状腺肿和急性普通型肝炎。但有些增生会演变为肿瘤性增生，形成癌前病变，进而导致癌性增生。如乳腺增生性纤维囊性变，可以发展为乳腺癌；皮肤的反复的慢性溃疡，可恶化为皮肤鳞状细胞癌。

(四)增生与肥大

在受到内外环境刺激的时候，细胞、组织与器官的增生与肥大通常相伴随发生。而细胞本身的分裂增殖能力是决定组织与器官是否发生增生与肥大的重要因素。一般来说，分裂增殖能力旺盛的不稳定细胞和稳定细胞，它们既可以发生增生，又可以形成肥大，如子宫的平滑肌细胞、肝的肝细胞和乳腺腺上皮细胞等，它们所属器官的体积增大，可以是细胞体积的增大(即肥大)，和细胞数量的增多(即增生)的共同作用结果；但分裂增殖能力较低的永久性细胞，它们仅可以发生肥大，如神经细胞、心肌细胞和骨骼肌细胞等，它们所属器官的体积增大，主要是由细胞肥大所导致的。

> **要点提示**　增生是指组织器官内实质细胞数量的增多。

四、化　生

化生(metaplasia)是指一种已分化成熟的细胞类型在刺激因素的作用下被另一种分化成熟的细胞类型所取代的过程。化生的实质并非由一种成熟的细胞直接转变为另一种成熟的细胞，而是由一些干细胞、储备细胞或未分化细胞，在生长与分化的调控基因重排作用下，在分裂增生的过程中发生了转向分化。化生一般易发生在同源性组织细胞之间，如上皮细胞之间或间叶细胞之间。

(一)化生的分类

1. 上皮细胞的化生

(1)鳞状上皮化生：简称鳞化。鳞状上皮化生是最为常见的上皮细胞化生，即柱状上皮化生为鳞状上皮(图1-5)。如气管或支气管黏膜的假复层纤毛柱状上皮，在吸烟或慢性炎症等长期刺激下，可转化为复层鳞状上皮。而柱状上皮或移行上皮也可发生鳞状上皮化生，如消化腺导管上皮，常见于涎腺、胰腺导管发生结石时，以及肾盂膀胱发生结石时。

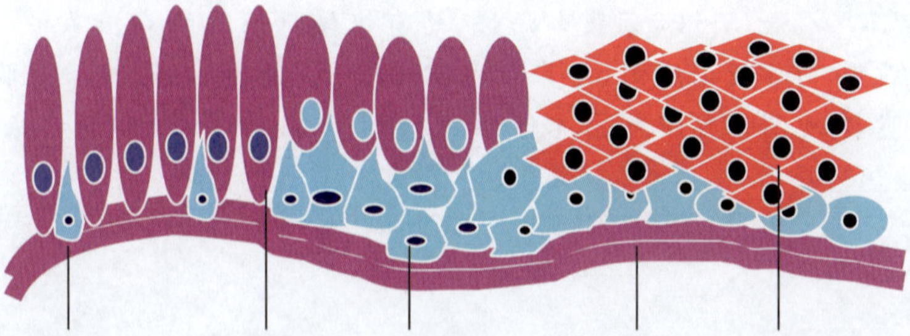

图 1-5　**柱状上皮的鳞状上皮化生**

(2)柱状上皮化生：在内源性与外源性刺激的作用下，鳞状上皮也可以向柱状上皮化生，即柱状上皮化生。例如慢性反流性食管炎时，食管下段鳞状上皮可被类似胃腺的柱状细胞取代；慢性子宫颈炎时，子宫颈的鳞状上皮可被子宫颈管黏膜柱状上皮所取代，继而形成宫颈糜烂。

(3)肠上皮化生：简称肠化。一种腺上皮可以被另一种腺上皮所取代，这种化生常见于胃体和(或)胃窦部。例如慢性萎缩性胃炎、胃溃疡和胃黏膜糜烂时，胃腺可被类似于小肠腺或大肠腺的腺体所取代，可以分别称为小肠型肠上皮化生和大肠型肠上皮化生(图 1-6)。

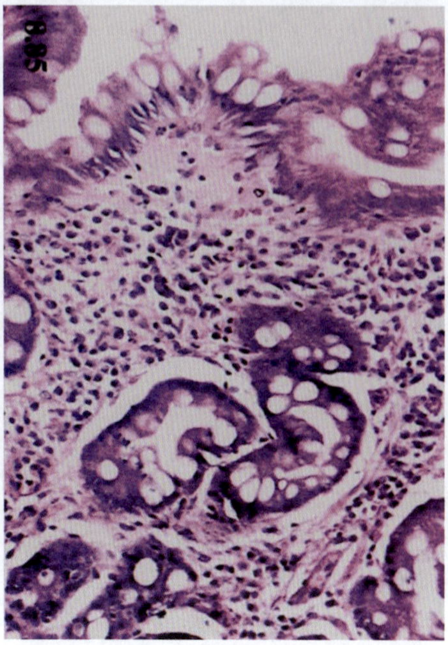

图 1-6　**胃黏膜肠上皮化生**(HE 染色，×400)

胃黏膜固有腺体萎缩，部分腺细胞消失，出现充满黏液的杯状细胞

2. 间叶组织的化生　间叶组织化生也比较多见，多半由纤维结缔组织化生为骨、软骨或脂肪组织。常见于间质中不成熟的成纤维细胞可化生为成软骨细胞或骨细胞。如骨化性肌炎，由于外伤引起肢体近端皮下和肌肉组织内纤维结缔组织增生，而新生的结缔组织细胞可转化为骨母细胞，从而发生了骨化生。而老年人的喉及支气管软骨也可化生为骨。

(二)化生的结局

细胞、组织和器官的化生对机体本身的生物学意义是利弊兼有的。例如呼吸道黏膜柱状上皮发生鳞状上皮化生后，可以强化局部抵御外界有害因子刺激的能力，但原有的假复层纤毛柱状上皮的黏膜自净能力丧失，如黏液分泌和纤毛摆动功能。如果细胞、组织和器官的化生长期持续存在，则可能发展成癌，如气管或支气管黏膜的假复层纤毛柱状上皮持续发生鳞状上皮化生，就有可能发展成为支气管鳞状细胞癌；胃黏膜的肠上皮化生可以发展成为胃腺癌。

问题讨论

女，51岁，因腹部灼烧，总有饥饿感入院检查。半年以来食欲缺乏，伴餐后腹胀，时常便溏腹泻，尤其食用较油腻食物时候。尿、粪常规临床检验正常，胃镜检查：可见胃窦黏膜光滑，轻度红白相间。试分析：该病例的临床诊断；患者出现便溏腹泻的原因。

第二节 细胞、组织的损伤

学习要求

掌握变性的概念、形态特征、好发部位，以及坏死的类型、基本病变及其形态特征；熟悉各种变性、坏死的相互关系及其后果；了解细胞损伤的原因及机制，病理性钙化的概念及类型。

损伤(injury)是指细胞和由其构成的组织、器官不能耐受内、外环境中各种有害因子的刺激作用，而引起受累的细胞、组织和器官出现形态结构与物质代谢的异常。细胞、组织和器官受损伤的程度取决于损伤因子的持续时间和强度，损伤的性质与类别，以及细胞本身的状态、类型和再生能力。根据受损伤程度，细胞的损伤可以分为细胞可逆性损伤与细胞不可逆性损伤。细胞可逆性损伤是指细胞发生轻、中度损伤时，当刺激因素去除后，受损伤的细胞可基本恢复原有的正常结构与功能；细胞不可逆性损伤是指细胞发生严重损伤时，细胞最终会发生坏死或凋亡。

一、细胞和组织损伤的原因

细胞、组织和器官发生损伤的原因可以分为外部刺激因素、机体本身内在因素、自然环境和社会心理因素等几个方面。

(一)外部刺激因素

1. 生物性因素　引起细胞、组织和器官损伤的生物因素包括病毒、细菌、立克次体、支原体、螺旋体和真菌等各种病原体。

2. 物理性因素　高温、严寒、强辐射、强电流以及机械力等物理性因素，当超过人体生理承受阈值时候，就会成为损伤因子。

3. 化学性因素　包括外源性物质和内源性物质。外源性物质包括无机毒物，如强酸、强碱等；有机毒物，如有机磷；生物毒物，如蛇毒、蕈毒及河豚毒。内源性物质包括代谢产物与细胞变性坏死的分解产物，如尿素、嘌呤与自由基等。

4. 营养性因素　营养物质摄入不足或摄入过多均可引起机体损伤。如蛋白质、碘、维生素A和维生素D缺乏，可导致营养不良、甲状腺肿、佝偻病和夜盲症。而钙、铁与锌离子过多，则会分别引起高钙血症、诱发心血管疾病、免疫功能下降和顽固性缺铁性贫血。

(二)机体本身内在因素

1. 遗传因素 如染色体畸变或基因突变会引起遗传疾病,如血友病、珠蛋白生成障碍性贫血和先天性心血管病;遗传物质缺乏还会导致子代具有对某些疾病的遗传易感性,如遗传性压力易感性周围神经病,遗传性补体缺陷病等。

2. 神经内分泌因素 主要见于激素的水平过多或过低,及神经过度兴奋或过度抑制,如甲状腺激素过多会引起甲状腺功能亢进症,胰岛素分泌不足则会引起糖尿病,迷走神经过度兴奋则会引起原发性高血压与溃疡病。

3. 免疫因素 常见于变态反应、超敏反应与自身免疫性疾病,如支气管哮喘、过敏性休克、系统性红斑狼疮、类风湿关节炎以及获得性免疫缺陷综合征等。

(三)自然环境和社会心理因素

1. 自然环境因素 主要包括工业三废,如废水、废气和废渣;生活三废,如粪便、污水和垃圾;以及农药、化肥和核污染。

2. 社会心理因素 常见于心身疾病(psychosomatic diseases)。身心疾病分广义与狭义,狭义的身心疾病就是指心理社会因素在疾病发生、发展过程中起重要作用的躯体器质性疾病,例如溃疡病、原发性高血压和冠心病;而广义的心身疾病是指心理社会因素在疾病发生、发展过程中起重要作用的躯体器质性疾病和躯体功能性障碍,如神经性呕吐,偏头痛就属于躯体功能性障碍。

二、损伤的机制

引起细胞损伤的原因种类繁多,因而导致细胞损伤的机制也比较繁杂。下面就细胞组织损伤的机制进行简单的阐释。

(一)细胞膜的破坏

细胞膜是细胞与细胞外环境之间的半透膜屏障,是保持细胞生命活动的基本结构。细胞膜主要由脂类和蛋白质,以及少量的多糖、微量的核酸、金属离子与水组成。细胞膜通过胞饮、吞噬或胞吐作用转运细胞膜内、外的物质,以维持细胞的正常生命活动,同时细胞膜在细胞识别、信号传递、纤维素合成和微纤丝的组装等方面也发挥着重要作用。内、外环境当中各种有害的刺激因素均可以破坏细胞膜的结构与功能,进而导致细胞的损伤。细胞膜受到损伤的机制主要在于膜磷脂的减少或丧失,磷脂降解产物的堆积,细胞骨架异常引起细胞膜与细胞骨架分离等。细胞膜破坏是细胞发生损伤,尤其是细胞发生不可逆性损伤的重要因素和关键环节。

(二)反应性氧类物质的损伤

反应性氧类物质(activated oxygen species,AOS)又称活性氧类物质,活性氧类物质包括处于自由基状态的氧,例如超氧自由基 O_2^-、羟自由基—OH 和次氯酸自由基—OCl_3,同时还包括不属于自由基的过氧化氢 H_2O_2。自由基(free radicals)是原子最外层偶数电子失去一个电子后形成的具有强氧化活性与不稳定性的基团,其可被含铜酶激活。AOS 既可以来源于细胞内正常代谢的产物,也可以由外源性因素产生。因为 AOS 本身特性是极易与周围分子反应,释放出能量,引起细胞损伤。所以细胞内既存在生成 AOS 的体系,也存在着拮抗其生成的抗氧化体系。抗氧化体系主要包括超氧化物歧化酶、谷胱甘肽过氧化物酶、过氧化氢酶以及维生素 E 等。AOS 引起的细胞膜损伤机制主要是脂质、蛋白质和 DNA 过氧化,进而改变邻近分子构型,引起双层脂质膜的稳定性下降,DNA 单链破坏和断裂,引发含硫蛋白质的相互交联，并直接导致多肽断裂成碎片。导致 AOS 增多的病理性因素主要包括缺血缺氧、化学性损伤、物理辐射、炎症以及细胞老化等。AOS 的强氧化作用是细胞发生损伤的基本环节之一。

（三）高游离钙的损伤

正常状态下，细胞膜 ATP 钙泵与钙离子通道，通过控制钙的进入，进而维持细胞内相对低钙和细胞外相对高钙，使细胞质处于低游离钙的状态。细胞内游离钙可与钙转运蛋白结合后，储存于线粒体与内质网等细胞器的钙库里。游离钙的活化主要参与磷脂、蛋白质、ATP 和 DNA 的降解。当细胞发生缺血、缺氧和中毒时候，ATP 减少，细胞膜对细胞质内钙离子的调控功能降低或丧失，导致原有的细胞内相对低钙和细胞外相对高钙状态被破坏，细胞内游离钙浓度增高，从而促进磷脂酶、蛋白酶和核酸酶的活化，进而引发细胞损伤。细胞内出现高水平游离钙即钙超载，是许多因素导致细胞损伤的终末环节。

（四）缺血缺氧

缺血是机体最主要的病理改变之一。缺血的原因包括原发性缺血性病变、继发性缺血性病变和缺血相关性疾病。原发性缺血性病变主要指组织和器官血管的原发性病变；继发性缺血性病变是指通过影响血管系统而引起组织的缺血，例如外伤引起的血管离断、炎症导致的血管闭塞以及肿瘤造成的血管压迫等；缺血相关性疾病主要是指某些疾病的发生机制中存在着缺血的因素，如青光眼、视网膜脱离。缺氧（hypoxia）是指细胞组织的氧气供应不足或用氧障碍，从而导致细胞和由其构成的组织器官，出现代谢、功能和形态结构发生异常变化的病理过程。单纯性缺氧的原因可以分为：①低张性缺氧，是指空气中氧分压过低、肺功能障碍和静脉血掺杂入动脉血；②血液性缺氧，指血红蛋白量或质的异常，使动脉血氧含量减少或同时伴有氧合血红蛋白结合的氧不易释出所引起的组织缺氧；③循环性缺氧，又称为低动力性缺氧，循环性缺氧还可以分为缺血性缺氧和淤血性缺氧，前者是指由于动脉供血不足所致；后者是指由于静脉回流受阻所致；④组织缺氧，是指细胞和组织利用氧障碍所引起的缺氧，发生机制主要是指线粒体生物氧化特别是氧化磷酸化等内呼吸功能障碍等。局部缺血缺氧引起细胞损伤的机制主要有以下几个方面（图 1-7）：①线粒体氧化磷酸化功能下降，细胞内 ATP 形成减少，细胞膜 Na^{+}/K^{+} 泵功能低下，导致细胞出现水肿；②细胞内 ATP 形成减少，还可以引起核糖体分离，导致蛋白质合成减少，脂肪沉积；③ATP 减少会引发无氧糖酵解增强，进而造成细胞酸中毒，溶酶体膜破裂，蛋白质和核酸水解；④ATP 减少也会引起 Ca^{2+}/Mg^{2+} 功能低下，引起细胞内出现钙超载，磷脂酶、蛋白酶和核酸酶激活，进而细胞膜和细胞骨架异常，造成 Ca^{2+} 在线粒体中沉积。

（五）化学性损伤

化学性损伤根据损伤的范围可以分为全身性损伤与局部性损伤两种类型。化学性损伤的机制主要包括：①化学物本身具有直接细胞毒作用。某些化学物质能直接与细胞器相结合，如氰化物能迅速封闭线粒体的细胞色素氧化酶系统，导致细胞氧化磷酸化过程被阻断，造成机体猝死；汞可以与细胞膜含巯基蛋白结合而损害 ATP 酶依赖性膜转运功能；②代谢产物对靶细胞的细胞毒作用，例如四氯化碳在肝细胞中可被转化为毒性自由基—CCl_3，其可以引起滑面内质网出现肿胀，脂肪代谢障碍；甲胺代谢产物对成纤维细胞具有细胞毒作用；苯代谢产物对单核吞噬细胞具有细胞毒作用；③诱发过敏反应等免疫系统疾病，例如青霉素可以引起Ⅰ型变态反应；氯霉素可以诱发Ⅱ型变态反应；④诱发 DNA 损伤（见下述的遗传变异）。

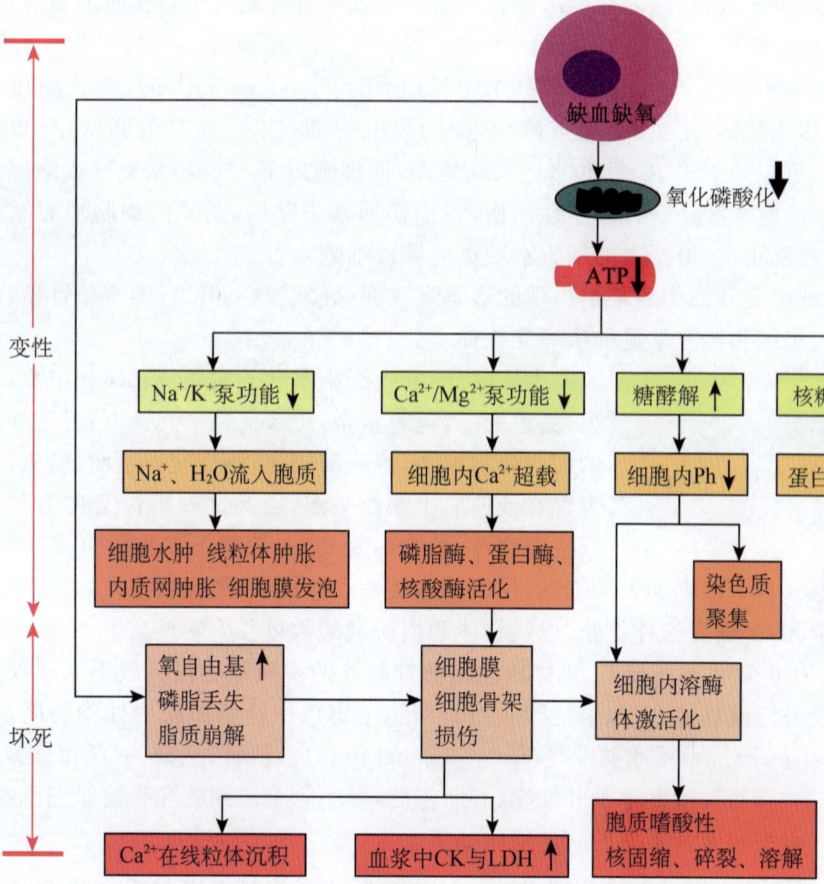

图 1-7　缺血-缺氧引起细胞损伤的机制

(六)遗传变异

遗传变异(genetic variation)是对同一基因库中,生物体之间呈现差别的定量描述。遗传变异包括基因突变、基因重组与染色体变异。遗传变异可以导致结构蛋白合成低下,造成细胞缺乏生命必需的蛋白质,遗传变异还能引起合成异常生长调节蛋白,阻止重要功能细胞核分裂,引发先天性或后天性酶合成障碍等,从而使细胞缺乏维持生命必需的代谢机制而发生死亡。

三、损伤的类型和形态学变化

细胞和由其构成的组织、器官在受到损伤因子的刺激后,受累的细胞、组织和器官首先呈现代谢性变化,继而出现组织化学和超微结构的改变,在损伤后数小时至数天,才能出现光镜下和肉眼可见的形态学变化。如前所述,根据受损伤的程度,细胞的损伤可以分为细胞可逆性损伤与细胞不可逆性损伤。

(一)细胞可逆性损伤

细胞可逆性损伤(reversible injury),又称变性(degeneration),是指细胞或细胞间质受损伤后因代谢发生障碍导致，细胞内和(或)细胞间质内出现异常物质或正常物质的显著蓄积，并伴有不同程度的功能障碍。

1. 细胞水肿(cellular swelling)　又称水变性(hydropic degeneration)，是指缺血、缺氧、感染和中毒等损伤线粒体，使 ATP 生成减少，细胞膜上的 Na^+/K^+ 泵功能降低，导致细胞内形成高渗钠环境，更多的 Na^+、Ca^{2+} 和水进入细胞内，而细胞内 K^+ 外渗，从而造成细胞内水分增多，细胞肿胀。细胞水肿是一种可逆性损伤，当损伤因素去除后，受累的细胞形态结构与代谢功能可以完全恢复正常，但严重的细胞水肿也可导致细胞死亡。

细胞水肿是细胞受到损伤后最早出现的形态学改变，好发于心、肝、肾等实质性器官(图 1-8)。受累的细胞、组织和器官常见的病理变化如下。

要点提示

细胞水肿时，主要发生病变的细胞器是线粒体和内质网。

大体改变：发生细胞水肿的实质器官体积增大，重量增加，颜色变浅，包膜紧张，边缘变钝。光镜下：发生细胞水肿的细胞体积增大，胞质疏松化，胞质变得透明、淡染，甚至出现含有液体的小颗粒空泡，因此这种损伤又称为颗粒变性或空泡变性，细胞核变大，一般居于细胞中央部，病变严重时细胞核也可淡染，整个细胞膨大如气球，称气球样变性。电镜下：细胞核正常，细胞质内的线粒体、内质网等肿胀，呈现囊泡样扩张，但线粒体和内质网的数量并无明显减少。

2. 脂肪变　在正常状态情况下，机体内除脂肪细胞外的实质细胞内一般不见或仅见少量的中性脂肪(主要是三酰甘油)。如果这些非脂肪细胞中出现中性脂肪或中性脂肪明显增多，则称为脂肪变(fatty change)或脂肪变性(fatty degeneration)。缺氧、感染、中毒和营养障碍等都可以引起脂肪变，脂肪变多发生于肝细胞、心肌细胞、肾小管上皮细胞和骨骼肌细胞等(图 1-9)。受累的细胞、组织和器官常见的病理变化如下。

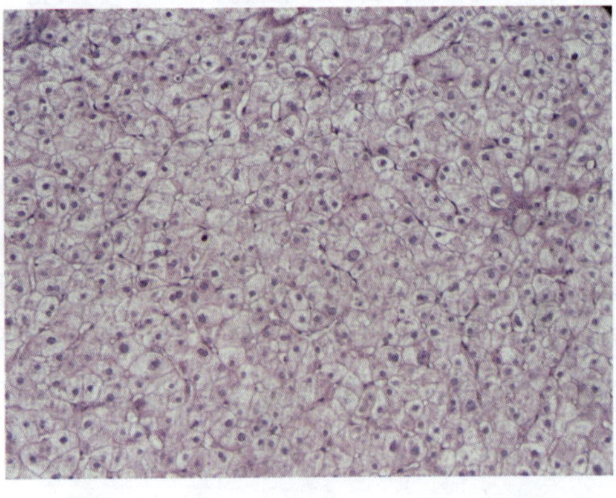

图 1-8　肝细胞水肿(HE 染色，×400)

肝细胞肿胀变大，胞质疏松，胞核多居中

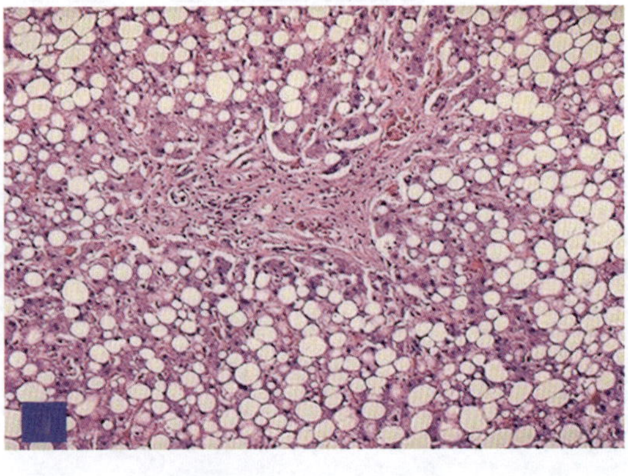

图 1-9　肝细胞脂肪变(脂肪空泡箭头所示，HE 染色，×100)

肝细胞中可见大小不等脂滴空泡，部分肝细胞核被脂滴推挤偏向细胞一侧

电镜下：脂肪变的细胞质内，可见有膜结构包被的脂质包涵物即脂质小体，这些脂质小体可以融合成脂滴。光镜下：受累组织的石蜡切片，经过 HE 染色，在有机溶剂的作用下，脂滴表现为大小不等的近圆形空泡，这些空泡首先出现在细胞核周围，小的脂肪空泡融合成大空泡后，常无界膜包绕而游离于胞质中，可将细胞核挤压至细胞的一侧。脂肪变的空泡与细胞水肿

和糖原累积在细胞质内形成的空泡相鉴别，需要对所检组织进行冷冻切片，冷冻切片中的脂质可以被苏丹Ⅲ、苏丹Ⅳ或油红O染色，呈现红色或橙红色。大体：受累的组织器官体积增大，颜色逐渐变黄，最终变成灰黄色，边缘钝，质地柔软，触感油腻。

轻度的脂肪变性不会影响组织器官的形态结构与功能，肝是脂肪代谢的主要器官，最常发生脂肪变性，当肝的肝细胞发生显著弥漫性脂肪变时，被称为脂肪肝。肝发生脂肪变与肝的脂肪代谢紊乱有直接关系，肝的脂肪代谢过程，如脂肪酸被氧化为酮体和CO_2，脂肪酸参与磷脂和胆固醇的合成；在α-磷酸甘油的参与下合成三酰甘油，其中的任何一个环节发生障碍，均可造成肝细胞的脂肪变性。三酰甘油等中性脂肪在肝细胞中异常蓄积的机制如下：①肝细胞内游离脂肪酸增多：高脂饮食；营养不良导致身体皮下、大网膜等处的脂肪组织大量分解成脂肪酸，被肝细胞摄取；缺氧导致肝细胞糖酵解过程生成的乳酸也可转化为多量脂肪酸。②肝细胞氧化过程低下：缺氧可导致肝细胞脂肪酸氧化利用降低，使肝细胞内脂肪酸增多。③三酰甘油合成增多：酗酒促使α-磷酸甘油合成三酰甘油。④载脂蛋白减少：缺氧，营养不良如饥饿、蛋白质缺乏，糖尿病以及中毒可以导致载脂蛋白减少，进而导致其与三酰甘油结合所形成的脂蛋白亦减少，因此肝细胞转运脂肪成分的功能也降低，三酰甘油就会蓄积于肝细胞内。

心肌细胞在缺氧、中毒与贫血的情况下，也容易发生脂肪变性。心肌发生脂肪变性常累及的部位是心尖区和右心室。发生脂肪变的心被称为虎斑心，是指发生脂肪变的心肌呈现显著的黄色，与正常心肌的暗红色相间，形成黄红相间的条纹。在临床上，需要注意虎斑心与脂肪浸润的鉴别。脂肪浸润是指脂肪细胞出现在不含脂肪细胞的组织器官间质中，即结缔组织中，年龄与肥胖是脂肪浸润的诱发因素。当心发生脂肪浸润时，心外膜下增多的脂肪组织可通过心壁至心内膜下，向着心腔方向伸入，脂肪细胞排列于心肌纤维之间，成片状或条状的形态分布，心肌纤维可因受压迫而发生萎缩，而心在外观上则出现假性肥大，并伴有心功能的下降，可引发心脏猝死。

肾也可发生脂肪变性，如微小病变肾小球病，肾小管上皮重吸收脂蛋白过量，从而导致肾小管上皮细胞发生脂肪变性，光镜下可见脂滴主要位于肾近曲小管细胞的基底部，严重的时候还可以累及远曲小管细胞。

细胞和由其构成的组织、器官发生脂肪变性，除了主要由三酰甘油引起外，胆固醇与胆固醇酯也可以在细胞内蓄积。例如发生动脉粥样硬化时，动脉管壁上的平滑肌细胞和巨噬细胞内可有胆固醇与胆固醇酯组成的脂质空泡，此时这类细胞被称为泡沫细胞或黄色瘤细胞。当这一类含有脂质的组织细胞与巨噬细胞在皮下组织中显著增多时候，可称为黄色瘤或黄瘤病，可伴有全身的脂质代谢异常。

3. 玻璃样变性(hyaline degeneration) 又称透明样变，系指在细胞内或细胞间质中，出现均质、半透明的玻璃样物质即蛋白质蓄积。在HE染色切片中，玻璃样变的物质呈现均质、粉染至红染、半透明的嗜酸性颗粒或条索。玻璃样变性既可以发生于细胞内，也可以出现在结缔组织与血管壁中。

(1)细胞内玻璃样变：是指受损伤的细胞内可见有均质红染的近圆形的蛋白质蓄积。光镜下，这类蛋白质常表现为圆滴状、嗜伊红染色的小体或团块。例如①肾小球肾炎或伴有明显蛋白尿的其他疾病时，肾近曲小管上皮细胞内可出现大小不等的玻璃样小滴，这是由于血浆蛋白经肾小球滤出，又被上皮细胞重吸收，并与溶酶体相融合而成；②浆细胞胞质出现Russell小体，是由免疫球蛋白在细胞粗面内质网中异常蓄积造成的；③酒精性肝病时，肝细胞胞质中出现 Mallory 小体，这是由肝细胞中细胞骨架成分中间丝前角蛋白变性聚集而成。

（2）结缔组织玻璃样变性：常见于纤维结缔组织的生理性增生和病理性增生，前者常见于萎缩的子宫、乳腺和睾丸间质中，后者常见于瘢痕组织、动脉粥样硬化斑块、硅肺以及血栓或坏死组织的机化等。发生玻璃样变性的纤维结缔组织，肉眼观察呈现灰白色、半透明状，质地坚韧，缺乏弹性。光镜下可见正常的纤维细胞明显变少，增生的胶原纤维增粗，并互相融合成为均质、红染、无结构的梁状或片状，失去纤维性的结构（图 1-10）。

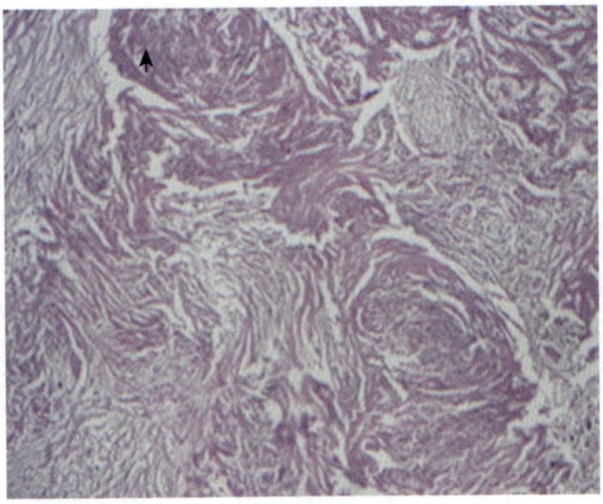

图 1-10　硅沉着病硅结节（箭头所示，HE 染色，×100）

（3）细动脉壁的玻璃样变性：细动脉壁的玻璃样变性多发生于高血压病和糖尿病时的肾、脑、脾及视网膜的细小动脉。玻璃样变的细小动脉壁因有蛋白质的异常蓄积而明显增厚、变硬，均质性红染，管腔狭窄、甚至闭塞，血液循环外周阻力增加，使血压升高，此即细动脉硬化症（arteriolosclerosis）。细动脉壁的玻璃样变性可由血浆中高分子蛋白渗入和基底膜代谢物质沉积导致。发生玻璃样变性的细动脉，其管壁弹性减弱，脆性增加，因而易继发扩张、破裂和出血。

要点提示　玻璃样变可出现在细胞内、血管壁和结缔组织。

4. 淀粉样变（amyloid change）　是指在细胞外的间质内出现蛋白质—黏多糖复合物的蓄积，并呈现淀粉样染色反应。淀粉样蛋白质—黏多糖复合物，遇碘液时可被染成棕褐色，再加硫酸后则呈现深蓝色，与淀粉遇碘液时的反应相似，故称之为淀粉样变性。淀粉样物质常分布于细胞间，或沉积于小血管的基底膜处，或沿组织的网状纤维支架分布。肉眼可见受累的病变处为灰白色，质地虽然较硬，但却富有弹性。在光镜下的 HE 染色的切片中，淀粉样物质呈现均匀一致的，粉色至淡红色的，无结构的云雾状；淀粉样物质还可被刚果红染为橘红色，在偏光显微镜下呈现出黄绿色。电镜下，淀粉样物质主要表现为纤细的无分支的丝状纤维构成的网，同时还有由血清 α 球蛋白构成的非纤维性五角形物质。淀粉样物质通常是由免疫球蛋白轻链、β 淀粉样蛋白前体、β 淀粉样蛋白、肽类激素以及前清蛋白等组成。根据累及的范围可以分为局部性淀粉样变与全身性淀粉样变。局部性淀粉样变常发生于皮肤、结膜、脑、舌、喉、气管和肺等，也可见于神经内分泌肿瘤的间质内，例如甲状腺髓样癌的间质内，局部性淀粉样变在病变局部常形成结节，并伴有大量浆细胞等慢性炎细胞浸润。全身性淀粉样变又可以分为原发性和继发性两大类，原发性淀粉样变物质来源于免疫球蛋白轻链，常累及心、肝、脾和肾，导致受累的脏器体积增大，颜色变淡，触之质地较脆，常伴随器官功能障碍。继发性淀粉样变物质来源不明，常继发于结核病、类风湿关节炎、化脓性骨髓炎等慢性炎症和霍奇金淋巴瘤、多发性骨髓瘤等某些肿瘤的间质中，以及家族性淀粉样变性。

5. 黏液样变（mucoid degeneration）　系指组织间质内出现黏多糖类物质和蛋白质的聚集。黏多糖类物质一般是指葡萄糖胺聚糖、透明质酸酶等聚合物。发生黏液样变性的组织器官大体特点：发生肿胀，组织切面灰白色透明，似胶冻状。光镜下可见病变部位间质疏松，充满灰蓝色胶状物的黏液基质，并散在分布一些多角形或星芒状并以突起互相连缀的纤维细胞。黏液样变性根据病变范围可以分为局限性与全身性。局限性黏液样变常见于纤维瘤、平滑肌瘤等间叶组织肿瘤和急性风湿病时心血管壁，以及动脉粥样硬化时的血管壁。全身性黏液样变常表现为黏液样物质与大量的水分蓄积在全身的皮肤和皮下组织中。例如甲状腺功能低下时，全身皮肤及皮下组织的基质中，有类黏液及水分的潴留与蓄积，可形成典型的黏液性水肿(myxedema)。发病原因可能是甲状腺素分泌减少，透明质酸酶活性受抑制，进而导致类黏液的主要成分透明质酸降解减弱而蓄积。黏液样变性的结缔组织，当病变较轻微时，去除损伤因素后，受累的组织器官可逐渐恢复其形态结构与代谢功能，但是严重而持久的黏液样变性，则可以引起纤维组织过度增生，进而导致组织器官发生硬化。

6. 病理性色素沉着　色素(pigments)是指机体组织当中的有色物质，它可以使有机体具有各种不同的颜色。色素根据来源可以分为内源性与外源性两类。内源性色素主要由机体细胞本身合成，如含铁血黄素与胆色素等；外源性色素主要来自于体外的吸入与沉着，如炭末、文身的色素等。有些色素是机体正常组织内存在的，是机体内正常细胞的组成部分，例如黑色素、脂褐素、含铁血黄素和胆红素等。在病理情况下，色素在细胞内外的异常增多与蓄积被称为病理性色素沉着(pathological pigmentation)。大多数组织器官发生病理性色素沉着时，并不伴随细胞、组织和器官的功能障碍。

(1)含铁血黄素(hemosiderin)：系指由铁蛋白微粒聚集而成的，光镜下呈现金黄色或棕黄色的，具有折光性的色素颗粒。铁蛋白微粒主要是由血红蛋白与 Fe^{3+} 结合而成，因此含铁血黄素可被普鲁士蓝或柏林蓝染成蓝色。含铁血黄素的形成主要是由血红蛋白被巨噬细胞内的溶酶体分解、转化而来。正常的生理情况下，在肝、脾、淋巴结和骨髓内的单核巨噬细胞中可见到少量含铁血黄素。病理性含铁血黄素沉着常见于陈旧性出血或溶血性疾病，例如慢性肺淤血，漏入肺泡腔内的红细胞，可被巨噬细胞吞噬形成含铁血黄素，吞噬大量含铁血黄素的巨噬细胞常出现于左心衰竭患者，故此细胞又被称为心力衰竭细胞(heart failure cell)(图 1-11)。而发生溶血性贫血时，由于红细胞大量破坏，可引起全身性含铁血黄素沉积，沉积的组织器官常见于肝、脾、淋巴结和骨髓等。含铁血黄素主要沉积于巨噬细胞或细胞间质中，因此对组织器官的实质细胞无明显损害。

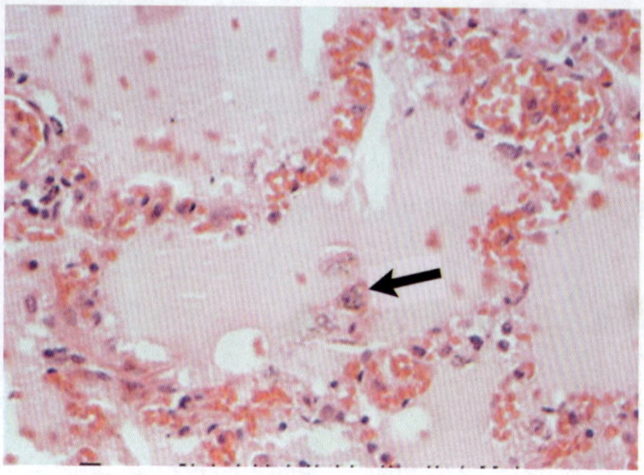

图 1-11　肺内含铁血黄素沉着(箭头所示，HE 染色，×400)

肺泡内巨噬细胞吞噬含铁血黄素颗粒

(2)脂褐素(lipofuscin)：是细胞内不被溶酶体消化的，富含磷脂的黄褐色细胞器碎片。脂褐素主要由脂质聚合物和蛋白磷脂复合物组成。正常生理情况下，脂褐素可见于附睾上皮细胞、睾丸间质细胞和神经节细胞的胞质中。病理情况下，老年人及一些慢性消耗性疾病患者的心肌细胞、肝细胞和肾上腺皮质网状带细胞内可见有多量脂褐素沉着，故脂褐素又称消耗性色素或老年性色素。脂褐素在电镜下显示为未被自噬溶酶体消化的细胞器碎片残存小体结构；而在光镜下则呈现为黄褐色的细颗粒，常位于细胞核周围或细胞核的两端。

(3)黑色素(melanin)：是由黑色素细胞产生的。黑色素细胞中的酪氨酸在酪氨酸酶的作用下，经由左旋多巴生成一种不溶性的黑褐色的微细颗粒聚合物。黑色素颗粒为棕褐色或深褐色，大小、形状不一的微细颗粒。因为黑色素细胞胞质中含有酪氨酸酶，故可以用多巴来鉴别黑色素细胞和噬黑色素细胞，黑色素细胞加上多巴，会出现与黑色素相似的物质，被称多巴反应阳性；而表皮下吞噬了黑色素的组织细胞，胞质内不含酪氨酸酶，因此多巴反应阴性。在正常生理情况下，机体的皮肤、毛发、虹膜、脉络膜、软脑膜和卵巢等组织器官均有黑色素存在。黑色素能够吸收紫外线，可以保护皮肤、黏膜和眼睛等不受伤害。病理性黑色素增加根据病变累及的范围可以分为全身性与局限性。局限性黑色素增多可见于黑色素痣、黑色素瘤和基底细胞癌中；肾上腺皮质功能低下时，促肾上腺皮质激素分泌增多可导致全身性皮肤黑色素增多，慢性肝病也可出现全身性黑色素增多。

(4)胆红素(bilirubin)：是指血红蛋白及其他血红素蛋白中的血红素在巨噬细胞或其他网织内皮细胞和肝细胞中的代谢产物。胆红素主要来源于衰老的红细胞崩解，和造血过程中尚未成熟的红细胞在骨髓中被破坏，少量来自含血红素蛋白的分解，如肌红蛋白、过氧化物酶、细胞色素等。胆红素在细胞质中蓄积主要呈现为粗糙、金黄色的细颗粒。在正常生理情况下，胆红素是胆汁的主要色素，具有抗氧化以及有效的清除过氧化氢基的功能，从而保护细胞膜脂质不受活性基的氧化作用。胆红素分为直接胆红素(又称结合胆红素)和间接胆红素(又称未结合胆红素)。血液中总胆红素与间接胆红素增高常见于溶血性贫血、血型不合输血、恶性疾病、新生儿黄疸等。血液中总胆红素、直接胆红素和间接胆红素都偏高见于急性黄疸型肝炎、慢性活动性肝炎、肝硬化和中毒性肝炎等。呈棕黄色。

(5)炭末(coal dust)：属于外源性色素，来自于机体外，主要通过呼吸系统的气道吸入到人体的肺。炭末在肺内可被巨噬细胞吞噬，然后通过淋巴管引流，随着淋巴液沉积于肺间质及肺的淋巴结内。病理变化主要表现为于肺组织内，遍布大小不等的炭末颗粒，病变严重者，整个肺则呈现黑色。肺内严重的炭末沉积，可导致肺纤维化和肺气肿，引起严重的肺疾患。炭末沉积多见于从事煤炭职业和过度吸烟的人。

7. 病理性钙化　正常机体内，只有骨和牙齿中含有固体性钙盐。如果在骨和牙齿以外的其他组织的细胞内或细胞间质内有固体钙盐沉积被称之为病理性钙化(pathologic calcification)。沉积的钙盐成分主要是磷酸钙与碳酸钙。肉眼观，发生病理性钙化的组织器官内当有少量钙盐沉积时，通过肉眼难以辨认病灶，当发生多量沉积时，病灶就会表现为白色石灰样坚硬颗粒或团块状外观。光镜下 HE 染色切片中，钙盐呈现蓝色颗粒状，钙盐颗粒比较微细，可以聚集成较大颗粒或团块。病理性钙化可分为营养不良性钙化与转移性钙化两大类。

(1)营养不良性钙化(dystrophic calcification)：是指在变性、坏死的组织或异物内的钙盐沉积，而机体本身血钙正常，并无全身性钙、磷代谢障碍。较常见，此型钙化常发生于结核病灶，脂肪坏死区域，动脉粥样硬化斑块，玻璃样变性或黏液样变性的结缔组织，以及死亡的寄生虫体和虫卵等。营养不良性钙化的发生机制尚不清楚，可能与局部碱性磷酸酶升高有关，碱性磷酸酶来源：一是从坏死细胞中的溶酶体释放出来的；一是吸收周围组织液中的磷酸酶。营养不良性钙化的发生可能还与变性、坏死组织的局部酸性环境有关。

(2)转移性钙化：由于全身性的钙、磷代谢障碍，引起机体血钙或血磷升高，导致钙盐在正常组织内过量沉积，称为转移性钙化(metastatic calcification)。转移性钙化的实质就是体内钙代谢紊乱所致的高血钙反应。此种钙化虽然较少见，但却可以在全身各处发生，多见于甲状旁腺功能亢进症、维生素 D 摄入过多、骨髓瘤等骨肿瘤造成骨组织严重破坏时，会使血钙水平增高，钙盐可沉积在全身许多未受损伤的正常组织中。钙盐沉积的部位常见于肾小管，肺泡和胃黏膜等处。

病理性钙化对机体的影响取决于钙盐的沉积量和组织器官本身的特性。一般情况下，少量的钙盐沉积可被组织细胞溶解、吸收。当钙盐大量沉积时，钙盐就可以作为一种异物长期存在于机体组织中，从而刺激周围纤维组织增生被其包裹，并且在钙化的基础上还可发生骨化。病理性钙化对机体的具体影响因受累的组织器官而异。例如血管壁钙化后变硬、变脆，容易引起破裂性出血；心瓣膜的钙化使瓣膜变形和变硬，从而导致血流动力学改变，进而引起循环系统疾病；结核病灶的钙化，可使病灶内的结核杆菌失去活力，从而限制了病情的进一步发展，使病情渐渐趋于相对稳定阶段。在转移性钙化中，虽然胃黏膜、肺和肾等脏器的钙盐沉积并未损伤组织形态与结构，但可使这些组织器官本身功能下降甚至丧失。

(二)细胞不可逆性损伤

细胞死亡(cell death)是指当细胞遭受严重损伤，不能恢复原有的形态结构与功能，呈现代谢停止、组织结构破坏和器官功能丧失等不可逆性变化，即不可逆性损伤。细胞死亡包括坏死和凋亡两种主要类型。

坏死(necrosis)是指活体内范围不等的以酶溶性变化为主的局部组织、细胞的死亡。导致细胞坏死的原因很多，凡是能引起细胞、组织和器官损伤的因素，如缺氧、物理性损伤、化学性损伤和生物性损伤等，只要其损伤作用达到一定的强度，使受损的细胞和组织代谢停止，功能丧失即可引起局部细胞和组织的死亡。坏死的形态学变化主要表现为细胞质膜的崩解，细胞器破坏，结构自溶，以及急性炎症反应。坏死的形态变化主要是由坏死细胞内溶酶体的水解酶的降解作用引起，也可以由组织中浸润的中性粒细胞释放的水解酶的作用引起，还可以是细胞内酸中毒，使细胞结构蛋白与酶蛋白发生变性所导致。

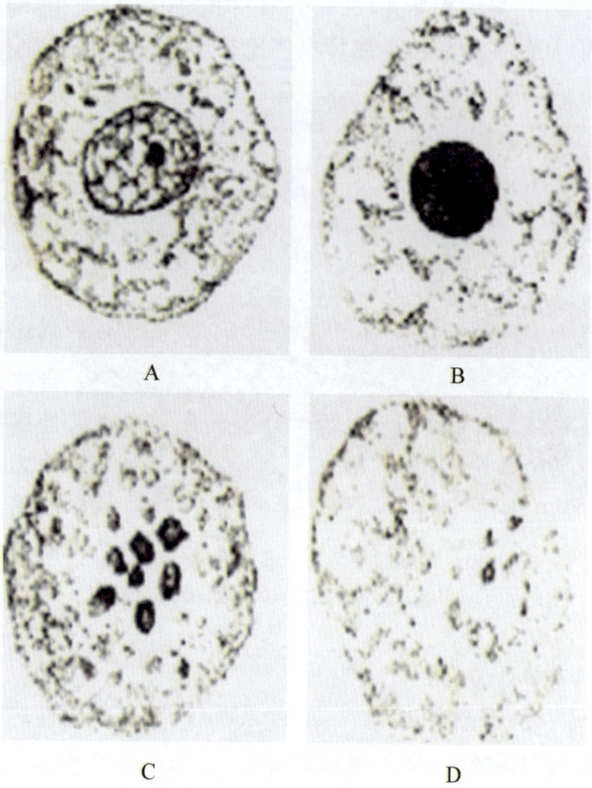

图 1-12　坏死时细胞核的变化

A. 正常细胞；B. 核固缩；C. 核碎裂；D. 核溶解

1. 坏死的基本病理变化　光镜下细胞坏死的病理变化通常要在细胞死亡若干小时后，当自溶性改变相当明显时，才能逐渐显现出来。

(1)细胞核的变化：细胞核的改变是细胞坏死的主要形态学标志(图 1-12)，主要表现为：

①核固缩(pyknosis)：核体积缩小，染色变深，是由于细胞核脱水使染色质浓缩所致，提示 DNA 停止转录；

②核碎裂(karyorrhexis):核膜破裂,核染色质崩解为小碎片,散在于细胞质内;

③核溶解(karyolysis):在脱氧核糖核酸酶和蛋白酶的作用下,染色质的 DNA 与核蛋白分解破坏,细胞内 Ph 降低,核呈淡染,只能见到核的轮廓,在坏死后的一两天内,核的轮廓也完全消失。

(2)细胞质的改变:细胞发生坏死后,细胞质嗜酸性染色增强。一是由细胞质中核蛋白体分解破坏所致,二是由细胞质中蛋白质变性与糖原物质减少引起。细胞器的脂质或蛋白质被溶酶体酶分解后,细胞质就成为空泡状。有的实质细胞坏死后,细胞核固缩溶解,胞质水分逐渐丧失,胞质强嗜酸性,胞体固缩,形成嗜酸性小体,称为嗜酸性坏死。而有的实质细胞坏死后,整个细胞可迅速溶解消失,称为溶解性坏死。

> **要点提示** 细胞坏死的形态学标志是核固缩、核碎裂和核溶解

(3)细胞间质的改变:细胞间质出现的损伤性变化要迟于实质细胞。在各种溶解酶的作用下,细胞间质的基质崩解,胶原纤维肿胀、崩解、液化。崩解的间质和坏死的细胞融合成一片模糊的颗粒状、无结构物质。

2. 坏死的类型

(1)凝固性坏死(coagulative necrosis):是指坏死组织逐渐失去水分,并且发生蛋白质凝固,从而变为灰白色或黄白色比较干燥结实的凝固体。发生凝固性坏死的组织细胞肉眼可见,病变区域呈现灰白色或黄白色,质地干燥质实。光镜下可见病变区域组织结构的轮廓,但其细胞微结构已经消失,坏死灶和健康组织之间存在充血出血带和炎症反应带(图 1-13)。细胞组织发生凝固性坏死时候,组织结构轮廓可以保持一段时间,是因为损伤与细胞内酸中毒,导致结构蛋白与酶蛋白发生变性凝固,从而阻断了蛋白水解的作用。缺血缺氧、物理性损伤、化学性损伤和生物性损伤等均可以诱发细胞的凝固性坏死,凝固性坏死是细胞死亡的最常见类型。凝固性坏死常见于心、肝、脾、肾等实质性器官的缺血性坏死即梗死。例如肾的贫血性梗死早期,肾小球及肾小管的上皮细胞已经呈现出坏死性改变,但肾小球和肾小管的组织结构轮廓仍可辨认。

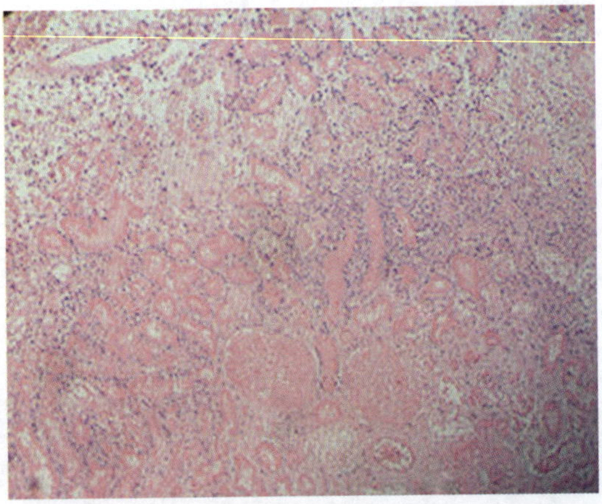

图 1-13 肾凝固性坏死(HE 染色,×100)
图下方为坏死区,肾小管、肾小球等结构轮廓尚存

(2)干酪样坏死(caseous necrosis):是凝固性坏死的一种特殊类型。主要见于由结核杆菌引起的结核病,偶尔也见于肿瘤、结核样麻风和某些梗死灶等。干酪样坏死组织被分解的比较彻底,因而光镜下坏死区不见细胞组织结构的原有形态轮廓,只见一些红染的、无结构的粗糙颗粒状碎屑。肉眼观由于坏死组织分解较彻底,并且含有较多的脂质成分,因而坏死区域呈现略带黄色,质地松软,状似干奶酪的外观,故称干酪样坏死。坏死灶中的脂质成分主要来源于结核杆菌死亡崩解释放出来的,也可以来自于中性粒细胞。干酪样坏死物可较长时间地保存而不发生

> **要点提示** 干酪样坏死属于凝固性坏死,但不见组织轮廓。

自溶和吸收，是由于坏死组织内含有多量抑制水解酶活性的物质。干酪样坏死有时也会如液化性坏死，坏死组织发生软化、液化形成，最终发展成“冷脓肿”，例如骨结核时。

(3)液化性坏死(liquefactive necrosis)：是指某些细胞组织发生坏死后，原有的组织机构轮廓消失，被酶分解成液体状态，并可形成坏死性囊腔。液化性坏死主要由生物性损伤因子引起，也可以由缺血缺氧引发，如脑软化的发生，由细胞水肿发展而来的溶解性坏死诱发。液化性坏死主要发生于富含水分与磷脂，而蛋白质含量较少的组织器官，例如中枢神经系统的脑，或含有大量溶酶体酶与水解酶的组织，例如溶组织阿米巴病灶和胰腺。发生液化性坏死的细胞组织光镜下可见，死亡细胞完全溶解消失，受累的组织结构轮廓被破坏。肉眼观，受损伤的组织器官发生大块的液化样坏死，可呈现糊状或形成液化囊腔。液化性坏死的产生主要是由于实质细胞的坏死和中性粒细胞的渗出，导致病灶周围出现大量的溶酶体酶与蛋白水解酶，从而将坏死组织溶解液化。

(4)脂肪坏死(fat necrosis)：属于液化性坏死，是液化性坏死的一种特殊类型。病理学变化光镜下可见坏死组织结构的模糊轮廓，其中可有散在的吞噬脂滴的巨噬细胞(泡沫细胞)和多核异物巨细胞，以及嗜碱性的钙盐沉积。肉眼可见病变区域出现白色钙皂。脂肪性坏死根据损伤因素，可以分为酶解性与外伤性两种。前者常见于急性胰腺炎时，由胰脂酶分解三酰甘油脂肪酸导致胰腺组织坏死。外伤性脂肪坏死则大多见于乳房受到直接创伤时，受损伤的脂肪细胞破裂，进而脂滴外溢，并常常在乳房内形成肿块。

要点提示　液化性坏死见于脓肿、脑软化、溶解性坏死、脂肪坏死。

(5)纤维素样坏死(fibrinoid necrosis)：是发生在间质、胶原纤维等结缔组织和小血管壁的一种常见坏死类型。光镜下，病变部位的组织结构消失，变为境界不甚清晰的，强嗜酸性的，细丝状、颗粒状、小条或小块状无结构物质，并且纤维蛋白染色呈阳性，故称纤维蛋白样坏死。纤维素样坏死常见于某些变态反应性疾病，例如急性风湿病(图 1-14)、系统性红斑狼疮、肾小球肾炎、结节性多动脉炎、急进型高血压等。纤维素样坏死的发生机制可能与免疫反应引发的胶原纤维肿胀崩解、免疫球蛋白沉积以及血浆纤维蛋白渗出变性有关。

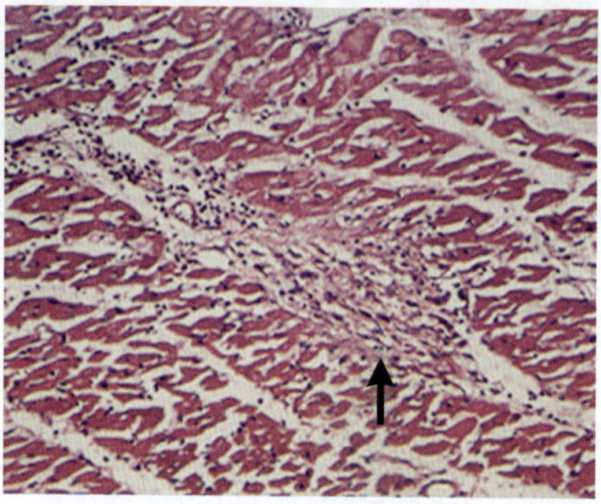

图 1-14　风湿小体(箭头所示，HE 染色，×100)
心肌间质可见巨噬细胞吞噬纤维素样坏死物后聚集而形成的风湿小体

(6)坏疽(gangrene)：是指细胞组织发生坏死后因继发腐败菌的感染，或其他因素的影响而呈现黑色、暗绿色等特殊形态改变的大块组织坏死。坏疽的特殊颜色是由于坏死组织经腐败菌分解后产生硫化氢，而硫化氢能与血红蛋白中解离出的铁相结合形成硫化铁，从而使坏死组织着色。坏疽可分为干性坏疽、湿性坏疽和气性坏疽 3 种类型(表 1-1)。干性坏疽多为凝固性坏死，而湿性坏疽多为凝固性坏死与液化性坏死的叠加。干性坏疽与湿性坏疽多继发于局部组织器官出现血液循环障碍引起的缺血性坏死。

①干性坏疽(dry gangrene)：大多见于人体四肢末端，如脚趾与手指等。病变部位肉眼

观，由于动脉血流受阻而静脉回流通畅，以及体表水分易于蒸发，因此坏死组织的水分减少，导致受损伤组织干固皱缩，呈黑褐色，与周围健康组织之间存在明显的分界。由于干性坏疽的受累组织缺少水分而比较干燥，因此细菌感染一般较轻。干性坏疽常见于动脉粥样硬化、血栓闭塞性脉管炎和冻伤等血液循环障碍疾病。

②湿性坏疽(wet gangrene)：此类坏疽大多发生于与外界相通的内脏，如子宫、肺、肠、胆囊和阑尾等，也可见于伴有明显淤血水肿的四肢。湿性坏疽的病理变化特点是，由于坏死组织含水分较多，因此细菌感染严重，病变区域明显肿胀，呈暗绿色或污黑色，与健康的正常组织间无明显分界线。病变区域细菌分解蛋白质产生吲哚、粪臭素等，可形成恶臭气味，同时坏死组织所产生的毒性产物与细菌毒素被血液吸收后，可引起全身中毒症状，甚至发生中毒性休克。常见的湿性坏疽有子宫坏疽、肺坏疽、肠坏疽、坏疽性阑尾炎等。

③气性坏疽(gas gangrene)：气性坏疽属于湿性坏疽，为湿性坏疽的一种特殊类型。主要见于严重的深达肌肉的开放性创伤，同时合并产气荚膜杆菌等厌氧菌感染时，受累组织所发生的凝固性坏死或液化性坏死。气性坏疽的特点是受损伤组织发生坏死时，可被细菌分解产生大量气体，使坏死组织内充满大量气泡，触之有“捻发”感。气性坏疽病情进展迅猛，全身中毒症状明显，患病后果严重。

表 1-1 干性坏疽、湿性坏疽与气性坏疽的异同点比较

	干性坏疽	湿性坏疽	气性坏疽
病变部位	四肢末端	与外界相通的内脏器官；四肢末端	深达肌肉的开放性创伤
原因条件	动脉阻塞、静脉回流通畅	动静脉均阻塞	厌氧菌感染
病理变化	干固皱缩，黑褐色，分界清楚，臭味小	明显肿胀，深蓝、污绿、污黑、恶臭，界限不清	蜂窝状，含大量气体，有捻发感，污秽暗棕色
坏死类型	凝固性坏死	凝固性坏死＋液化性坏死	液化性坏死
感染中毒	细菌感染轻；全身中毒症状轻	细菌感染重；全身中毒症状明显	病情发展迅猛；全身中毒症状严重

问题讨论 男，17岁，右小腿腓肠肌受重物撞伤后肿胀，疼痛难忍。体温高达39℃，下肢高度肿胀，累及足背，继而出现右足踇趾呈污黑色，与正常组织分界不清，最后行右下肢截肢术。病理检查，右下肢动、静脉血管内均有暗红色线状的固体物阻塞，长约10cm，与管壁黏着，镜检为混合血栓。试分析：该患者患何种疾病，发病机制。

3. 坏死的结局

(1)溶解吸收：病灶较小的坏死细胞组织可被坏死组织本身与周围中性粒细胞释放的蛋白水解酶溶解液化，然后由淋巴管或血管引流吸收，不能吸收的组织碎片则由巨噬细胞加以吞噬消化，病灶较大且不易完全吸收时，可以暂时形成局限的囊腔。

(2)分离排出：当较大坏死灶不易被完全吸收时，病灶周围就会引发炎症反应，浸润的白细胞释放蛋白水解酶，加速了病灶边缘坏死组织的溶解吸收，使坏死组织与健康组织分离。病灶如果位于皮肤或黏膜，脱落后就会形成组织缺损。局限在皮肤和黏膜层的浅表缺损称为糜烂(erosion)；深达皮肤和黏膜下的缺损称为溃疡(ulcer)；肾、肺等内脏器官坏死组织液化后可经相应管道如输尿管、气管排出，遗留下组织空腔，称之为空洞(cavity)；深部组织坏死后形成开口于皮肤或黏膜的，允许脓液流出的盲性管道，称为窦道(sinus)；体表与内脏器官之间或两个内脏器官之间形成的两端开口的病理性通道称为瘘管(fistula)。

(3)机化和包裹：坏死组织如不能完全溶解吸收或分离排出，则由周围组织的新生毛细血管、成纤维细胞和炎性细胞等形成肉芽组织所取代，最后变成瘢痕组织。这个过程包括机化(organization)和包裹(encapsulation)两种，前者是指新生的肉芽组织长入取代坏死组织、血栓及其他异常物质的过程；后者是指坏死灶范围较大，或坏死组织难以完全溶解吸收，或者不能完全机化，则由周围新生肉芽组织加以包围的过程。

(4)钙化：坏死组织难以完全被清除，易吸收钙盐及其他矿物质沉积，从而继发营养不良性钙化，如干酪样坏死的钙化。

第三节　细胞凋亡

学习要求

掌握细胞凋亡的概念及形态特点；熟悉凋亡与坏死的区别。

凋亡(apoptosis)一般是指活体内局部组织细胞在发育过程中或在损伤因素作用下，通过细胞内基因及其产物的调控而发生的一种程序性细胞死亡(programmed cell death)。细胞周期是定量的、运行有序的，增殖型细胞的细胞周期分 4 期，即 G1-S-G2-M 期，其中有 40 多种基因产物参与调控。细胞凋亡离开有丝分裂周期运行轨道，转向死亡。调控细胞周期的基因的突变，会直接干扰细胞周期的正常运行，诱发细胞的恶性变，或在细胞周期的不同时期发生凋亡。凋亡是细胞生理性死亡的主要形式，一般表现为单个细胞的死亡，并且不伴有炎症反应，常见于生物胚胎的发生发展，个体形成，成熟细胞的新旧更替。在某些损伤因素的诱导下，如激素、毒素、炎症和肿瘤等，凋亡在病理状态下也可发生(表 1-2)。

表 1-2　凋亡与坏死的比较

	凋　亡	坏　死
机制	基因调控的程序化细胞死亡；主动进行	损伤性细胞死亡；被动进行
诱因	生理性或轻微病理性刺激因子	病理性刺激因子
累及范围	散在单个细胞	多细胞或细胞群
形态学	细胞和细胞器皱缩，核染色质凝聚集，形成凋亡小体，质膜完整	细胞和细胞器肿胀，核染色质固缩溶解，质膜消失
生物化学	耗能的主动过程，溶酶体完整，内切核酸酶活化，降解 DNA 成规律性片段，琼脂凝胶电泳呈特征性梯带状	不耗能的被动过程，溶酶体破坏，DNA 片段大小不一，琼脂凝胶电泳不呈梯带状
周围反应	无炎症反应与修复再生	炎症反应与修复再生

(一)凋亡的形态学变化

1. 光镜下 HE染色切片当中，凋亡细胞的胞核固缩碎裂、呈蓝黑色、胞质呈淡红色；正常细胞核呈均匀淡蓝色或蓝色；坏死细胞核呈很淡的蓝色或蓝色消失。

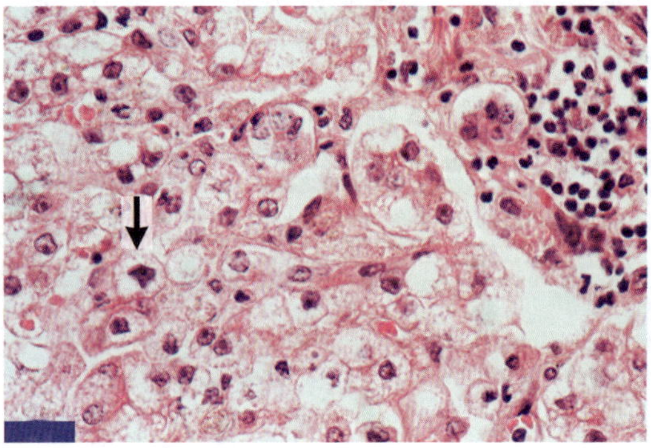

图 1-15 肝细胞凋亡(箭头所示，HE 染色，×400)

2. 电镜下 细胞皱缩，体积变小，胞质强嗜酸性；核染色质凝聚，染色质形成致密团块，边集于核膜下；细胞核裂解，凋亡细胞发芽突起脱落，形成含核碎片和(或)细胞器成分的膜包被小体即凋亡小体(apoptosis body)，凋亡小体是细胞凋亡的重要形态学标志；凋亡小体可被巨噬细胞和邻近实质细胞吞噬、降解；凋亡细胞及其细胞器膜完整，因而细胞发生凋亡时候，不会伴随炎症反应与损伤修复。例如病毒性肝炎时肝细胞内形成的嗜酸性小体(图 1-15)。

(二)凋亡的生物化学变化

一是半胱氨酸-天门冬氨酸蛋白酶(caspases)(即凋亡蛋白酶)家族的活性增高。二是 Ca^{2+}/Mg^{2+} 依赖的内切核酸酶(endogenous nuclease)及需钙蛋白酶(calpain)活化，可将 DNA 裂解为 180～200bp 的片段，琼脂凝胶电泳呈现特征性梯带状。

要点提示 凋亡的形态学特点，细胞皱缩，染色质凝聚，凋亡小体，无炎症反应与修复。

(三)细胞凋亡的生物学功能与意义

清除无用、多余和衰老的自身细胞，同时还能够清除受损、突变与有害的细胞，从而确保生物胚胎的正常发育与生长，维持机体内环境的稳定，抵御受损伤细胞的复制。并且细胞凋亡对于自身免疫性疾病与肿瘤的发生发展的机制研究具有重要意义和不可估量的医用价值。

(四)细胞凋亡的检查方法

细胞凋亡的检查方法：细胞凋亡的形态学检测，如光镜、荧光显微镜、共聚焦激光扫描显微镜和透射电子显微镜；磷脂酰丝氨酸外翻分析法；线粒体膜势能的检测；脱氧核糖核苷酸末端转移酶介导的缺口末端标记法(TUNEL 法)；Caspase-3 活性的检测；凋亡相关蛋白 TFAR19 蛋白的表达和细胞定位分析；DNA 片断化检测。

第四节 细胞老化

学习要求

了解细胞老化的概念，形态特征。

细胞老化(cellular aging)是指细胞随生物体年龄增长而发生退行性变化的总和。老化是生命发展的必然过程，生物个体及其细胞需经过生长、发育、老化及死亡等阶段。

1.细胞老化的特征 ①普遍性，机体组织器官的所有细胞都会在不同程度上出现老化的改变;②内因性发生,不是由于物理性损伤因子、化学性损伤因子和生物性损伤因子等的外源性损伤因素作用,而是由细胞内在原因决定性的衰退;③有害性结果,细胞发生老化时,其代谢、适应和代偿等多种功能低下,并且缺乏恢复的能力,从而导致机体患病率和死亡率逐渐增加;④进行性和不可逆性,细胞老化是进行性的与不可逆性的。

2.细胞老化时代谢及形态改变　细胞发生老化时,细胞的结构蛋白、酶蛋白和受体蛋白等蛋白质的合成功能减少;同时从外界摄取营养,以及修复染色体损伤的能力下降。

细胞老化时,受累细胞及其细胞核变形,可形成不规则的核分裂;线粒体与高尔基体扭曲或呈囊泡状;细胞质内可见脂褐素沉积;细胞老化后细胞体积缩小,重量减轻,间质增生硬化,进而导致细胞功能降低,储备功能不足。

3.细胞老化机制

(1)遗传程序学说:该学说的形成根据是细胞的老化是由遗传因素决定的,细胞最终的老化死亡是遗传信息耗竭的结果。该学说认为细胞老化的发生,是由于控制细胞分裂次数的机制与细胞内染色体末端的端粒结构有关。端粒是指短得多重复的非转录序列(TTAGGG)及一些结合蛋白组成的特殊结构,是位于染色体末端的 DNA 重复序列,端粒能够控制细胞复制次数的,是细胞的生命计时器。生殖细胞含有端粒酶,复制功能强大,体细胞一般不含端粒酶,大约只能复制 50 次,而肿瘤细胞可以无限制的复制,因为端粒不会缩短,因此抑制肿瘤的端粒酶,就等于抑制肿瘤。端粒的主要功能:①提供非转录 DNA 的缓冲物;②保护染色体末端免于融合和退化;③保护和控制细胞生长及寿命;④参与细胞凋亡、细胞转化和永生化。

要点提示　抑制肿瘤的端粒酶,就等于抑制肿瘤。

(2)错误积累学说:该学说形成的依据是细胞分裂时,由于自由基等有害物质的损害,可诱导脂质过氧化反应,使线粒体等的细胞器膜流动性、通透性和完整性受损,DNA 断裂突变,其修复和复制过程发生错误。该学说主要认为细胞分裂受损,导致修复和复制过程出现错误,这些错误逐渐积累后引起产生异常蛋白质,原有蛋白多肽和酶功能丧失,进而导致细胞老化的发生。

细胞老化是一种自然现象,其发生机制即包括基因程序性因素的决定,也包括细胞内外环境中有害因素的影响。细胞老化按照遗传规定的速度依序进行,便可达到应有的自然寿限,即自然老化。如果有害因素妨碍了细胞的代谢功能,则老化进程加快即早衰。在遗传安排的决定性背景下,细胞代谢障碍是细胞产生老化的促发因素。

复习指导

1. 细胞适应的形态学变化:萎缩、肥大、增生和化生。

2. 实质细胞发生萎缩时常伴随间质细胞增生导致的假性肥大。

3. 增生与肥大的发生取决于细胞本身的分裂增殖能力。

4. 变性是指细胞或细胞间质受损伤后因代谢发生障碍导致,细胞内和(或)细胞间质内出现异常物质或正常物质的显著蓄积,并伴有不同程度的功能障碍。

5. 虎斑心是指发生脂肪变的心肌呈现显著的黄色,与正常心肌的暗红色相间,形成黄红相间的条纹。

6. 心力衰竭细胞是指慢性肺淤血时，漏入肺泡腔内的红细胞，可被巨噬细胞吞噬形成含铁血黄素，吞噬大量含铁血黄素的巨噬细胞。心力衰竭细胞常出现于左心衰竭患者。

7. 坏死是指活体内范围不等的以酶溶性变化为主的局部组织、细胞的死亡。

8. 坏死的结局：溶解吸收，分离排出，机化和包裹，以及钙化。

9. 注意糜烂，溃疡，空洞，窦道和瘘管的发生部位与病理变化特点。

10. 凋亡一般是指活体内局部组织细胞在发育过程中或在损伤因素作用下，通过细胞内基因及其产物的调控而发生的一种程序性细胞死亡。

11. 凋亡小体是指细胞发生凋亡时形成含核碎片和(或)细胞器成分的膜包被小体。

12. 细胞老化是指细胞随生物体年龄增长而发生退行性变化的总和。

13. 细胞老化的特征：普遍性，内因性发生，有害性结果，进行性和不可逆性。

（张晓杰　董海影）

第2章 损伤的修复

chapter 2

学习要求

1. 掌握各种组织的再生潜能及再生的方式，掌握肉芽组织的概念、形态特征和功能。

2. 熟悉再生、修复的概念，瘢痕组织的形态特征及其功能。

3. 熟悉影响创伤愈合的因素。

4. 了解各种组织的再生过程。

修复(repair)是指损伤造成机体部分组织和细胞丧失后，机体对缺损的组织、细胞在形态和功能上进行修补恢复的过程。修复后可完全或部分恢复原组织的结构和功能。参与修复过程的主要成分包括细胞外基质和各种细胞。修复过程可概括为两种不同的形式：①由损伤周围的同种细胞来修复，称为再生，如果完全恢复了原组织的结构及功能，则称为完全再生；②由纤维结缔组织来修复，称为纤维性修复，以后形成瘢痕，也称为瘢痕修复。在多数情况下，由于有多种组织发生损伤，故上述两种修复过程常同时存在。在组织损伤和修复过程中，常有炎症反应。

第一节　再　生

学习要求

掌握各种组织的再生能力及再生方式，了解细胞再生的影响因素。

再生(regeneration)是指组织或细胞损伤后，由邻近同种细胞分裂增殖，进行修复的过程。

一、再生的类型

1. 生理性再生　是指机体在生理状态下，有些细胞不断衰老消耗，由新生的同种细胞增生补充，以维持原组织的形态和功能，例如表皮的表层细胞经常脱落，而基底细胞不断的增生予以补充；子宫内膜周期性脱落，由基底层细胞增生加以恢复；消化道黏膜上皮细胞 1～2d 就更新一次；红细胞寿命平均为 120d，中性粒细胞只存活 1～3d，因此需不断地从淋巴造血器官输出大量新生的细胞进行补充等。

2. *病理性再生*　是指组织、细胞缺损后发生的再生。分完全再生和纤维性修复。①完全再生是指死亡的细胞由同类细胞增生、补充，再生的组织完全恢复原组织的形态及功能；②纤维性修复是指缺损不能通过原组织的再生修复，而由肉芽组织增生、填补，以后形成瘢痕，故也称瘢痕修复。在多数情况下，由于有多种组织发生损伤，两种修复过程常同时存在，在组织损伤和修复过程中，常伴有炎症反应。

二、细胞周期和各种组织的再生潜能

机体各种细胞再生能力不一，一般来说，低等生物比高等生物的细胞或组织的再生能力强，分化程度低比分化程度高的细胞再生能力强，易受损伤或经常更新的组织再生能力强。细胞周期由间期和分裂期（M 期）构成，间期又可分为 G_1 期（DNA 合成前期）、S 期（DNA 合成期）、和 G_2 期（分裂前期），不同种类的细胞，细胞周期的时程长短不一。根据细胞再生能力的强弱将人体细胞分为三类。

1. *不稳定细胞(labile cells)*　又称持续分裂细胞，即再生能力强，寿命短的细胞，这类细胞在生理状态下不断地分裂增生以取代衰老凋亡的细胞，包括表皮细胞、呼吸道、消化道和生殖器官管腔的被覆细胞及淋巴造血细胞、间皮细胞等。由其构成的组织超过 1.5％的细胞处于分裂期。干细胞的存在是这类组织不断更新的必要条件，干细胞的每次分裂后，子代之一继续保持干细胞的特性，另一个子代细胞则分化为相应的成熟细胞，表皮的基底细胞和胃肠道黏膜的隐窝细胞即为典型的成体干细胞，当损伤后也具有强大的再生能力。

2. *稳定细胞*　稳定细胞（stable cells）又称静止细胞，即有潜在较强再生能力的长寿命细胞，这类细胞在生理情况下处于静止期（G_0期），一般较稳定，无明显更新现象，但受到损伤等因素刺激后，则进入增殖期，表现出较强的再生能力。这类细胞包括各种腺体或腺样器官的实质细胞，如肝、胰、内分泌腺、皮脂腺、肾小管的上皮细胞等，由其构成的组织处于分裂期的细胞低于 1.5％，此类组织中的内分泌腺和上皮无干细胞的存在。目前认为，器官的再生能力是由其复制潜能决定的，而不是处于分裂期的细胞数量，如肝细胞处于分裂期的细胞数量低于一万五千分之一，但在切除 70％后，仍可快速再生；间叶组织来源的成纤维细胞、血管内皮细胞、骨膜细胞、原始间叶细胞等都有极强的再生能力，原始间叶细胞不仅有较强的再生能力，而且有较强的分化能力，可分化为软骨细胞、骨细胞、脂肪细胞、成纤维细胞等。平滑肌细胞也属于稳定细胞，但再生能力较弱。

3. *永久性细胞*　永久性细胞（permanent cells）又称非分裂细胞，即再生能力非常微弱或基本上无再生能力的细胞。如神经细胞、骨骼肌和心肌细胞。一旦破坏则成为永久性缺失，损伤后常由纤维组织增生来修复，最后形成瘢痕。中枢神经细胞和周围神经的神经节细胞在出生后不能分裂增生，遭到破坏后则永久缺失，但神经纤维，在神经细胞存活的前提下，受损的神经纤维有着活跃的再生能力。

要点提示　永久细胞即无再生能力或再生能力极弱的细胞，损伤后一般由纤维结缔组织增生修复，这类细胞包括神经细胞、骨骼肌和心肌细胞，平滑肌细胞损伤后也多由纤维性修复代替，此外软骨组织的再生能力也较弱。其他不稳定细胞和稳定细胞的再生能力都比较强。

三、各种组织的再生过程

(一)上皮组织的再生

1. 被覆上皮的再生　鳞状上皮损伤后，其边缘或底部的上皮组织中的基底层细胞迅速分裂增殖，向缺损中心迁移，先形成单层上皮，以后增生分化为鳞状上皮；胃肠黏膜的上皮缺损后，也由邻近的基底部细胞分裂、增生来修补，新生的上皮细胞起初为立方形，以后变为柱状细胞。

2. 腺上皮再生　腺上皮再生能力比鳞状上皮弱，腺体损伤后，由残留的上皮分裂补充，如腺体的基底膜或支架完整，可恢复原有的结构，如构造简单的子宫内膜腺体、肠腺体等可由残留部分细胞再生；但支架或基底膜破坏严重，则难以再生或仅能形成上皮细胞团，如皮肤附属器汗腺；肝细胞的再生能力很强，损伤时，通过残存肝细胞的再生，大多可恢复肝的正常结构。但若肝组织结构严重破坏，肝小叶网状支架塌陷，再生的肝细胞排列紊乱，常形成紊乱的肝细胞团，纤维组织大量增生，则难以恢复正常的小叶结构，即假小叶形成，这是肝硬化产生的基础。

(二)血管的再生

在组织修复的过程中，血管能否再生至关重要，因为再生的血管为修复组织提供足够的营养物质。

1. 毛细血管的再生　毛细血管的再生是以出芽的方式来完成的。首先是血管的基底膜在蛋白分解酶作用下分解，该处内皮细胞分裂增生形成向外突起的幼芽，随着内皮细胞向前移动及后续细胞的增生而形成实性细胞索，在血流的冲击下数小时后便可出现管腔，形成新生的毛细血管，进而彼此吻合形成毛细血管网。增生的内皮细胞分化成熟时分泌Ⅳ型胶原、层粘连蛋白和纤维连接蛋白，形成基底膜的基板，周围的成纤维细胞分泌Ⅲ胶原及基质，组成基底膜的网板，本身则成为血管外膜细胞，至此毛细血管构造完成。但此时毛细血管基底膜不完整，内皮细胞间空隙较大，通透性比较高，为适应功能需要，这些血管还会不断改造，有的毛细血管消失，有的进一步演变为小动脉和小静脉(图 2-1)。

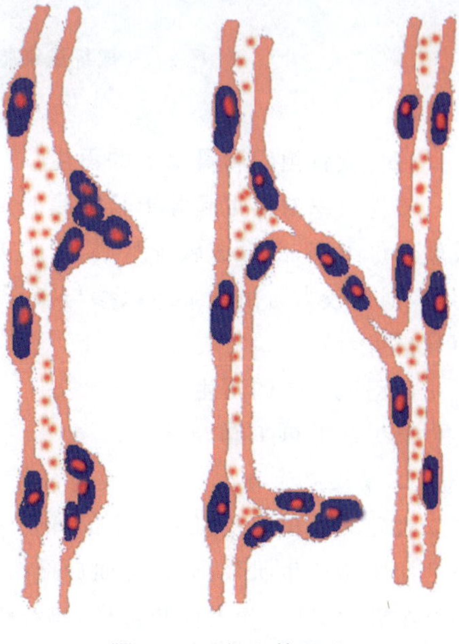

图 2-1　毛细血管再生

2. 大血管的再生　大血管断裂后，不能自行再生修复，需要手术吻合。吻合处两侧的内皮细胞分裂增生，互相连接，恢复原有内膜结构。内皮下各层组织由纤维结缔组织增生连接，形成纤维性修复。

(三)纤维组织的再生

在损伤刺激下，静止状态的纤维细胞和未分化的间叶细胞分化形成幼稚的成纤维细胞。成纤维细胞体积较大、椭圆形或因胞体有突起而呈星芒状，染色淡，有1～2个核仁。当成纤维细胞停止分裂后开始合成并分泌前胶原蛋白，在细胞周围形成胶原纤维，随着细胞的成熟，胶原纤维逐渐增多，成纤维细胞转变为胞质越来越少，核越来越深染，细胞呈长梭形的纤维细胞(图2-2)。

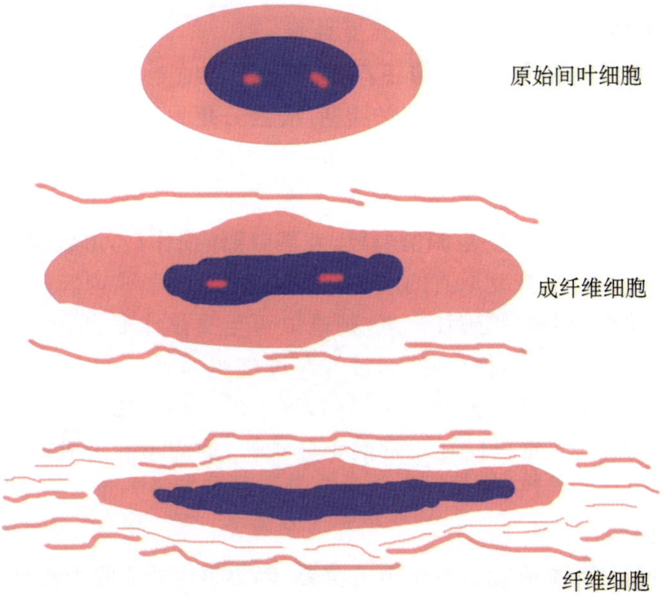

图2-2 成纤维细胞分化为纤维细胞并产生胶原纤维模式

(四)软骨组织和骨组织的再生

软骨组织的再生起源于软骨膜的增生，这些增生的幼稚细胞形似成纤维细胞，以后逐渐变成软骨母细胞，并形成软骨基质，细胞被埋在软骨陷窝内而变成静止的软骨细胞，软骨再生能力弱，损伤较大时由纤维组织参与修复。骨组织的再生能力强，损伤后可完成修复(参见第三节骨折愈合)。

(五)肌组织的再生

肌组织的再生能力弱。

1. 横纹肌的再生　依肌膜是否存在及肌纤维是否完全断裂而有所不同。损伤不太重，肌膜未被破坏而仅仅是肌原纤维部分发生坏死时，由中性粒细胞及巨噬细胞吞噬清除坏死物质，残存肌细胞产生肌浆，分化出肌原纤维，恢复正常横纹肌的结构；如果肌纤维完全断开，可有肌原纤维新生，断端膨大如花蕾样，肌纤维断端不能直接连接，需要由瘢痕修复，愈合后的肌纤维仍可以收缩，加强锻炼后可以恢复功能。

2. 平滑肌的再生　平滑肌也有一定的再生能力，小动脉的再生就有平滑肌的再生，但断裂的肠管或较大血管经手术吻合后，断裂处主要是通过纤维性修复连接。

3. 心肌的再生　心肌的再生能力极弱，损伤后一般由瘢痕修复。

（六）神经组织的再生

脑和脊髓的神经细胞及周围神经的神经节细胞破坏后不能再生，由神经胶质细胞增生修复，形成胶质结节或胶质瘢痕；外周神经损伤后，若与其相连的神经细胞体存活，则可完全再生。首先断处远侧端的神经髓鞘与轴突崩解吸收，断端近侧一小段神经纤维也发生同样变化，然后神经膜细胞增生，形成带状的合体细胞，将断端连接，近端轴突以每天约 1mm 的速度向远端生长，穿过神经鞘细胞带，最后生长至末梢，鞘细胞产生髓磷脂包绕形成髓鞘。多余的神经髓鞘与轴突消失（图 2-3），此再生过程常需数月才能完成。如果断离的两端太远，或两端点之间有异物、瘢痕或因截肢失去远端，近端再生的神经轴突未能延伸至远端髓鞘内，只在断端处长出很多细支，与增生的纤维组织混杂在一起形成瘤样肿块，称创伤性神经瘤，常引起顽固疼痛。

> **要点提示**
>
> 血管的再生是再生的基础，血管能否再生至关重要，因为再生的血管为修复组织提供足够的营养物质，毛细血管主要以出芽的方式进行再生。

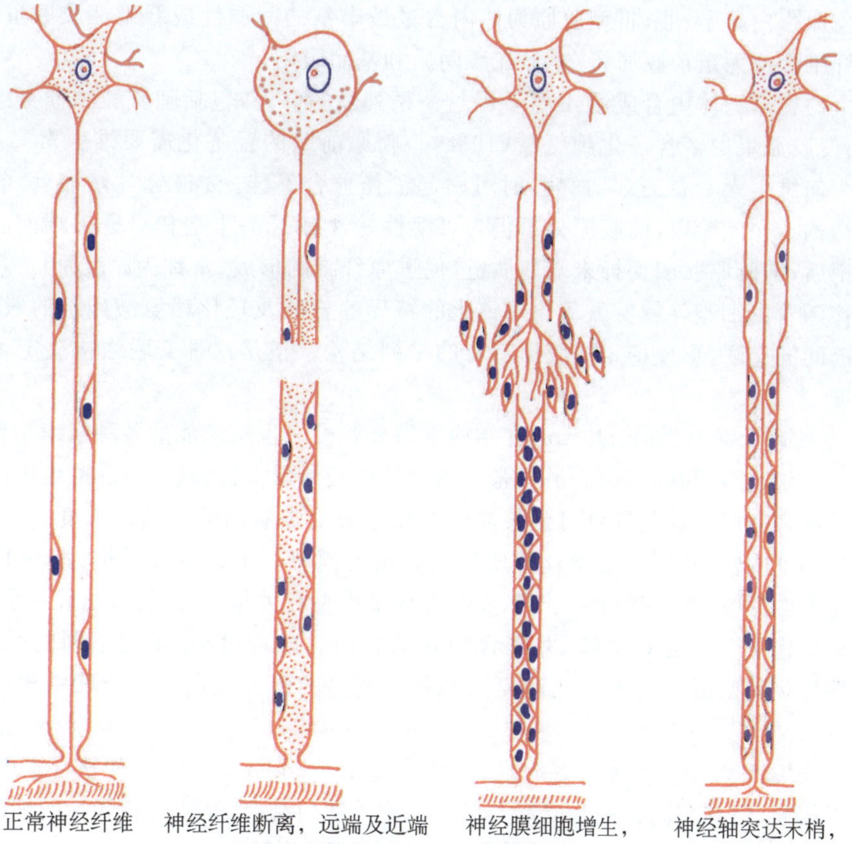

图 2-3　神经纤维再生示意图

四、细胞再生的影响因素

细胞死亡和细胞损伤后就会引起细胞增殖，就单个细胞而言，细胞增殖是受基因控制的，细胞周期出现的一系列变化是基因活化和表达的结果。机体是由多细胞组成的极其复杂的统一体，受损组织修复后复原程度不仅取决于受损组织、细胞的再生能力，同时也受细胞外基质和许多细胞因子及其他因素的调控。调控因子包括刺激因子和抑制因子，此外干细胞在组织修复和细胞再生过程中的作用及应用也非常重要，干细胞的研究将成为最具活力、最有影响和最具应用前景的前沿学科。

（一）细胞外基质在细胞再生过程中的作用

细胞外基质（ertracellular matrix，ECM）的主要作用是把细胞连接在一起，以维持和支持组织的结构和功能，尽管不稳定细胞和稳定细胞都具有完全的再生能力，但是否能重新构建成正常结构，还依赖在调节细胞生物学行为方面发挥更为主动和复杂作用的细胞外基质。细胞外基质主要影响细胞的形态、分化、迁移、增殖等行为，由其提供的信息还可调节胚胎发育、组织构建、创伤愈合、纤维化及肿瘤的侵袭等。其主要成分如下：

1. 胶原蛋白　胶原蛋白（collagen）是动物体内最常见的蛋白，为所有细胞提供细胞外支架。由 3 条具有 gly-x-y 重复序列的多肽 α 链构成的 3 螺旋结构。约 30 条 α 链形成至少 14 种不同的胶原蛋白。Ⅰ、Ⅱ、Ⅲ型胶原为体内含量最丰富的间质性或纤维性胶原蛋白，Ⅳ、Ⅴ、Ⅵ型为非纤维性或无定形胶原蛋白，存在于间质和基底膜内。

胶原蛋白在核糖体内合成后，α 链要经过一系列酶的修饰，包括脯氨酸和赖氨酸残基的羟基化，从而使胶原蛋白富含羟化脯氨酸（10%）。胶原前肽的羟基化需要维生素 C 参与，这也可以解释为何维生素 C 缺乏（坏血病）时可引起创伤愈合不佳。α 链经过修饰后，前胶原链形成 3 螺旋结构。在此阶段，前胶原分子仍为可溶性并含有 N 一末端和 C 一末端前肽。在分泌过程中或稍后，前胶原肽酶切掉末端前肽链，促进原纤维的形成（常称为原胶原）。在原纤维形成过程中伴随着由细胞外赖氨酰氧化酶催化的特异赖氨酸及羟化赖氨酸残基的氧化，从而导致邻近 α 链间的交联，形成稳定的胶原特有的排列结构。正是这种交联结构决定了胶原蛋白的张力强度。

2. 弹力蛋白　弹力蛋白（elastin）在结构上需要弹性来发挥功能的各种组织均含有弹力蛋白，如血管、皮肤、子宫和肺组织。虽然张力强度是由胶原蛋白提供的，但这些组织的回缩能力则由弹力纤维来完成。这些纤维可延长数倍并在张力消失后回缩至其原长度。在形态上，弹力纤维包括一个中轴，其周围由微丝形成的网状结构围绕。中轴由分子量为 70kD 的弹力蛋白构成。在大血管壁（如主动脉）、子宫、皮肤和韧带中存在大量弹力蛋白，与胶原蛋白相似，弹力蛋白一级结构中 1/3 为甘氨酸，并富含脯氨酸和丙氨酸；与胶原蛋白不同的是，弹力蛋白只含极少的羟化脯氨酸并且无羟化赖氨酸残基。成熟的弹力蛋白含有交联结构以调节其弹性。

3. 黏附性糖蛋白和整合素　黏附性糖蛋白（adhesive glycoprotein）和整合素（integrin）在结构上并不相同，但其共同特性为既能与其他细胞外基质结合，又能与特异性的细胞表面蛋白结合，能把不同的细胞外基质、细胞外基质与细胞之间联系起来。

（1）纤维粘连蛋白（fibronectin）：纤维粘连蛋白是一种多功能黏附蛋白，分子量接近 450kD 的大分子糖蛋白。由成纤维细胞、单核细胞、内皮细胞等细胞产生。其与细胞黏附、伸展和迁移直接相关。此外，纤维粘连蛋白还可增强某些细胞，如毛细血管内皮细胞对生长因子增殖作用的敏感性。

(2)层粘连蛋白(laminin)：层粘连蛋白是基底膜中含量最为丰富的大分子糖蛋白(分子量约为 820kD)，由 3 个不同的亚单位共价结合形成的交叉状结构并跨越基底膜。一方面层粘连蛋白可与细胞表面的特异性受体结合，另一方面也可与基质成分如Ⅳ型胶原和硫酸肝素结合，还可介导细胞与结缔组织基质黏附。在体外细胞培养中，它可改变各种细胞的存活、生长、分化、形态和运动。若在培养的内皮细胞中加入成纤维细胞生长因子(FGF)，则层粘连蛋白可引起内皮细胞有序排列，然后形成毛细血管管腔，这是血管生成的关键步骤。层粘连蛋白和纤维粘连蛋白与许多细胞外基质成分相似，与整合素受体有结合能力。

(3)整合素：整合素是细胞表面受体的主要家族。对细胞和细胞外基质的黏附起介导作用。其特殊类型在白细胞黏附过程中还可诱导细胞与细胞间的相互作用。整合素在体内表达广泛，大多数细胞表面都可表达一种以上的整合素，在多种生命活动中发挥关键作用。例如，由于整合素具有黏附作用，使其成为白细胞游出、血小板凝集、发育过程和创伤愈合中的关键因素。另外，某些细胞只有通过黏附才能发生增殖，若通过整合素介导的细胞与细胞外基质黏附发生障碍则可导致细胞凋亡。

4. 基质细胞蛋白　基质细胞蛋白(matricellular proteins)是一类新命名的分泌性蛋白，可与基质蛋白、细胞表面受体及能作用于细胞表面的其他分子(如生长因子、细胞因子或蛋白水解酶)相互作用。虽然其功能表现为多样性但都具有影响细胞-基质相互作用的能力。这一家族包括①富含半胱氨酸的酸性分泌蛋白(SPARC)，也称骨连接素，可促进损伤后发生的组织重建，其本身又是一个血管生成抑制药；②血栓黏合素，是具有多种功能的蛋白家族。其一部分成员与 SPARC 相似，也可抑制血管生成；③骨桥蛋白，可介导白细胞迁移；④细胞黏合素家族，为多聚体大分子蛋白，与细胞黏附的调控有关。

5. 蛋白多糖和透明质酸素　蛋白多糖(proteoglycan)和透明质酸素(hyaluronan)构成了细胞外基质的另一重要成分。其结构包括核心蛋白及与核心蛋白相连接的多糖或多个多糖聚合形成的氨基葡聚糖。蛋白多糖明显表现出多样性，某种细胞外基质可含有几种不同的核心蛋白，而每一种核心蛋白质又可含有不同的氨基多糖。最常见的一些蛋白多糖包括硫酸肝素、硫酸软骨素和硫酸皮肤素，它们在调控结缔组织的结构和通透性中具有多重作用。

透明质酸素是大分子蛋白多糖复合物的骨架，与调节细胞增殖和迁移的细胞表面受体有关。透明质酸素可结合大量的水分子形成高度水合的凝胶，使多种类型的结缔组织，尤其是关节软骨具有膨胀压、抗压、反弹及润滑的能力，透明质酸素亦存在于发生迁移和增殖细胞周围的细胞外基质中，抑制细胞间的黏附并促进细胞迁移。

损伤修复过程中，ECM 经代谢调整，其成分也会有所改变，如Ⅲ型胶原减少而Ⅰ型胶原增多，使组织修复能力增强。在实质脏器慢性炎症时，该脏器的某些间叶来源细胞(如肝的贮脂细胞，肺泡隔间叶细胞)可增生、激活并转化为成纤维细胞，最终引起 ECM 过度增多和沉积，器官发生纤维化、硬化。

> **要点提示** 细胞外基质的主要作用是把细胞连接在一起，以维持和支持组织的结构和功能，主要成分是胶原蛋白，维生素 C 参与胶原蛋白的合成过程，所以维生素 C 缺乏导致组织修复不良。

（二）生长因子

当细胞受到损伤因素的刺激后，可释放多种生长因子（growth factor），刺激同类细胞或同一胚层发育来的细胞增生，促进修复过程。尽管有许多化学介质都可影响细胞的再生与分化，但以多肽类生长因子最为关键，它们除刺激细胞的增殖外，还参与损伤组织的重建。有些生长因子可作用于多种类型的细胞，而有些生长因子只作用于特定的靶细胞。生长因子同样也在细胞移动、收缩和分化中发挥作用。其中较为重要者简述如下：

（1）血小板源性生长因子（platelet derived growth factor，PDGF）：来源于血小板的 α 颗粒，能引起成纤维细胞、平滑肌细胞和单核细胞的增生和游走，并能促进胶质细胞增生。

（2）成纤维细胞生长因子（fibroblast growth factor，FGF）：生物活性十分广泛，几乎可刺激所有间叶细胞，但主要作用于内皮细胞，特别在毛细血管的新生过程中，能使内皮细胞分裂并诱导其产生蛋白溶解酶，后者溶解基膜，便于内皮细胞穿越生芽。

（3）表皮生长因子（epidermal growth factor，EGF）：是从颌下腺分离出的一种 6kDa 多肽。对上皮细胞、成纤维细胞、胶质细胞及平滑肌细胞都有促进增殖的作用。

（4）转化生长因子（transforming growth factor，TGF）：许多细胞都分泌 TGF。TGF-α 的氨基酸序列有 33%～44%与 EGF 同源，可与 EGF 受体结合，故与 EGF 有相同作用。TGF-β 由血小板、巨噬细胞、内皮细胞等产生，它对成纤维细胞和平滑肌细胞增生的作用依其浓度而异，低浓度诱导 PDGF 合成、分泌，为间接分裂原；高浓度抑制 PDGF 受体表达，使其生长受到抑制。此外 TGF-β 还促进成纤维细胞趋化，产生胶原和纤维连接蛋白，抑制胶原降解，促进纤维化发生。

（5）血管内皮生长因子（vascular endothelial growth factor，VEGF）：最初从肿瘤组织中分离提纯，对肿瘤血管的形成有促进作用，也可促进正常胚胎的发育、创伤愈合及慢性炎症时的血管增生。VEGF 还可明显增加血管的通透性，进而促进血浆蛋白在细胞基质中沉积，为成纤维细胞和血管内皮细胞长入提供临时基质。由于仅内皮细胞存在 VEGF 受体，故对其他细胞增生的促进作用都是间接的。

（6）具有刺激生长作用的其他细胞因子（cytokines）：白介素 1（IL-1）和肿瘤坏死因子（TNF）能刺激成纤维细胞的增殖及胶原合成，TNF 还能刺激血管再生。此外还有许多细胞因子和生长因子，如造血细胞集落刺激因子、神经生长因子、IL-2（T 细胞生长因子）等，对相应细胞的再生都有促进作用。

在损伤部位，多肽生长因子与细胞膜上相应受体结合，并激活该受体使其具有内源性激酶活性。后者使大量底物发生磷酸化，这些底物是参与信号转导和第二信使生成的。通过激酶的扩大效应激活核转录因子，启动 DNA 合成，最终引起细胞分裂。在体内，细胞的增殖又受周期蛋白（cyclins）家族调控，当周期蛋白与周期蛋白依赖性激酶（cycline-dependent kinase，CDK）形成复合物时，涉及细胞分裂有关蛋白质的磷酸化将受到抑制，进而控制了细胞的分裂。可见机体存在着刺激增生与抑制增生两种机制，两者处于动态平衡，如刺激增生机制增强或抑制增生机制减弱，则促进增生，反之增生受到抑制。

（三）抑素与接触抑制

与生长因子相比，对抑素（chalone）的了解甚少。抑素具有组织特异性，似乎任何组织都可以产生一种抑素抑制本身的增殖。例如已分化的表皮细胞丧失时，抑素分泌终止，基底细胞分裂增生，直到增生分化的细胞达到足够数量或抑素达到足够浓度为止。前面提到的 TGF-β 虽然对某些间叶细胞增殖起促进作用，但对上皮细胞则是一种抑素。此外干扰素 α，前列腺素 E2 和肝素在组织培养中对成纤维细胞及平滑肌细胞的增生都有抑素样作用。

> **要点提示**
>
> 生长因子不仅促进细胞增生，修复过程，还参与损伤组织的重建，在细胞移动、收缩和分化中发挥作用。在研究恶性肿瘤的生长及其治疗的过程中有重要的作用。

皮肤创伤，缺损部周围上皮细胞分裂增生迁移，将创面覆盖而相互接触时，或部分切除后的肝，当肝细胞增生，肝达到原有大小时，细胞停止生长，不致堆积起来。这种现象称为接触抑制。细胞缝隙连接（可能还有桥粒）也可能参与接触抑制的调控。另外，在对血管生成的研究中已发现多种具有抑制血管内皮细胞生长的因子，如血管抑素、内皮抑素和血小板反应蛋白 1 等。

细胞生长和分化涉及多种信号之间的整合及相互作用。某些信号来自于多肽类生长因子、细胞因子和生长抑制因子。另一些则来自于细胞外基质的组成成分，并通过整合素依赖性信号转导系统进行传递。虽然某一信号转导系统可被其特异类型的受体所激活，但还存在信号转导系统之间的相互作用，从而使信号整合以调节细胞增殖及细胞的其他生物学行为。

五、干细胞在组织修复和细胞再生中的作用

干细胞（stem cell）是当今生物医学研究中最激动人心的研究领域之一，已成为继人类基因组大规模测序之后最具活力、最有影响和最具应用前景的前沿学科。

干细胞是一类未成熟、未分化的细胞群，在特定的条件下，具有再生各种组织细胞，甚至器官的功能。其特点是具有无限或较长时间自我更新和多向分化能力，同时还保留了非对称复制的生物学表型。非对称复制的生物学表型指在每一次细胞分裂完成后，其中一个细胞保留其自我复制的能力，而另一个则成为成熟的非分裂细胞。根据来源和个体发育过程中出现的先后次序不同，干细胞可分为胚胎干细胞（embryonic stem cell ESC）和成体干细胞（adult stem cell）。以下简单介绍两种类型的干细胞在组织修复和细胞再生中的作用。

（一）胚胎干细胞

胚胎干细胞是在人胚胎发育早期——囊胚（受精后 5～7d）中未分化的细胞。囊胚含有约 140 个细胞，外表为滋养层，可发育成胚胎的支持组织如胎盘等。中心的腔称囊胚腔，腔内一侧的细胞群，称内细胞群，这些未分化细胞可进一步分裂、分化，发育成个体。内细胞群在形成内、中、外 3 个胚层时开始分化。每个胚层将分别分化形成人体的各种组织和器官。由于内细胞群可以发育成完整的个体，因而这些细胞被认为具有全能性。当内细胞群在培养皿中培养时，我们称之为胚胎干细胞。

胚胎干细胞研究的意义：①首先是它们拥有类似胚胎的全能分化性，可以从单个的受精卵发育成完整的个体，利用其作为材料和干细胞研究方法最终阐明人类正常胚胎的发生发育、非正常胚胎的出现（通过改变细胞系的靶基因）等复杂调控机制，包括人类新基因的发现已成为

可能。②人胚胎干细胞的分离及体外培养的成功，对生物医学领域的一系列重大研究，如致畸致瘤实验、组织移植、细胞治疗和基因治疗等都将产生重要影响。③胚胎干细胞最激动人心的潜在应用，是用来修复甚至替换丧失功能的组织和器官。因为它具有发育分化为所有类型组织细胞的能力，任何涉及丧失正常细胞的疾病(如帕金森综合征、亨廷顿舞蹈症、阿尔茨海默病等、糖尿病、心肌梗死等)都可从干细胞移植中获益。④为了基因治疗和防止免疫排斥效应，还可以对胚胎干细胞的基因做某些修改。

(二)成体干细胞

胚胎干细胞进一步分化，成为存在于胚胎、胎儿和成体组织内的特异性干细胞，称为成体干细胞。成体干细胞普遍存在，并定位于特定的微环境中，目前面临的问题是如何寻找和分离各种组织特异性干细胞。微环境中存在一系列生长因子或配体，与干细胞相互作用，调节成体干细胞的更新和分化。

机体内多种分化成熟的组织中普遍存在成体干细胞，如造血干细胞、表皮干细胞、间充质干细胞、肌肉干细胞、肝干细胞、神经干细胞等。现已发现，部分组织中的成体干细胞不仅可以向本身组织进行分化，也可以向无关组织类型的成熟细胞进行分化，称之为横向分化(trans-differentiation)。这些横向分化的分子机制一旦被阐明，就有望利用病人自身健康组织的干细胞，诱导分化成可替代病变组织功能的细胞来治疗各种疾病。这样既克服了由于异体细胞移植而引起的免疫排斥，又避免了胚胎干细胞来源不足以及相应的社会伦理问题。人们渴望从自体中分离出成体干细胞，在体外定向诱导分化为靶组织细胞并保持增殖能力，将这些细胞回输人体内，从而达到长期治疗的目的。因此横向分化的发现在干细胞研究中具有重要的意义，它为干细胞生物工程在临床治疗中的广泛应用奠定了基础。

(三)干细胞在组织修复与细胞再生中的作用

当组织损伤后，骨髓内的干细胞和组织内的干细胞都可以进入损伤部位，进一步分化成熟来修复受损组织的结构和功能。以下将简单讨论干细胞在骨髓组织、肝、脑、肌肉和表皮损伤中的作用。

1. *骨髓组织* 骨髓组织内有两类干细胞，即造血干细胞和骨髓间充质干细胞。造血干细胞是体内各种血细胞的唯一来源，它主要存在于骨髓、外周血和脐带血中。造血干细胞的基本特征是具有自我维持和自我更新能力，即干细胞通过不对称性的有丝分裂，不断产生大量祖细胞并使其保持不分化状态。造血干细胞的另一个特点是具有可塑性，可以分化为肝、肌肉及神经等组织细胞，一定条件下肌肉干细胞、神经干细胞还可以分化为造血干细胞，参与相应组织病变的修复。

在临床上，造血干细胞应用较早，造血干细胞移植，就是应用超大剂量化疗和放疗以最大限度杀灭患者体内的白血病细胞，同时全面摧毁其免疫和造血功能，然后将正常人造血干细胞输入患者体内，重建造血和免疫功能，达到治疗疾病的目的。除了可以治疗急性白血病和慢性白血病外，造血干细胞移植也可以用于治疗重型再生障碍性贫血、珠蛋白生成障碍性贫血、恶性淋巴瘤、多发性骨髓瘤等血液系统疾病以及小细胞肺癌、乳腺癌、睾丸癌、卵巢癌、神经母细胞瘤等多种实体肿瘤。对急性白血病无供体者，也可以在治疗完全缓解后采取自身造血干细胞用于移植，称自体造血干细胞移植。

间充质干细胞(mesenchymal stem cell，MSC)是骨髓中的另一种成体干细胞，具有干细胞的共性。最近研究发现人的骨髓肌、脂肪、骨膜、脐血、外周血中亦存在间充质干细胞，与造血干细胞有相同的作用。由于间充质干细胞具有向骨、软骨、脂肪、肌肉及肌腱等组织分化的潜能，因而利用它进行组织工程学研究有如下优势：①取材方便且对机体无害。间充质干细胞可取自自体骨髓，简单的骨髓穿刺即可获得。②由于间充质干细胞取自自体，由它诱导而来的组织在进行移植时不存在组织配型及免疫排斥问题。③由于间充质干细胞分化的组织类型广泛，理论上能分化为所有的间质组织类型，如分化为骨、软骨或肌肉、肌腱，在治疗创伤性疾病中具有应用价值；分化为心肌组织，可构建人工心脏；分化为真皮组织，则在烧伤治疗中有广泛的应用前景。

2. 脑　脑是哺乳类动物的非分裂组织，成熟神经干细胞是否能再生尚无直接证据。20 世纪 90 年代初，研究者在脑组织中分离出能够不断分裂增殖，具有多向分化潜能的细胞群落，提出了神经干细胞的概念。脑内的神经干细胞是多能干细胞，它可以进一步分化为脑内 3 种类型细胞——神经元、星形胶质细胞和少突胶质细胞。依据其体外培养时对丝裂原反应性的不同，分为 EGF 反应型细胞和 FGF-2 反应型细胞，前者多分化为胶质细胞，后者多分化为神经元表型祖细胞。细胞因子对其分化起重要作用，在人工干预下，睫状神经营养因子(CNTF)可使其向星形胶质细胞分化；而胰岛素样生长因子 1(IGF-1)、血小板源性生长因子(PDGF)和维 A 酸等可增加神经干细胞向神经表型分化。此外，神经干细胞注射到脑内不同区域，分化为神经细胞的种类也不尽相同，说明了细胞外微环境对其分化的影响。

神经干细胞的分化能力不仅仅局限于神经系统，在适当的微环境中神经干细胞具有向其他组织细胞多向分化的能力。如 TGF-β 可诱导神经干细胞分化为平滑肌细胞。如果把神经干细胞植入骨髓，他们可分化为血细胞，而移入肌肉内则可产生肌细胞。

3. 表皮组织　自我更新的表皮含有干细胞，其是皮肤发生、修复、改建的基本源泉。表皮干细胞为组织特异性干细胞，在胎儿期主要集中于初级表皮嵴，至成人时呈片状分布在表皮基底层。在毛囊隆突部含有丰富的干细胞。而在没有毛发的部位如手掌、脚掌，表皮干细胞位于与真皮乳头顶部相连的基底层。由于体外培养条件下表皮干细胞分化成短暂扩充细胞、有丝分裂后细胞以及终末分化细胞的过程较为缓慢，目前用于自体移植皮片的培养周期最短也需 2 周，因此尚需改变培养条件，缩短培养时间，来满足临床治疗的需要。

4. 角膜缘　在角膜和结膜的移行区，即角膜缘的基底部存在角膜缘干细胞，角膜缘干细胞不仅可以分化、增殖为上皮细胞，而且在保持角膜的生理生化环境、完整性和维持局部免疫反应中占有重要地位。更重要的是干细胞像一道屏障阻止结膜上皮细胞移行至角膜表面，这对于保持角膜的透明性与正常生理功能有重要意义。

5. 肝　在肝的赫伶管，即肝实质细胞和胆管系统结合部位存在干细胞，具有分化成胆管上皮细胞和肝细胞的双向潜能。在肝功能衰竭、慢性肝炎和进行性肝硬化、肝癌时，可见此种细胞明显增生，参与损伤肝的修复。

6. 骨髓肌和心肌　骨髓肌细胞属于永久性细胞，但损伤的骨骼肌的再生可由干细胞来完成，后者位于骨髓肌细胞肌膜下，也被称为肌卫星细胞。当骨骼肌损伤后干细胞增殖分化形成肌细胞。到目前为止还没有发现心肌组织内有干细胞。

综上所述，干细胞在促进组织修复和细胞再生中应用，进而完美地修复或替代因疾病、意外事故或遗传因素所造成的组织、器官伤残已不再只是设想。干细胞及其衍生物在组织器官的临床应用，必将极大地推动生命科学和医学的进步，给人类带来全新的医疗理念和医疗手段。

要点提示 造血干细胞主要存在于骨髓、外周血和脐带血中，可以治疗白血病，重型再生障碍性贫血、珠蛋白生成障碍性贫血、恶性淋巴瘤、多发性骨髓瘤等血液系统疾病以及小细胞肺癌、乳腺癌、睾丸癌、卵巢癌、神经母细胞瘤等多种实体肿瘤。

第二节　纤维性修复

学习要求

熟悉肉芽组织的形态及功能，能正确区分新鲜肉芽与不良肉芽组织，了解肉芽组织及瘢痕组织的形成过程。

纤维性修复(fibrous repair)是组织、细胞损伤后，机体通过纤维组织增生对缺损进行修补恢复的过程。因修复后形成瘢痕组织，故又称为瘢痕修复。

一、肉芽组织

肉芽组织(granulation tissue)是指由新生毛细血管、成纤维细胞及炎细胞组成的结缔组织。

(一)肉芽组织的形态

肉眼观：肉芽组织呈鲜红色、颗粒状、柔软、湿润，触之易出血，形似鲜嫩的肉芽，故名肉芽组织。

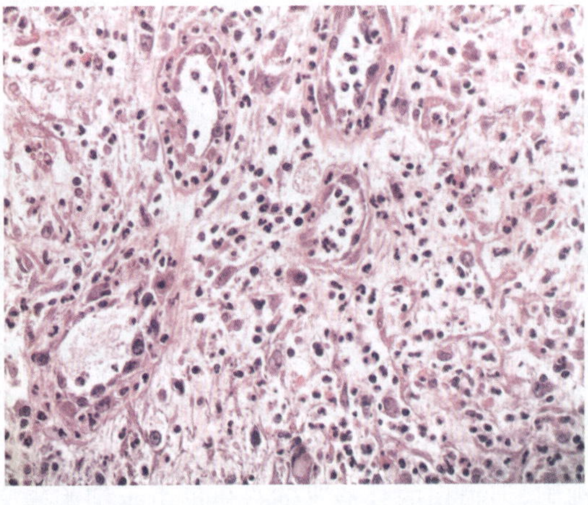

图 2-4　肉芽组织(HE 染色，×200)

镜下：可见大量内皮肥胖的毛细血管，内皮细胞体积大，排列密集，向腔内突出，胞质少，核大，部分毛细血管呈实性条索状，无管腔或管腔狭窄，缺乏基底膜，部分血管可见扩张。血管常与创面垂直，形成襻状毛细血管网。周围见明显的幼稚成纤维细胞，其胞质丰富，淡染，核大，类圆形，染色质稀疏。成纤维细胞能产生基质和胶原，早期基质较多，以后胶原逐渐增多。其间可见多量炎细胞浸润，以巨噬细胞为主，也可见中性粒细胞、嗜酸粒细胞、浆细胞，间质水肿(图 2-4)。一些肉芽组织成纤维细胞的胞质中含有肌细丝，除了有成纤维细胞的功能外，尚有平滑肌细胞的收缩功能，因此称肌成纤维细胞。

(二)肉芽组织的功能

1. 抗感染、保护创面　肉芽组织内的巨噬细胞和中性粒细胞能吞噬细菌及组织碎片，将坏死组织溶解、液化、吸收，故肉芽组织能消除感染和异物，保护伤口洁净，以利愈合。

2. 机化或包裹坏死组织、血栓、血凝块及其他异物　肉芽组织在向伤口生长的同时也是对伤口中的凝血块、坏死组织等异物进行置换的过程，只有当凝血块、坏死组织被肉芽组织完全机化后，才能给伤口愈合创造良好的条件。

3. 填补缺损　当创口感染被克服，异物被吸收，良好的肉芽组织才能生长，将创口填补，缺损连接。

(三)健康和不良肉芽组织的区别

正常情况下，开放性创伤中的肉芽组织，将损伤其填平后不再生长，如果产生不良肉芽组织，不能将损伤填平，会妨碍四周上皮覆盖，若肉芽组织生长过度，高出表面，也会影响上皮覆盖，临床常将其切除。大的创口，易形成不良肉芽组织或肉芽组织形成面广(直径超过 20cm)四周再生上皮难以将其覆盖，需要进行移植皮肤。所以需要用肉眼区分健康和不良肉芽组织，以指导治疗工作。

> **要点提示**　健康肉芽组织是纤维性修复的基础，正确区分健康与不良肉芽组织在临床上应用价值很高。

健康肉芽组织和不良肉芽组织的区别(表 2-1)。

表 2-1　健康肉芽组织和不良肉芽组织的区别

	健康肉芽组织	不良肉芽组织
肉眼观	鲜红色，柔软湿润，分泌物少，表面颗粒分布均匀、触之易出血	苍白色，色暗，水肿状，无弹性，表面颗粒分布不均，有脓苔
生长速度	生长比较快，血液供应好	生长缓慢，血液供应差，长期不能将伤口填平

二、瘢痕组织

瘢痕组织(scar tissue)是指肉芽组织经改建成熟形成的纤维结缔组织。

(一)瘢痕组织的形态

肉眼观：呈苍白色或灰白色，半透明，质地坚韧而缺乏弹性。镜下观：血管较少，纤维细胞少，而胶原纤维增粗、互相融合，呈平行排列或交错分布的胶原纤维束，HE 染色呈均质红染状，即玻璃样变性。

(二)瘢痕组织对机体的影响

1. 有利方面　瘢痕组织的形成能填补损伤的创口、使其缺损长期并牢固的连接起来，使组织器官保持完整性。

2. 不利方面　①瘢痕收缩可引起器官变形及功能障碍，如胃溃疡瘢痕形成可致幽门梗阻，关节附近瘢痕，常常引起关节挛缩或活动受限，其收缩的机制可能是其中的水分丧失或肌成纤维细胞收缩所致；②瘢痕性粘连，特别是器官之间或器官与体腔之间发生的纤维性粘连，常不同程度的影响其功能，如结核性胸膜炎引起的胸膜粘连；③瘢痕组织增生过度，又称肥大性瘢痕，如果肥大性瘢痕形成突出于皮肤表面形成不规则的硬块，称为瘢痕疙瘩，临床上又称“蟹足肿”容易出现瘢痕疙瘩的人，称瘢痕体质。其发生机制不清，一般认为与体质有关，也有人认为是瘢痕中缺血缺氧，其中的肥大细胞分泌生长因子，促使肉芽组织增生过度有关。

瘢痕组织内的胶原纤维在胶原酶的作用下，可以逐渐地分解，吸收，从而使瘢痕缩小、软化。胶原酶主要来自成纤维细胞、中性粒细胞和巨噬细胞等细胞。因此要解决瘢痕收缩和器官硬化的问题，关键是在细胞生长调控和细胞外基质等分子病理水平上进行解决，阐明如何调控胶原的合成、分泌、分解与吸收。

三、肉芽组织和瘢痕组织的形成过程及机制

肉芽组织在组织损伤后2～3d即可出现，最初是成纤维细胞和血管内皮细胞的增殖，随着时间的推移，逐渐形成纤维性瘢痕，这一过程包括：①血管生成；②纤维化；③组织的重建。

(一)血管生成的过程

广义的血管新生(neovascularization)分为两种类型，其一，见于胚胎发生初期，由内皮细胞前期细胞(endothelial progenitor cell，EPC)或者血管母细胞(angioblast)形成新的血管，叫做血管形成(vasculogenesis)；其二，是由组织中既存的成熟血管的内皮细胞发生增殖和游走，形成小的血管，叫做血管生成(angiogenesis)。过去认为胎儿后期或成人体内血管的生成是属于血管新生的过程，即残存的血管内皮细胞增殖和迁移的过程。但是对周围相当有限的血管及其内皮细胞是否能在相应部位(如肿瘤组织或缺血组织)形成所需要的丰富新生血管一直持有疑问。最近证明，血液中存在EPC，它参与重症缺血区域血管的形成，其机制与胎儿期血管发生机制是一致的。所以病理状态下的血管生成，既包括广义的血管形成又有狭义的血管生成。

血管新生包括一系列步骤：①原有血管基底膜降解并引起毛细血管芽的形成和细胞迁移；②内皮细胞向刺激方向迁移；③位于迁移细胞后面的内皮细胞增殖和发育成熟。后者包括生长停止、形成毛细血管管腔和内皮细胞外侧出现新的细胞成分。如在毛细血管外出现周细胞，在较大的血管外出现平滑肌细胞以支撑管腔，维持内皮细胞和周细胞的功能。所有这些步骤均由生长因子、细胞和细胞外基质间的相互作用所调控。

1. *生长因子和受体* 许多生长因子均具有促进血管生成活性，实验表明，VEGF和血管生成素(angiopoietin)在血管形成中发挥特殊作用。多种间叶细胞均能分泌生长因子，但具有酪氨酸激酶活性的受体则主要存在于血管内皮细胞。在血管发育的早期，VEGF与血管内皮细胞上的VEGF受体之一$VEGF_{R2}$结合，介导内皮细胞增殖和迁移，然后VEGF与另一个受体(VEGF-R1)结合并引起毛细血管管腔形成。进一步的血管新生则依赖于血管生成素(Ang1和Ang2)的调控，Ang1与内皮细胞上的称为Tie2的受体相互作用，使内皮细胞外侧出现新的细胞，这种新的细胞除维持新生血管的稳定外，Ang1和Tie2的相互作用还可促进血管的成熟，使其从简单的内皮细胞构成的管腔，成为更精细的血管结构并维持内皮细胞处于静止状态。

在发育成熟组织的生理性血管新生(如子宫内膜增殖)和病理性血管新生(如慢性炎症、创伤愈合、肿瘤、视网膜病变和早熟等)过程中，VEGF作用最为重要。VEGF的表达可由一些细胞因子和生长因子如TGF-β、PDGF、TGF-α等诱导，而更令人关注的是，缺氧也是引起VEGF高表达的重要介导因子。其他一些生长因子，如bFGF，PDGF，TGF-β及其相应受体在血管发育成熟和重构中也发挥重要作用。

2. *细胞外基质* 血管生成的关键环节是内皮细胞的运动和直接迁移。这些过程由几类蛋白调控，包括：①整合素，特别是$\alpha_r\beta_3$。它对新生血管的形成和稳定尤为重要；②基质细胞蛋白包括血栓黏合素1，富含半胱氨酸的酸性分泌蛋白(SPARC)和细胞黏合素C，它们可导致细胞与基质的相互作用失衡，从而促进血管新生；③蛋白水解酶，纤溶酶原激活剂和基质金属蛋白酶，它们在内皮细胞迁移过程中发挥重要作用。另外，这些蛋白酶水解细胞外基质所产生的水解片段也对血管生成起调节作用。如内皮抑素为一种特殊类型的胶原小片段，可抑制内皮细胞的增殖和血管形成。

(二)纤维化

在富含新生血管和疏松细胞外基质构成的肉芽组织内发生纤维化的过程是:①损伤部位的成纤维细胞迁移和增殖;②细胞外基质的积聚。

1. *成纤维细胞增殖*　VEGF 除可促进血管生成,还能增加血管的通透性。血管通透性的增高导致血浆蛋白在细胞外基质中积聚,如纤维蛋白原和血浆纤维连接蛋白的积聚,为生长中的成纤维细胞和内皮细胞提供临时基质。多种生长因子可启动成纤维细胞向损伤部位迁移及增殖,包括 TGF-β,PDGF,EGF,FGF 和促纤维化性细胞因子如 IL-1 和 TNF-α。这些生长因子来源于血小板和各种炎细胞以及活化的内皮细胞。在肉芽组织中,巨噬细胞除了清除细胞外碎片、纤维蛋白和其他外源性物质外,还对 TGF-β、PDGF 和 bFGF 的表达有正反馈调节作用,因而促进成纤维细胞的迁移和增殖。若有适当的趋化性刺激,肥大细胞、嗜酸性粒细胞和淋巴细胞数量也相应增加。每种细胞皆可直接或间接地调节成纤维细胞的迁移和增殖。TGF-β 因其在纤维组织积聚中发挥多种作用,认为是引起感染性纤维化的最重要的生长因子。肉芽组织中大多数细胞都可产生 TGF-β,引起成纤维细胞迁移和增殖及胶原和纤维粘连蛋白合成增加,还能降低金属蛋白酶对细胞外基质的降解作用。TGF-β 对单核细胞具有趋化性并引起血管生成。在许多人和实验性动物的慢性纤维化性疾病中,证明其组织中 TGF-β 的表达明显增强。

2. *细胞外基质积聚*　在修复过程中,增生的成纤维细胞和内皮细胞的数量逐渐减少。成纤维细胞开始合成更多的细胞外基质并在细胞外积聚。纤维性胶原是修复部位结缔组织的主要成分,对创伤愈合过程中张力的形成尤为重要。胶原的合成早在损伤的 3～5d 即开始出现,并根据创口的大小可持续数周。许多调节成纤维细胞增殖的生长因子同样可刺激细胞外基质的合成。

如上所述的几类因子,包括生长因子(PDGF,FGF,TGF-β)和细胞因子(IL-1,1L-4)都可促进胶原合成,这些因子在创伤愈合时又由白细胞和成纤维细胞所分泌。然而,胶原的积聚不仅与胶原合成的增加有关,还与胶原降解抑制有关。最终,肉芽组织转变为含有梭形纤维细胞、致密胶原、弹性纤维和其他细胞外基质成分的瘢痕。在瘢痕成熟的过程中,血管逐渐退化,肉芽组织演变为苍白、血管稀少的瘢痕。

(三)组织重构

肉芽组织转变为瘢痕的过程也包括细胞外基质的结构改变过程。金属蛋白酶是降解细胞外基质成分的关键酶。细胞外基质合成与降解的最终结果不仅导致了结缔组织的重构,而且亦是慢性炎症和创伤愈合的重要特征。

胶原和其他细胞外基质成分的降解可由锌离子依赖性的基质金属蛋白酶家族来完成。

中性粒细胞弹性蛋白酶、组织蛋白酶 G、激肽、纤溶酶及蛋白水解酶虽可降解细胞外基质成分,但它们为丝氨酸蛋白水解酶,而非金属蛋白酶。金属蛋白酶家族包括:①间质胶原酶,降解Ⅰ、Ⅱ、Ⅲ型纤维性胶原;②明胶酶(又称Ⅳ型胶原酶),降解明胶及纤维粘连蛋白;③间质溶素(stromelysin),降解蛋白多糖、层粘连蛋白、纤维粘连蛋白和无定形胶原;④膜型金属蛋白酶。金属蛋白酶可由成纤维细胞、巨噬细胞、中性粒细胞、滑膜细胞和一些上皮细胞等多种细胞分泌,并由生长因子(PDGF,FGF)、细胞因子 (IL-1,TNF-α)及吞噬作用和物理作用等刺激因素所诱导。TGF-β 和类固醇在生理条件下有抑制胶原酶降解胶原的作用,胶原酶切断 3 螺旋结构成为大小不等的两个片段,然后再由其他蛋白水解酶继续降解。这一过程若无控制的进行对机体是有害的,但在组织内金属蛋白酶是以无活性的酶原形式分泌的,通过复杂机制活化。活化型金属蛋白酶可由特异性金属蛋白酶组织抑制药(TIMP)家族快速抑制,大多数间质细胞可分泌 TIMP，从而有效地控制降解过程。可见创伤愈合过程中胶原酶及其抑制药活性在受到严密调控的同时，也成为损伤部位清除坏死物质和结缔组织重构的必要条件。

第三节　创伤愈合

学习要求

掌握创伤愈合的过程，熟悉一期愈合和二期愈合的特点及影响创伤愈合的因素。

创伤愈合(wound healing)是指机体遭受外力作用后，损伤的组织出现断离和缺损，通过组织再生和肉芽组织增生进行修补恢复的过程。创伤愈合包括各种组织的再生、肉芽组织增生及瘢痕组织形成等过程。主要介绍皮肤及骨组织的创伤愈合。

一、皮肤创伤愈合

(一)创伤愈合的基本过程

1. *创口早期炎症反应*　伤口局部有不同程度的组织坏死和血管断裂出血，数小时内，出现炎症反应，表现为充血，渗出及白细胞游出，故局部红肿，早期以中性粒细胞渗出为主，3d 后转为巨噬细胞渗出为主，渗出物和血凝块充满缺口，起临时充填和保护作用，如无感染，2～3d 炎症逐渐消退。

2. *创口收缩*　创口形成 2～3d，边缘的整层皮肤及皮下组织向中心移动，于是伤口迅速缩小，直到 14d 左右停止。创口收缩的意义在于缩小创面。由创口边缘新生的肌成纤维细胞牵拉作用使创口收缩，而与胶原无关，创口收缩的时间正好是肌成纤维细胞增生时间。

3. *肉芽组织增生和瘢痕形成*　肉芽组织在组织损伤后 2～3d 即可出现，从组织缺损的底部和边缘向上或中央生长推进，填补创口或机化异物，毛细血管以每天 0.1～0.6mm 的速度增长，方向大都垂直于创面。第 5～6 天起，成纤维细胞产生胶原纤维，其后 1 周，胶原纤维形成极为活跃，以后逐渐缓慢下来，随时间的推进肉芽组织按生长的先后顺序，逐渐成熟，随着胶原纤维越来越多，开始出现瘢痕，大约在伤后 1 个月，瘢痕完全形成。瘢痕成熟的主要标志是间质水分逐渐吸收减少，炎细胞减少并逐步消失，部分毛细血管管腔闭塞、数目减少，按正常功能的需要少数毛细血管管壁增厚，改建为小动脉或小静脉，成纤维细胞产生的胶原纤维越来越多而成纤维细胞越来越少，逐渐演变为纤维细胞，胶原纤维发生玻璃样变性。肉芽组织中没有神经，故无感觉。如果坏死多，感染重，肉芽组织中的多量中性粒细胞、巨噬细胞发挥抗感染、清除异物，之后健康的肉芽组织才得以填满伤口。

4. *表皮及其他组织再生*　创伤发生 24h 内，伤口边缘的基底细胞即开始增生，并向伤口中心移动，形成单层上皮，覆盖肉芽组织的表面。当这些细胞彼此相遇时，则停止前进，并增生分化成为鳞状上皮。健康肉芽组织提供的上皮再生所需的营养及生长因子，对表皮再生十分重要。如果肉芽组织长时间不能将伤口填平，延缓愈合或者由于异物及感染等刺激而过度生长的肉芽组织，高于皮肤表面，也会阻止表皮再生，因此临床需将其切除，如伤口过大，则再生表面很难将伤口完全覆盖，需要植皮。皮肤附属器如果遭到完全破坏，则不能完全再生，出现纤维性修复，肌腱断裂后，早期也是纤维性修复，但随着功能锻炼而不断改建，胶原纤维可按原来肌腱纤维方向排列，达到完全恢复功能。

（二）创伤愈合的类型

1. 一期愈合　见于损伤范围小，创缘整齐，无感染、异物，对合严密的伤口，如手术切口。此类伤口仅有少量血凝块将伤口黏合，故炎症反应轻，表皮再生在 24～48h 可将伤口覆盖，肉芽组织第 3 天就可以从伤口边缘长出并很快将伤口填平，5～7d 伤口两侧出现胶原纤维连接，此时伤口达临床愈合标准，可以拆线。然而肉芽组织中的毛细血管和成纤维细胞仍继续增生，胶原纤维不断积累，切口呈鲜红色，常略高于皮肤表面，以后水肿消退，炎细胞渗出减少，血管改建减少，瘢痕逐渐变白，胶原纤维不断增多，抗拉力强度在 3 个月达高峰，数月后形成线状瘢痕。一期愈合时间短，形成瘢痕小，对机体一般影响大不（图 2-5）。

2. 二期愈合　见于组织缺损大，创缘不整齐，无法整齐对合或伴有感染的伤口，坏死组织多，炎症反应明显，只有感染得到控制，坏死组织被清除以后，再生才能顺利完成；愈合时间长，形成的瘢痕大（图 2-6）。

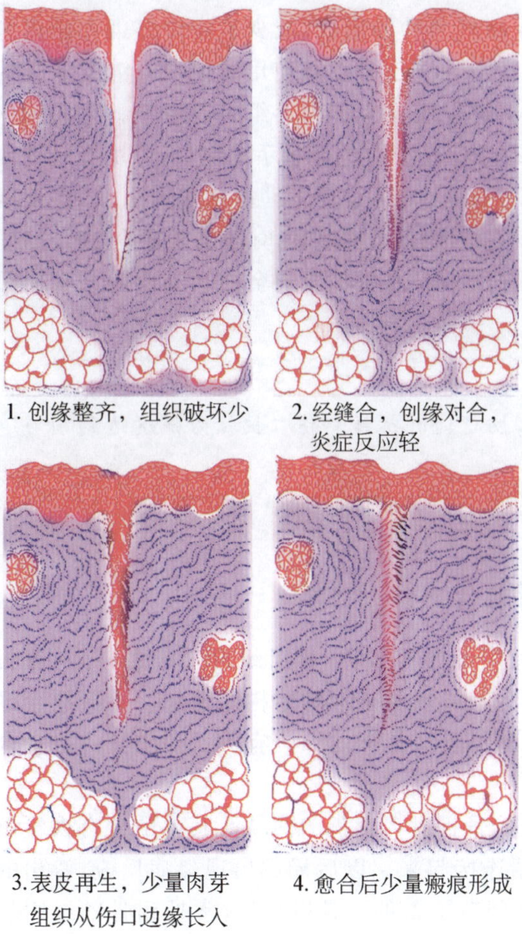

图 2-5　一期愈合示意图

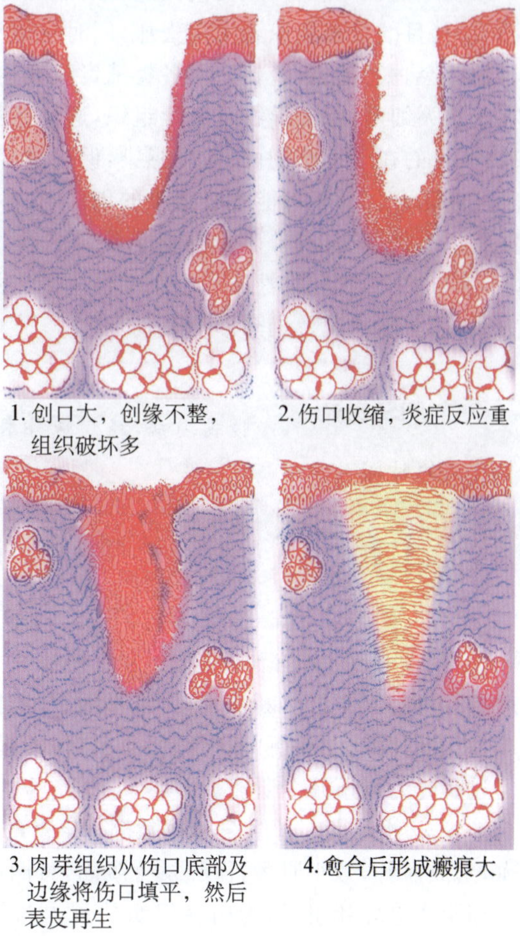

图 2-6　二期愈合示意图

3. 痂下愈合　多见于浅表皮肤擦伤,伤口表面的血液、渗出液及坏死组织干燥后,形成黑褐色硬痂,在痂下愈合的过程,上皮再生完成后,痂皮即脱落,称痂下愈合,硬痂有保护创面及抗感染作用,但如果痂下渗出物较多又伴有细菌感染时,痂皮影响渗出物排除,则对愈合不利。

一期愈合与二期愈合、痂下愈合的区别(表2-2)。

表2-2　一期愈合、二期愈合、痂下愈合的区别

愈合类型	组织缺损	创缘	缝合程度	感染、异物	愈合时间	瘢痕
一期愈合	较小、见于手术切口	整齐	缝合严密	无	短	小
二期愈合	较大、坏死组织多	不整齐	不严密、无法整齐缝合	有	长	大
痂下愈合	浅表皮肤擦伤	浅	不需要缝合	无	短	无

临床上在处理创伤,促使其愈合的过程中遵循的基本原则,①止血,止血是伤口愈合的第一步,其目的是避免患者大量失血,同时也避免或减轻血肿的形成,减少了伤口感染和延迟愈合的机会。②清创,包括选用各类消毒液和生理盐水冲洗创口以及使用清创术。清创的目的在于杀灭细菌、除去异物及坏死组织,避免感染,促进组织再生和肉芽组织的生长。③关闭创口,其目的在于缩小创面、减少感染,促进愈合。对于一期愈合的外科手术切口,可用缝线等使其严密闭合。对于可能或已感染的创口,在冲洗和清创后,还需要生理盐水敷料引流,促使肉芽组织生长填满创口,表皮再生至伤口愈合。④整体治疗,创伤愈合时间的长短和愈合的好坏,除与损伤的范围、性质和组织的再生能力强弱有关外,也与机体的全身和局部因素有密切关系,如营养状况及用药影响等。

问题讨论　腹股沟疝,经疝修补术后,切口何时拆线?伤口抗拉力强度达到顶点的时间?

二、骨折愈合

骨折(bone fracture)一般分为外伤性和病理性骨折两大类,骨组织再生能力很强,骨折后,经过良好的复位,断端及时、牢靠固定,功能锻炼,可恢复正常的结构和功能。骨折愈合好坏,所需的时间与骨折的部位、性质、错位的程度和年龄及骨折的原因有关。外伤性骨折愈合的过程分为以下几个阶段。

1. 血肿形成　骨组织和骨髓都有丰富的血管,骨折时在骨折的两端及其周围伴有大量出血,形成血肿,数小时后,血肿发生凝固,将两断端连接起来。以后局部出现炎症反应,渗出的炎细胞清除坏死组织,为肉芽组织的长入与机化创造了条件。骨折早期,常见到骨髓组织坏死,骨皮质亦可发生坏死,如果坏死灶小,可被破骨细胞吸收,如果坏死灶大,可形成游离的死骨。

2. 纤维性骨痂形成　骨折2～3d,血肿开始由肉芽组织取代而机化,肉芽组织填充断端并将断端相互连接,局部形成梭形膨大,继而发生纤维化,形成纤维性骨痂,或称临时性骨痂,1

周左右增生的肉芽组织及纤维组织可进一步分化，形成透明软骨，透明软骨的形成多见于骨膜的骨痂区，骨髓内骨痂区则少见。此过程需要 2～3 周。

3. 骨性骨痂形成　骨折后 2～3 周，纤维性骨痂逐渐分化为成骨细胞和成软骨细胞，成骨细胞分泌大量骨基质，沉积于细胞间，成骨细胞逐渐成熟变为骨细胞，形成骨样组织，成软骨细胞也经过软骨化骨过程，变成骨样组织，形成骨性骨痂，将骨两断端牢固结合在一起，但结构较疏松，比正常骨脆弱。此过程需要 2～3 个月。

4. 骨痂改建或再塑　骨性骨痂由于结构不够致密，骨小梁排列紊乱，故仍达不到正常功能的需要，为了适应活动时所受应力，骨性骨痂经过进一步改建，成为成熟的板层骨。骨皮质和髓腔的正常关系以及骨小梁正常的排列结构也重新恢复。改建是在破骨细胞与成骨细胞的协同作用下，所需时间较长，一般经历数月甚至数年才能完成(图 2-7)。

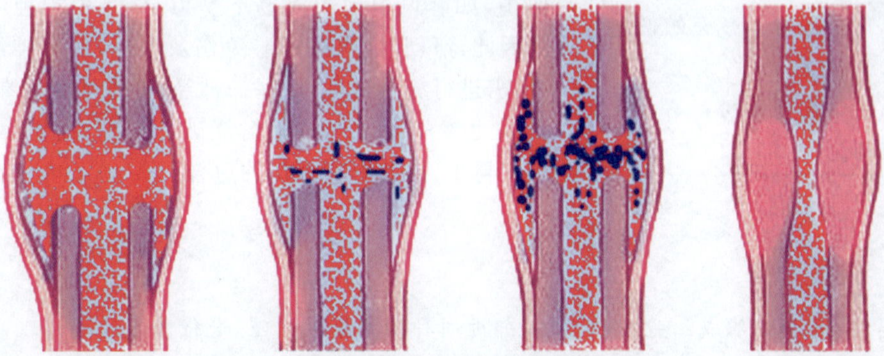

图 2-7　骨折愈合过程示意图

三、影响再生修复的因素

组织损伤的程度、创口有无坏死、异物及感染，组织的再生能力等因素决定修复方式、愈合的时间及瘢痕的大小。因此缩小创面、防止再损伤及感染，促进组织再生是治疗原则。影响再生修复的因素包括全身及局部因素两个方面。

(一)全身因素

1. 年龄　儿童或青少年的组织再生能力强，愈合快，老年人组织、细胞再生能力弱，愈合慢，可能与老年人血管硬化，血液供应不足有关。

2. 营养状况　严重蛋白质缺乏，尤其是含硫氨基酸(如甲硫氨酸、胱氨酸)缺乏时，肉芽组织和胶原纤维形成不足，伤口愈合延缓；维生素 C 对愈合非常重要，缺乏时，前胶原分子难以形成，从而影响了胶原纤维的形成，伤口愈合慢。钙和磷及锌在骨折愈合中尤为重要，手术后伤口愈合迟缓的病人，皮肤中锌的含量大多数比愈合良好的人低，补充锌能促进愈合，其机制可能锌是细胞内一些氧化酶的成分有关。

3. 药物的影响　肾上腺皮质激素或促肾上腺皮质激素的大量使用，可抑制炎症反应。不利于清除伤口感染，还能抑制肉芽组织生长和胶原合成，加速胶原分解，故在炎症创伤过程中，要慎用此类激素，抗癌药的细胞毒作用，也可延缓伤口愈合。

4. 某些疾病的影响　尿毒症，糖尿病及某些免疫缺陷性疾病等，均可对创伤愈合产生不利影响。

（二）局部因素

1. 感染与异物　感染对再生修复影响非常大，许多细菌产生毒素和酶，其不仅妨碍细胞的代谢过程，能引起组织坏死，溶解基质和胶原纤维，而且使肉芽组织生长迟缓，感染扩散或加重局部损伤；异物或坏死组织对局部产生刺激作用，妨碍修复。

2. 局部血液循环　血液供应不仅是保证组织再生所需要的氧和营养，也是对坏死物质的吸收及控制局部感染起到非常重要的作用，局部血液供给不足或静脉回流障碍，均可导致氧气和营养物质供应下降，肉芽组织营养不良，生长迟缓，影响愈合，如伤口包扎过紧、缝合过紧等。

> **要点提示**　影响创伤愈合的因素很多，但临床上要充分注意药物因素及伤口局部因素的影响。

3. 神经支配　完整的神经支配对神经组织再生有一定作用，如麻风引起的溃疡不易愈合，是由于神经受累所致。因此，清创时，应注意避免伤及神经，对有神经损伤的伤口，需进行缝合处理，以保护神经，促进神经纤维再生。

4. 电离辐射　电离辐射能破坏细胞，损伤小血管，抑制组织再生，因此影响创伤的愈合。

复习指导

1. 再生：是指组织或细胞损伤后，由邻近同种细胞分裂增殖，进行修复的过程。

2. 纤维性修复：是由纤维结缔组织来修复，以后形成瘢痕，也称为瘢痕修复。

3. 平时易受损的组织和不断更新的组织再生能力比较强；鳞状上皮比腺上皮的再生能力强；骨组织比软骨组织的再生能力强；平滑肌比骨骼肌的再生能力强，心肌几乎无再生能力，骨骼肌和心肌损伤后均是纤维性修复；神经纤维在其神经细胞存活的情况下，再生能力比较强，穿过神经鞘细胞带，最后生长至末梢，如果未能延伸至远端髓鞘内，只在断端处长出很多细支，可形成创伤性神经瘤，常引起顽固疼痛。

4. 细胞外基质包括：胶原蛋白、弹力蛋白、黏附性糖蛋白和整合素、基质细胞蛋白、蛋白聚糖和透明质酸素。损伤修复过程中，细胞外基质经代谢调整，其成分也会有所改变，如Ⅲ型胶原减少而Ⅰ型胶原增多，使组织修复能力增强。在实质脏器慢性炎症时，该脏器的某些间叶来源细胞（如肝的贮脂细胞，肺泡隔间叶细胞）可增生、激活并转化为成纤维细胞，最终引起细胞外基质过度增多和沉积，器官发生纤维化、硬化。

5. 常见的生长因子包括：血小板源性生长因子、成纤维细胞生长因子、表皮生长因子、转化生长因子、血管内皮生长因子。生长因子不仅促进细胞增生，修复过程，还参与损伤组织的重建，在细胞移动、收缩和分化中发挥作用。

6. 肉芽组织是由指由新生毛细血管、成纤维细胞及炎细胞组成的结缔组织。其具有抗感染、保护创面，填补缺损，机化或包裹坏死组织、血栓、血凝块及其他异物的功能。

7. 一期愈合见于损伤范围小，创缘整齐，无感染、异物，对合严密的伤口，如手术切口，愈合后常留有线状瘢痕。二期愈合见于组织缺损大，创缘不整齐，无法整齐对合或伴有感染的伤口，坏死组织多，炎症反应明显，只有感染得到控制，坏死组织被清除以后，再生才能顺利完成；愈合时间长，形成的瘢痕大。

8. 骨折愈合包括血肿形成、纤维性骨痂形成、骨性骨痂形成、骨痂改建或再塑。

9. 影响创伤愈合的因素包括全身性和局部性因素，其中药物的影响和局部组织有无异物、坏死及血液循环等因素对愈合起着很重要的因素。

（李锁严　张景义）

第3章 局部血液循环障碍

chapter 3

学习要求

1. 掌握淤血的概念，掌握肺淤血和肝淤血的病理形态特征。

2. 掌握血栓形成的概念、血栓形成条件、血栓的类型及其形态特点和好发部位；掌握栓塞的概念和类型，血栓栓塞的常见部位及其后果。

3. 熟悉淤血的原因及其后果，熟悉梗死的概念、原因、条件、类型和形态学特征。

4. 熟悉淤血、血栓形成、栓塞及梗死的相互关系；熟悉栓子运行方向、血栓的结局及对机体的影响。

5. 了解出血的病因、类型、病变和后果；了解水肿发生的机制以及后果。

组织细胞的健康不仅依赖于正常的血液循环传递氧气、带走废物，而且依赖于血液循环的稳定与平衡。若血液循环发生障碍或紊乱，可能会引发充血、出血、血栓形成、栓塞、梗死和水肿。例如，左心衰竭可引起肺水肿，右心衰竭可引起肝水肿；冠状动脉血栓形成可导致心肌梗死；下肢深部静脉的血栓脱落可导致肺动脉栓塞。目前，血栓形成、栓塞和梗死已成为人类因病死亡的主要原因。

局部血液循环障碍主要表现为：①血管内成分溢出血管外：液体成分在组织间隙中蓄积增加时称水肿；在体腔内积聚称积液；红细胞溢出血管外称出血。②局部组织血管内血液含量异常：动脉血量增加称充血；静脉血量增加称淤血；血管内血量减少称缺血。③血液内出现异常物质：包括血栓、空气、脂滴、羊水等异常物质阻塞局部血管，造成血管栓塞和组织梗死。局部血液循环障碍及其所引起的病变是疾病的基本病理改变，常出现在许多疾病过程中。

第一节 充血和淤血

学习要求

了解病理性充血；了解淤血发生的原因；掌握淤血发生的后果，能分别从肉眼和镜下描述出肺淤血和肝淤血的形态学特征。

充血(hyperemia)和淤血(congestion)均是指局部组织的血管内血液量增多,不同的是,充血是动脉主动扩张增加血流量的过程,淤血是静脉回流障碍的被动的过程。

一、充　血

器官或组织因动脉输入血量的增多而发生的充血,称动脉性充血(arterial hyperemia),是一个主动过程,表现为局部组织或器官小动脉和毛细血管扩张,血液输入量增加(图 3-1)。

(一)常见的充血类型

各种原因通过神经体液作用,使血管舒张神经兴奋性增高或血管收缩神经兴奋性降低,引起细动脉扩张,血流加快,微循环动脉血灌注量增多。常见的充血可分为:

1. 生理性充血　为适应器官和组织生理需要和代谢增强而发生的充血,如进食后的胃肠道黏膜充血,运动时的骨骼肌充血,妊娠时的子宫充血等。

2. 病理性充血　指各种病理状态下的充血。炎症性充血是较为常见的病理性充血,在各种致炎因子的作用下,局部发生神经轴突反射,血管舒张神经兴奋性增高,同时具有较强扩张血管作用的血管活性胺类介质浓度增加,导致细动脉扩张充血,局部组织变红和肿胀。

局部器官或组织长期受压,当压力突然解除时,细动脉发生反射性扩张引起充血,称为减压后充血。如绷带包扎的肢体和腹水时腹腔内的器官,受压导致血管张力降低,若突然解开绷带或一次性大量抽取腹水,局部压力迅速解除,受压组织内的细动脉发生反射性扩张,导致局部充血。

(二)病变及后果

发生动脉性充血的器官和组织,因微循环内血液灌注量增多,体积轻度增大。发生于体表的充血,因局部微循环内氧合血红蛋白增多,局部组织颜色鲜红;因代谢增强使局部温度增高。

> **要点提示**　动脉性充血是一个主动过程,多数情况对机体是有益的,但减压后充血和严重的炎症性充血会造成不良后果。

动脉性充血是短暂的血管反应,原因消除后,局部血量恢复正常,通常对机体无不良后果。但在有高血压或动脉粥样硬化等疾病的基础上,情绪激动等原因造成的脑血管扩张充血可能会造成严重后果,如脑血管破裂;减压后充血可能会引发低血压,甚至休克。

二、淤　血

器官或局部组织静脉血流回流受阻,血液淤积于小静脉和毛细血管内,称淤血(congestion),又称静脉性充血(图 3-1)。淤血是一个被动的过程,可发生于局部或全身。

(一)原因

1. 静脉受压　静脉在外部各种原因压迫下,管腔发生狭窄或闭塞,血液回流障碍,导致器官或组织淤血。如肿瘤压迫局部静脉引起组织淤血;妊娠时增大的子宫压迫髂总静脉引起下肢淤血;肠嵌顿疝、肠套叠、肠扭转压迫肠系膜静脉引起局部肠段淤血;肝硬化时,假小叶内纤维组织增生和假小叶的形成,压迫肝窦和小叶下静脉,导致静脉回流受阻,门静脉压升高,胃肠道和脾淤血。

2. 静脉腔阻塞　静脉血栓形成或侵入静脉的肿瘤细胞形成瘤栓,可阻塞静脉血液回流,局部出现淤血。由于组织内静脉有较多的分支,相互吻合,静脉淤血不易发生,只有在侧支循

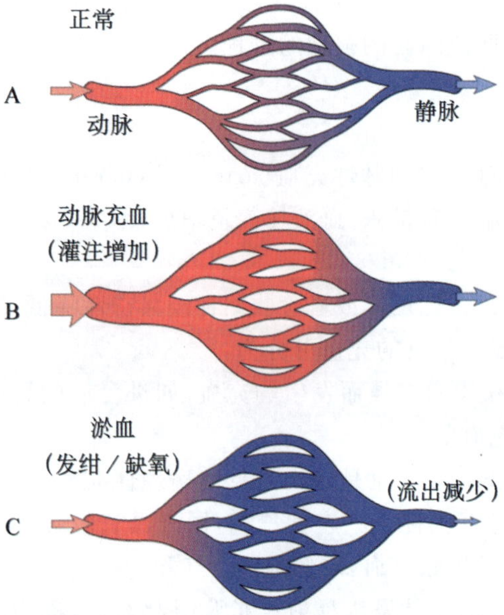

图 3-1 充血、淤血模式图

A. 正常血液供应;B. 动脉性充血:动脉灌注量增加,局部组织颜色鲜红,温度升高;C. 淤血:静脉血回流受阻,流出血量减少,局部组织呈紫蓝色,温度下降

(引自:Robbins Basic Pathology 8th)

环不能有效建立的情况下,静脉腔的阻塞才会出现淤血。

3. *心力衰竭* 心力衰竭时,心脏不能将正常容量的血液排出至动脉,导致心腔内血液滞留,压力增高,阻碍静脉血液回流,造成淤血。二尖瓣或主动脉瓣狭窄和关闭不全、高血压病后期或心肌梗死等引起左心衰竭,肺静脉压增高,造成肺淤血。慢性支气管炎、支气管扩张症、硅沉着病等疾病引起肺源性心脏病时,均可出现右心衰竭,导致体循环淤血,常见有肝淤血,严重时脾、肾、胃肠道、下肢也出现淤血。

(二)病变和后果

发生淤血的局部组织和器官,由于血液的淤积而肿胀。发生于体表时,由于微循环的灌注量减少,血液内氧合血红蛋白含量减少而还原血红蛋白含量增加,局部皮肤呈紫蓝色,称发绀(cyanosis)。由于局部血流停滞,毛细血管扩张,使散热增加,体表温度下降。镜下见局部细静脉及毛细血管扩张,过多的红细胞积聚。淤血常见的后果如下:

1. *淤血性水肿* 毛细血管瘀血导致血管内流体静压升高和缺氧,其通透性增加,水、盐和少量蛋白质可漏出,漏出液潴留在组织内引起淤血性水肿(congestive edema),也可称为漏出性水肿。漏出液也可以积聚在浆膜腔,引起胸腔积液、腹水和心包积液。

2. *淤血性出血* 毛细血管淤血较为严重时,毛细血管的通透性进一步增高或破裂,引起红细胞漏出,形成小灶性出血,称淤血性出血(congestive hemorrhage)。出血灶中的红细胞碎片被巨噬细胞吞噬,血红蛋白被溶酶体酶分解,析出含铁血黄素(hemosiderin)并堆积在巨噬细胞胞质内,这种细胞称含铁血黄素细胞。由于左心衰竭时常导致肺淤血,在肺组织内可见含铁血黄素细胞,故也称此细胞为心衰细胞(heart failure cells)。

3. *萎缩、变性和坏死* 淤血的后果取决于器官或组织的性质、淤血的程度和时间长短等因素。短时间的淤血后果轻微,而长时间的瘀血后果较为严重。由于局部组织长期缺氧、营养物质供应不足和代谢中间产物堆积和刺激,可导致实质细胞发生萎缩、变性,甚至死亡。

4. *淤血性硬化* 若组织和器官长期淤血,局部可出现间质纤维组织增生,加上组织内网状纤维胶原化,器官逐渐变硬,出现淤血性硬化(congestive sclerosis)。

(三)重要器官的淤血

肺淤血和肝淤血是临床上最常见的器官淤血,分述如下,以说明淤血的病变和后果。

1. *肺淤血* 发生左心衰竭时,左心腔内血液潴留,导致左心压力升高,阻碍肺静脉回流,造成肺淤血。肺淤血时肺体积增大,呈暗红色(图 3-2),切面流出泡沫状红色血性液体。镜下,急性肺淤血特征是肺泡壁毛细血管扩张充血,肺泡壁变厚,伴有肺泡间隔水肿,部分肺泡腔内充满水肿液及出血(图 3-3)。慢性肺淤血时,除见肺泡壁毛细血管扩张充血外,还可见肺泡壁变厚和纤维化。肺泡腔除有水肿液和出血,还可见大量含有含铁血黄素颗粒的巨噬细胞(又称心衰细胞,图 3-4)。长期的肺淤血会导致肺质地变硬,呈棕褐色,称为肺褐色硬化(brown duration)。肺淤血的患者临床上有明显气促、缺氧和发绀,伴咳浆液性泡沫痰等症状。

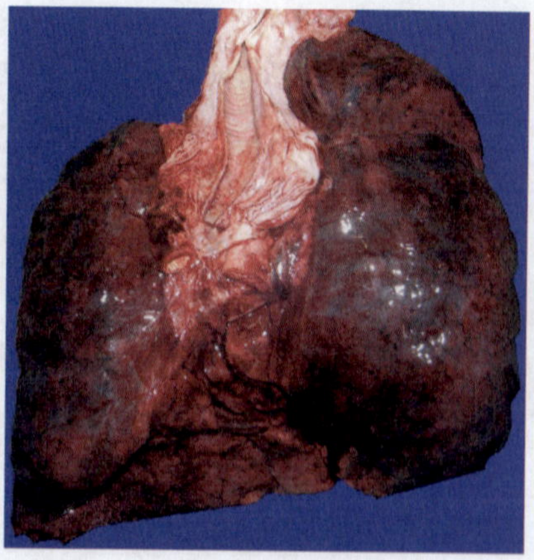

图 3-2 肺淤血

肺颜色暗红,体积增大,重量增加

2. 肝淤血 发生右心衰竭时,右心腔内血液潴留,导致肝静脉血经下腔静脉的回流受阻,血液淤积在肝小叶循环的静脉端,肝小叶中央静脉和肝窦扩张淤血。急性肝淤血时,肝体积增大,呈暗红色(图 3-5)。镜下,小叶中央静脉和肝窦扩张充满红细胞,严重时可有小叶中央肝细胞萎缩、坏死。小叶外围汇管区附近的肝细胞由于靠近肝小动脉,缺氧程度较轻,可仅出现肝脂肪变性。慢性肝淤血时,肝小叶中央区因严重淤血呈暗红色,两个或多个肝小叶中央淤血区相连,而肝小叶周边部肝细胞则因脂肪变性呈黄色,致使肝的切面上出现红(淤血区)黄(肝脂肪变区)相间的状似槟榔切面的条纹,称为槟榔肝(图 3-6)。镜下见肝小叶中央肝窦高度扩张淤血,肝细胞萎缩,甚至坏死消失(图 3-7)。严重的长期肝淤血,小叶中央肝细胞萎缩消失,网状纤维塌陷后胶原化,肝窦旁的贮脂细胞增生,合成胶原纤维增多,加上汇管区纤维结缔组织的增生,致使整个肝的间质纤维组织增多,形成淤血性肝硬化(congestive liver cirrhosis)。与门脉性肝硬化不同,淤血性肝硬化的病变较轻,肝小叶改建不明显,不形成门脉高压和肝功能衰竭。

> **要点提示**
> 慢性淤血的后果包括水肿,出血,萎缩、变性、坏死和淤血性硬化。

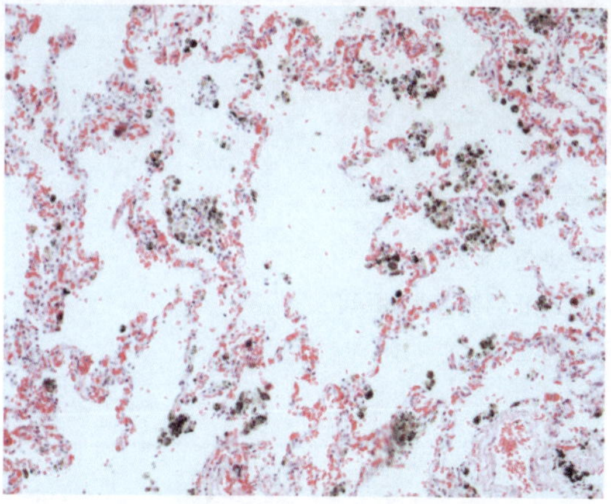

图 3-3 急性肺淤血(HE 染色,×100)

肺泡壁间隔增宽,间隔毛细血管扩张充血,部分肺泡腔可见心衰细胞

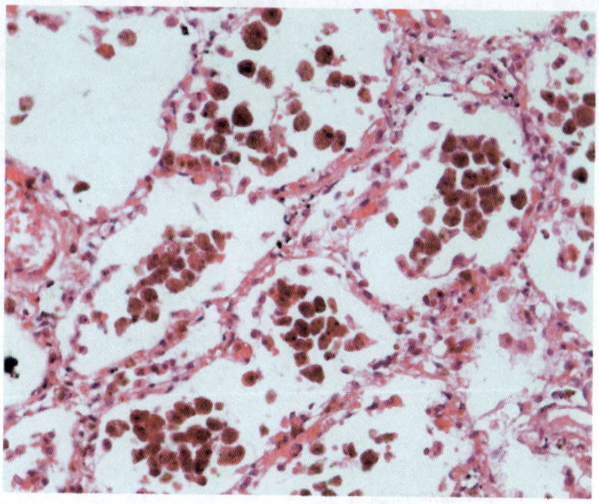

图 3-4 心衰细胞(HE 染色,×200)

肺泡壁增厚伴纤维化,肺泡腔内可见成堆的心衰细胞积聚

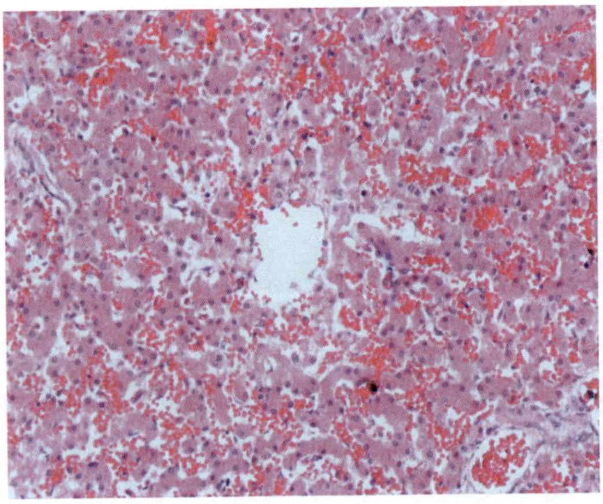

图 3-5 **急性肝淤血（HE 染色，×100）**

肝小叶中央静脉和血窦扩张，充满红细胞

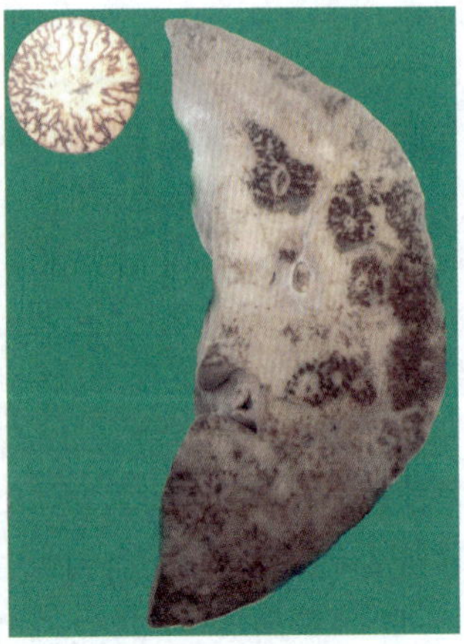

图 3-6 **槟榔肝**

左上图为槟榔切面；右图为慢性肝淤血，呈黑黄相间的条纹（黑色为淤血区，黄色为脂肪变区）

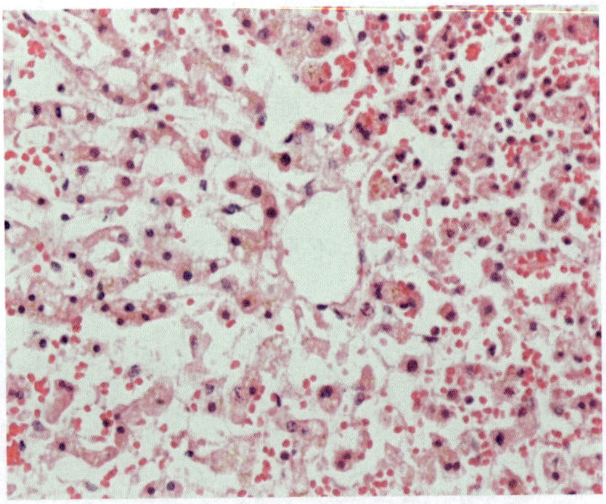

图 3-7 **慢性肝淤血（HE 染色，×200）**

肝小叶中央静脉和血窦扩张，肝细胞萎缩，并可见肝细胞脂肪变，胞质内出现脂肪空泡

问题讨论 左心衰竭患者出现面部发绀、呼吸困难等症状，请分析患者出现以上症状的临床病理机制？

第二节　出　血

学习要求

了解出血的发病机制、病变和后果；掌握各种类型出血的名称。

血液从血管或心腔溢出，称为出血(hemorrhage)。毛细血管出血常发生于慢性淤血；大动脉、大静脉的破裂性出血则常由创伤、动脉粥样硬化、炎症或肿瘤侵袭所引起，后果较为严重。出血倾向常由多种因素所诱发。根据发生部位不同，出血可分为内出血(指血液溢入体腔或组织内)和外出血(指血液流出体外)。

一、病因和发病机制

出血有生理性出血和病理性出血。前者如正常月经的子宫内膜出血；后者多由创伤、血管病变及出血性疾病等引起。按血液溢出的机制可分为破裂性出血和漏出性出血。

(一)破裂性出血

破裂性出血由心或血管破裂所致，一般出血量较多。原因有：

1. 血管机械性损伤　如割伤、刺伤和枪弹伤等。

2. 血管壁或心病变　如心肌梗死后形成的室壁瘤、主动脉瘤或动脉粥样硬化斑块的破裂等。

3. 血管壁周围病变侵蚀　如恶性肿瘤侵及其周围的血管；结核病变破坏肺空洞壁的血管；消化性溃疡侵蚀胃十二指肠底部的血管等。

4. 静脉破裂　常见于肝硬化时食管下段静脉曲张发生的破裂出血。

5. 毛细血管破裂　此类出血多发生于局部软组织的损伤。

(二)漏出性出血

由于微循环的毛细血管后静脉通透性增高，血液通过扩大的内皮细胞间隙和受损的基底膜漏出血管外，称为漏出性出血。常见原因为：

1. 血管壁的损害　是常见的出血原因，可由缺氧、感染、中毒等因素的损害引起。如脑膜炎双球菌感染、立克次体感染、流行性出血热、蛇毒、有机磷中毒等因素损伤血管壁致通透性增高；某些化学药品和细菌毒素如链球菌毒素引起变态反应性血管炎，致血管壁损伤；维生素 C 缺乏时毛细血管壁内皮细胞接合处的基质和血管外的胶原基质形成不足，致血管脆性和通透性增加；过敏性紫癜时由于免疫复合物沉着于血管壁引起变态反应性血管炎。

2. 血小板减少或功能障碍　再生障碍性贫血、白血病、骨髓内广泛性肿瘤转移等均可使血小板生成减少；原发性或继发性血小板减少性紫癜、弥散性血管内凝血(disseminated intravascular coagulation，DIC)使血小板破坏或消耗过多；某些药物在体内诱发免疫反应，所形成的抗原抗体免疫复合物吸附于血小板表面，使血小板连同免疫复合物被巨噬细胞吞噬；细菌的内毒素及外毒素也有破坏血小板的作用。在血小板少于 $5\times10^9/L$ 时，即有出血倾向。

3. 凝血因子缺乏　如凝血因子Ⅷ、Ⅸ、von Willebrand 因子缺乏以及纤维蛋白原、凝血酶原、Ⅳ、Ⅴ、Ⅶ、Ⅹ、Ⅺ等因子的先天性缺乏；肝实质疾患如肝炎、肝硬化、肝癌时，凝血因子Ⅶ、

Ⅸ、Ⅹ合成减少；DIC时凝血因子消耗过多等。

二、病理变化

(一)内出血

内出血可见于体内任何部位，血液积聚于体腔内称体腔积血，如心包积血、胸腔积血、腹腔积血和关节腔积血。在组织内局限性的大量出血，称为血肿(hematoma)，如脑硬膜下血肿、皮下血肿、腹膜后血肿等。少量出血时仅能在显微镜下看到组织内有数量不等的红细胞或含铁血黄素的存在。

(二)外出血

鼻黏膜出血排出体外称鼻衄；肺结核空洞或支气管扩张出血经口排出到体外称为咯血；消化性溃疡或食管静脉曲张出血经口排出到体外称为呕血；结肠、胃出血经肛门排出称便血；泌尿道出血经尿道排出称为尿血；微小的出血进入皮肤、黏膜、浆膜面形成较小的出血点称为瘀点(petechiae)；而稍大的出血称为紫癜(purpura)；直径超过1cm的皮下出血灶称为瘀斑(ecchymosis)。这些局部出血灶的红细胞被降解，由巨噬细胞吞噬，血红蛋白呈红-蓝色，然后被酶解转变为胆红素呈蓝绿色，最后变为棕黄色的含铁血黄素，成为出血灶的特征性颜色改变。有广泛性出血的患者，由于大量的红细胞崩解，胆红素释出，有时发展为黄疸。

三、后　果

人体具有止血的功能，缓慢少量的出血多可自行止血，主要由局部受损血管发生反射性收缩，或血管受损处血小板黏集经凝血过程形成血凝块，阻止继续出血。局部组织或体腔内的血液，可通过吸收或机化消除，较大的血肿吸收不完全则可机化或纤维包裹。

> **要点提示**　各种不同类型的出血有不同的名称，如呕血、咯血、淤点、紫癜等。

出血对机体的影响取决于出血的类型、出血量、出血速度和出血部位。破裂性出血若出血过程迅速，在短时间内丧失循环血量20%～25%时，可发生失血性休克。漏出性出血，若出血广泛，如肝硬化因门静脉高压发生广泛性胃肠黏膜出血，亦可导致失血性休克。发生在重要器官的出血，即使出血量不多，亦可引起严重的后果，如心脏破裂引起心包积血，可导致急性心功能不全。脑出血，尤其是脑干出血，因重要的神经中枢受压可致死亡。局部组织或器官的出血，可导致相应的功能障碍，如脑内囊出血引起对侧肢体的偏瘫；视网膜出血可引起视力消退或失明。慢性反复性出血还可引起缺铁性贫血。

第三节　血栓形成

> **学习要求**
>
> 熟练掌握血栓形成的条件，血栓的类型、形态学特点和好发部位，掌握血栓的结局，以及血栓对机体的影响。

在活体的心和血管内，血液凝固或血液某些成分析出并凝集形成固体质块的过程，称血栓形成(thrombosis)，所形成的固体质块称为血栓(thrombus)。

在生理情况下血液中存在着一对相互拮抗的凝血系统和抗凝血系统(纤维蛋白溶解系统)，二者处于平衡状态。当血液在血管腔内流动时保留着凝血的趋势，在损伤出血时可以通过凝血迅速发挥止血作用；相反，若凝血倾向过强，可以导致血栓形成。血栓形成与心血管内膜损伤、血流状态改变和血液凝固性增强有关。

一、血栓形成的条件

(一)心血管内膜损伤

1. 心血管内膜的抗凝作用

(1)屏障保护作用：作为一种机械屏障，内膜可把血小板和凝血因子与内皮下能够触发凝血的细胞外基质隔开。

(2)抗血小板黏集作用：内皮细胞产生抗血小板凝集的前列环素、NO 和 ADP 酶等，这些物质具有很强的扩张血管和抑制血小板黏集的作用。

(3)抗凝血作用：内皮细胞能够合成血栓调节蛋白，通过与凝血酶结合激活抗凝血因子蛋白 C，发挥裂解凝血因子的作用；内皮细胞还可合成膜相关肝素样分子，能够与凝血酶Ⅲ结合，灭活凝血酶和凝血因子等。

(4)促进纤维蛋白溶解：内皮细胞能合成组织纤维蛋白溶解酶原活化因子(tissue plasminogen activator，t-PA)，具有降解纤维蛋白的作用。

2. 心血管内膜的促凝作用

(1)激活内源性凝血过程：当内皮细胞发生变性、坏死、脱落，内皮下胶原纤维暴露，血小板被活化并黏附，同时裸露的胶原纤维可激活凝血因子Ⅻ为Ⅻa，激活内源性凝血系统。

(2)激活外源性凝血过程：损伤的内皮细胞释放出组织因子，启动外源性凝血系统。

(3)辅助血小板黏附：血小板活化并不断释放 ADP 和血栓素 A2，血小板黏附在粗糙的内膜上越来越多，并不断发生变性，释放凝血因子；开始为松散黏集，可以再散开，随着凝血因子不断增加而牢固地黏集在一起，紧附于血管壁上，发生均质化，并不断增大形成血栓(图 3-8)。

(4)抑制纤维蛋白溶解：内皮细胞分泌纤维蛋白溶解酶原活化因子的抑制因子，抑制纤维蛋白溶解。

正常状况，完整的内皮细胞主要发

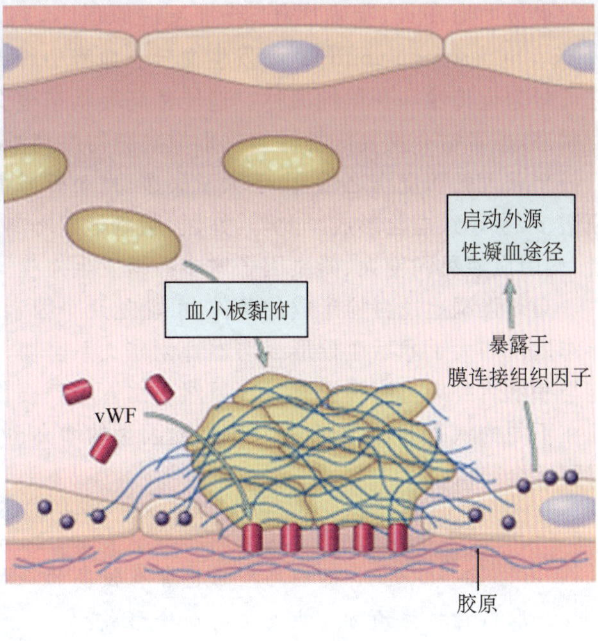

图 3-8 血栓形成机制

血管内皮损伤，暴露内皮下细胞外基质，血小板黏附、活化，大量血小板积聚；外源性凝血途径启动，纤维蛋白原活化转变为纤维蛋白，使血小板黏集堆更加牢固

挥抑制血小板黏集和抗凝血作用,但在内皮损伤或被激活时,则引发局部凝血。通常情况下,引起心和血管内膜损伤的原因很多,在心,血栓多发生于心肌梗死区的心内膜,风湿性和细菌性心内膜炎的瓣膜。在动脉,血栓多见于动脉粥样硬化斑块溃疡面和血管炎的病变部位,也见于其他因素造成的内皮损伤,如高脂血症、吸烟、免疫反应和高血压等。

(二)血流状态改变

血流速度缓慢、停滞或出现漩涡时均有利于血栓形成。正常情况下血液在血管内流动时,红细胞和白细胞在血管中间流动,称为轴流,血小板在其外围。血浆在血管周边流动,称为边流。血小板借血浆与血管壁相隔。①当血流缓慢或出现涡流时,血小板从轴流扩散至边流,与血管壁接触,黏附血管壁机会增多。②同时局部凝血因子和凝血酶浓度增高,凝血系统激活,发生凝血而形成血栓。③血流速度缓慢可造成血管内皮细胞缺氧,使血管内皮细胞发生空泡变性甚至坏死脱落,涡流的离心力作用也可损伤内皮,从而暴露内膜下胶原纤维,激活内源性和外源性凝血系统形成血栓。可见血流速度缓慢或出现涡流也是血栓形成的重要原因。

临床上静脉血栓常见,是动脉血栓的 4 倍,下肢静脉血栓是上肢静脉血栓的 3 倍。静脉内易发生血栓的原因是:静脉血流速度缓慢;较大的静脉有静脉瓣,易形成漩涡;静脉壁薄,弹性差,易受压;不随心搏动影响而振动;静脉血黏稠度大。

静脉血栓常发生于久病卧床、心力衰竭、静脉曲张和手术后的病人。心和动脉内血流速度缓慢,出现涡流时可形成血栓,如二尖瓣狭窄或关闭不全时左心房、左心室内的附壁血栓形成。心内膜下梗死时亦可形成血栓。

(三)血液凝固性增高

血液中血小板、凝血因子、纤维蛋白原增多,血液浓缩,黏稠度增大,导致血液高凝状态(blood hypercoagulability),易发生血栓。血液中纤维蛋白溶解系统活性降低亦易发生血栓。它可分为遗传性和获得性两种。遗传性高凝状态很少见,主要为Ⅴ因子基因突变,造成血液高凝状态,患者常有反复深静脉血栓形成。获得性高凝状态见于多种情况,如大手术、大失血、产后或严重大面积烧伤之后,由于大量失血,血小板增生,黏稠性增加,各种凝血因子和纤维蛋白原增多,易导致血栓形成。此外,妊娠、胎盘早期剥离及恶性肿瘤病人,高血脂及长期大量吸烟者,均因血液黏稠度大、凝血因子增多而易发生血栓。

必须强调上述血栓形成的条件,可能是几个因素综合作用的结果,也可能是某一因素起主导作用。如大手术后血栓形成与血管创伤关系密切,与失血过多血液浓缩亦有一定关系,也可能与手术后卧床血流缓慢有关。虽然心血管内膜损伤是血栓形成的最重要和最常见的原因,但在不同的状态下,血流缓慢及血液凝固性的增高也可能是重要的因素。因此,血栓形成的原因要综合分析。

问题讨论

哪些类型的患者有较高的血栓形成趋向?若你是临床医师,应该采取何种措施预防可能发生的血栓形成?

二、血栓形成的过程及血栓的形态

(一)形成过程

在血栓形成过程中，首先是血小板黏附于内膜损伤后裸露的胶原表面，血小板被胶原激活，血小板发生肿胀变形，随后释出血小板颗粒，再从颗粒中释放出 ADP、血栓素 A2、5-HT 及血小板第Ⅳ因子等物质，使血流中的血小板不断地在局部黏附，形成血小板小堆，此时血小板的黏附是可逆的，可被血流冲散消失。但随着内源及外源性凝血途径启动，凝血酶原转变为凝血酶，凝血酶将纤维蛋白原转变为纤维蛋白，后者与受损内膜处基质中的纤维连接蛋白结合，使黏附的血小板堆更为牢固，并固定于受损的血管内膜表面，成为不可逆的血小板血栓，并作为血栓的起始点(图 3-9)。

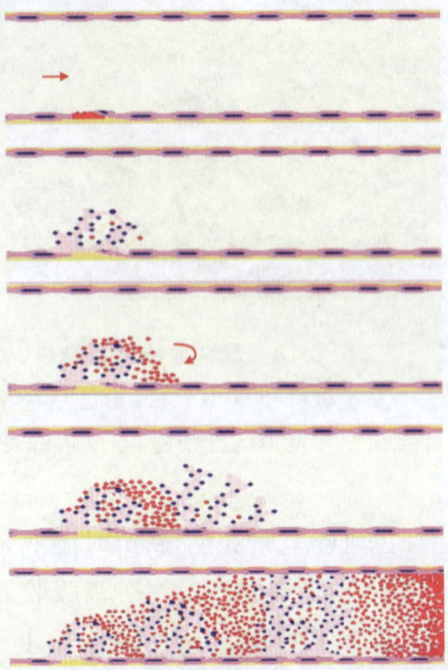

图 3-9　静脉血栓形成过程

A. 静脉血管内皮细胞受损剥离(红色标记处)，暴露细胞外基质，启动血栓形成的过程；B. 受损处血小板堆黏集，形成血栓的头部；C. 血栓头部的下游形成涡流，局部再次形成内皮损伤(箭头)；D. 在受损处再次形成血小板堆黏集，形成珊瑚状的小梁结构；E. 小梁间纤维蛋白网罗大量的红细胞和白细胞，形成混合血栓的体部，下游血流停滞形成血栓尾部

血小板血栓在镜下呈无结构的淡红色，其间可见少量纤维蛋白。电镜下可见血小板的轮廓，但颗粒消失。由于不断生成的凝血酶、ADP 和血栓素 A2 的协同作用，使血流中的血小板不断激活和黏附于血小板血栓上，致使血小板血栓不断增大。由于血小板血栓的阻碍，血流在其下游形成漩涡，形成新的血小板小堆。如此反复进行，血小板黏附形成不规则梁索状或珊瑚状突起，称为血小板小梁。在血小板小梁间则由有大量红细胞的纤维蛋白网填充。

由血小板黏附小堆形成的血小板血栓是血栓形成的第一步，血栓形成后的发展、形态和组成以及血栓的大小则取决于血栓发生的部位和局部血流状态。

(二)类型和形态

血栓类型可分为以下 4 种：

1. 白色血栓　白色血栓常位于血流较快的心瓣膜、心腔内、动脉内，例如急性风湿性心内膜炎时在二尖瓣闭锁缘上形成的血栓为白色血栓，因此白色血栓主要为动脉血栓(arterial thrombi)。在静脉性血栓中，白色血栓位于延续性血栓的起始部，即血栓的头部。肉眼观察白色血栓呈灰白色小结节或赘生物状，表面粗糙、质实，与血管壁紧密黏着不易脱落。镜下主要由血小板及少量纤维蛋白构成，又称血小板血栓或析出性血栓。

2. 混合血栓　静脉血栓在形成血栓头部后，其下游的血流变慢并出现漩涡，导致另一个血小板小梁状的凝集堆形成。在血小板小梁之间的血液发生凝固，纤维蛋白形成网状结构，网内充满大量的红细胞。由于这一过程反复交替进行，致使所形成的血栓在肉眼观察时呈灰白色和红褐色层状交替结构，称为层状血栓，即混合血栓(mixed thrombi，图 3-10)。静脉内延续性血栓的体部为混合血栓，呈粗糙干燥圆柱状，与血管壁粘连，有时可辨认出灰白与褐色相间的条纹状结构。发生于心腔内、动脉粥样硬化溃疡部位或动脉瘤内的混合血栓，可称为附壁血

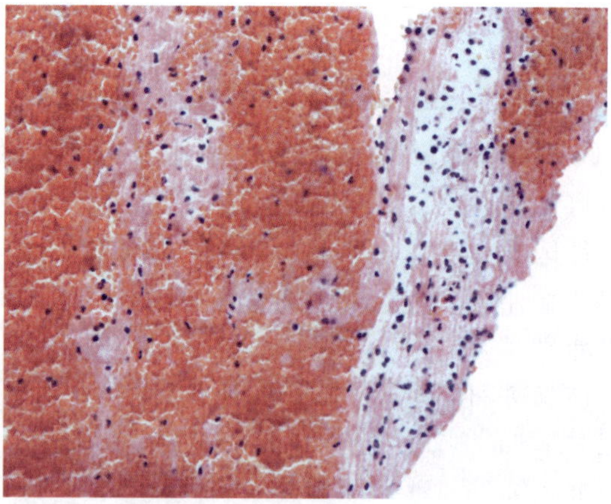

图 3-10 混合血栓(HE 染色,×100)

血小板凝集成小梁状(粉色),小梁间充满大量纤维蛋白和网罗的红细胞,小梁边缘可见白细胞

栓(mural thrombi)。发生于左心房内的血栓,由于心房的收缩和舒张,混合血栓呈球状。镜下混合血栓主要由淡红色无结构的呈分支状或不规则珊瑚状的血小板小梁(肉眼呈灰白色)和充满小梁间纤维蛋白网的红细胞(肉眼呈红色)所构成,血小板小梁边缘可见有中性粒细胞附着,这是由于纤维蛋白崩解对白细胞有趋化作用所致。

3. 红色血栓　红色血栓(red thrombi)主要见于静脉内,当混合血栓逐渐增大并阻塞血管腔时,血栓下游局部血流停止,血液发生凝固,成为延续性血栓的尾部。红色血栓形成过程与血管外凝血过程相同。镜下见在纤维蛋白网眼内充满血细胞,其细胞比例与正常血液相似,绝大多数为红细胞和呈均匀分布的少量白细胞。肉眼上红色血栓呈暗红色,新鲜时湿润,有一定弹性,与血管壁无粘连,与死后血凝块相似。经过一定时间后,由于血栓内的水分被吸收而变干燥、无弹性、质脆易碎,可脱落形成栓塞。

4. 透明血栓　透明血栓发生于微循环的血管内,主要在毛细血管,因此只能在显微镜下观察到,又称为微血栓(microthrombus)。透明血栓主要由嗜酸性同质性的纤维蛋白构成,又称为纤维素性血栓,最常见于弥散性血管内凝血(disseminated intravascular coagulation, DIC)。DIC 是许多疾病的并发症,如产科疾病、恶性肿瘤晚期等,患者脑、肺、心、肾的微循环透明血栓迅速形成,患者出现广泛循环衰竭。

三、血栓的结局

(一)软化、溶解、吸收

新近形成的血栓,由于血栓内的纤维蛋白溶解酶的激活和白细胞崩解释放的溶蛋白酶,可使血栓软化并逐渐被溶解。血栓的溶解快慢取决于血栓的大小和新旧程度。小的、新鲜的血栓可被快速完全溶解;大的血栓多为部分软化,若被血液冲击可形成碎片状或整个脱落,随血流运行到组织器官中,在与血栓大小相应的血管中停留,造成血栓栓塞。

(二)机化、再通

如果纤维蛋白溶解酶系统活性不足,血栓存在时间较长时则发生机化。在血栓形成后的1～2d,已开始有内皮细胞、成纤维细胞和成肌纤维细胞从血管壁长入血栓并逐渐取代血栓。由肉芽组织逐渐取代血栓的过程,称为血栓机化(thrombus organization)。较大的血栓约 2 周便可完全机化,此时血栓与血管壁紧密黏着不再脱落。在血栓机化过程中,由于水分被吸收,血栓干燥收缩或部分溶解而出现裂隙,周围新生的血管内皮细胞长入并被覆于裂隙表面形成新的血管,并相互吻合沟通,使被阻塞的血管部分地重建血流。这一过程称为再通(recanalization)(图 3-11)。

(三)钙化

若血栓未能软化又未完全机化,可发生钙盐沉着,称为钙化(calcification)。血栓钙化后成为静脉石(phlebolith)或动脉石(arteriolith)。机化的血栓,在纤维组织玻璃样变基础上也可发生钙化。

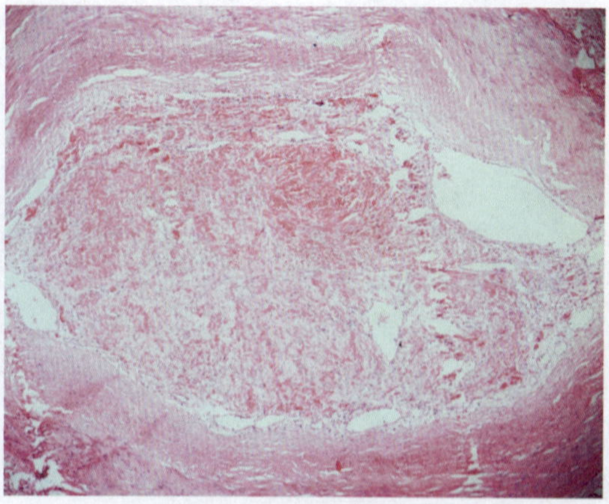

图 3-11　血栓的机化与再通(HE 染色,×100)

血栓机化伴玻璃样变,可见再通的血管

四、血栓对机体的影响

血栓形成对破裂的血管起止血的作用,这是对机体有利的一面。如慢性胃、十二指肠溃疡底部和肺结核性空洞壁的血管,在病变侵蚀前已形成血栓,可避免大出血的可能性。但多数情况下血栓形成对机体有不同程度的不利影响,这取决于血栓的部位、大小、类型和血管腔阻塞的程度,以及有无侧支循环的建立。

(一)阻塞血管

动脉血管管腔未完全阻塞时,可引起局部器官或组织缺血,实质细胞萎缩。若完全阻塞而又无有效的侧支循环时,则引起局部器官或组织缺血性坏死(梗死)。如脑动脉血栓引起脑梗死,心冠状动脉血栓引起心肌梗死,血栓闭塞性脉管炎时引起患肢的梗死,合并腐败菌感染而成为坏疽等。静脉血栓形成,若未能建立有效的侧支循环,则引起局部淤血、水肿、出血,甚至坏死。如肠系膜静脉血栓可引起肠的出血性梗死。肢体浅表静脉血栓,由于有丰富的侧支循环,通常不引起明显的症状。

(二)栓塞

当血栓与血管壁黏着不牢固时,或在血栓软化、碎裂过程中,血栓的整体或部分脱落成为栓子,随血流运行,引起栓塞。深部静脉形成的血栓或在心室、心瓣膜上形成的血栓最容易脱落成为栓子。若栓子内含有细菌,可引起栓塞组织的败血性梗死或脓肿形成。

(三)心瓣膜变形

风湿性心内膜炎和感染性心内膜炎时,心瓣膜上反复形成的血栓发生机化,可使瓣膜增厚变硬、瓣叶之间粘连,造成瓣膜口狭窄;瓣膜增厚、卷缩,腱索增粗缩短,则引起瓣膜关闭不全。

(四)广泛性出血

见于弥散性血管内凝血,微循环内广泛性纤维素性血栓形成。由于严重创伤、大面积烧伤、羊水栓塞、癌肿等原因致使促凝物质释放入血液,启动外源性凝血过程;或由于感染、缺氧、酸中毒等引起广泛性内皮细胞损伤,启动内源性凝血过程,引起微血管内广泛性纤维素性血栓形成,主要发生在肺、肾、脑、肝、胃肠、肾上腺、胰腺等器官,导致组织广泛坏死及出血。在纤维蛋白凝固过程中,凝血因子大量消耗,加上纤维素形成后促使血浆素原激活,血液出现不凝固性,可引起患者全身广泛性出血和休克,称耗竭性凝血障碍病。

要点提示　血栓形成是一个动态的过程,是相互拮抗的凝血机制与抗凝血机制失衡的结果;心血管内膜损伤、血流状态改变和血液凝固性的增加是血栓形成的 3 个条件,不同类型的血栓发生常以其中某一因素为主要诱发因素。

第四节 栓 塞

学习要求

掌握栓子的运行途径，掌握栓塞的类型和常见血栓栓塞的病理特点，了解其他类型栓塞的特征。

在循环血液中出现的不溶于血液的异常物质，随血液运行阻塞血管腔的现象称为栓塞(embolism)。阻塞血管的异常物质称为栓子(embolus)。栓子可以是固体、液体或气体。大约99%的栓子是脱落的血栓碎片或节段。罕见的为脂肪滴、空气、羊水、动脉粥样硬化斑块碎片、肿瘤细胞团和骨髓组织。

一、栓子运行的途径

栓子运行途径一般随血流方向运行，最终停留在与其口径相当的血管并阻断血流。来自不同血管系统的栓子，其运行途径不同(图3-12)。

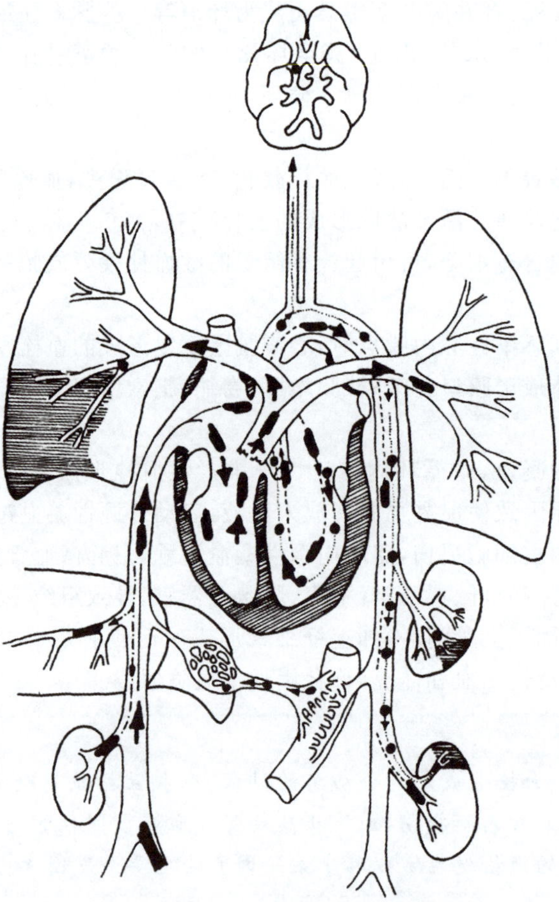

图3-12 栓子的运行途径和栓塞模式

1.静脉系统及右心栓子　来自体循环静脉系统及右心的栓子，随血流进入肺动脉主干及其分支，引起肺栓塞。某些体积小而又富于弹性的栓子（如脂肪栓子）可通过肺泡壁毛细血管回流入左心，再进入体循环动脉系统，阻塞动脉小分支。

2.主动脉系统及左心栓子　来自体循环主动脉系统及左心栓子，随动脉血流运行，阻塞于各器官的小动脉内，常见于脑、脾、肾及四肢的指、趾部。

3.门静脉系统栓子　来自肠系膜静脉等门静脉系统的栓子，可引起肝内门静脉分支的栓塞。

4.交叉性栓塞　又称反常性栓塞（paradoxical embolism），偶见来自右心或体循环静脉系统的栓子，在右心压力升高的情况下通过先天性房（室）间隔缺损到达左心，再进入体循环系统引起栓塞。罕见有静脉脱落的小血栓经肺动脉未闭的动脉导管进入体循环而引起栓塞。

5.逆行性栓塞（retrograde embolism）　极罕见于下腔静脉内血栓，在胸、腹压突然升高（如咳嗽或深呼吸）时，使血栓一时性逆流至肝、肾、髂静脉分支并引起栓塞。

二、栓塞的类型和对机体的影响

栓塞有以下几种类型，对机体影响大致相同。

（一）血栓栓塞

由血栓或血栓的一部分脱落引起的栓塞称为血栓栓塞。血栓栓塞是栓塞最常见的原因。由于血栓栓子的来源、大小和栓塞部位的不同，对机体的影响也有所不同。

1. 肺动脉栓塞　造成肺动脉栓塞的栓子 95%以上来自下肢膝以上的深静脉，特别是腘静脉、股静脉和髂静脉，偶可来自盆腔静脉或右心附壁血栓。根据栓子的大小和数量，其引起栓塞的后果不同：①中、小栓子栓塞肺动脉的小分支：常见于肺下叶，除多发性或短期内多次发生栓塞外，一般不引起严重后果，因为肺有双重血液循环，肺动脉和支气管动脉间有丰富的吻合支，侧支循环可起代偿作用。这些栓子可被溶解消失或机化变成纤维状条索。若在栓塞前，肺已有严重的淤血，微循环内压升高，使支气管动脉供血受阻，可引起肺组织的出血性梗死。②大的血栓栓子栓塞肺动脉主干或大分支：较长的栓子可栓塞左右肺动脉干，称为骑跨性栓塞（saddle embolism）。患者可突然出现呼吸困难、发绀、休克等症状。严重者可因急性呼吸循环衰竭死亡（图 3-13）。③若栓子小但数目多，可广泛地栓塞肺动脉多数小分支，亦可引起右心衰竭猝死。

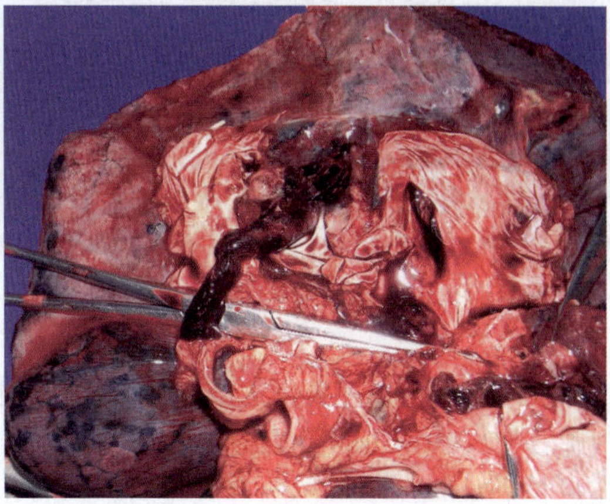

图 3-13　肺动脉血栓栓塞

可见血栓堵塞肺动脉主干

肺动脉栓塞引起猝死的机制尚未完全清楚。一般认为：①肺动脉主干或大分支栓塞时，肺动脉内阻力急剧增加，造成急性右心衰竭；同时肺缺血缺氧，左心回心血量减少，冠状动脉灌流量不足导致心肌缺血。②动物实验及临床资料表明，肺栓塞刺激迷走神经，通过神经反射引起肺动脉、冠状动脉、支气管动脉和支气管平滑肌的痉挛，致急性右心衰竭和窒息；血栓栓子内血小板释出 5-HT 及血栓素 A2，亦可引起肺血管的痉挛，故新鲜血栓栓子比陈旧性血栓栓子危害性大。

2. 体循环动脉栓塞 栓子 80%来自左心，常来自亚急性感染性心内膜炎时心瓣膜上的赘生物、二尖瓣狭窄时左心房附壁血栓、心肌梗死区心内膜上的附壁血栓，也可来自于动脉粥样硬化溃疡或动脉瘤的附壁血栓，罕见有来自腔静脉的栓子，通过房间隔缺损进入左心，发生交叉性栓塞。动脉栓塞的主要部位为下肢、肺、肠、肾和脾。栓塞的后果取决于栓塞的部位和局部的侧支循环情况以及组织对缺血的耐受性。当栓塞的动脉缺乏有效的侧支循环时，可引起局部组织的梗死。上肢动脉吻合支丰富，肝有肝动脉和门静脉双重供血，故很少发生梗死。

(二)脂肪栓塞

循环血流中出现脂肪滴阻塞小血管，称为脂肪栓塞(fat embolism)。脂肪栓塞的栓子常来源于长骨骨折、脂肪组织严重挫伤和烧伤，这些损伤可导致脂肪细胞破裂和释出脂滴，由破裂的骨髓血管窦状隙或静脉进入血液循环引起脂肪栓塞。脂肪肝时，由于上腹部猛烈挤压、撞击，使肝细胞破裂释出脂滴进入血流。在非创伤性疾病如糖尿病、酗酒、慢性胰腺炎血脂过高或精神受激烈刺激，过度紧张使呈悬乳状态的血脂不能保持稳定而游离并互相融合形成脂肪滴。

创伤性脂肪栓塞时，脂肪栓子从静脉入右心，再到达肺，直径$>20\mu m$ 的脂滴栓子引起肺动脉分支、小动脉或毛细血管的栓塞；直径$<20\mu m$ 的脂滴栓子可通过肺泡壁毛细血管经肺静脉至左心达体循环的分支，引起全身多器官的栓塞，最常阻塞脑的血管，引起脑水肿和血管周围点状出血。少量脂肪栓塞组织和器官可无肉眼变化，仅在组织的冷冻切片脂肪染色时可见小血管腔内有脂滴。临床表现上，在损伤后 1～3d 出现突然发作性的呼吸急促，呼吸困难和心动过速。从脂滴释出的游离脂肪酸还能引起局部中毒，损伤内皮细胞，出现特征性的瘀斑皮疹，也可能与血小板黏附在脂滴上，数量迅速减少有关。脑脂肪栓塞引起的神经症状包括兴奋、烦躁不安和昏迷等。

脂肪栓塞的后果，取决于栓塞部位及脂滴数量的多少。少量脂滴入血，可被巨噬细胞吞噬吸收，或由血中脂酶分解清除，无不良后果。若大量脂滴短期内进入肺循环，使 75%的肺循环面积受阻时，可引起窒息和因急性右心衰竭死亡。

(三)气体栓塞

大量空气迅速进入血液循环或原溶于血液内的气体迅速游离，形成气泡阻塞心血管，称为气体栓塞(gas embolism)。前者为空气栓塞，后者是在高气压环境急速转到低气压环境的减压过程中发生的气体栓塞，称减压病。

1. 空气栓塞 多由静脉损伤破裂，外界空气由缺损处进入血流所致。如头颈、胸壁和肺手术或创伤时损伤静脉、使用正压静脉输液以及人工气胸或气腹误伤静脉时，空气可因吸气时静脉腔内负压而被吸引，由损伤口进入静脉。分娩或流产时，由于子宫剧烈收缩，可将空气挤入子宫壁破裂的静脉窦内。

空气进入血循环的后果取决于进入的速度和气体量。少量气体入血，可溶解于血液内，不会发生气体栓塞。若大量气体($>100ml$)迅速进入静脉，随血流到右心后，因心脏搏动，将空气与血液搅拌形成大量气泡，使血液变成泡沫充满心腔，阻碍静脉血的回流和向肺动脉的输出，造成严重的循环障碍。患者可出现呼吸困难、发绀，致猝死。进入右心的部分气泡，可直接进入肺动脉，阻塞小的肺动脉分支，引起肺小动脉气体栓塞。小气泡亦可经过肺动脉小分支和毛细血管至左心，致使体循环的一些器官栓塞。

2. 减压病　又称沉箱病(caisson disease)和潜水员病(diver's disease)，是气体栓塞的一种。人体从高气压环境迅速进入常压或低气压环境，原来溶于血液、组织液和脂肪组织的气体包括氧气、二氧化碳和氮气迅速游离形成气泡。氧和二氧化碳可再溶于体液内被吸收，但氮气在体液内溶解迟缓，致在血液和组织内形成很多微气泡或融合成大气泡，引起气体栓塞，又称为氮气栓塞。氮气析出时因气体所在部位不同，其临床表现也不同。位于皮下时引起皮下气肿(特别是富于脂肪的皮下组织)；位于肌肉、肌腱、韧带内引起关节和肌肉疼痛；位于局部血管内引起局部缺血和梗死，常见于股骨头、胫骨和髂骨的无菌性坏死；全身性特别是四肢、肠道等末梢血管阻塞可引起痉挛性疼痛；若短期内大量气泡形成，阻塞多数血管，特别是阻塞冠状动脉时，可引起严重血液循环障碍甚至迅速死亡。

(四)羊水栓塞

羊水栓塞(amniotic fluid embolism)是分娩过程中一种罕见的严重的并发症(发病率 1/5 万人)，死亡率高。在分娩过程中，羊膜破裂、早破或胎盘早期剥离，又逢胎儿阻塞产道时，由于子宫强烈收缩，宫内压增高，可将羊水压入子宫壁破裂的静脉窦内，经血循环进入肺动脉分支、小动脉及毛细血管内引起羊水栓塞。少量羊水可通过肺的毛细血管经肺静脉达左心，引起体循环器官的小血管栓塞。羊水栓塞的证据是在显微镜下观察到肺小动脉和毛细血管内有羊水的成分，包括角化鳞状上皮、胎毛、胎脂、胎粪和黏液。亦可在母体血液涂片中找到羊水的成分。本病发病急，后果严重，患者常在分娩过程中或分娩后突然出现呼吸困难、发绀、抽搐、休克、昏迷甚至死亡。

要点提示　通过复习正常解剖状态下血液循环的路径理解栓子的运行路径。

羊水栓塞引起猝死的发病机制为：①羊水中胎儿代谢产物入血引起过敏性休克；②羊水栓子阻塞肺动脉及羊水内含有血管活性物质引起反射性血管痉挛；③羊水具有凝血激活酶的作用引起 DIC。

(五)其他栓塞

包括肿瘤细胞(图 3-14)、胎盘滋养叶细胞侵蚀血管，骨折时骨髓细胞进入血流引起的细胞栓塞；动脉粥样硬化灶中的胆固醇结晶脱落引起动脉系统的栓塞；寄生在门静脉的血吸虫及其虫卵栓塞肝内门静脉小分支；细菌、真菌团和其他异物如子弹偶可进入血循环引起的栓塞。

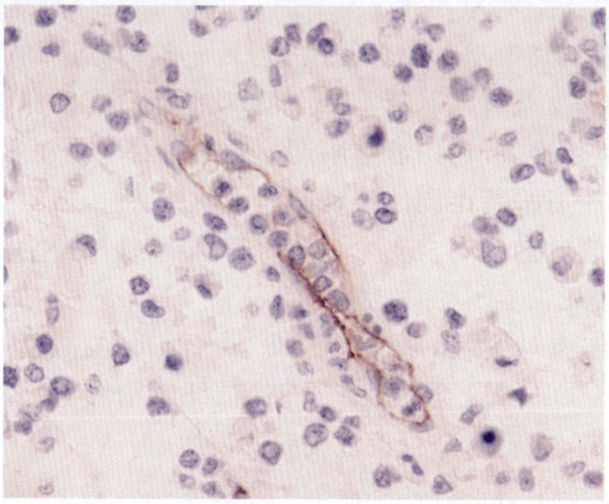

图 3-14　**肿瘤细胞栓子(免疫组织化学染色，HE 染色，×400)**

血管腔(血管内皮细胞标记为黄色)被肿瘤细胞堵塞

第五节 梗 死

学习要求

熟悉梗死形成的原因和条件，掌握梗死的病变特征，以及对机体的影响和结局。

器官或局部组织由于血管阻塞、血流停止导致缺氧而发生的坏死，称为梗死(infarction)。梗死一般是由于动脉的阻塞而引起的局部组织缺血坏死，但静脉阻塞若使局部血流停滞缺氧，也可引起梗死。

一、梗死形成的原因和条件

任何引起血管管腔阻塞并导致局部组织血液循环中断和缺氧的原因均可引起梗死。

(一)梗死形成的原因

1. 血栓形成　是梗死最常见的原因。主要见于冠状动脉、脑动脉粥样硬化合并血栓形成时引起的心肌梗死和脑梗死。伴有血栓形成的脚背动脉闭塞性脉管炎可引起足局部梗死。静脉血栓形成一般只引起淤血、水肿，但肠系膜静脉血栓形成可引起所属静脉引流肠段的梗死。

2. 动脉栓塞　多为血栓栓塞，亦可为气体、羊水、脂肪栓塞，常引起脾、肾、肺和脑的梗死。

3. 动脉痉挛　在严重的冠状动脉粥样硬化或合并斑块内出血的基础上，冠状动脉可发生强烈和持续的痉挛，引起心肌梗死。

4. 血管受压闭塞　如位于血管外的肿瘤压迫血管；肠扭转、肠套叠和嵌顿疝时，肠系膜静脉和动脉受压且血流中断；卵巢囊肿扭转及睾丸扭转致血流供应中断等引起的坏死。

(二)梗死形成的条件

血管阻塞是否造成梗死，还与下列因素有关：

1. 供血血管的类型　有双重血液循环的器官，其中一条动脉阻塞，若另一条动脉通畅并维持供血，通常不易引起梗死。如肺内有肺动脉和支气管动脉双重供血，肺动脉小分支的血栓栓塞不会引起梗死。肝内有肝动脉和门静脉双重供血，肝内门静脉阻塞一般不会发生肝梗死，但肝动脉的血栓栓塞，偶尔会造成梗死。前臂和手有平行走向的桡动脉和尺动脉供血，之间有丰富的吻合支，因此前臂和手罕见梗死。一些器官动脉的吻合支少，如肾、脾及脑，动脉发生阻塞时，由于不易建立有效的侧支循环，常易发生梗死。

2. 局部组织对缺血的敏感程度　大脑神经细胞对缺氧的耐受性最低，3～4min的缺血即引起梗死。心肌细胞对缺血也很敏感，缺血20～30min就会死亡。骨骼肌、纤维结缔组织对缺血耐受性最强。严重的贫血或心功能不全，血氧含量降低，可促进梗死的发生。

二、梗死的病变和类型

(一)梗死的形态特征

梗死是局部组织的坏死，其形态在不同的组织器官有所差异。

1. 梗死灶的形状　取决于器官的血管分布方式(图3-15)。多数器官的血管呈锥形分支，如脾、肾、肺等，故梗死灶也呈锥形，切面呈扇面形，或三角形，其尖端位于血管阻塞处，常指向脾门、肾门、肺门，底部为器官的表面。心冠状动脉分支不规则，故心肌梗死灶的形态也不规则，呈地图形。肠系膜血管呈扇形分支和支配某一肠段，故梗死灶呈节段形。

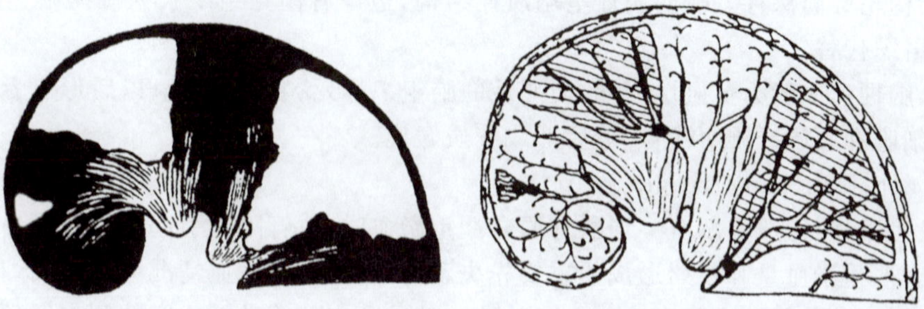

A B

图 3-15 肾动脉栓塞和贫血性梗死的形态

A. 见梗死灶呈锥形，底部为器官的浆膜面；B. 示被阻塞的血管，阴影处为梗死灶，其尖端指向血管阻塞处(黑色团块)

2. 梗死灶的质地 取决于坏死的类型。实质器官如心、脾、肾的梗死为凝固性坏死。新鲜时，由于组织崩解，局部胶体渗透压升高而吸收水分，使局部肿胀，表面和切面均有微隆起。梗死若靠近浆膜面，则浆膜表面常有一层纤维性渗出物被覆。陈旧性梗死因含水分较少而略呈干燥，质地变硬，表面下陷。脑梗死为液化性坏死，新鲜时质软疏松，日久后逐渐液化成囊状。

3. 梗死的颜色 取决于病灶内的含血量，含血量少时颜色灰白，称为贫血性梗死或白色梗死。含血量多时，颜色暗红，称为出血性梗死或红色梗死。

(二)梗死类型

根据梗死灶内含血量的多少和有无合并细菌感染，将梗死分为以下 3 种类型。

1. 贫血性梗死(anemic infarct) 发生于组织结构较致密且侧支循环不充分的实质器官，如脾、肾、心和脑组织。当动脉分支阻塞时，局部组织缺血缺氧，使其所属微血管通透性增高，病灶边缘侧支血管内的血液通过通透性增高的血管漏出于病灶周围，在肉眼或显微镜下呈现为梗死灶周围的出血带(图 3-16)。由于梗死灶组织致密，故出血量不多，之后红细胞崩解，血红蛋白溶于组织液中并被吸收，梗死灶呈灰白色。发生于脾、肾的梗死灶呈锥形，尖端向血管阻塞的部位，底部靠脏器表面，浆膜面常有纤维素性渗出物被覆。心肌梗死灶呈不规则的图形。梗死的早期，梗死灶与正常组织交界处因炎症反应常见一充血出血带，数日后因红细胞被巨噬细胞吞噬后转变为含铁血黄素而变成

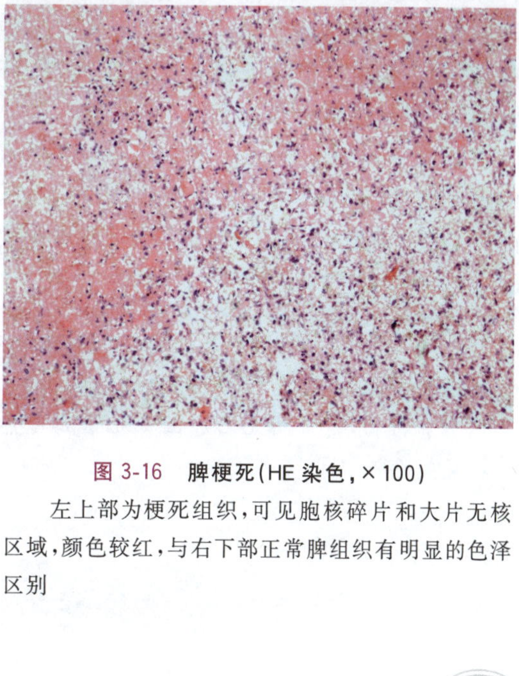

图 3-16 脾梗死(HE 染色，×100)

左上部为梗死组织，可见胞核碎片和大片无核区域，颜色较红，与右下部正常脾组织有明显的色泽区别

黄褐色。晚期病灶表面下陷，质地变坚实，黄褐色出血带消失，梗死灶发生机化。镜下贫血性梗死灶呈凝固性坏死，早期细胞尚可见核固缩、核碎裂和核溶解等改变，胞质嗜伊红染，均匀一致，组织结构轮廓尚保存。晚期病灶呈均质性结构，边缘有肉芽组织长入和瘢痕组织形成，最终被瘢痕组织代替。

此外，脑梗死一般为贫血性梗死，梗死灶的脑组织坏死、变软、液化，以后形成囊状，或被增生的星形细胞和胶质纤维所代替，最后形成胶质瘢痕。

2. 出血性梗死(hemorrhagic infarct)

(1)发生条件：①严重淤血。当器官原有严重淤血时，血管阻塞引起的梗死为出血性梗死，如肺淤血。严重淤血是肺梗死形成的重要先决条件，因为在肺淤血情况下，肺静脉和毛细血管内压增高，影响肺动脉分支阻塞后建立有效的肺动脉和支气管动脉之间的侧支循环，致肺出血性梗死。卵巢囊肿或肿瘤时卵巢蒂部扭转，使静脉回流先受阻，动脉供血随之停止，导致卵巢淤血并发生梗死。②组织疏松。肠和肺的组织较疏松，梗死初期疏松的组织间隙内可容纳多量漏出的血液，当组织坏死吸收水分而膨胀时，也不能把漏出的血液挤出梗死灶外，因而梗死灶为出血性。若肺因有炎症而实变时，所发生的肺梗死一般为贫血性梗死。

(2)常见类型：①肺出血性梗死。常位于肺下叶，尤好发于肋膈缘，常多发，病灶大小不等，呈锥形(楔形)，尖端朝向肺门，底部紧靠肺膜，肺膜表面有纤维素性渗出物。梗死灶质实，因弥漫性出血呈暗红色，略向表面隆起，时间久后由于红细胞崩解颜色变浅，肉芽组织长入逐渐机化，梗死灶变成灰白色。由于瘢痕组织收缩使病灶表面局部下陷。镜下梗死灶呈凝固性坏死，可见肺泡轮廓，肺泡腔、小支气管腔及肺间质充满红细胞。早期红细胞轮廓尚保存，以后崩解。梗死灶边缘与正常肺组织交界处的肺组织充血、水肿及出血。临床上，因梗死灶的肺膜发生纤维素性胸膜炎，可出现胸痛；因肺出血及支气管黏膜受刺激，可引起咳嗽及咯血。②肠出血性梗死。多见于肠系膜动脉栓塞和静脉血栓形成，或在肠套叠、肠扭转、嵌顿疝、肿瘤压迫等情况下引起出血性梗死。肠梗死灶呈节段性暗红色，肠壁因淤血、水肿和出血呈明显增厚，随之肠壁坏死，质脆易破裂，肠浆膜面可有纤维素性脓性渗出物被覆。临床上，由于血管阻塞，肠壁肌肉缺氧引起持续性痉挛致剧烈腹痛；因肠蠕动加强可产生逆蠕动引起呕吐；肠壁坏死累及肌层及神经，可引起麻痹性肠梗阻；肠壁全层坏死可致穿孔及腹膜炎，引起严重后果。

3. 败血性梗死(septic infarct)　由含有细菌的栓子阻塞血管引起。常见于急性感染性心内膜炎，含细菌的栓子从心内膜脱落，顺血流运行而引起相应组织器官动脉栓塞所致。梗死灶内可见有细菌团及大量炎细胞浸润，若有化脓性细菌感染时，可伴脓肿形成。

问题讨论　青年建筑工人下肢骨折后卧床休养3个月，一日上厕所后突然出现面部青紫，呼吸困难，抢救无效死亡。尸体解剖见肺动脉主干有一长约6cm的红色条状物，请分析死亡原因？死者都可能存在哪些病变？各种病变之间存在什么因果关系？

三、梗死对机体的影响和结局

(一)梗死对机体的影响

取决于发生梗死的器官、梗死灶的大小、部位以及有无细菌感染等因素。梗死发生在重要器官，如心肌梗死可影响心功能，范围大者可导致心功能不全。脑梗死灶大者也可导致死亡。梗死若发生在脾、肾，则对机体影响不大，仅引起局部症状。如肾梗死可出现腰痛和血尿，不影响肾功能。肺梗死有胸痛和咯血。肠梗死常出现剧烈腹痛、血便和腹膜炎症状。肺、肠、四肢的梗死，若继发腐败菌感染，可引起坏疽。败血性梗死，如急性感染性心内膜炎含化脓性细菌栓子的脱落引起的栓塞，梗死灶内可出现脓肿。

> **要点提示**　梗死的发生取决于供血器官血管的类型；梗死灶的形状取决于器官血管分布的特点；梗死灶的颜色取决于病灶内的含血量。

(二)梗死的结局

梗死灶形成时，引起病灶周围的炎症反应，血管扩张充血，有中性粒细胞及巨噬细胞渗出，继而形成肉芽组织，在梗死发生 24～48h，肉芽组织已开始从梗死灶周围长入病灶内，小的梗死灶可被肉芽组织完全取代机化，日久变为纤维瘢痕；大的梗死灶不能完全机化时，则由肉芽组织和日后转变成的瘢痕组织加以包裹，病灶内部可发生钙化。脑梗死则可液化成囊腔，周围由增生的胶质瘢痕包裹。

第六节　水　肿

> **学习要求**
>
> 掌握水肿发生的机制；了解水肿的病理特点和对机体的影响。

正常的血液循环需要完整的血管壁，以及保持在正常生理范围的血管内压和渗透压。若血管内压增加、血浆蛋白成分减少或内皮细胞功能改变，均可导致血管腔内液体成分流失至间质，形成水肿(edema)。

水肿是指组织间隙内的体液增多。如果体液积聚在体腔则称为积水，如胸腔积液、心包积液、腹腔积水(腹水)和脑积水。按水肿累及的范围可将水肿分为全身性水肿和局部性水肿。按发病原因可分为肾性水肿、肝性水肿、心性水肿、营养不良性水肿、淋巴性水肿和炎性水肿。

一、水肿的发生机制

毛细血管血压的增加或血浆胶体渗透压的降低均能导致组织间液的增加和水肿形成，水肿也可由局部炎症介质影响血管通透性引起(图 3-17)。当淋巴管阻塞时(如肿瘤压迫)，淋巴液回流障碍也会导致水肿。由淤血引起的水肿，水肿液为低蛋白含量的漏出液，比重往往＜1.012；而炎症时形成的水肿液则为富含蛋白的渗出液，比重一般＞1.020。

(一)静脉流体静压的增高

局部静脉流体静压的升高可由静脉回流障碍引起，如下肢深部静脉血栓形成导致下肢水肿。全身性静脉流体静压增高常由右心衰竭引起，可造成全身性水肿。然而，右心衰竭引起水

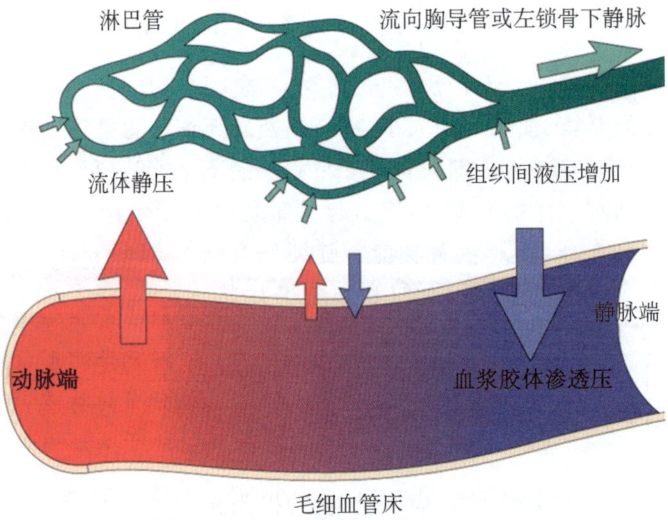

图 3-17 影响水分进出毛细血管的机制

正常状态下，动脉端的流体静压高于组织间隙，血管腔内液体进入组织间隙；静脉端的血浆胶体渗透压较高，组织液进入血管腔内，从而达成血管两端液体的平衡；淋巴管可移走组织间隙过多的组织液，通过胸导管或左锁骨下静脉回流入血液。以上 3 种维持血管内液体平衡的机制若发生功能障碍，均可引发水肿

（引自：Robbins Basic Pathology 8th）

肿的原因较为复杂。右心衰竭时，心排血量减少，导致肾灌注减少，从而启动肾素－血管紧张素－醛固酮分泌系统，引起肾水钠潴留。水钠潴留的目的是使血容量增加，改善心排血量，恢复正常肾灌注量。然而，由于心力衰竭的存在，并不能增加心排血量，却导致静脉内持续积存过量的液体，静脉压力保持在较高的状态，进一步促进血管腔内液体的外流，形成水肿。

此外，左心衰竭时可引起肺水肿；肿瘤压迫局部静脉或静脉血栓形成可引起局部水肿；妊娠子宫压迫髂总静脉可致下肢水肿。

（二）血浆胶体渗透压的降低

血浆胶体渗透压主要由血浆白蛋白维持，当白蛋白合成减少或大量丧失时，血浆胶体渗透压下降，滤过压相应增大，导致组织液的生成增加。

血浆白蛋白降低的原因很多：①蛋白质合成障碍，见于肝硬化或严重营养不良；②蛋白质代谢增强，见于慢性消耗性疾病，如结核和恶性肿瘤；③蛋白质丧失过多，如肾病综合征时大量蛋白质从尿中丧失。血浆胶体渗透压降低致使液体进入组织间隙，又导致血浆容量减少，随着肾灌流量的相应减少，也会出现继发性醛固酮症。然而，水钠的潴留并不能纠正血浆白蛋白的含量，因而不能恢复血浆容量，反而加重水肿。

此外，血管外的组织胶体渗透压增高也会造成水肿，如炎症时，局部组织细胞坏死崩解，大分子蛋白质分解成小分子，使局部胶体渗透压升高，加上炎症时毛细血管壁通透性增加，血浆蛋白渗出至组织内，局部组织出现水肿。

（三）淋巴回流障碍

正常情况下，淋巴道可回收组织间隙过多的组织液。当淋巴道堵塞时，淋巴液回流受阻，含蛋白的水肿液在组织间隙聚积，可形成淋巴性水肿（lymph edema）。如乳腺癌治疗时将腋下淋巴结清除，导致上肢的淋巴回流受阻，引起患侧上肢的严重水肿。乳腺癌时，由于癌细胞浸润阻塞乳腺皮肤表浅淋巴管，导致皮下组织水肿，临床出现所谓“橘皮”样外观，小凹陷是由皮肤的毛囊牵拉引起。丝虫病时，腹股沟淋巴管和淋巴结纤维化，淋巴回流受阻，引起患肢和阴囊水肿，严重时称象皮病（elephantiasis）。

二、水肿的病理变化

水肿的组织肿胀，颜色苍白而质软，切面有时呈胶冻样。镜下水肿液积聚于细胞和纤维结缔组织之间或腔隙内，HE 染色为透亮空白区，细胞外基质成分被水肿液分隔。若水肿液内蛋白质含量多，如炎症性水肿，可呈同质性微粒状深红染；蛋白质含量少时，如心性或肾性水肿，则呈淡红染。尽管任何组织器官都可发生水肿，但皮下、肺和脑最为常见。

（一）皮下水肿

不同原因引起的皮下水肿，其部位分布各异，可以是弥漫性，也可以是局部性。右心衰竭性水肿是典型的体位性水肿，长期站立时下肢水肿，而卧床时骶部水肿。由肾功能不全或肾病综合征引起的水肿影响全身各部位。但早期时首先影响疏松结缔组织，如眼睑水肿。皮肤水肿时表面紧张、苍白，用手指压时留下凹陷，称为凹陷性水肿。

（二）肺水肿

引起肺水肿最常见的原因是左心衰竭，其次为肾衰竭、成人型呼吸窘迫综合征、肺部感染和过敏反应。水肿液积聚于肺泡腔内，使肺肿胀有弹性，质地变实，重量比正常增加 2～3 倍，切面有淡红色泡沫状液体渗出（图 3-18）。

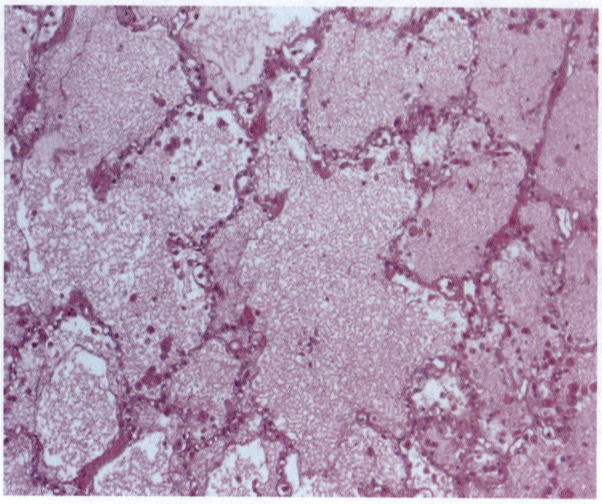

图 3-18　肺水肿（HE 染色，×100）
肺泡壁血管扩张，肺泡腔内充满淡粉色的水肿液

（三）脑水肿

脑水肿可发生于受损伤的脑组织，如脓肿和肿瘤灶的周围，也可是全脑性水肿，如脑炎、高血压危象和脑静脉流出通道阻塞。脑外伤可以引起局部或全脑水肿，取决于损伤的性质和程度。脑水肿在肉眼观察时脑组织肿胀，脑回变扁平，脑沟变浅，重量增加。镜下见脑组织疏松，血管周围空隙加宽。

三、水肿对机体的影响

水肿对机体的影响取决于水肿的部位、程度、发生速度及持续时间。发生在下肢的水肿，可引起下肢肿胀。全身性皮下水肿可以是心力衰竭和肾衰竭的典型症状，对诊断有帮助。局部的皮肤水肿影响伤口的愈合和感染的清除。喉头水肿可引起气管阻塞，严重者可造成窒息。肺水肿影响通气功能，甚至引起死亡。脑水肿可引起颅内压增高，严重时导致脑疝形成，造成病人的快速死亡。

复习指导

1. 淤血的常见原因：静脉受压、静脉腔阻塞和心力衰竭。

2. 淤血的后果：取决于器官的性质、持续时间和程度，比如发生于肺和肝的淤血后果存在明显差异，初期以水肿、出血和萎缩为主，后期以变性、坏死和淤血性硬化为主。

3. 血栓形成的条件：心血管内膜的损伤、血流状态的改变和血液凝固性的增加。

4. 血栓的类型：白色血栓、红色血栓、混合血栓和透明血栓。

5. 血栓对机体的影响：阻塞血管、栓塞、心瓣膜变形和广泛性出血。

6. 血栓的结局：软化、溶解吸收，血栓的机化与再通，钙化。

7. 栓子运行的路径：静脉系统和右心栓子、主动脉系统和左心栓子、门静脉系统栓子、交叉性栓塞和逆行性栓塞。后两者罕见。

8. 栓子的类型：最常见的是血栓栓子，还包括脂肪栓子、空气栓子、羊水栓子和肿瘤栓子等。

9. 肺栓塞：较常见，且后果较为严重的栓塞类型，90％以上的肺动脉栓子来源于下肢深部静脉。

10. 栓塞对机体的影响：取决于栓子的大小、栓塞的部位、局部侧支循环情况和组织对缺血缺氧的耐受性。

11. 梗死形成的原因：血栓形成、动脉栓塞、动脉痉挛和血管受压闭塞。

12. 梗死形成的条件：单一动脉血液供应的器官阻塞时易发生梗死；有双重血液供应的器官阻塞时不易发生梗死，但当合并有淤血时可发生梗死。

13. 贫血性梗死：多发生于组织结构较致密且侧支循环不充分的实质器官，如脾、肾、心。

14. 出血性梗死：多发生于组织结构疏松且伴有严重淤血的器官，如肺和肠。

15. 静脉流体静压增高的原因：与导致淤血发生的因素相似，如静脉管腔堵塞，静脉受压和心力衰竭。

16. 血浆胶体渗透压降低的原因：能够导致蛋白质生成过少或蛋白质消耗过多的因素均可致血浆胶体渗透压下降，如营养不良导致的蛋白合成障碍，肿瘤性疾病蛋白质消耗过多和肾病时蛋白质大量流失。

（于建渤　王洪伟）

第4章 炎 症

chapter 4

学习要求

1. 掌握炎症的概念和炎症的基本病理变化。
2. 掌握炎症的类型、好发部位及病理变化。掌握炎症介质的概念。
3. 熟悉炎症的结局、局部临床表现和全身性反应。熟悉各种炎症细胞。
4. 熟悉急性炎症过程及其发生机制。
5. 了解炎症的原因。

第一节 炎症的概述

学习要求

掌握炎症的概念及其基本病理变化，熟悉炎症的局部表现和全身反应，了解炎症的原因。

一、炎症的概念和原因

体内外各种损伤因子作用于机体而引起机体细胞和组织的损伤，并由此引发复杂的损伤与抗损伤、修复的统一过程，这种复杂的以防御为主的反应过程称为炎症(inflammation)。炎症反应表现为消灭和局限损伤因子，清除和吸收坏死组织和细胞，并修复损伤；在临床上这种反应称为局部表现和全身反应。

炎症的过程一方面是损伤因子直接或间接损伤机体的细胞和组织；另一方面是通过一系列的血管反应，包括液体渗出、白细胞渗出和被激活，稀释、中和、杀伤和包围损伤因子；同时通过机体实质和间质细胞的再生使受损组织得以修复和愈合的过程。但是如果机体的防御反应不当，也可影响组织和器官的正常功能。例如纤维素性胸膜炎引起的胸膜过度肥厚和粘连，严重者胸膜厚度可达数厘米，使呼吸运动明显受限。

能够引起炎症的各种因素统称为致炎因子。致炎因子就是指能引起组织和细胞损伤的各种因子，大致可归纳为以下几类：

1. 理化因子　物理性、化学性的损伤因子。物理性损伤因子如高温、低温、机械性损伤、紫外线和放射线等；化学性损伤因子如强酸、强碱和强氧化剂等外源性的化学物质，以及内源性的化学物质，如尿酸盐在痛风患者的关节及其附近或肾的蓄积。

2. 生物性因子　病毒、细菌、立克次体、原虫、真菌、螺旋体和寄生虫等是炎症最常见的感染性原因。病毒可通过在宿主细胞内复制而感染宿主细胞导致宿主细胞发生坏死。细菌及其释放的内、外毒素可诱发炎症反应。某些病原体通过诱发变态反应而损伤组织引起炎症，如A组乙型溶血性链球菌诱发的风湿病。

要点提示　炎症是机体损伤、抗损伤和修复的过程，以血管反应为中心。

3. 组织坏死　缺血、缺氧是最常见的引起组织坏死的原因之一，坏死组织可以诱发炎症。例如心肌梗死时大量中性粒细胞的浸润和肾、脾贫血性梗死灶边缘出现的出血充血带都属于炎症反应。

4. 变态反应　很多变态反应都可以引发炎症，如过敏性鼻炎、原发性肾小球肾炎等。

二、炎症的基本病理变化

炎症的基本病理变化包括变质(alteration)、渗出(exudation)和增生(proliferation)，任何一种炎症反应都包括这3种病理变化，但是常以其中之一为主，形成以变质为主、渗出为主或增生为主的炎症局部病变。一般来讲，在炎症过程中它们以一定的先后顺序发生，病变的早期以变质和渗出为主，病变的后期以增生为主；变质是损伤性过程，而渗出和增生是抗损伤和修复的过程；变质、渗出多为炎症急性期的表现，而增生多为慢性炎症的表现。但这个顺序不是绝对的，而是相互联系的，在一定的条件下可以相互转化。渗出为主的炎症可以转化为变质为主，或增生为主。例如，纤维素性胸膜炎，早期以渗出纤维蛋白为主，如果渗出过多不能被清除，则会发生机化，肉芽组织增生，晚期胸膜纤维化增厚。

1. 变质　炎症局部组织发生的变性和坏死统称为变质。变质既可以发生于实质细胞，也可以发生于间质细胞。实质细胞常见的变性有细胞水肿、脂肪变性；细胞坏死包括细胞凝固性坏死、液化性坏死以及坏疽和干酪样坏死等。间质细胞常出现的变质性变化包括黏液样变性和纤维素样坏死等。变质由致炎因子的直接作用，或由血液循环障碍和炎症反应产物的间接作用引起。因此炎症反应的轻重一方面取决于致炎因子的性质和强度，另一方面也取决于机体的反应状态，比如结核病，患者的病情轻重取决于感染结核杆菌的菌量、毒力以及患者自身的抵抗力。

2. 渗出　炎症局部组织血管内富含纤维蛋白的液体成分和各种炎症细胞通过血管壁进入组织间质、体腔、体表和黏膜表面的过程叫做渗出。渗出是炎症最具特征性的变化，在局部发挥着稀释、中和、杀伤和包围损伤因子等重要的防御作用。

炎症渗出的液体和细胞所形成的物质称为渗出液(exudate)，与单纯血液循环障碍引起的漏出液(transudate)不同，主要的区别在于前者蛋白质含量较高，含有较多的细胞和细胞碎片，比重高于1.018，常外观浑浊。渗出液的产生是血管通透性增加的结果，所以相对较多的大分子蛋白质渗出。相比之下漏出液蛋白质含量低，所含的细胞和细胞碎片少，比重低于1.018，外观清亮。漏出液的产生是血浆超滤的结果，并无血管壁通透性的明显增加。但两者均可引起水肿或浆膜腔积液。渗出液或漏出液聚集在组织间质叫水肿，聚集在浆膜腔叫积液。

渗出液有利的方面：①稀释、中和毒素，减轻毒素对局部的损伤作用；②为局部浸润的白细胞带来营养物质和运走代谢产物；③渗出物中所含的抗体和补体有利于消灭病原微生物；④渗出物中的纤维蛋白原转变成纤维蛋白，并交织成网，可限制病原微生物的扩散，使病灶局限，同时也有利于白细胞吞噬消灭病原体、在炎症的后期纤维素网可成为修复的支架，并有利于成纤维细胞产生胶原纤维；⑤渗出物中的病原微生物和毒素随淋巴液被带到局部淋巴结有利于细胞免疫和体液免疫的产生。

渗出液有害的方面：渗出液过多有压迫和阻塞作用，例如肺泡内堆积渗出液可影响换气功能，过多的心包积液可压迫心脏，严重的喉头水肿可引起窒息。渗出物中的纤维素吸收不良可发生机化粘连，例如心包粘连可影响心脏的舒缩功能。

> **要点提示**　炎症的基本病理变化包括变质、渗出和增生。

3. 增生　炎症局部组织实质细胞和间质细胞的增生。实质细胞的增生，如慢性萎缩性胃炎时上皮细胞和腺体的增生，前列腺炎的前列腺腺体增生。间质细胞的增生包括巨噬细胞、血管内皮细胞、成纤维细胞等的增生。如溃疡修复时肉芽组织的增生。成纤维细胞增生可产生大量胶原纤维，可形成炎症纤维化，在慢性炎症中表现较突出，甚至与实质细胞增生共同形成炎症性息肉，在消化道、泌尿生殖道慢性炎症疾病中较为常见。

三、炎症的局部表现和全身反应

（一）炎症的局部表现

主要为红、肿、热、痛和功能障碍。炎症局部发红和发热是由于局部血管扩张、含血量增多、血流加速、散热增加所致。炎症局部肿胀与局部血管充血、液体和细胞成分渗出有关。渗出物的压迫和炎症介质的作用刺激神经末梢可引起疼痛。在此基础上可进一步引起局部脏器的功能障碍，如肺泡性和间质性肺炎均可影响换气功能，反复发作的风湿性心内膜炎可引起心瓣膜功能不全。

（二）炎症的全身反应

炎症的全身急性期反应包括发热、慢波睡眠增加、食欲缺乏、血沉加快，以及末梢血白细胞数目的改变等等。

发热是下丘脑的体温调节中枢受内、外源性致热源刺激的结果。白细胞介素 1（IL-1）和肿瘤坏死因子（TNF）作用于下丘脑的体温调节中枢，通过在局部产生前列腺素 E 引起发热，因而阿司匹林和非甾体类抗炎药物（环氧化酶抑制药）可通过减少前列腺素的合成而退热。

IL-1、白细胞介素 6（IL-6）和肿瘤坏死因子 α（TNF-α）是介导的急性期炎症反应最重要的细胞因子。IL-1 和 TNF-α 可诱导 IL-6 的产生，而 IL-6 能刺激肝合成纤维蛋白原等急性反应期血浆蛋白，促进红细胞凝聚，从而使血沉加快。

末梢血白细胞计数增加是炎症反应的常见临床表现，尤其是对于细菌感染所引起的炎症。白细胞计数正常值在（4.0～10.0）$\times 10^9$/L，若达到（40.0～100.0）$\times 10^9$/L 称为类白血病反应（leukemoid reaction）。IL-1 和 TNF 的作用导致白细胞从骨髓储存库释放加速而导致末梢血白细胞数目增加，而且相对不成熟的杆状核中性粒细胞比例增加，称为“核左移”。多数细菌感染引起中性粒细胞数量增加；寄生虫感染和过敏反应引起嗜酸性粒细胞增加；而一些病毒感染选择性的引起淋巴细胞比例增加，如腮腺炎和肝炎等。但多数病毒、立克次体和原虫感染，甚至极少数细菌（如伤寒杆菌）感染则引起末梢血白细胞计数减少。

严重的全身感染，特别是败血症，可引起全身血管扩张、CO 正常或增高（高排低阻型休克）、细胞代谢障碍和能量生成不足的暖休克或全身血管收缩，微循环淤滞，血浆外渗和 CO 减少（低排高阻型休克）、心脏功能下降而出现的冷休克。如果凝血系统被激活，可引起弥散性血管内凝血（disseminated or diffuse intravascular coagulation，DIC）。

问题讨论 患者男性，5 岁，因不慎将开水泼倒在手上，随即手上皮肤潮红、水肿，并出现了大面积的水疱。请用你学过的知识解释患者为什么会出现皮肤潮红、水肿、水疱及疼痛？可能发生的病理变化是什么？

第二节 急性炎症

学习要求

掌握急性炎症的类型、好发部位及病理变化；掌握炎症介质的概念。熟悉炎症的结局、局部临床表现和全身性反应；熟悉各种炎症细胞；熟悉急性炎症过程及其发生机制。

炎症按照病程经过可以分为两大类：急性炎症（acute inflammation）和慢性炎症（chronic inflammation）。急性炎症起病急，反应迅速，持续时间短，常常仅几天或十几天，一般不超过一个月，以渗出性病变为主，渗出的炎症细胞以中性粒细胞为主。慢性炎症持续时间较长，一般为数月到数年，病变以增生性变化为主，炎症细胞浸润多以淋巴细胞和单核细胞为主。

在急性炎症过程中，血管反应明显，主要表现为：血流动力学改变、血管通透性增加和白细胞渗出。渗出液把白细胞和抗体运输到炎症病灶，发生炎症反应。本节将阐述急性炎症过程中血流动力学改变、血管通透性增加和白细胞渗出的病变特点和发生机制，介绍炎症介质在炎症过程中的作用，以及急性炎症的常见类型和结局。

一、急性炎症过程中的血流动力学改变

急性炎症中组织损伤后血流动力学变化是指血流量和血管口径的改变。这种改变的速率取决于损伤因子的性质和强度，表现为炎症性充血（inflammatory hyperemia）。血流动力学变化按如下顺序发生：

1. *细动脉短暂收缩* 由神经调节和化学介质引起，损伤发生后立即出现，血流改变仅持续几秒钟。炎症局部表现为短暂苍白。

2. *血管扩张和血流加速* 先发生细动脉扩张，然后毛细血管扩张以及开放的毛细血管数量增加，使局部血流加快，血流量增加，代谢增强，是炎症局部反应红、肿、热的原因。血管扩张与神经和体液因素有关，神经因素即轴突反射，体液因素包括组胺、一氧化氮（NO）、缓激肽和前列腺素等化学介质。

3. 血流速度减慢　血流速度减慢是血管通透性升高的结果。富含蛋白质的液体渗到血管外，导致血管内血液浓缩和血液黏稠度增加，血流阻力增高，血流回流受阻，最后在扩张的小血管内挤满红细胞，称为血流停滞（stasis）。血流停滞使静脉端回流受阻，血液中央部（轴流）的成分向血管周边移动（边集），有利于白细胞黏附、游出，渗出到血管外。

二、血管通透性增加

血管通透性增高是导致血液中富含蛋白质的液体渗出到血管外的主要原因，而正常血管通透性的维持主要依赖于血管内皮细胞结构的完整和功能的健全，在炎症过程中血管内皮细胞通过如下的改变可引起血管通透性增加：

1. 内皮细胞收缩　血管内皮细胞收缩造成内皮细胞之间间隙加大，是血管壁通透性增高的重要机制。由组胺、缓激肽、白细胞三烯和 P 物质等作用于内皮细胞受体使内皮细胞迅速发生收缩，细胞间连接分离，在内皮细胞间出现 0.5～1.0μm 的缝隙。由于这些引起内皮细胞收缩的炎症介质的半衰期较短，仅为 15～30min，而且所引起内皮细胞收缩是可逆的，因而称为速发短暂反应（immediate transient response）。这种反应影响 20～60mm 口径的毛细血管后静脉，一般不影响毛细血管和细动脉，其原因可能和毛细血管和细动脉的内皮细胞缺乏相应的受体有关。

2. 内皮细胞骨架重构　内皮细胞骨架重构是导致内皮细胞收缩的另一个机制。细胞因子类的化学介质（如 IL-1、TNF、γ-干扰素）、缺氧和某些亚致死性损伤可引起内皮细胞的细胞骨架重构，内皮细胞发生收缩。该过程与速发短暂反应不同，发生较晚，一般于损伤后 4～6h，持续时间长，一般超过 24h，故称为迟发型持续反应（delayed prolonged response）。这种反应也可以累及毛细血管和小静脉。

3. 内皮细胞穿胞作用增强　内皮细胞胞浆内存在由囊泡性的细胞器互相连接所构成的穿胞通道，富含蛋白质的液体通过穿胞通道穿越内皮细胞称为穿胞作用（transcytosis），这是血管通透性增加的又一机制。血管内皮生长因子（VEGF）、组胺、缓激肽、白细胞三烯和 P 物质等许多炎症介质均可以通过此途径增加血管通透性。

4. 直接损伤内皮细胞　严重的损伤（如烧伤和化脓菌感染）可直接损伤内皮细胞，使其变性、坏死脱落，使血管通透性迅速增加，并在高水平上持续几小时到几天，直至受损血管处血栓形成或内皮细胞再生修复为止。这种反应称为速发持续反应（immediate sustained response）。微循环的细动脉、毛细血管和细静脉的内皮细胞均受到累及。

5. 白细胞介导的内皮细胞损伤　血管中白细胞黏附于内皮细胞，活化自身，释放出具有活性的氧代谢产物和蛋白水解酶，引起白细胞介导的内皮细胞损伤（leukocyte-dependent endothelial injury），导致内皮细胞的变性坏死和脱落，使血管通透性增加。这种损伤常发生在小静脉和肾、肺等脏器的毛细血管。

6. 新生毛细血管壁的高通透性　一方面新生毛细血管内皮细胞的细胞连接不健全或基底膜不完整，因而具有高通透性；另一方面新生的毛细血管内皮细胞有较高的血管活性介质和血管内皮生长因子（VEGF）受体的表达，直接诱导细胞的穿胞作用增强而增加血管的通透性。

虽然上述血管通透性增加的机制各不相同，但是在同一炎症中可以协同发挥作用。在损伤早期，血管内皮细胞的收缩、直接内皮细胞的损伤以及白细胞介导的内皮细胞的损伤，都导致血管通透性增加，随后炎症产生的化学介质介导的迟发持续反应致使血管通透性增加，最后，新生的毛细血管使血管的通透性进一步增加。

血管通透性增加是导致血管中液体成分渗出的主要原因。一方面，血管扩张和血流加速引起流体静压升高导致液体渗出；另一方面，富含蛋白质的液体外渗到血管外，使血浆胶体渗透压降低，协同促进血液中液体成分的渗出。渗出液在炎症局灶发挥重要的抗损伤作用。液体渗出和白细胞渗出在炎症反应中发挥着至关重要的作用。

三、白细胞渗出和功能

白细胞渗出是炎症反应中最具有意义的事件。白细胞从血管内透过血管壁，穿越组织到达炎症病灶的过程称之为炎细胞浸润。中性粒细胞和单核细胞可吞噬和降解细菌、免疫复合物、异物和坏死组织碎片，构成炎症反应的主要防御环节。白细胞也可通过释放蛋白水解酶、化学介质和毒性氧自由基等，引起机体组织和细胞的损伤，促使炎症过程的延长和加重。

白细胞渗出和聚集的过程（图 4-1）是复杂而连续的过程，包括白细胞边集和滚动、黏附和游出、在组织中游走等阶段，并在趋化因子的作用下聚集到炎症局灶，在局部发挥重要的防御作用。

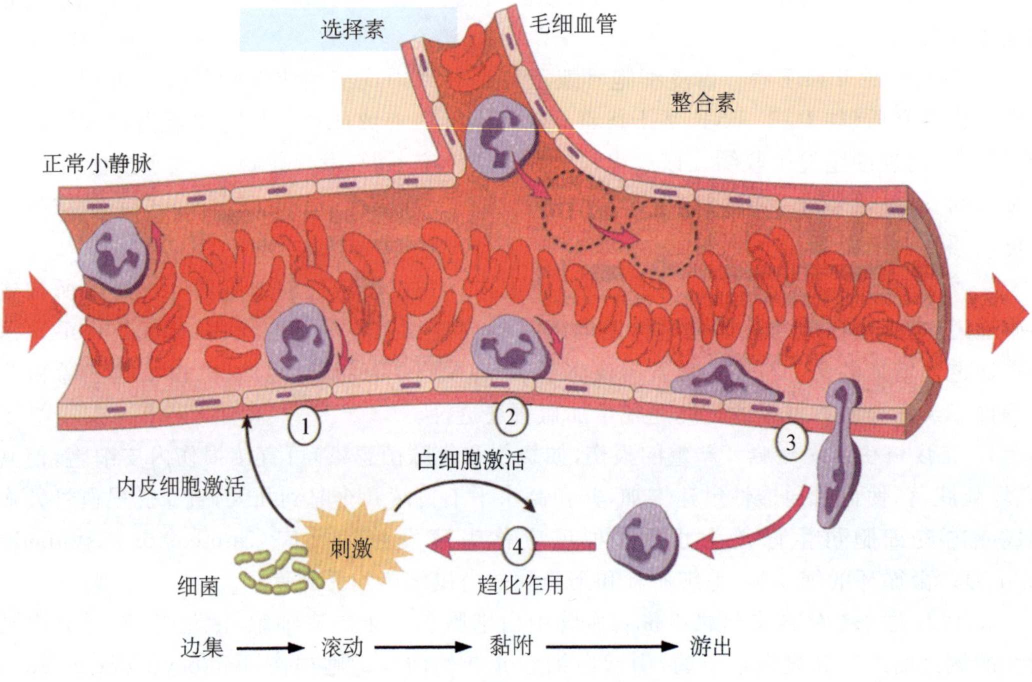

图 4-1　白细胞渗出和聚集过程模式图

①白细胞边集和滚动 ②白细胞黏附 ③白细胞游出 ④白细胞趋化作用

1. *白细胞边集和滚动*　随着血流动力学的改变，血流缓慢和液体渗出，毛细血管后静脉中的白细胞离开轴流，到达血管的边缘部，称为白细胞边集（leukocytic margination）。随后在内皮细胞表面移动，并可复性地与内皮细胞黏附，称为白细胞滚动（leukocytic rolling）。

白细胞滚动是与选择素（selectin）及其受体作用相关的。白细胞和血管内皮细胞表面均具有选择素受体，例如：内皮细胞表达的 E 选择素（CD62E）、内皮细胞和血小板表达的 P 选择素(CD62P)和白细胞表达的 L 选择素(CD62L)。内皮细胞表达的 CD62E 和 CD62P 通过选择素与白细胞表达的涎液酸化 Lewis X 和 Lewis A 共价结合。

正常情况下,内皮细胞的选择素不表达或低表达,而化学介质的作用可诱导其表达或高表达。例如,正常血管内皮细胞的 E 选择素不表达,而炎症介质(如 IL-1、TNF)可以诱导其合成和表达,促使内皮细胞和白细胞结合。

2. *白细胞黏附* 白细胞滚动过程完成后,借助于其表面的整合素和内皮细胞表面的黏附分子紧密结合,称为白细胞黏附(adhesion)。内皮细胞表面的黏附分子属于免疫球蛋白超家族分子(immunoglobin superfamily)。

免疫球蛋白超家族分子包括:细胞间黏附分子 1(ICAM-1,intercellular adhesion molecule 1)和血管细胞黏附分子 1(VCAM-1,vascular cell adhesion molecule 1)。它们表达于血管内皮细胞,分别与位于白细胞表面的整合蛋白受体结合,完成白细胞黏附。整合素不仅介导内皮细胞和白细胞黏附,还介导白细胞与细胞外基质黏附。

3. *白细胞游出和化学趋化作用* 白细胞黏附于内皮细胞表面后,在内皮细胞连接处伸出伪足,以阿米巴运动的方式从内皮细胞缝隙中逸出,穿过血管壁的过程称为白细胞游出(emigration)。中性粒细胞、嗜酸性粒细胞、嗜碱性粒细胞、单核细胞和各种淋巴细胞均以此种阿米巴运动的方式游出血管。一个白细胞常需 2～12min 才能完全通过血管壁,并且白细胞在穿过内皮细胞时可分泌胶原酶降解血管基底膜。

渗出白细胞的不同类型,一方面取决于致炎因子的不同,另一方面取决于炎症的不同阶段。葡萄球菌和链球菌感染以中性粒细胞浸润为主,病毒感染以淋巴细胞浸润为主,一些寄生虫感染和过敏反应则以嗜酸性粒细胞浸润为主;在急性炎症的早期(24h 内)中性粒细胞首先游出,24～48h 则以单核细胞浸润为主。其主要原因是由于中性粒细胞能够释放单核细胞的趋化因子。此外,中性粒细胞寿命短,经过 24～48h 凋亡和崩解消失,而单核细胞在组织中寿命长。一般慢性非特异性炎症以淋巴细胞和浆细胞的浸润为主,而肉芽肿性炎症以巨噬细胞浸润为主。

趋化作用(chemotaxis)是指白细胞沿浓度梯度向着化学刺激物做定向移动的过程,这些化学刺激物称为趋化因子(chemotactic agent)。趋化因子具有特异性,有些趋化因子只吸引中性粒细胞,而另一些趋化因子则吸引单核细胞或嗜酸性粒细胞。不同的炎症细胞对趋化因子的反应不同,粒细胞和单核细胞对趋化因子的反应较明显,而淋巴细胞对趋化因子的反应则较弱。

趋化因子分为外源性和内源性的,前者主要为可溶性细菌产物,而后者包括补体成分(特别是 C5a)、白三烯(主要是 LTB4)、细胞因子(特别是 IL-8)等。内外源性的趋化因子都是通过靶细胞表面的特异性受体发挥作用的,白细胞表面有趋化因子的受体,能够识别趋化因子,并与其结合,激活信息传递通道而使细胞内钙离子浓度升高。而细胞内钙离子浓度升高导致细胞骨架重组,细胞收缩,伸出伪足,引起细胞位移,产生定向运动。

趋化因子不仅对白细胞具有趋化作用,而且还能活化白细胞的功能,比如激活蛋白激酶 C 可使白细胞脱颗粒和释放溶酶体酶;激活磷脂酶 A2 使磷脂产生花生四烯酸代谢产物;激活磷脂酶 D 维持二乙酰基甘油的含量;通过增加细胞内钙离子浓度而调控白细胞表面的黏附分子,增强白细胞的黏附功能。

4. *白细胞在炎症局部的作用* 白细胞在炎症局部的聚集能够有效地杀伤病原微生物,是炎症防御反应中非常重要的环节。白细胞的主要作用如下:

(1)吞噬作用:吞噬作用是指聚集在炎症局灶的白细胞吞噬病原体和组织碎片的过程。具有吞噬功能的白细胞称为吞噬细胞。

①吞噬细胞的种类及特点:吞噬细胞主要包括两种,即中性粒细胞和巨噬细胞。中性粒细胞又称为小吞噬细胞。吞噬能力较强,细胞胞质内含有嗜天青颗粒和特异性颗粒,嗜天青颗粒含有酸性水解酶、中性蛋白酶、髓过氧化物酶(MPO)、溶菌酶和磷脂酶 A_2、阳离子蛋白;特异性颗粒含有溶菌酶、磷脂酶 A_2、乳铁蛋白和碱性磷酸酶等大量丰富的酶类,是杀伤和降解病原微生物的物质基础。巨噬细胞又称大吞噬细胞。炎症灶中的巨噬细胞来自血液的单核细胞或来自机体各种组织内的组织细胞(histocyte),胞浆中富含溶酶体,溶酶体含有酸性磷酸酶和过氧化物酶。其被活化后表现为细胞体积增大,细胞表面皱襞增多,线粒体和溶酶体被活化,吞噬功能也相应增强,并可转化成各种特殊类型的细胞,如类上皮细胞、Aschoff 细胞、Kupffer 细胞等。

②吞噬过程:吞噬过程包括识别和附着、吞入、杀伤和降解 3 个阶段。

识别和附着(recognition and attachment):血清中存在着调理素(opsonin),即一类能增强吞噬细胞吞噬活性的血清蛋白质。主要包括免疫球蛋白 IgG 的 Fc 段、补体 C3b 及其非活跃型(iC3b)、集结素(collectin,血浆内的一种糖结合蛋白)。它们分别可被白细胞的特异性的受体识别,即免疫球蛋白 Fc 受体(FcγR)、补体受体(CRl、CR2、CR3)和 C1q 受体。细菌等颗粒状病原体被血清的调理素包裹的过程,称为调理素化(opsonization)。吞噬细胞借其表面的各种受体能识别被调理素包被的病原。经 IgG 与 Fc 段受体、C3b 与补体受体(CRl、CR2、CR3)结合、集结素与 C1q 结合,细菌就被黏附在吞噬细胞的表面。

吞入(engulfment):细菌黏附于吞噬细胞的表面之后,吞噬细胞便伸出伪足,随着伪足的延伸和相互融合,形成由吞噬细胞胞膜包被吞噬物的泡状小体,称为吞噬体(phagosome)。吞噬体与初级溶酶体融合形成吞噬溶酶体(phagolysosome),细菌在溶酶体酶的作用下被杀伤和降解。

杀伤和降解(killing and degradation):进入吞噬溶酶体的细菌可被依赖/非依赖氧的途径杀伤和降解。

进入吞噬溶酶体的细菌主要是被具有活性的氧代谢产物杀伤,这个过程使白细胞的耗氧量激增,可达正常的 2~20 倍,并激活白细胞氧化酶(NADPH 氧化酶,至少由 7 种蛋白组成),后者使还原型辅酶Ⅱ(NADPH)氧化而产生超氧负离子(O_2^-)。

$$2O_2 + NADPH \xrightarrow{\text{NADPH 氧化酶}} 2O_2^- + NADP + H^+$$

大多数超氧负离子经自发性歧化作用转变为 H_2O_2,H_2O_2进一步被还原成高度活跃的羟自由基,不过其杀伤力不强,不足以杀灭细菌,但是如果是在有氯化物存在的情况下,中性粒细胞胞质内的嗜天青颗粒含有髓过氧化物酶(MPO),能将 H_2O_2 还原成次氯酸(HOCl·),HOCl·是强氧化剂和杀菌因子。

$$H_2O_2 + Cl^- \xrightarrow{\text{MPO}} HOCl\cdot + H_2O$$

因此,H_2O_2-MPO-卤素联合体是中性粒细胞最有效的杀菌系统,其杀伤力是单独 H_2O_2 的 50 倍左右。

白细胞还可以通过不依赖氧的方式杀伤病因体,如杀菌通透性增加蛋白(bactericidal permeability-increasing protein,BPI)、溶菌酶、乳铁蛋白和一组富含精氨酸的阳离子蛋白质。这些物质能溶解细菌胞壁,被称作杀菌素(phagocytin)和防御素(defensins)。

吞噬细胞吞入病原体后形成吞噬溶酶体,吞噬溶酶体内含有的酸性水解酶可将病原体降解。吞噬溶酶体的 pH 值降至 4～5,是酸性水解酶发挥作用的良好环境。吞噬细胞通过上述杀伤机制,可以将大部分的病原微生物杀伤降解。但是对有些细菌(如结核杆菌)是无效的。这些细菌能够抵抗杀伤作用,处于静止状态而得以生存,如果机体抵抗力下降,就能够重新进入活跃期并且繁殖,随着吞噬细胞的游走而在体内播散。

中性粒细胞完成吞噬作用后自身很快崩解,被巨噬细胞清除或通过淋巴引流清除。

(2)免疫作用:在炎症反应过程中发挥免疫作用的白细胞主要为单核细胞、淋巴细胞和浆细胞。抗原进入机体后,巨噬细胞将其吞噬处理,再把抗原呈递给 T 和 B 细胞,免疫活化的淋巴细胞分别产生淋巴因子或抗体,发挥着杀伤病原微生物的作用。

(3)组织损伤作用:需要强调的是,在炎症反应中白细胞在趋化、激活和吞噬过程中不仅可向吞噬溶酶体内释放产物,而且还可将产物释放到细胞外间质中,中性粒细胞释放的产物包括溶酶体酶、活性氧自由基、前列腺素和白细胞三烯。这些产物都具有较强烈的损伤内皮细胞和组织的作用。此外,坏死崩解的白细胞也能释放大量损伤性物质。这些作用都加重了原始致炎因子导致的损伤。

5. 白细胞功能缺陷　白细胞在机体防御系统中占据着重要的地位,白细胞数量不足、先天或获得的功能缺陷,都能够影响白细胞的吞噬和免疫功能,导致机体免疫功能下降或不健全,容易感染,严重者甚至危及生命。

人类的白细胞黏附缺陷(leukocyte adhesion deficiency,LAD)疾病,因白细胞黏附、铺展、吞噬和氧化激增反应障碍,导致患者反复细菌感染和创伤愈合不良;Chediak—Higashi 综合征为常染色体隐性遗传性疾病,表现为白细胞数目减少,出现巨大溶酶体,吞噬细胞的溶酶体酶向吞噬体注入障碍,T 细胞产生颗粒功能障碍,引起患者严重的免疫缺陷和反复细菌感染;艾滋病患者因体内 $CD4^+$ 的辅助 T 淋巴细胞缺如造成严重免疫缺陷,常导致机会性感染而致死;慢性肉芽肿性疾病是因 NADPH 氧化酶的先天性遗传缺陷,使杀菌活性产生障碍造成。

要点提示　白细胞通过边集和滚动、黏附和游出、趋化作用而到达炎症局灶,发挥吞噬、免疫及组织损伤作用。如果白细胞功能缺陷,就会产生相应的疾患。

四、炎症介质在炎症过程中的作用

在炎症过程中,炎症反应主要是通过一系列化学因子的作用而实现的,这些能够介导和参与炎症反应过程的化学因子称为炎症介质(inflammatory mediator),包括外源性(如细菌及其产物)和内源性(来源于体液和细胞)两大类。

(一)炎症介质的共同特点

1. 内源性介质有细胞和体液两大来源。前者可以来自循环血液的细胞,也可以源自炎症局部的其他细胞;后者来自血浆。细胞来源炎症介质在某些致炎因子的刺激下合成,常以颗粒形式储存于细胞内;而体液来源者,则以前体(precursor)形式存在于血浆,必须经一系列蛋白酶裂解激活。

2. 大多数的炎症介质通过与靶细胞的特异性受体结合而发挥生物学效应。然而,某些介质也具有直接的酶活性(如溶酶体蛋白酶)或毒性(介导氧自由基氧化损伤)作用。

3. 炎症介质刺激靶细胞释放继发效应分子(secondary effect molecule),其效应与原介质的作用相同或相似,也可能相反,具有放大或拮抗作用。

4. 很多炎症介质半衰期很短暂,被激活或分泌到细胞外后,很快衰变、被酶降解灭活、或被拮抗分子抑制或清除。

5. 炎症介质的靶细胞可以是一种或多种,不同细胞有不同的生物学效应,主要取决于细胞或组织的类型。

(二)主要的炎症介质及其作用

1. 细胞释放的炎症介质

(1)血管活性胺:包括组胺和5-羟色胺(serotonin,5-HT)。组胺主要存在于肥大细胞和嗜碱性粒细胞的颗粒中,也存在于血小板内。肥大细胞释放组胺称为脱颗粒。过冷过热、免疫反应、补体片段(C_{3a}和C_{5a})、神经肽(如P物质)、细胞因子(如IL-1和IL-8)等等刺激因素,都可引起肥大细胞脱颗粒。组胺主要通过血管内皮细胞H1受体发挥,使细动脉扩张和细静脉通透性增加,参与速发反应。

5-HT主要存在于血小板的致密体颗粒内,在血小板凝聚时释放,其作用与组胺相似。胶原纤维、凝血酶、ADP、免疫复合物、血小板活化因子(PAF)可促进血小板释放5-HT。

(2)花生四烯酸代谢产物:花生四烯酸(arachidonic acid,AA)属于不饱和脂肪酸,以脂化形式广泛存在于细胞膜,正常细胞无游离AA。其代谢产物包括前列腺素(PG)、白细胞三烯和脂毒素(lipoxins,LX)。受致炎因子作用,细胞磷脂酶A被活化释放游离花生四烯酸。AA本身非炎症介质,经环氧化酶途径生成PG和血栓素A_2(thromboxanes A_2,TXA_2),或通过脂质氧化酶途径代谢生成白细胞三烯和LX等代谢产物,发挥炎症介质作用。

环氧化酶途径可产生PGE_2、PGD_2、PGF_2、PGI_2和TXA_2(图4-2)。TXA_2主要由血小板合成,能够使血小板聚集和血管收缩。PGI_2主要由血管内皮细胞产生,可抑制血小板聚集和使血管扩张。PG可协同其他炎症介质能够增加血管通透性和趋化作用,与炎症的局部表现发热和疼痛有关。PGD_2主要由肥大细胞产生。而产生PGE_2和PGF_{2a}细胞种类较多。PGE_2使皮肤对疼痛刺激更为敏感。

通过脂质氧化酶途径可产生5羟基花生四烯酸(5HETE),5HETE是中性粒细胞的趋化因子。产生的LTB_4是中性粒细胞的趋化因子和白细胞功能反应(黏附于内皮细胞、产生氧自由基和释放溶酶体酶)的活化因子。LTC_4、LTD_4、LTE_4可引起明显的血管收缩、支气管痉挛和静脉血管通透性增加。应用类固醇类药物可以抑制脂质氧化酶途径,减轻炎症反应。

脂质素是一种新的花生四烯酸活性代谢产物,主要通过转细胞途径(transcellular pathway)形成,具有促进和抑制炎症反应的双重作用,包括LXA_4和LXB_4。在中性粒细胞所产生的LTA_4基础上,血小板产生LXA_4和LXB_4。LX抑制中性粒细胞的趋化和黏附作用,促进单核细胞的黏附。LXA_4能够对抗LTC_4引起的缩血管作用,被认识是LT代谢的负调控因子。

(3)白细胞产物:吞噬细胞活化后可释放氧自由基和溶酶体酶,其中中性蛋白酶是重要的炎症介质,包括弹力蛋白酶、胶原酶和组织蛋白酶,可降解各种细胞外成分,包括胶原纤维、基底膜、纤维素、弹力蛋白和软骨基质等,在化脓性炎症的组织破坏中起重要作用。中性蛋白酶还可能直接降解C_3和C_5而产生C_{3a}和C_{5a},并促进激肽原产生缓激肽样多肽。正常情况下机体的血清和组织中有抗蛋白酶系统,维持机体的动态平衡。

白细胞释放的氧自由基包括超氧阴离子、过氧化氢和羟自由基。它们还能与NO结合产

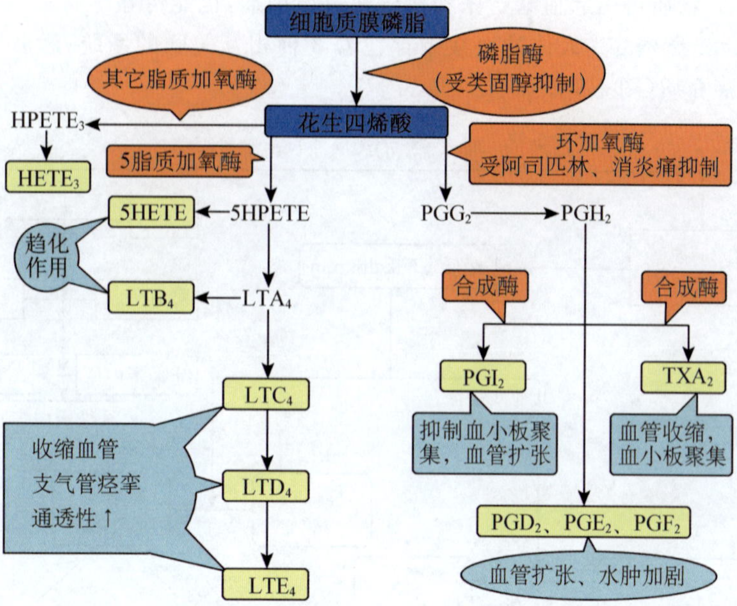

图 4-2 炎症过程中花生四烯酸的代谢

生其他活性氮中间产物。这些介质在低水平情况下可促进趋化因子 IL-8 和细胞因子的表达，以及内皮细胞和白细胞间黏附因子的表达，增强和放大炎症反应。这些介质在高浓度情况下可使组织损伤，内皮细胞损伤、血管通透性增加。同样，正常情况下机体的血清、组织液和靶细胞亦有抗氧化保护机制。是否引起损伤取决于两者的作用是否平衡。

（4）细胞因子：参与炎症反应的细胞因子的主要种类①调节淋巴细胞激活、增殖和分化的细胞因子，如 IL-2 和 IL-4 可促进淋巴细胞增殖，IL-10 和 TGF-β 是免疫反应的负调节因子；②调节自然免疫（innate immunity）的细胞因子，如 TNFα、IL-1β、IFNα 和 IL-6 等；③激活巨噬细胞的细胞因子，包括 IFN-γ、TNF-α、TNF-β、IL-5、IL-10、IL-12；④各种炎症细胞的趋化因子；⑤刺激造血的细胞因子，包括粒细胞一单核细胞集落刺激因子（GM-CSF）和 IL-3。

（5）血小板激活因子　血小板激活因子（platelet activating factor，PAF）是另一种磷脂衍生的炎症介质，由嗜碱性粒细胞、血小板、中性粒细胞、单核巨噬细胞和血管内皮细胞产生，包括分泌型和细胞膜结合型。分泌型的 PAF 可直接作用于靶细胞或刺激白细胞合成其他炎症介质（如前列腺素、白三烯等），细胞膜结合型的 PAF 可引起白细胞与内皮细胞黏附，促进白细胞化学趋化和白细胞脱颗粒。利用人工合成的 PAF 受体的拮抗药可抑制炎症反应。

（6）一氧化氮（NO）和氧自由基　一氧化氮是半衰期短（数秒）的可溶性气体性自由基，主要由血管内皮细胞释放，其作用主要是血管扩张、抑制血小板的功能、抑制肥大细胞诱导的炎症，以及抑制白细胞向炎症局部聚集。另外，一氧化氮通过代谢反应参与抗感染过程发挥重要作用，但同时也可造成组织损伤。巨噬细胞利用 NO 可杀伤病原微生物和肿瘤细胞。O_2^-、H_2O_2、OH^- 是在细胞内产生的重要的氧自由基，可以与 NO 结合形成氮的中间产物促使炎症反应。其损害作用一是损伤内皮细胞，使血管通透性增加；二是活化蛋白酶和灭活抗蛋白酶促进细胞外基质降解；三是对其他细胞的直接损伤，如组织的实质细胞、红细胞和肿瘤细胞等。

(7)神经肽：P 物质可引起血管扩张和血管通透性增加，也能传导疼痛。

2. 体液中的炎症介质　人体的血浆中存在着 3 种相互关联的系统：激肽、补体和凝血系统，是重要的炎症介质(图 4-3)。

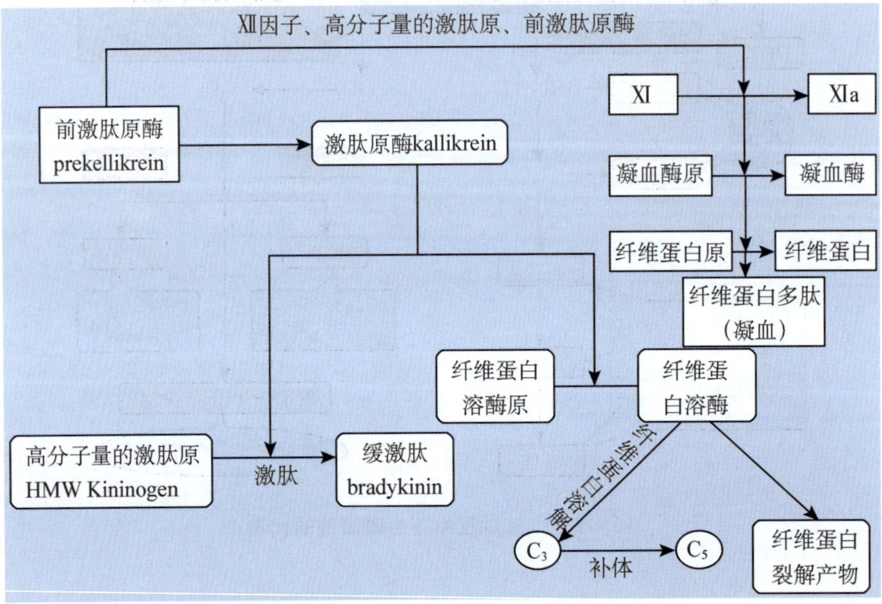

图 4-3　激肽、凝血、纤维蛋白溶解及补体的相互作用

(1)激肽系统：激肽系统激活的最终产物是缓激肽(bradykinin)，后者使细动脉扩张，血管通透性增加，血管以外的平滑肌细胞收缩，并可引起疼痛。缓激肽还可激活Ⅻ因子为Ⅻa 因子，后者使前激肽释放酶转变成激肽释放酶，进一步促进缓激肽的产生，同时激肽释放酶又是Ⅻ因子强有力的激活因子，再激活Ⅻ因子，不断放大缓激肽作用。激肽释放酶本身还具有趋化活性，并能使 C_5 转变成 C_{5a}。

在炎症介质中，缓激肽引起血管壁通透性升高的作用最为强烈，但其半衰期非常短暂(<15s)，通过肺循环一次就能完全被灭活。因此，缓激肽的作用主要局限在血管通透性增加的早期。

(2)补体系统：补体系统由 20 种蛋白质组成，是抵抗病原微生物的重要因子，具有使血管通透性增加、化学趋化作用和调理素化作用。可通过经典途径(抗原抗体复合物)、替代途径(病原微生物表面分子，例如内毒素或脂多糖)和凝集素途径激活，其中 C_3 和 C_5 是最重要的炎症介质，可被细菌产物和抗体结合物以及炎症渗出物中的多种蛋白水解酶激活。主要作用是：裂解片段 C_{3a} 和 C_{5a}。通过促进肥大细胞释放组胺使血管壁通透性升高和血管扩张；C_{5a} 激活中性粒细胞和单核细胞的 AA 代谢的脂质氧化途径，使之进一步释放炎症介质。C_{5a} 能激活白细胞，促其与血管内皮细胞黏着，并对白细胞(中性粒细胞、单核细胞、嗜酸粒细胞和嗜碱粒细胞)具有趋化作用；C_{3b} 和 C_{3bi} 具有调理素作用，可增强吞噬细胞的吞噬能力。

补体成分对中性粒细胞有趋化作用，而中性粒细胞释放的纤维蛋白溶解酶和溶酶体酶又能激活补体，因而促使嗜中性粒细胞不断从血管游出。

(3)凝血系统：Ⅻ因子活化不仅能启动激肽系统，而且能启动凝血和纤维蛋白溶解两个系统。在凝血和纤维蛋白溶解过程中起重要作用的炎症介质：纤维蛋白多肽，是纤维蛋白原转化为纤维蛋白的释放产物，具有增加血管通透性和白细胞的趋化因子作用；凝血酶是凝血酶原活化产物，可增加白细胞的黏附性以及促进纤维母细胞的增生；Xa 因子，是凝血过程的中间产物，可致血管壁通透性增加和促进白细胞的渗出；纤维蛋白溶解酶，是纤维蛋白溶解酶原活化产物，其重要功能是激活Ⅻ因子，再通过激活激肽系统、凝血系统和纤溶系统发挥放大炎症效应；纤维蛋白溶解过程中，纤维蛋白的降解产物可增加血管壁的通透性，而血浆素（plasmin）可以裂解补体 C_3 生成 C_{3a}，使血管扩张和血管通透性增加。

主要炎症介质的种类及其作用归纳如表 4-1。

表 4-1 主要炎症介质的种类和作用

功 能	炎症介质的种类
血管扩张	组胺、5-HT、缓激肽、PGE_2、PGE_1、PGD_2、PGI_2、NO
血管通透性增高	组胺、5-HT、缓激肽、C_3a、C_5a、LTC_4、LTD_4、LTE_4、PAF、活性氧代谢产物、P 物质
趋化作用	C_5a、LTB_4、细菌产物、中性粒细胞阳离子蛋白、细胞因子（IL-8、TNF 等）、IL-1、TNF
发热	细胞因子（IL-1、IL-6、TNF 等）、PG
疼痛	PGE_2、缓激肽
组织损伤	氧自由基、溶酶体酶、NO

五、急性炎症的分类及其病理变化

变质、渗出和增生是炎症的基本病理变化，根据炎症变质、渗出和增生哪一种病变占优势，分别将其分为变质性炎、渗出性炎和增生性炎 3 大类型。而急性炎症多数是以渗出为主的炎症，以局部大量渗出为主要特征。根据渗出物主要成分的不同，又将急性炎症分为浆液性炎、纤维素性炎、化脓性炎和出血性炎。此外，由于致炎因子的不同，病变组织和器官的反应差异等因素，有些急性炎症表现为变质性炎。

（一）变质性炎

变质性炎（alterative inflammation）是以组织和细胞的变性、坏死为主要病理变化的炎症。渗出和增生病理改变相对较轻。变质性炎症常发生于肝、肾、心、脑等实质性器官，多见于某些重症感染、变态反应及中毒等，由于器官的实质细胞变性、坏死明显，常引起相应器官的功能障碍。例如急性重型病毒性肝炎时，肝细胞广泛坏死，患者出现严重的肝功能障碍；又如白喉，白喉杆菌产生的外毒素能够引起中毒性心肌炎，大量的心肌细胞变性坏死，心肌收缩力下降，导致严重的心功能不全。再如，干酪性肺炎，由于患者抵抗力低下而变态反应比较剧烈，肺结核病表现为肺广泛的干酪样坏死，临床上病情危重，中毒症状明显，病死率比较高。

（二）浆液性炎

浆液性炎（serous inflammation）是以浆液渗出为主要病变特征的炎症。浆液来自于血浆成分，也可由浆膜的间皮细胞分泌产生，含有 3%～5%的蛋白质，蛋白质多为白蛋白，同时混有少量中性粒细胞和纤维素。浆液性炎多发生于黏膜、浆膜、疏松结缔组织以及皮肤和滑膜。浆液渗出到疏松结缔组织时，能够引起炎性水肿；皮肤烫伤时出现的表皮下水疱，疱内清亮的液体多为浆液；浆膜的浆液性炎可引起体腔积液，关节滑膜的浆液性炎可引起关节腔积液；发生在黏膜的浆液性炎又称为浆液性卡他性炎，卡他(catarrh)的含义是渗出物沿黏膜表面顺势下流。发生在黏膜和浆膜的浆液性炎，由于渗出浆液的挤压，上皮细胞和间皮可发生变性、坏死和脱落。

浆液性炎一般较轻，易于消退。但浆液性渗出物过多也会产生不利影响或导致严重后果，如喉头水肿可引起呼吸困难甚至窒息。心包腔和胸膜的大量浆液渗出可以导致心包腔和胸腔积液，严重者可影响心肺功能。

(三)纤维素性炎

纤维素性炎(fibrinous inflammation)是以纤维蛋白原渗出为主，继而形成纤维蛋白(纤维素)的炎症。在HE切片中纤维素呈红染颗粒状、条索状和互相交织的网状，常混有中性粒细胞和细胞碎片。纤维蛋白原的相对分子量较大，大量渗出表明是血管壁损伤严重，血管通透性明显增加的结果。

纤维素性炎多由某些细菌毒素(如白喉杆菌、痢疾杆菌和肺炎双球菌的毒素)或多种内源性、外源性毒素(如尿毒症时的尿素和升汞中毒)所引起，好发于黏膜、浆膜和肺组织。发生于黏膜者，称为伪膜性炎。伪膜由渗出的纤维蛋白、坏死组织和中性粒细胞构成，在黏膜表面形成一层灰白色膜状物(假膜)，覆盖于黏膜上，故称“假膜性炎”(pseudomembranous inflammation)(图4-4)。白喉的假膜性炎，若发生于咽部不易脱落则称为固膜性炎；发生于气管较易脱落则称为浮膜性炎，可引起呼吸困难或窒息。发生于浆膜的纤维素性炎可引起体腔炎性积水，严重者发生纤维素性粘连，如纤维素性心包炎，其心包腔出现大量纤维蛋白渗出，心脏的搏动使心包的脏、壁两层渗出的纤维蛋白呈绒毛状，形成“绒毛心”(图4-5)，严重影响心脏功能。如果渗出物不能被即时清除而发生机化，心包的脏、壁两层粘连而形成缩窄性心包炎，严重者会因心功能不全而死亡。发生在肺的纤维素性炎，除有大量纤维蛋白渗出外，亦可见大量中性粒细胞，常见于大叶性肺炎。

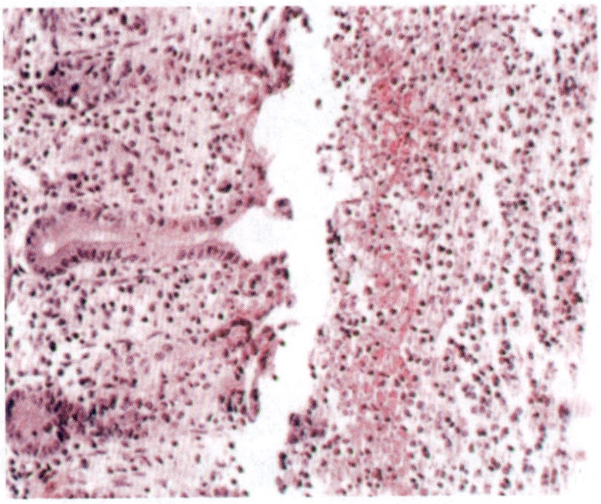

图4-4 结肠黏膜的“假膜性炎”(HE染色，×100)

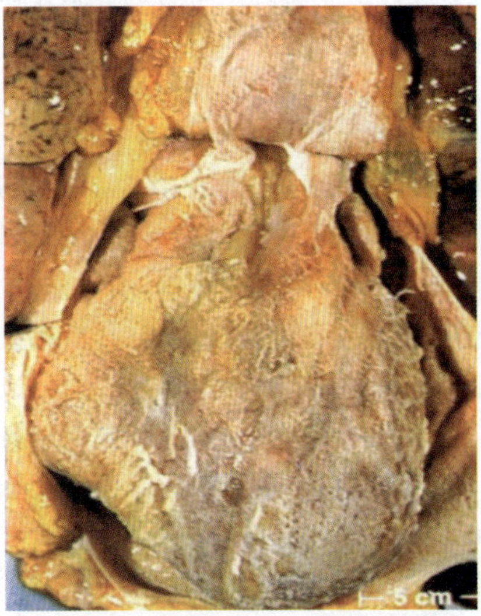

图4-5 纤维素性心包炎形成的“绒毛心”

一般来讲，渗出的纤维素可被纤维蛋白溶解酶水解，或被吞噬细胞吞噬清除，或通过自然管道排出体外，病变组织得以愈复。若纤维素渗出过多、中性粒细胞渗出过少，或组织内抗胰蛋白酶含量过多可致纤维素清除障碍，因而发生机化，形成浆膜的纤维素性粘连。

(四)化脓性炎

化脓性炎(suppurative or purulent inflammation)是以中性粒细胞渗出为主，并伴有不同程度的组织坏死和脓液形成为特点的炎症。炎症局部大量中性粒细胞坏死、崩解，并释放溶酶体酶将坏死组织溶解液化的过程称为化脓；所形成的灰黄色或黄绿色的浑浊凝乳状液体，称为脓液(pus)，主要成分为大量渗出的中性粒细胞和脓细胞(变性坏死的中性粒细胞)，还含有细菌、被溶解的坏死组织碎片和少量浆液和纤维素。

化脓性炎多由葡萄球菌、链球菌、脑膜炎双球菌、大肠埃希菌等化脓菌引起，亦可因某些化学物质和机体坏死组织所致。因渗出物中的纤维蛋白已被中性粒细胞释出的蛋白水解酶所溶解，故脓液一般不凝固。由葡萄球菌引起的脓液较为浓稠，由链球菌引起的脓液较为稀薄。

化脓性炎依病因和发生部位的不同可分为表面化脓和积脓、蜂窝织炎和脓肿。

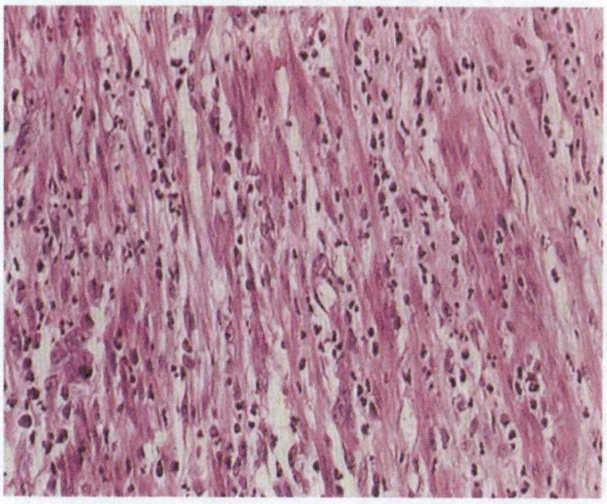

图 4-6 阑尾蜂窝织炎(HE 染色，×100)

1. *表面化脓和积脓* 是指发生于黏膜或浆膜表面的化脓性炎症。黏膜的化脓性炎又称脓性卡他性炎。此时黏膜表面可见大量中性粒细胞渗出，而深部组织不明显，如化脓性尿道炎和化脓性支气管炎，渗出的脓液可沿尿道、支气管排出体外。当化脓性炎发生于浆膜、胆囊和输卵管时，脓液则在浆膜腔、胆囊和输卵管腔内积存，称为积脓(empyema)。

2. *蜂窝织炎*(phlegmonous inflammation)

蜂窝织炎是指疏松结缔组织的弥漫性化脓性炎，好发于皮肤、肌肉和阑尾(图 4-6)。溶血性链球菌为其主要致病菌，既能产生透明质酸酶降解结缔组织中的透明质酸，又能分泌链激酶溶解纤维蛋白，使细菌易于通过组织间隙和淋巴管扩散，病变不易被局限。组织学特征是炎症局部组织高度炎性水肿和嗜中性粒细胞弥漫性浸润，与周围组织无明显分界。

> **问题讨论**
>
> 患者，女性 20 岁，大餐后不久上腹部突发性疼痛，随后很快转移性右下腹疼痛，伴恶心、呕吐及发热。体检：右下腹 McBurney 点有明显压痛及反跳痛。血液检查白细胞总数升高，分类：中性粒细胞比例增高。请做出病理诊断；镜下观阑尾有何病变？病变是如何发生发展的？

3. 脓肿(abscess) 是指限局性化脓性炎症，其主要特征是炎症局部组织发生溶解坏死，形成充满脓液的腔。主要由金黄色葡萄球菌引起，其产生的血浆凝固酶可以使渗出的纤维蛋白原转变为纤维蛋白，因而病变较局限。金黄色葡萄球菌可产生毒素使局部组织坏死，大量中性粒细胞浸润、吞噬，之后中性粒细胞坏死崩解形成脓细胞，并释放出蛋白水解酶使坏死组织液化形成含有脓液的空腔(图 4-7)。此外，金黄色葡萄球菌具有层粘连蛋白受体，可以黏附于血管壁，并通过血管引起迁徙性脓肿（图 4-8，图 4-9）。小脓肿可以吸收消散，较大脓肿常需切开排脓或穿刺抽脓、清创后常由肉芽组织修复而得以愈合。脓肿多见于皮下和内脏。

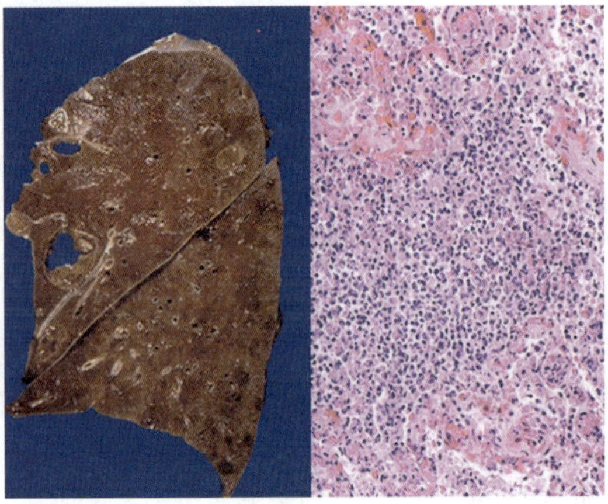

图 4-7　肺脓肿（HE 染色，×100）

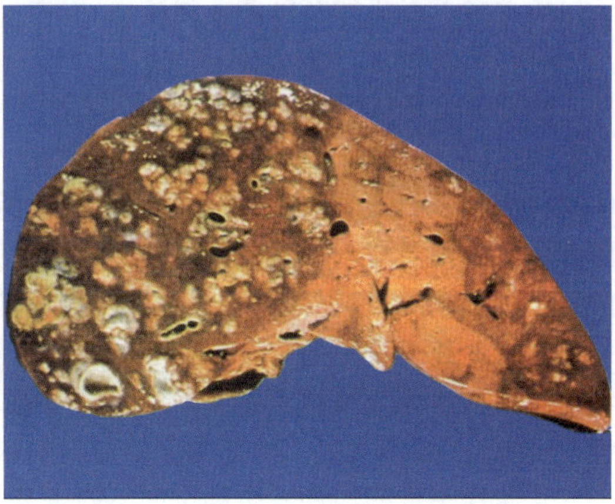

图 4-8　肝迁徙性脓肿

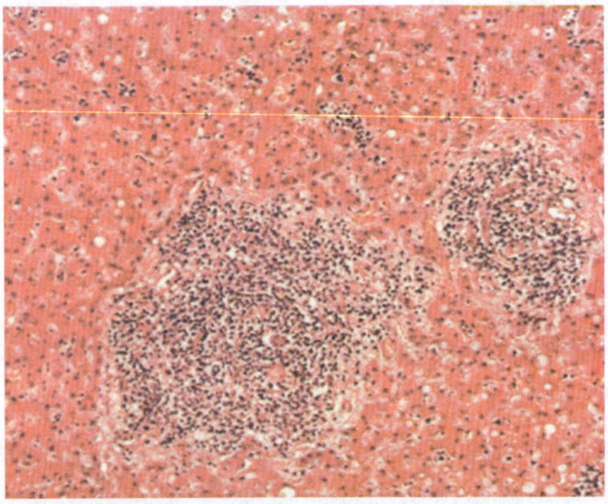

图 4-9　肝迁徙性脓肿（HE 染色，×100）

疖（furuncle）是指毛囊、皮脂腺及其周围组织所发生的脓肿。疖中心发生软化、液化后，脓肿可自行穿破。痈（carbuncle）是多个疖的融合形成，在皮下脂肪筋膜组织中形成多个相互沟通的脓肿，一般只有及时切开引流、排脓后，才能修复愈合。

发生在皮肤或黏膜的化脓性炎，由于局部皮肤或黏膜发生坏死、崩解脱落，可形成局部组织缺损，称溃疡（ulcer），比较表浅。深部脓肿则可以向体表或自然管道穿破，形成窦道或瘘管。窦道（sinus），即指仅有一个开口的病理性管道；而瘘管（fistula）则是指有两个以上开口的、两端相连的病理性管道。例如肛门周围组织的脓肿，可向局部皮肤穿破，形成窦道；也可以既向皮肤穿破，又向肛管穿破，形成瘘管，称为肛瘘。窦道或瘘管的管壁由肉芽组织构成，管道中不断排出脓性渗出物，迁延不愈时临床上可以行手术切除而达到治疗的目的。

（五）出血性炎

> **要点提示**　急性炎症一般以变质和渗出病变为主。根据渗出物的不同，分为浆液性炎、纤维素性炎、化脓性炎以及出血性炎。

出血性炎症（hemorrhagic inflammation）是一种伴以出血为特征的渗出性炎症。血管损伤比较严重，使渗出物中含有大量红细胞。常见于一些烈性传染病，如流行性出血热、钩端螺旋体病和鼠疫等。

上述各型急性炎症的类型不是一成不变的，随着病理变化的不同会发生互相转化，如浆液性炎可转变成纤维素性炎或化脓性炎。

六、急性炎症的结局

急性炎症的结局分为3种情况：

(一)痊愈

在大多数情况下，由于机体抗病能力强，或经过适当治疗使抗损伤反应占优势，病原微生物被消灭，炎症局部坏死组织和渗出物被溶解、吸收或清除，通过局部组织细胞的再生达到修复而痊愈。如果损伤轻、范围小，常可完全恢复组织原来的结构和功能，痊愈；若损伤重，病变范围大，则由肉芽组织修复，只能部分恢复原有的结构和功能，形成不完全痊愈。如果瘢痕组织形成过多或发生在某些重要器官，则有可能引起明显功能障碍。

(二)迁延不愈或转为慢性

如果机体抵抗力较弱或治疗不彻底，致炎因子不能被即时清除而持续存在，并不断损伤组织，使炎症过程迁延不愈，如慢性支气管炎多由急性支气管炎转化而来，可以多年迁延不愈。

(三)蔓延扩散

在机体抵抗力低下或病原微生物毒力强、数量多的情况下，病原微生物可不断繁殖，并沿组织间隙或脉管系统向周围和全身器官扩散。

1. *局部蔓延* 炎症局部的病原微生物可通过组织间隙或自然管道向周围组织和器官扩散蔓延。如肺结核病，当机体抵抗力低下时，结核杆菌可沿组织间隙蔓延，使病灶扩大；亦可沿支气管播散，在肺的其他部位形成新的结核病灶，甚至形成空洞。

2. *淋巴道播散* 病原微生物随淋巴液回流或直接侵入淋巴管，通过淋巴道播散。临床上往往先引起局部淋巴管炎，表现为炎症局部与引流淋巴结之间形成红色线样病变(红线)；经淋巴管引流，引起局部淋巴结炎，表现为淋巴结肿大。如头面部感染可以引起耳后淋巴结炎，下肢感染引起腹股沟淋巴结炎。各级淋巴结构成了阻挡微生物扩散的防线，但感染严重时，病原体可通过淋巴道途径进入血循环，引起血道播散。

3. *血道播散* 炎症灶中的病原微生物及其毒性产物可直接或通过淋巴回流进入血循环，引起血道播散。可以发生菌血症、毒血症、败血症和脓毒败血症。

(1)菌血症(bacteremia)：细菌由炎症局灶入血，血液中可查到细菌，但患者无全身中毒症状，称为菌血症。很多炎症早期都有菌血症，如大叶性肺炎和流行性脑脊髓膜炎。菌血症阶段，肝、脾和淋巴结的吞噬细胞可组成一道防线，以清除细菌。

(2)毒血症(toxemia)：细菌的毒性产物或毒素被吸收入血，并引起全身中毒症状，称为毒血症。临床上出现高热和寒战，同时伴有心、肝、肾等实质细胞的变性或坏死，严重时出现中毒性休克。但血培养常为阴性，找不到细菌。

(3)败血症(septicemia)：细菌由局部病灶入血后，不仅没有被清除，而且还大量繁殖，产生毒素引起全身中毒症状，称为败血症。一般患者除有毒血症的临床表现外，还常出现皮肤和黏膜的多发性出血斑点、脾肿大和淋巴结肿大等临床表现，严重者可发生中毒性休克引起死亡。此时血培养常可检测出病原菌。

> **要点提示** 多数急性炎症可以痊愈，只有少数迁延为慢性或局部蔓延，经淋巴道或血道播散，引起菌血症、毒血症、败血症和脓毒败血症。

(4)脓毒败血症(pyemia)：化脓菌所引起的败血症，称为脓毒败血症。化脓菌在血液大量繁殖，随血流可到达全身各部，在多个脏器同时形成多发性栓塞性脓肿（embolic abscess）或迁徙性脓肿（metastatic abscess）。显微镜下除了典型的化脓性炎的特征外，还可见到细菌菌落。

第三节 慢性炎症

学习要求

掌握肉芽肿的概念及其组成。熟悉慢性炎症的分类和特点。

慢性炎症的病程长，可达数月至数年以上，可由急性炎症迁延而来，也可以因为低毒性或低强度的致炎因子的长期持续性刺激作用所致，一开始即呈慢性经过。反复发作并不断进展是慢性炎症重要临床特征。

一、慢性炎症的概述

慢性炎症常见的病因包括病毒感染、持续的细菌（如结核杆菌、梅毒螺旋体）和真菌感染、长期接触有潜在毒性的物质，此外，自身免疫反应也是重要原因之一。

慢性炎症的基本特征是局部病变以增生为主，而变质和渗出较轻。需要强调的是，有些炎症虽然以细胞增生性改变为主，但在临床上呈急性经过，属于急性炎症。如链球菌感染后引起的急性肾小球肾炎，病变以肾小球的血管内皮细胞和系膜细胞增生为主；伤寒病时，病变以单核巨噬细胞增生为主。这种以增生病变为主的急性炎症在所有的炎症中所占的比例不大，多数以增生为主的病变是慢性炎症的特点。

慢性炎症中浸润的炎细胞以淋巴细胞、浆细胞和单核细胞为主，也称它们为慢性炎症细胞；慢性炎症中组织损伤与损伤后修复的改变同时存在。因此，在炎症局部出现肉芽组织增生、不同程度的纤维化和瘢痕形成等修复性改变，同时可以伴有上皮或腺体等实质细胞增生。慢性炎症的纤维组织增生和瘢痕形成可以造成组织和器官的粘连或硬化，也可以造成管道性器官狭窄和梗阻，在临床上往往产生较为严重的后果。

巨噬细胞是慢性炎症中非常重要的细胞，源自血液的单核细胞和机体各种组织内的组织细胞，如肝的 Kupffer 细胞、脾和淋巴结的窦组织细胞、肺泡壁的巨噬细胞和中枢神经系统的小胶质细胞。它们在慢性炎症的发生发展过程中发挥关键作用。概括如下：是各种炎症中重要的吞噬细胞；可以递呈抗原，介导细胞免疫和体液免疫；活化后产生多种生物活性物质，参与组织损伤和促进成纤维细胞和血管内皮细胞增生及纤维化；可以衍变为多种特殊形态的炎细胞（如上皮样细胞、多核巨细胞、泡沫细胞等）参与特殊类型的慢性炎症。

淋巴细胞到达炎症局部，受抗原信息刺激被致敏激活，参与细胞免疫和体液免疫。嗜酸性粒细胞和肥大细胞也是慢性炎症的参与者，主要参与某些寄生虫感染、异物或药物过敏性反应相关的慢性炎症过程。

二、慢性炎症的类型

根据慢性炎症的特点，分为一般慢性非特异性炎和肉芽肿性炎。

(一)一般慢性非特异性炎

一般慢性非特异性炎(non-specific chronic inflammation)也称一般慢性炎症,在临床上非常多见。病因不同,发病部位不同,但病理改变却大致相同。表现为炎症局灶的组织受损而发生不同程度的变性坏死,淋巴细胞、浆细胞和巨噬细胞等慢性炎症细胞的浸润,伴有血管内皮细胞、成纤维细胞和组织细胞增生,同时局部受损的被覆上皮、腺上皮等实质细胞修复的再生。如慢性鼻炎、慢性支气管炎、慢性肠胃炎、慢性宫颈炎等等。一般慢性炎症在特定的部位出现特定的形态特征。

1. 炎性息肉　黏膜的慢性炎症可以形成炎性息肉(inflammatory polyp)。炎性息肉是指局部黏膜上皮、腺体和间质增生向黏膜表面突起形成的炎性肿块,基底部常形成蒂与正常组织相连,多见于鼻黏膜(图 4-10)和子宫颈。镜下,黏膜上皮、腺体和间质增生,伴有明显炎性水肿和炎细胞浸润。

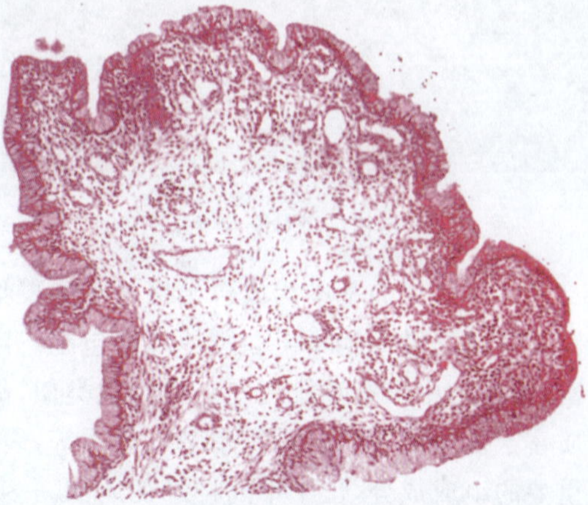

图 4-10　鼻黏膜炎性息肉(HE 染色,×100)

2. 炎性假瘤　炎性假瘤(inflammatory pseudotumor)是指慢性炎症时由于增生形成境界清楚的肿瘤样的肿块,常发生于眼眶和肺。如肺的炎性假瘤,主要由增生的纤维组织和肺泡上皮构成,大量的各种类型的慢性炎细胞浸润、肺泡上皮和纤维组织增生及不同程度的纤维化是其重要的组织学特征。影像学检查时,其形态与肿瘤相似,故称为炎性假瘤。

(二)慢性肉芽肿性炎

1. 慢性肉芽肿性炎(chronic granulomatous inflammation)的概念　慢性肉芽肿性炎是一种以肉芽肿形成为特点的特殊类型的慢性炎症。肉芽肿是指由巨噬细胞局部增生构成的境界清楚的结节状病灶。病灶较小,直径一般在 0.5～2mm。不同的病因可引起形态不同的肉芽肿,是临床病理诊断的依据。典型的结核肉芽肿可诊断结核病,若肉芽肿形态不典型者常需辅以特殊检查,如抗酸染色、细菌培养、血清学检查和聚合酶链式反应(PCR)等。

某些病原,包括生物性和非生物性的,诱发局部炎症后,被吞噬细胞吞噬却不能被杀伤和降解。此时,机体的防御系统将启动迟发型过敏反应(delayed-type hypersensitivity,DTH)机制,巨噬细胞聚集在炎症局部吞噬病原却不能将其杀伤和降解。但是,巨噬细胞可以通过抗原递呈,激活 T 淋巴细胞,活化的 T 淋巴细胞能分泌多种细胞因子促使肉芽肿的形成,也可以激活巨噬细胞,被激活的巨噬细胞在形态和功能两方面均发生改变,显著增强了其吞噬功能和杀菌活性,而且出现形态的转化。此时的巨噬细胞在不同病变中形态多样、名称多样,如上皮样细胞、Aschoff 细胞等,也可以融合形成多核巨细胞(multinucleated giant cell),以形成炎性肉芽肿的方式处理不能被杀伤和降解的病原。当病原被清除后,则肉芽肿也可消失。

2. 慢性肉芽肿性炎的常见病因　细菌(如结核杆菌、麻风杆菌)、螺旋体(如梅毒螺旋体)、真菌和寄生虫等病原体的感染,以及机体内的异物(如手术缝线、石棉等)等是最常见的病因。

3. 肉芽肿性炎的分类和组成　肉芽肿性炎可分为异物性肉芽肿(foreign-body-granuloma)和感染性(免疫性)肉芽肿(infective granuloma)两大类。

异物性肉芽肿是由于异物(如手术缝线、石棉等)不易被消化,刺激长期存在形成的慢性炎症。病变特征是以异物(如外科缝线、粉尘等)为中心,周围包绕着数量不等巨噬细胞、异物巨细胞以及成纤维细胞和淋巴细胞等,形成结节状病灶。

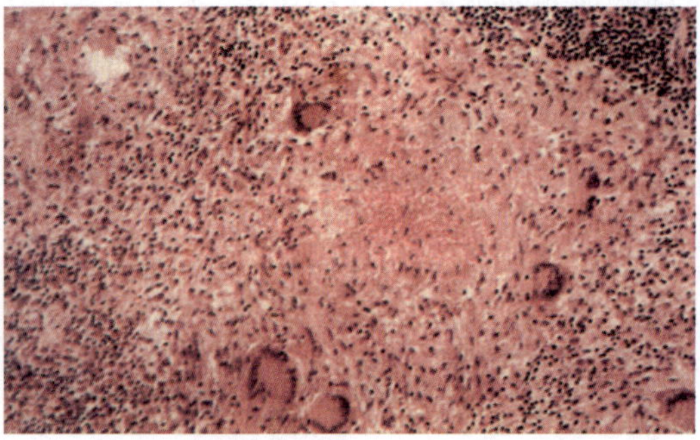

图 4-11　结核结节(HE 染色,×100)

而感染性肉芽肿是由生物病原体感染引起的肉芽肿性炎。常见病原有结核杆菌、伤寒杆菌、麻风杆菌、梅毒螺旋体、真菌和寄生虫等,常形成具有诊断价值的特殊形态的结节状病灶。例如结核病,是由结核杆菌引起的肉芽肿性炎,其病变特征为结核结节(图 4-11)。形成。典型结核结节的中央为干酪样坏死,周围上皮样细胞(即巨噬细胞)呈放射状排列包绕,其间散在少量 Langhans 细胞(多核巨细胞的一种),形成肉芽肿主体。

肉芽肿病变的基本构成包括巨噬细胞聚集、多核巨细胞形成和淋巴细胞浸润围绕,其病灶周围常有成纤维细胞增生和胶原纤维包绕。巨噬细胞在炎症局灶表现为细胞体积增大,胞质丰富,结核病中形态和排列与上皮细胞类似,故有上皮样细胞之称。在电镜下,上皮样细胞的胞质富于内质网、核糖体、高尔基复合体等,表明其功能增强。上皮样细胞是结核性肉芽肿中最重要的组成成分,位于干酪样坏死周围。多核巨细胞:结核结节中的多核巨细胞又称朗汉斯(Langhans)巨细胞,胞质丰富红染,体积大(40～50μm),细胞核数目可达几十个以上,在细胞周边部呈马蹄或环细胞融合而成,多位于干酪样坏死周围。而异物性多核巨细胞(foreign body multinucleated giant cell)也是由多个巨噬细胞互相融合形成,以增强其吞噬能力。但其胞质内常含异物,如缝线、石棉纤维或不能降解的代谢产物等(痛风的尿酸盐结晶);再者,其细胞核的排列杂乱,不呈马蹄样或环状排列。

要点提示　慢性炎症分为一般慢性非特异性炎和肉芽肿性炎,前者在日常生活中多见。肉芽肿性炎又分为感染性肉芽肿和非感染性肉芽肿,前者是由病原体感染引起的。

复习指导

1. 任何一种炎症其基本病理变化都为变质、渗出和增生,哪一种病变为主就决定了这种炎症的性质。变质性炎病变以变质为主,根据炎症局灶的变性坏死进行临床病理联系,想到患者的临床症状、病程经过及可能的结局。

2. 渗出性炎根据渗出物的不同分为浆液性炎、纤维素性炎、化脓性炎和出血性炎。渗出对机体既有有利的方面,也有不利的方面,渗出过多容易引起水肿或积水,造成压迫或粘连而影响脏器功能。化脓性炎以中性粒细胞的渗出为主并伴有不同程度的组织坏死和脓液形成,是形成溃疡、窦和瘘的重要原因。

3. 不同炎症好发部位和病变特点不同。急性炎症一般都可以痊愈,如病情进展则表现为炎症蔓延扩散，可以直接蔓延，也可以经淋巴道、血道蔓延。经血道蔓延则在临床上称为菌血症、毒血症、败血症和脓毒败血症。

4. 慢性炎症分为一般慢性非特异性炎和肉芽肿性炎。肉芽肿又分为感染性肉芽肿和异物肉芽肿。简单来讲，肉芽肿就是巨噬细胞增生形成境界清楚的结节状病灶。不同的肉芽肿疾病，其病变特点各不相同。

5. 炎症以血管反应为中心，血流动力学发生改变、白细胞渗出是炎症反应的基础。

6. 掌握炎症介质的概念，了解其种类及其作用。

（赵英芳）

第5章 肿瘤

chapter 5

学习要求

1. 掌握肿瘤的概念，肿瘤性与非肿瘤性增生的区别。
2. 掌握肿瘤的形态特点、异型性。
3. 掌握肿瘤的生长方式和转移途径。
4. 掌握良、恶性肿瘤的区别；掌握癌与肉瘤的区别；掌握肿瘤的命名原则。
5. 掌握癌前病变、非典型增生及原位癌的概念及病变。
6. 熟悉肿瘤的分类、分级、分期和常见肿瘤形态特点。
7. 了解肿瘤与机体的相互影响。
8. 了解肿瘤的病因学及发病学。

肿瘤(tumor，neoplasm)是以细胞异常增殖为特点的一类疾病，常表现为机体局部的异常组织团块(mass)。肿瘤根据不同的生物学行为和临床表现，可以分为良性肿瘤和恶性肿瘤以及介于良性肿瘤和恶性肿瘤之间的交界性肿瘤。通常所说的癌症(cancer)，即指那些严重危害人类健康的恶性肿瘤。

最新统计资料显示，每年全球新增癌症病例约 12.7 百万，死亡约 7.6 百万；新增病例男性约 6.6 百万，女性约 6.0 百万；死亡病例男性约 4.2 百万，女性约 3.3 百万。目前最为常见和危害性严重的肿瘤按照死亡率排列为肺癌、胃癌、肝癌、大肠癌、乳腺癌、食管癌、宫颈癌、胰腺癌、前列腺癌、白血病等。恶性肿瘤引起的死亡率在西方国家仅次于心血管系统疾病而居第二位。恶性肿瘤已成为我国城乡居民的主要死因，占死亡原因 20%以上。

肿瘤的诊断、治疗和预防，是医学科学十分重要的组成部分，形成一个专门的分支：肿瘤学(oncology)。肿瘤的病因学、发病学、诊断及其防治是病理学和肿瘤学的重要内容。本章主要从病理学的角度介绍关于肿瘤的基本概念、一般特点、生物学特点、病因学和发病机制等内容。

第一节　肿瘤的概念和一般形态

学习要求

掌握肿瘤的概念，肿瘤性增生与非肿瘤性增生的区别，肿瘤的实质与间质；能从肉眼观描述出肿瘤的形态。

一、肿瘤的概念

肿瘤(tumor，neoplasm)是机体在各种致瘤因素的作用下，局部组织的细胞在基因水平上丧失了对其生长的正常调控，导致其克隆性异常增生而形成的新生物，常表现为机体局部的异常组织团块。

在我国古代，就已经有对肿瘤的叙述。殷墟出土的甲骨文中已有"瘤"字，2000 多年的《周礼》一书把专门治疗肿瘤的医生称为疡医，至今在日本和韩国的汉字中仍在使用。东汉刘熙在《释名・释疾病》中说：喦肿也，凸凹起伏如山岩不平者，谓之喦。宋朝东轩居士首先使用"癌"来描述肿瘤类的疾病。

西医对肿瘤的认识可追溯到 3500 年前的古埃及，在出土的草纸文中就有了关于体表肿瘤的最早记录。"Cancer"一词最早由古希腊的 Hippocrates 用来描述发生于胃和子宫的恶性肿瘤。距今约 2000 年前的古罗马医师 Gallen 进一步扩展了有关肿瘤的理论和概念。在 Gallen 之后的 1000 年间对肿瘤的认识没有本质的提高。

现代医学研究表明：肿瘤的发生，是机体的细胞异常增殖的结果，同时也与细胞的死亡和信号转导机制发生障碍有关。与肿瘤发生有关的细胞增殖称为肿瘤性增殖。

与肿瘤性增殖相对的是非肿瘤性增殖。非肿瘤性增殖可见于正常组织在生理状态下的增生、损伤引起的炎症性防御反应、修复等情况，是适应机体需要的。非肿瘤性增殖是受控制的，有一定的限度，一旦增生的原因消除后，一般不在继续增生。非肿瘤性增殖一般是多克隆性的，增殖所产生的细胞群，即使是同一类型的细胞，也不一定来自同一个亲代细胞，可能是从不同的亲代细胞衍生而来的子代细胞。非肿瘤性增殖的组织基本上具有原来正常组织的结构及功能。

与非肿瘤性增殖相比，肿瘤性增殖有如下特点：①肿瘤性增殖一般是单克隆性的，现代医学研究表明，组成肿瘤的细胞群是由发生了肿瘤性转化的单一细胞分裂繁殖产生的子代细胞组成的；②肿瘤性增殖与机体不协调，通常对机体是有害的；③肿瘤性增殖的细胞生长迅速，失去控制，具有相对自主性，即使去除病因后，仍能持续生长；④肿瘤性增殖的细胞形态、代谢与功能均有不同程度的异常，并且不同程度地失去了分化成熟的能力。

> **要点提示**　肿瘤性增殖是细胞在基因水平上失去了对其生长的正常调控，所以具有自主性。

根据肿瘤的生物学特性和对机体的危害性不同，一般将肿瘤分为良性和恶性两大类。癌症(cancer)即指这些严重危害人类健康的恶性肿瘤。

二、肿瘤的形态和结构

为了正确诊断肿瘤，临床医生通过病史、体格检查和各种实验室检查，对所有资料综合分析，才能明确诊断。其中病理学检查（即大体检查和显微镜检查）占有重要地位，常常是诊断中的“金标准”。

（一）肿瘤的大体形态

1. 肿瘤的数目 肿瘤的数目不一，通常为单个，有时可为多个。有些类型的肿瘤，例如癌，单发的比较多；有些类型的肿瘤常常表现为多发性，例如脂肪瘤病和神经纤维瘤病等，可以数十个甚至数百个肿瘤。

2. 肿瘤的大小 大小可以差别很大。小的肿瘤，例如甲状腺的微小癌，有时仅凭肉眼很难发现，需借助显微镜才能观察到。某些巨大肿瘤，重量可达数千克甚至数十千克，例如卵巢的囊腺瘤。

一般说来，肿瘤的大小与肿瘤的性质（良性或恶性）、生长时间和发生部位等有关。生长于体表或大的体腔（如腹腔或盆腔）内的肿瘤，有时可长得很大；生长于密闭的狭小腔道（如颅腔、椎管）内的肿瘤，由于生长受限，体积通常较小。体积较大的肿瘤通常生长时间较长，生长缓慢，且大多为良性。

3. 肿瘤的形状 肿瘤的形状多种多样（图 5-1），有乳头状（papillary）、息肉状（polypoid）、结节状（nodular）、绒毛状（villous）、分叶状（lobular）、溃疡状（ulcerative）、浸润性（infiltration）、和囊状（cystic）等。肿瘤的形状一般与其发生部位、组织类型、发生部位及肿瘤的良恶性等密切相关。

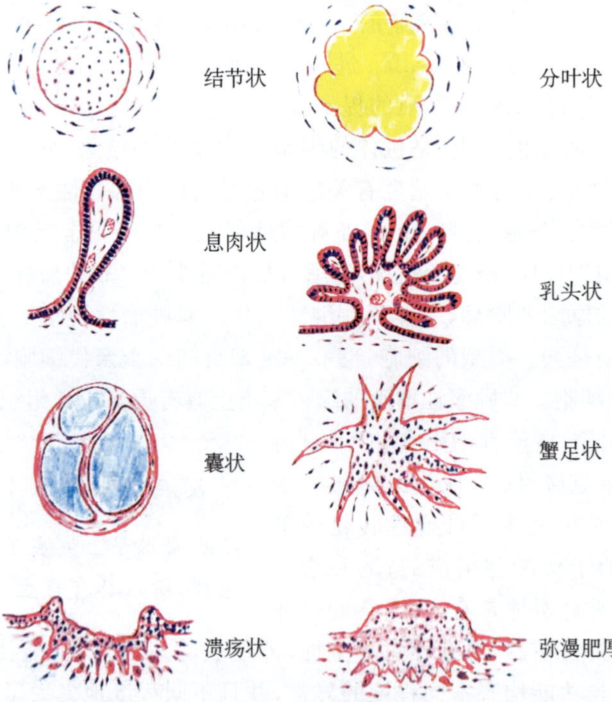

图 5-1 **肿瘤的形态**

4. 肿瘤的颜色 一般肿瘤的切面多呈灰白色或灰红色，具体是由组成肿瘤的组织、细胞及其产物的颜色决定。例如，大多数癌呈灰白色、血管瘤呈红色、脂肪瘤呈黄色。肿瘤组织可以发生一些继发改变，如变性、出血、坏死等，这些改变可使肿瘤原来的颜色发生变化。有些肿瘤可产生色素，如黑色素瘤，肿瘤细胞产生黑色素，从而使肿瘤呈黑褐色。

5. 肿瘤的质地　癌的质地一般比较硬，脂肪瘤的质地比较软，肉瘤的质地比较嫩，呈鱼肉状。肿瘤的质地取决于肿瘤的类型、实质与间质的比例等因素。一般说来，纤维间质少的肿瘤，其质地比较软，如大肠腺瘤；纤维间质丰富的肿瘤，其质地一般比较硬 。

(二)肿瘤的组织结构

肿瘤的组织形态多种多样，是组织病理学的重要内容，也是肿瘤组织病理学诊断的基础。但一般肿瘤组织在显微镜下都可分为实质(parenchyma)和间质(stroma)两部分。

肿瘤细胞构成肿瘤实质，是肿瘤的主要成分，肿瘤的特殊性都是由肿瘤的实质决定的。因此可以通过肿瘤细胞的形态、结构来判断肿瘤的组织来源、进行组织学分类、命名和诊断。肿瘤间质一般由结缔组织和血管组成，有时也可有淋巴管，其成分往往不具有特异性，起着支持和营养肿瘤实质的作用。生长比较快的肿瘤，其间质一般血管比较丰富而结缔组织比较少。肿瘤细胞可刺激血管生成(angiogenesis)，是肿瘤能够持续生长的重要原因。肿瘤间质往往有淋巴细胞等单核细胞浸润，可能与机体对肿瘤组织的免疫反应有关。

> **要点提示**　实质决定肿瘤的特性、组织学分化等；间质支持和营养肿瘤组织等。

第二节　肿瘤的分化与异型性

> **学习要求**
>
> 掌握肿瘤的分化与异型性。

一、肿瘤的分化

肿瘤的分化(differentiation)是指肿瘤组织与其来源的正常组织在形态与功能上的相似之处；相似程度称之为肿瘤的分化程度(degree of differentiation)。例如，某个肿瘤的形态与肌肉组织相似，提示这个肿瘤是向肌肉组织分化的。某个肿瘤的组织形态和功能接近于其来源的正常组织，说明其分化程度高或分化好；反之，若相似性小，则表明其分化程度低或分化差。如果某个肿瘤缺乏与其来源的正常组织的相似之处，则称为未分化(undifferentiation)肿瘤。

二、肿瘤的异型性

无论在细胞形态和组织结构上，肿瘤组织都与其相应的正常组织有不同程度的差异，病理学上这种差异称为异型性(atypia)。肿瘤的异型性表现在两个方面：即细胞异型性和组织结构异型性。

肿瘤的组织结构异型性(architectural atypia)是指肿瘤组织在空间排列方式上与其相应正常组织的差异。良性肿瘤的异型性不明显，一般都与其来源组织相似。恶性肿瘤的异型性明显，一般与其来源组织相差较大，如子宫颈鳞状细胞原位癌中，鳞状上皮排列显著紊乱，极性消失(图 5-2)；大肠腺癌中腺上皮形成不规则腺体或腺腔样结构(图 5-3)；子宫内膜样腺癌中，腺体之间缺乏正常的内膜间质等等。

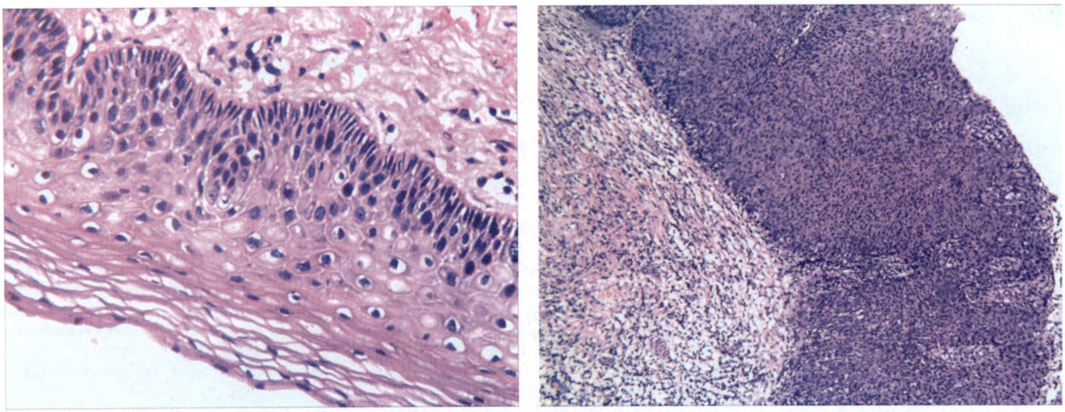

图 5-2 正常鳞状上皮和鳞状细胞癌原位癌的比较（HE 染色，左×400，右×100）

子宫颈的正常鳞状上皮（左图）和鳞状上皮原位癌（右图）的比较。右图的细胞极性紊乱，核大、深染、核质比增大、核分裂象可见

良性肿瘤的细胞异型性（cellular atypia）较小，一般都与其起源的分化成熟的正常细胞相似。恶性肿瘤细胞通常具有高度的异型性，具体有以下表现（图 5-4）：①肿瘤细胞一般比正常细胞大。②瘤细胞的大小和形态很不一致（多形性，pleomorphism），有时会出现瘤巨细胞（tumor giant cell）（图 5-4）。但是，分化很差的肿瘤，其瘤细胞较正常细胞体积小，大小和形态也可以比较一致。③肿瘤细胞核的体积增大，使细胞核与细胞质的比例（核质比）增高。正常上皮细胞的核质比多为 1∶4～1∶6，而恶性肿瘤细胞甚至可达 1∶1。④肿瘤细胞核的形状、大小和染色差别较大（核的多形性），可出现巨核、双核、多核或奇异形核。由于核内 DNA 常增多，核深染（hyperchromasia）；染色质通常呈粗颗粒状，分布不均匀，多堆积在核膜下，使核膜显得较厚。⑤核仁明显，体积增大，数目也常增多。⑥核分裂象（mitotic figure）常增多，特别是出现不对称性、多极性核分裂等病理性核分裂象等（图 5-4）。

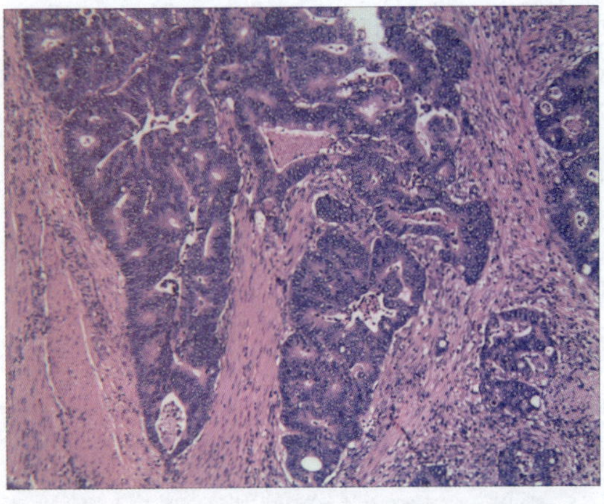

图 5-3 直肠腺癌中腺体的异型性（HE 染色，×100）

直肠腺癌中的腺上皮排列成不规则的腺体或腺样结构，腺上皮增生，层次增多，染色明显加深

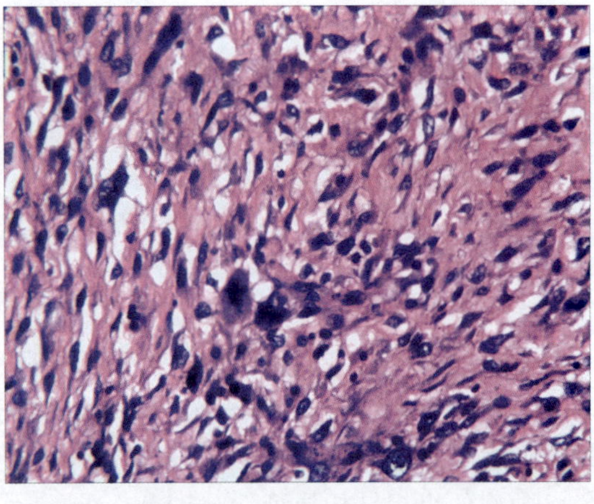

图 5-4 恶性肿瘤的细胞异型性（HE 染色，×400）

肉瘤中细胞的异型性非常显著，包括肿瘤细胞大小及形态多形性、核大、深染、核质比增大，可见瘤巨细胞和异常核分裂象

异型性越大，表明肿瘤组织和细胞与其来源的正常组织的差异越大。异型性是指肿瘤组织和细胞出现成熟障碍和分化障碍的表现。一般说来，异型性越大，分化就越差；异型性越小，分化就越好。良性肿瘤一般异型性较小，恶性肿瘤异型性较大。间变(anaplasia)是指恶性肿瘤细胞缺乏分化，显著的异型性，具有间变特征的肿瘤，称为间变性肿瘤(anaplastic tumor)，几乎都是高度恶性的肿瘤。

> **要点提示** 异型性的大小是诊断肿瘤，确定其良、恶性的主要组织学依据。

第三节　肿瘤的命名与分类

学习要求

了解良性肿瘤与恶性肿瘤的命名原则以及命名的特殊情况；掌握癌与肉瘤以及癌症的概念。

肿瘤几乎可以发生在人体的任何部位和任何组织，而肿瘤的命名(nomenclature)和分类(classification)，是肿瘤临床病理诊断的重要内容。正确的了解和使用肿瘤病理诊断名称的含义，对于临床实践十分重要。

一、命名原则

肿瘤的命名一般根据其组织或细胞类型以及生物学行为，还要结合其发生部位和形态特点来命名。

(一)肿瘤命名的一般原则

1. 良性肿瘤命名　一般按"部位＋组织来源＋瘤"(英文后缀名-oma)来命名。例如，甲状腺腺瘤、腹部皮下脂肪瘤、子宫平滑肌瘤。

2. 恶性肿瘤命名　一般按其组织来源来命名。

(1)上皮组织来源的恶性肿瘤统称为癌(carcinoma)。命名原则一般按"部位＋组织来源＋癌"。例如，皮肤鳞状细胞癌、胃腺癌、卵巢浆液性腺癌、膀胱尿路上皮癌。有些癌可能不止一种上皮分化，例如子宫颈腺鳞癌同时具有腺癌和鳞状细胞癌成分。

(2)间叶组织来源的恶性肿瘤统称为肉瘤(sarcoma)。命名原则一般"部位＋组织来源＋肉瘤"。例如子宫平滑肌肉瘤、大腿横纹肌肉瘤、股骨骨肉瘤、腹膜后脂肪肉瘤。

同时具有癌和肉瘤两种成分的恶性肿瘤，称为癌肉瘤(carcinosarcoma)。

病理学上癌是指上皮组织来源的恶性肿瘤，但日常生活中所谓的"癌症"(cancer)，泛指所有的恶性肿瘤，包括癌和肉瘤。

> **要点提示** 上皮组织来源的恶性肿瘤统称为癌；间叶组织来源的恶性肿瘤统称为肉瘤；癌症泛指所有的恶性肿瘤，包括癌和肉瘤。

(二)肿瘤命名的特殊情况

有少数肿瘤还结合肿瘤的形态特点命名，例如形成乳头状及囊状结构的腺瘤或腺癌，称为乳头状囊腺瘤(或癌)。

还有少数肿瘤不按上述原则命名。①将来源于十分幼稚组织或细胞的肿瘤称为母细胞瘤(-blastoma),恶性者如肾母细胞瘤(nephroblastoma)、视网膜母细胞瘤(retinoblastoma)、神经母细胞瘤(neuroblastoma);良性者如肝母细胞瘤(hepatoblastoma)和骨母细胞瘤(osteoblastoma)等;②有些恶性肿瘤既不叫癌也不叫肉瘤,而是在肿瘤的名称前加"恶性"二字,如恶性脑膜瘤、恶性黑色素瘤、恶性神经鞘瘤等;③白血病和精原细胞瘤是少数采用习惯名称的恶性肿瘤,虽然称"病"或"瘤",实际上都是恶性肿瘤;④有些肿瘤前冠以人名:如霍奇金淋巴瘤(Hodgkin lymphoma)、尤文肉瘤(Ewing sarcoma)等;⑤"瘤病"主要指肿瘤多发的状态,如神经纤维瘤病(neurofibromatosis)、血管瘤病(angiomatosis)、脂肪瘤病(lipomatosis)等;⑥有些肿瘤以肿瘤细胞的形态命名,透明细胞腺癌、透明细胞肉瘤等;⑦畸胎瘤(teratoma):是指性腺或胚胎剩件中的全能细胞发生的肿瘤,发生在性腺和性腺外中线部位,一般含有两个以上胚层的多种成分,结构混乱,可分为成熟性畸胎瘤和未成熟性畸胎瘤两类。

二、肿瘤的分类

肿瘤的分类主要根据肿瘤的组织来源、细胞类型、生物学行为以及各种肿瘤的临床病理特征和预后情况。一些常见肿瘤的简单分类,见表 5-1。具体到每一器官系统的肿瘤,则分类更为详尽,如膀胱癌的分类、淋巴造血系统肿瘤的分类等。

表 5-1 常见肿瘤的分类

组织来源	良性肿瘤	恶性肿瘤
上皮组织		
鳞状细胞	鳞状细胞乳头状瘤	鳞状细胞癌
基底细胞		基底细胞癌
腺上皮	腺瘤	腺癌
尿路上皮	尿路上皮乳头状瘤	尿路上皮癌
间叶组织		
纤维组织	纤维瘤	纤维肉瘤
脂肪	脂肪瘤	脂肪肉瘤
横纹肌	横纹肌瘤	横纹肌肉瘤
平滑肌	平滑肌瘤	平滑肌肉瘤
血管	血管瘤	血管肉瘤
淋巴管	淋巴管瘤	淋巴管肉瘤
骨	骨瘤	骨肉瘤
软骨	软骨瘤	软骨肉瘤
间皮		恶性间皮瘤
滑膜		滑膜肉瘤
淋巴造血组织		
淋巴细胞		淋巴瘤
造血细胞		白血病
神经组织和脑脊膜		
胶质细胞	胶质瘤	恶性胶质瘤
神经细胞	节细胞神经瘤	神经母细胞瘤、髓母细胞瘤

（续　表）

组织来源	良性肿瘤	恶性肿瘤
脑脊膜	脑膜瘤	恶性脑膜瘤
神经鞘细胞	神经鞘瘤	恶性神经鞘瘤
其他肿瘤		
黑色素细胞		恶性黑色素瘤
生殖细胞		精原细胞瘤
		无性细胞瘤
		胚胎性癌
胎盘滋养叶细胞	葡萄胎	恶性葡萄胎、绒毛膜上皮癌
性腺或胚胎剩件中的全能细胞	畸胎瘤	未成熟性畸胎瘤

肿瘤分类在医学实践中包括临床病理实际工作中有重要作用。为了方便掌握不同肿瘤的特点，有利于临床诊断、治疗及判断预后，病理学专家从不同角度对肿瘤进行了分类。肿瘤的正确分类，也是临床制定治疗计划、判断预后的重要依据。肿瘤分类也是临床诊断和科学研究工作的基础。

目前全世界统一的肿瘤分类是由世界卫生组织（World Health Organization，WHO）邀请各国专家对各系统肿瘤进行分类的，并且根据临床与基础研究的进展，不断予以修订。为了便于数字化统计和分析，需对各种疾病进行编码。WHO 国际疾病分类（International Classification of Diseases，ICD）对每一种疾病进行编码。肿瘤性疾病也不例外，用一个四位数字组成的主码代表一个特定的肿瘤性疾病。/X（X 代表数字 0～3）代表肿瘤的生物学行为，位于主码之后。/0 代表良性肿瘤；/1 代表交界性或生物学行为未定或不确定的肿瘤；/2 代表原位癌，包括某些部位的 3 级上皮内瘤变以及某些部位的非浸润性肿瘤；/3 代表恶性肿瘤。

免疫组织化学（immunohistochemistry，IHC）与免疫细胞化学（immunocytochemistry，ICC）技术是用已知抗体或抗原检测相应组织和细胞中未知抗原或抗体的一种特殊组织化学技术。当依据肿瘤的临床表现、影像学和形态学特点还不能确定肿瘤的类型时，这时就可以借助于 IHC 或 ICC 技术。例如，通过 IHC 方法检测间叶组织来源的肿瘤表达的波形蛋白（vimentin）；上皮细胞中的细胞角蛋白（cytokeratin，CK）（图 5-5）和上皮膜抗原（epithelial membrane antigen，EMA）；淋巴细胞表面的分化抗原（cluster of differentiation，CD）；恶性黑色素瘤细胞的 HMB45 等等。肿瘤细胞增殖活性标记物常用 Ki-67（图 5-6）来标记，有助于临床估计生物学行为和预后。免疫标记在现代临床病理诊断中占据越来越重要的地位，尤其在某些肿瘤的诊断中起着十分关键的作用，例如淋巴造血组织肿瘤和软组织肿瘤的诊断。但免疫标记物大多没有绝对的特异性，通常需要一组（panel）标记物，并且需要有良好的阳性对照和阴性对照，这样才有助于肿瘤的诊断。表 5-2 列举了肿瘤的临床病理诊断中一些常用的免疫标记，以及通常表达这些标记的细胞或肿瘤类型。表 5-3 列举了一些常见肿瘤的一组免疫标记表达情况。

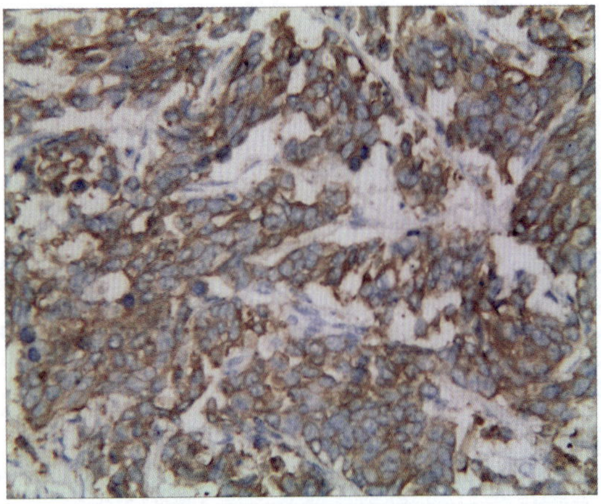

图 5-5 癌中 CK 染色(×400)

免疫组织化学(IHC)染色显示肿瘤细胞呈 CK 阳性

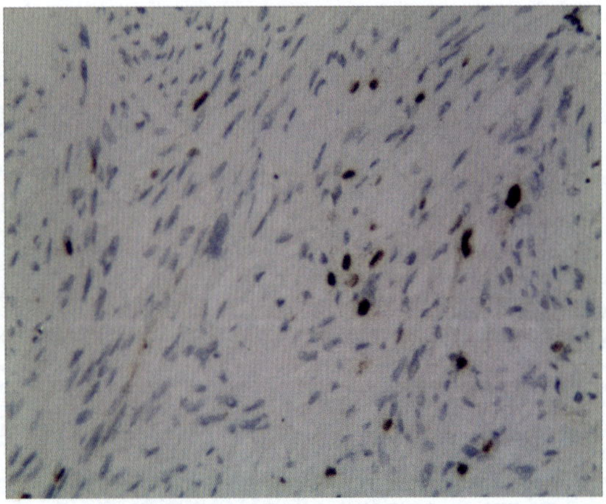

图 5-6 间质瘤中显示 Ki-67 抗原表达情况(IHC 染色,×100)

显示肿瘤细胞的 Ki-67 标记阳性(核呈棕黄色),可以提示肿瘤的增殖活性

表 5-2 肿瘤免疫组织化学常用标记物

标记	常见阳性表达细胞或肿瘤类型
上皮组织标记	
EMA	上皮细胞;癌、脑膜瘤
cytokeratin (CK)	上皮细胞、间皮细胞;癌
PSA	前列腺上皮;前列腺癌
Tg	甲状腺滤泡上皮;甲状腺乳头状癌
TTF-1	甲状腺滤泡上皮、呼吸性和肺泡上皮及相应肿瘤
间叶组织	
caldesmon	平滑肌、肌纤维母细胞和肌上皮细胞及相应肿瘤
D2-40	淋巴管内皮细胞;淋巴管肿瘤;恶性间皮瘤;精原细胞瘤
desmin	肌细胞;平滑肌细胞、平滑肌肉瘤、横纹肌肉瘤
SMA	平滑肌细胞、肌纤维母细胞及相应肿瘤
vimentin	多种间叶组织及间叶组织来源肿瘤
淋巴造血组织	
ALK-1	间变性大细胞淋巴瘤
bcl-2	滤泡性淋巴瘤
CD3	T 淋巴细胞;T 细胞淋巴瘤
CD15	粒细胞;R-S 细胞(霍奇金淋巴瘤)、一些腺癌
CD20	B 淋巴细胞;B 细胞淋巴瘤
CD21	滤泡树突状细胞肿瘤
CD30	R-S 细胞;大细胞间变性淋巴瘤、胚胎癌
CD45(LCA)	白细胞;淋巴造血组织肿瘤
CD45RA	B 淋巴细胞;B 细胞淋巴瘤
CD45RO	T 淋巴细胞;T 细胞淋巴瘤
CD56	NK 细胞;NK 细胞淋巴瘤;神经内分泌细胞肿瘤
CD68	巨噬细胞
CD79α	B 淋巴细胞;B 细胞淋巴瘤
CD138	浆细胞;浆母细胞;一些免疫母细胞肿瘤

表 5-3 常见肿瘤的免疫组化标记

肿瘤	CK	HMB45	S-100	vimentin	LCA
癌	+	−	−	−/+	−
肉瘤	−/+	−/+	−/+	+	−
淋巴瘤	−	−	−	−/+	+
黑色素瘤	−	+	+	+/−	−

大多数肿瘤都具有特征性的细胞遗传学和分子遗传学改变，从而为肿瘤的分类、诊断和治疗提供了更为明确的方向。新版的 WHO 各器官系统肿瘤分类，不仅考虑到各种肿瘤的形态学特点和生物学行为，还考虑到了肿瘤的细胞遗传学和分子遗传学改变。利用分子生物学技术所进行的分子诊断（molecular diagnosis），现在已经成为肿瘤临床病理诊断的辅助手段之一。

第四节 肿瘤的生长和扩散

学习要求

掌握肿瘤的生长方式；了解肿瘤的局部浸润和直接蔓延机制；掌握转移的概念以及转移途径；掌握 Krukenberg 瘤的概念。

一、肿瘤的生长方式

肿瘤的生长方式分为 3 种：膨胀性生长（expansile growth）、外生性生长（exophytic growth）和浸润性生长（invasive growth）。肿瘤的生长方式主要决定于肿瘤的生物学特性、发生部位以及机体的防御能力。

（一）膨胀性生长

实质器官的良性肿瘤多呈膨胀性生长，这些肿瘤生长缓慢，不侵袭周围正常组织。当肿瘤的周围没有障碍时，随着肿瘤的体积增大，均匀的向四周扩展并推挤周围组织，与周围组织分界清楚（well-sircumsrcibed，well-damarcated），常在肿瘤周围形成完整的纤维性被膜（capsule）。有被膜的（encapsulated）肿瘤触诊时通常可以推动，手术容易摘除，不易复发。这种生长方式对局部器官、组织的影响主要是挤压（compression）或阻塞。

（二）外生性生长

体表肿瘤和体腔（如胸腔、腹腔）内的肿瘤，或管道器官（如消化道、泌尿生殖道）腔面的肿瘤，通常向表面生长并形成突起，呈乳头状、息肉状、蕈状或菜花状。这种生长方式称为外生性生长。良性肿瘤和恶性肿瘤都可以呈外生性生长。恶性肿瘤在外生性生长的同时，其基底部往往呈浸润性生长。外生性方式生长的恶性肿瘤，由于生长迅速，肿瘤的中央血液供应相对不足，导致肿瘤细胞易发生坏死，坏死组织脱落后形成底部高低不平、边缘隆起的恶性溃疡。

（三）浸润性生长

恶性肿瘤多呈浸润性生长。肿瘤细胞沿周围组织间隙（包淋巴管或血管）向周围组织生长，就像树根长入泥土一样，浸润并破坏周围组织。浸润性肿瘤往往没有被膜，与邻近正常组织无明显界限。临床触诊时，肿瘤固定，活动度小。手术切除这种肿瘤时，需要将肿瘤周围较大范围的正常组织一并切除，因为这些部位也可能有肿瘤浸润，若切除不彻底，术后容易复发。

要点提示 膨胀性生长是大多数良性肿瘤的生长方式；浸润性生长是大多数恶性肿瘤的生长方式；外生性生长既可以是良性肿瘤的生长方式，也可以是恶性肿瘤的生长方式。

二、肿瘤的生长特点

不同肿瘤的生长速度(rate of growth)差别很大。一般来说，良性肿瘤生长较缓慢，生长时间可为数年甚至数十年。如果其生长速度突然加快，说明其可能发生了恶性转化。恶性肿瘤通常生长较快，特别是成熟度低、分化差的恶性肿瘤，可在短期内形成明显的肿块。这种肿瘤往往容易发生坏死、出血等继发改变。影响肿瘤生长速度的因素很多，例如肿瘤细胞的倍增时间(doubling time)、生长分数(growth fraction)、肿瘤细胞的生成和死亡的比例等。

(一)肿瘤细胞生长的倍增时间

肿瘤细胞的倍增时间是指细胞分裂增殖为两个子代细胞所需的时间。研究资料显示，多数恶性肿瘤细胞的倍增时间并不比正常细胞短；相反，与正常细胞相似或更长。所以，恶性肿瘤迅速生长的原因可能不是由于肿瘤细胞倍增时间缩短的缘故。

(二)肿瘤细胞生长的生长分数

生长分数是指肿瘤细胞群体中处于增殖状态(S期+G_2期)的细胞的比例。细胞没完成一次这样的分裂繁殖过程称为一个细胞周期(cell cycle)，由G_1、S、G_2和M四个期组成。DNA的复制发生在S期。细胞的分裂在M期进行。G_1期为S期做准备，G_2期为M期做准备。在恶性肿瘤形成的初期，绝大多数的细胞处于复制期，所以生长分数很高。随着肿瘤的生长，不断有肿瘤细胞发生分化，有的肿瘤细胞进入静止期(G_0期)，停止分裂繁殖。许多抗肿瘤的化学治疗药物就是通过干扰细胞增殖起作用的。因此，生长分数高的肿瘤(如高度恶性的胚胎性癌)对于化学治疗敏感。如果一个肿瘤中处于G_0期细胞数量较多，即生长分数低(常见于实体瘤，如胃癌)，则它对化学药物的敏感性可能比较低。临床上对于这种肿瘤，可以先进行放射治疗或手术治疗，缩小或大部分去除瘤体，这时，残存的G_0期细胞可以再进入增殖期，从而增加该肿瘤对化学治疗的敏感性。

(三)肿瘤细胞的生成与丢失

肿瘤细胞的生成和丢失的比例是影响肿瘤生长速度的一个重要因素。肿瘤细胞的生成与丢失的程度共同影响肿瘤的生长。在肿瘤生长过程中，由于营养供应不足，坏死脱落以及机体抗肿瘤反应等因素的影响，有一些肿瘤细胞会死亡，并且通常以凋亡的形式发生。肿瘤细胞的生成与丢失的比例，在很大程度上可能会决定肿瘤是否能持续生长、以多快的速度生长。因此，促进肿瘤细胞死亡与抑制肿瘤细胞增殖，是肿瘤治疗的两个重要方面。

三、血管生成

无论是原发肿瘤还是转移肿瘤在生长扩散过程中都依赖血管生成。当肿瘤直径达到1～

2mm 时，若无新生血管形成，则肿瘤生长缓慢。大量的研究资料表明：肿瘤有诱导血管生成(angiogenesis)的能力。肿瘤细胞和宿主的内皮细胞、上皮细胞和白细胞等均可分泌释放多种活性因子，诱导肿瘤血管形成。这些活性因子包括血管内皮生长因子(vascular endothelial growth factor，VEGF)、纤维母细胞生长因子(fibroblast growth factor，FGF)、血管生成素(angiopoietin)等。这些因子与受体结合后，可以促进血管内皮细胞分裂和毛细血管出芽生长。因此，通过抑制肿瘤血管生成，可望成为阻断肿瘤侵袭转移的新途径。

四、肿瘤的演进和异质性

恶性肿瘤在生长过程中会变得越来越富有侵袭性的现象称为肿瘤的演进(progression)，可表现为生长加速、浸润周围组织和发生远处转移等。肿瘤的演进与肿瘤的异质性(heterogeneity)有关。恶性肿瘤是一类多步骤发生的，多基因突变所致的细胞单克隆性、进化性疾病，在生长发展过程中，经过多次分裂繁殖而产生的子代细胞，可以出现不同的基因改变或其他分子的改变，导致其生长速度、侵袭能力、对生长信号的反应以及对抗癌药物的敏感性等方面都可以有所不同。最新研究表明，在肿瘤组织中可能存在一小部分具有干细胞属性的细胞群体，它们具有自我更新能力和多向分化潜能，产生具有异质性的子细胞，这时的肿瘤细胞具有各自特性的“亚克隆”。侵袭力强的肿瘤细胞获得了增殖优势，导致肿瘤越来越富有侵袭性。

在肿瘤细胞群体中，少量细胞具有自我更新(self-renewal)，分化产生子代肿瘤细胞的能力，即为肿瘤干细胞(cancer stem cell，CSC)。CSC 与正常干细胞的生物学特性类似，通过对称分裂与不对称分裂进行增殖与分化，可表达干细胞类似标志物。CSC 最早是在白血病中被确认的，其后在乳腺癌、胶质瘤、肺癌、前列腺癌、大肠癌等实体瘤中相继已分离和鉴定出 CSC。CSC 具有自我更新的能力，从而可以产生出具有不同转移能力、对药物的反应性以及对机体的免疫原性的子代细胞，CSC 的异质性是由基因表达差异决定。CSC 同样需要具有保持其自我更新与增殖分化能力的微环境，即“龛”或“小生境”(niche)，该微环境中主要结构是微小血管和淋巴管。对 CSC 的进一步研究，将有助于深入了解肿瘤发生、肿瘤发展及其对治疗的反应，以及治疗手段的探索。

五、肿瘤扩散

恶性肿瘤不仅可以在原发部位浸润性生长、累及至邻近器官或组织，而且还可以通过多种途径扩散到身体其他部位(转移)，这是恶性肿瘤最重要的生物学特点。

(一)局部浸润和直接蔓延

随着肿瘤的逐渐长大，肿瘤细胞可以通过各种方式沿着周围组织间隙或神经束衣连续地生长，并破坏邻近正常组织和器官，这种现象称为直接蔓延(direct spreading)，例如晚期食管癌可直接蔓延至肺。

恶性肿瘤浸润和蔓延的机制目前尚未十分明了，目前已知是由一系列步骤组成的复杂过程。以癌为例，可以大致归纳为 4 个步骤：①癌细胞表面的黏附力下降。正常上皮细胞表面通过各种细胞黏附分子(cell adhesion molecules，CAMs)，使细胞彼此黏附在一起，阻止细胞移动。而癌细胞表面的黏附分子通常会减少，使细胞彼此分离(detachement)。②癌细胞与基底膜的黏着(attachment)通常会增加。正常上皮细胞与基底膜的附着也是通过上皮细胞基底膜的一些分子介导的，例如整合素 VLA-6 是层粘连蛋白的受体。癌细胞通常会表达更多的

VLA-6，并分布于癌细胞的整个表面，通过层粘连蛋白使癌细胞与基底膜的黏着增加。③细胞外基质(extracellular matrix，ECM)的降解(degradation)。癌细胞产生各种蛋白酶(如Ⅳ型胶原酶、组织蛋白酶 D 等，溶解细胞外基质成分，使基底膜产生局部缺损，有利于癌细胞的通过。④癌细胞迁移(migration)。癌细胞可以通过自身的阿米巴样运动以及癌细胞产生的自分泌运动因子介导的癌细胞的移动通过基底膜缺损处移出。癌细胞穿过基底膜后，重复上述步骤进一步溶解间质结缔组织，在间质中移动。到达血管壁时，又以同样的方式穿过血管的基底膜浸润血管(图 5-7)。

(二)转移(metastasis)

恶性肿瘤细胞脱离原发部位侵入淋巴管、血管或体腔，迁徙到其他部位，继续生长，并形成与原发肿瘤同样病理性质的肿瘤的过程称为转移。通过转移形成的肿瘤称为转移性肿瘤(metastatic tumor)或继发肿瘤(secondary tumor)。

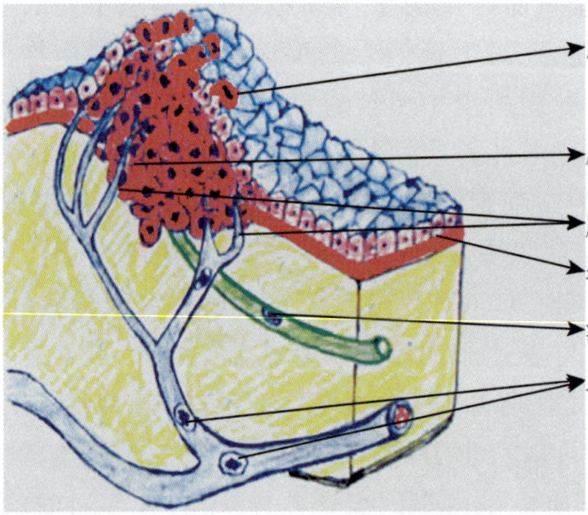

图 5-7 **肿瘤的浸润转移模式图**

浸润是转移的前提，转移是浸润的结果，转移是恶性的确凿证据。良性肿瘤几乎不会转移，但也并非所有的恶性肿瘤都会发生转移，例如皮肤的基底细胞癌，多在局部浸润生长造成破坏，很少发生转移。

1. 淋巴道转移(lymphatic metastasis) 恶性肿瘤细胞侵入淋巴管(图 5-8)后，随淋巴流到底局部淋巴结(区域淋巴结)，例如肺癌首先到达肺门淋巴结，鼻咽癌首先到底颈上深部淋巴结。肿瘤细胞到达淋巴结后，首先聚集于边缘窦，然后累及整个淋巴结，使淋巴结肿大，质地变硬。如果肿瘤组织侵出被膜，可以使多个淋巴结融合成团块。局部淋巴结发生转移后，可继续转移至下一站的其他淋巴结或者越过下一站引流的淋巴结而发生跳跃式转移。最后可经胸导管而进入血流，继发血道转移。

2. 血道转移(hematogenous metastasis) 肿瘤细胞侵入血管后，可随血流到达远处器官继续生长，形成转移瘤。毛细血管和静脉壁比较薄，同时管腔内压力比较低，所以肿瘤细胞多经毛细血管或静脉入血。少数亦可经淋巴管入血。血道转移是肉瘤的常见转移方式，晚期和生长迅速的癌也可经血道转移，如肝癌、肾癌和绒毛膜癌等。

(1)恶性肿瘤可以通过血道转移累及许多器官，以肺和肝转移最为常见。下列几组静脉系统是血道转移的常见途径。

①肺循环系统：侵入体循环静脉的肿瘤细胞经右心到肺，形成肺转移，例如骨肉瘤、绒毛膜癌和肾癌的肺转移等。

②门静脉系统：侵入门静脉系统的肿瘤细胞沿门静脉系统运行最后形成肝转移，例如胃癌、结肠癌和直肠癌的肝转移等。

③体循环系统：肺内原发肿瘤或肺内转移瘤的肿瘤细胞可直接侵入肺静脉或通过肺毛细血管进入肺静脉，经左心随动脉血到达全身各器官而形成转移，常转移至脑、肾、骨及肾上腺等。

④椎静脉系统：侵入胸腰、骨盆静脉的肿瘤可通过吻合支进入椎静脉丛（Batson 脊椎静脉系统），例如前列腺癌可通过这一途径而直接发生脊椎的转移，不必通过肺的转移。

临床上常常通过做肺及肝的影像学检查以确定患者有无血道转移，从而确定患者的临床分期和治疗方案。形态学上，血道转移瘤一般为单个或多个散在、边界清楚的结节，多接近于器官的表面。由于瘤结节生长迅速，中央常发生出血、坏死而下陷，形成所谓的“癌脐”。

进入循环系统的肿瘤细胞，大多数在迁徙过程中被杀死。单个肿瘤细胞通常被自然杀伤细胞（nature kill cell）杀死。只有少数活性高、转移潜能高的肿瘤细胞与血小板凝集成团，形成不易被杀灭的肿瘤细胞团栓，并且可与血管内皮细胞黏附，随后穿过内皮细胞和基底膜（重复前述的步骤），形成新的转移灶（图 5-9）。

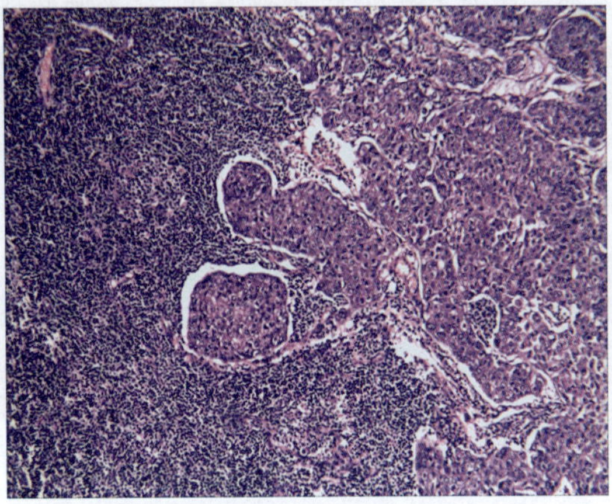

图 5-8 肿瘤的淋巴道转移（HE 染色，×100）
图示淋巴结内转移的瘤细胞团

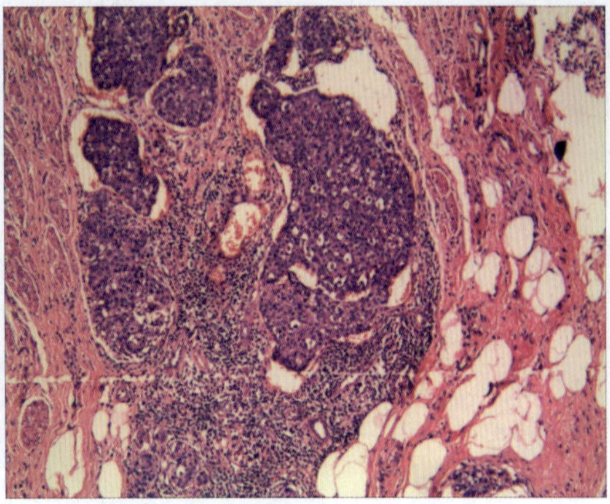

图 5-9 肿瘤的血道转移（HE 染色，×100）
图示血管内转移的瘤细胞团

（2）某些肿瘤的血道转移并不总是循着血流流动方向到达相应器官，而是表现出对某些器官的亲和性（tropism），例如甲状腺癌、肾透明细胞癌、前列腺癌容易转移到骨；乳腺癌容易转移到骨、脑、肾上腺；肺小细胞癌容易转移到骨、脑、肝。针对这种现象，有人提出了肿瘤转移的“种子-土壤”学说，即特殊的肿瘤细胞（种子）在适宜的组织环境（土壤）中生长发展的结果。这种肿瘤侵袭与转移的器官选择性可能与以下几个因素有关。

①解剖结构因素：肿瘤远处转移的最常见部位常常发生在循环过程中与之相遇的第一站毛细血管床和淋巴网络。这就可以解释为什么全身转移最常见的部位通常是肺和肝，可能归因于肺和肝血管特别丰富的特点。

②器官选择性因素：不同的肿瘤细胞只能选择性地生长在适合其分泌各种细胞因子和生长因子的组织微环境中；肿瘤细胞所分泌的特异性蛋白，只特异性地选择与靶器官对应的血管内皮细胞黏附。

③免疫调节因素：宿主局部的免疫状态与肿瘤侵袭与转移的器官选择性密切相关。一方面，某些器官局部足够数量与质量的免疫细胞可以抵御肿瘤细胞的侵袭；另一方面，某些器官局部没有这些免疫细胞，于是表现出肿瘤对后面这些器官的"亲和性"。

3. 种植性转移(implantation metastasis) 体腔(胸、腹腔)内器官的恶性肿瘤侵及器官表面时，瘤细胞可以脱落，并像播种一样种植在体腔内其他器官的表面，形成多个转移瘤。这种转移方式称为种植性转移。

种植性转移常见于腹腔器官的恶性肿瘤，例如胃肠道的黏液癌侵及并破坏胃肠壁及浆膜后，可种植到大网膜、腹膜以及盆腔器官(如卵巢)等处。在卵巢可以形成 Krukenberg 瘤。此瘤的特点是双侧卵巢增大，镜下见富于黏液的印戒细胞癌弥漫浸润和间质的反应性增生。原发癌多由胃肠道的黏液癌(特别是胃的印戒细胞癌)转移而来(Krukenberg 瘤也可以由血道和淋巴道转移形成)。

> **要点提示** 淋巴道转移是癌的常见转移方式；血道转移是肉瘤的常见转移方式；种植性转移常见于胸腹腔脏器的肿瘤。

浆膜腔的种植性转移常常在浆膜腔形成血性浆液性积液。血性积液产生的原因是浆膜下淋巴管或毛细血管被瘤栓堵塞，使毛细血管的通透性增加，血液漏出，或者肿瘤细胞直接破坏血管引起出血。抽取体腔积液做细胞学检查，可以发现肿瘤细胞，帮助临床确诊，也是诊断恶性肿瘤的重要方法之一。

> **问题讨论** 患者女性 52 岁，腹腔、大网膜、盆腔及双侧卵巢均可查见肿瘤病灶。请你用学过的知识试着分析一下可能的原发肿瘤有哪些？

第五节 肿瘤对机体的影响和机体对肿瘤的免疫反应

学习要求

了解恶病质和副肿瘤综合征的概念。

一、肿瘤对机体的影响

由于良性肿瘤分化较成熟，生长缓慢，在局部生长，无浸润和转移，故一般对机体的影响相对较小。主要表现为局部压迫和阻塞症状。其影响的大小主要与肿瘤发生的部位和继发改变有关。例如，体表良性肿瘤除少数可产生局部症状外，一般对机体影响不大；如若发生在腔道或重要器官，也可以引起较为严重的后果，如突入肠腔的腺瘤，可以引起严重的肠梗阻或肠套叠；颅内的良性肿瘤，如脑膜瘤，可压迫脑组织、阻塞脑室系统而引起颅内压升高，造成相应的神经系统症状。良性肿瘤有时也可以引起继发性改变，亦可以给机体带来不同程度的影响，例如大肠的腺瘤常伴有大肠黏膜的糜烂或溃疡，可以引起腹痛、腹泻和感染。内分泌腺的良性肿瘤通常能造成某种激素的过多分泌而引起症状，如胰岛素瘤因分泌过多的胰岛素而引起阵发性的血糖过低；垂体生长激素腺瘤可以分泌过多的生长激素，在儿童可引起巨人症，在成人可引起肢端肥大症。

恶性肿瘤分化不成熟，生长较迅速，浸润破坏器官的结构和功能，还可以发生转移，因而对机体的影响严重，治疗效果也不理想，致死率高。恶性肿瘤除可引起良性肿瘤相似的局部压迫和阻塞症状外，还易继发溃疡、出血、坏死和穿孔等；肿瘤压迫或浸润局部神经，可引起顽固性疼痛；如继发感染则可引起发热。原发于内分泌系统的恶性肿瘤，可引起内分泌紊乱。晚期恶性肿瘤患者通常因恶病质（cachexia）而死亡。恶病质是指机体严重消瘦、贫血、厌食、乏力和全身衰竭的状态。恶病质的发生可能主要是肿瘤组织产生或机体反应产生的细胞因子等作用的结果。

一些非内分泌腺肿瘤也能产生和分泌激素或激素类物质，如促肾上腺皮质激素（ACTH）、胰岛素（insulin）、生长激素（GH）、降钙素（calcitonin）、甲状旁腺素（PTH）等，造成内分泌紊乱而引起相应的临床症状，称为异位内分泌综合征（ectopic endocrine syndrome）。此类肿瘤大多数为恶性肿瘤，以癌居多，如小细胞肺癌、肝癌、胃癌、胰腺癌等。异位激素的产生机制，目前认为可能与基因的异常表达有关。

由肿瘤的产物（包括异位激素）或异常免疫反应（包括交叉免疫和自身免疫等）等原因间接引起，表现为内分泌、神经、消化、造血、骨关节、肾脏及皮肤等系统发生的异常。这些异常表现不是由原发肿瘤的直接蔓延或远处转移直接引起的，而是通过上述途径间接引起的，故称为副肿瘤综合征（paraneoplastic syndrome）。异位内分泌综合征属于副肿瘤综合征，但前述的内分泌腺的肿瘤，产生原内分泌腺的固有激素导致的临床表现，则不属于副肿瘤综合征的范畴。

> **要点提示**　恶病质是指机体严重消瘦、贫血、厌食、乏力和全身衰竭的状态。

二、机体对肿瘤的免疫反应

20 世纪 50 年代后期，Burnet 和 Thomas 提出“免疫监视学说”，认为机体的免疫系统可以识别并清除“非己”的转化细胞。免疫系统一方面具有监视清楚肿瘤的能力，另一方面又能促进免疫原性弱的肿瘤细胞逃避宿主免疫系统的攻击。

正常细胞的恶性转化，不可控制的增殖和转移是肿瘤的基本特点，随着肿瘤的发生发展，肿瘤细胞最突出的免疫特点是出现新的肿瘤抗原。肿瘤抗原可分为肿瘤特异性抗原（tumor specific antigen，TSA）和肿瘤相关抗原（tumor associated antigen，TAA）。TSA 指只存在于肿瘤细胞表面，而不存在于正常细胞的新抗原。TSA 诱导的主要是特异性 T 细胞免疫，并可以被所诱导产生的特异性细胞毒性 T 淋巴细胞（cytotoxic T-lymphocyte，CTL）所识别。

TAA 在正常细胞中不表达或少量表达，而在肿瘤组织中表达增加。TAA 难以刺激机体产生特异性的细胞免疫应答，但可以被 B 细胞识别并产生相应的抗体，包括胚胎性抗原和分化抗原。有些抗原在胎儿组织中大量表达，以后表达逐渐减少，但在癌变组织中表达增加，这种抗原称为胚胎抗原，例如甲胎蛋白（alpha-fetoprotein，AFP）可见于胎肝细胞和肝细胞癌中。

肿瘤分化抗原是细胞在分化成熟的不同阶段出现的抗原。前列腺特异性抗原（prostate

specific antigen，PSA）既表达于正常前列腺上皮，也表达于前列腺癌细胞肿瘤。因此，TAA 可用于肿瘤早期诊断的辅助指标及疾病的监测。

机体的免疫功能与肿瘤的发生有密切关系，当机体免疫功能低下或受抑制时，肿瘤的发生率增高。正常机体具有免疫监视功能，能够识别并清除突变细胞，在其未形成肿瘤之前将其清除，一般不会形成肿瘤。但当机体免疫功能不全时则不能清除突变细胞，这时可形成肿瘤。机体抗肿瘤免疫主要包括 CTL、自然杀伤细胞（natural killer cell，NK cell）和巨噬细胞等免疫细胞介导的特异性或非特异性细胞免疫、B 细胞介导的体液免疫以及补体和细胞因子的抗肿瘤作用等。目前认为，机体的抗肿瘤免疫功能主要是由细胞免疫主导，体液免疫仅在某些情况下起协同作用。CTL 细胞由 MHC Ⅰ类分子呈递的肿瘤抗原肽活化 $CD8^+$ 细胞分化而来，通过释放某些效应分子来特异性的识别并杀伤相应的肿瘤细胞。NK 细胞激活后主要通过三种方式发挥杀瘤效应：①直接杀瘤效应；②通过表达膜肿瘤坏死因子（tumor necrosis factor，TNF）家族分子的杀瘤效应；③借助抗体依赖的细胞介导的细胞毒（antibody dependent cell-mediated cytotoxicity，ADCC）作用，发挥杀瘤效应。巨噬细胞主要通过四种方式发挥杀瘤效应：①直接杀瘤效应；②加工呈递肿瘤抗原；③借助 ADCC 作用发挥抗肿瘤作用；④分泌细胞毒性因子杀伤肿瘤细胞。

第六节　肿瘤的分级和分期

学习要求

了解肿瘤的分级和分期是如何进行的。

肿瘤的分级（grade）和分期（stage）一般都用于恶性肿瘤。分级是描述恶性肿瘤恶性程度的指标。分级是病理学上根据恶性肿瘤分化程度的高低、异型性的大小、核分裂象的数目等对恶性肿瘤进行分级。一般分为 3 级，Ⅰ级为高分化（well differentiation）、分化良好，属低度恶性；Ⅱ级为中分化（moderately differentiation），中度恶性；Ⅲ级为低分化（poorly differentiation），高度恶性。也有少数肿瘤采用两级分级法，即低级别（low grade）肿瘤和高级别（high grade）肿瘤。

肿瘤分期是根据原发肿瘤以及播散程度来描述恶性肿瘤的严重程度和受累范围。肿瘤分期的主要原则是根据原发肿瘤的大小、浸润深度和范围、邻近器官受累情况、局部和远处淋巴结有无转移、远处转移等。

TNM 分期系统是目前国际上普遍采用的分期系统。T（tumor）指原发肿瘤的情况，根据肿瘤体积的增加和累及邻近组织的范围增加，依次用 T_1～T_4 来表示。Tis（tumor in situ）代表原位癌。N（regional lymph node）指淋巴结累及情况，根据淋巴结被累及的程度和范围，依次用 N_1～N_3 表示。N_0 代表淋巴结未受累犯。M（metastasis）指远处转移（通常指血道转移），有转移者用 M_1 表示，M_0 指没有远处转移。根据 TNM 三个指标的组合，可以划分出特定的分期。目前常用的标准是美国癌症联合委员会（American Joint Committee on Cancer，AJCC）和国际抗癌联盟（the International Union Against Cancer，UICC）建立的国际性分期标准。表5-4以胃癌为例，按照 AJCC 编撰的《AJCC 癌症分期手册》的分期标准，说明 TNM 分期的方法。

表 5-4　胃癌的 TNM 分期系统（AJCC,2010）

分期(Stage)	TNM 组合 (TNM grouping)		
Stage 0	Tis	N_0	M_0
Stage ⅠA	T_1	N_0	M_0
Stage ⅠB	T_2	N_0	M_0
	T_1	N_1	M_0
Stage ⅡA	T_3	N_0	M_0
	T_2	N_1	M_0
Stage ⅡB	T_{4a}	N_0	M_0
	T_3	N_1	M_0
	T_1	N_3	M_0
Stage ⅢA	T_{4a}	N_1	M_0
	T_3	N_2	M_0
	T_2	N_3	M_0
Stage ⅢB	T_{4b}	N_0	M_0
	T_{4b}	N_1	M_0
	T_{4a}	N_2	M_0
	T_3	N_3	M_0
Stage ⅢC	T_{4b}	N_2	M_0
	T_{4b}	N_3	M_0
	T_3	N_3	M_0
Stage Ⅳ	Any T	Any	N M_1

注：Tis：原位癌；T_1：侵及固有膜或黏膜下层；T_2：侵及肌层；T_3：穿透浆膜下结缔组织，未侵及浆膜（脏腹膜）或邻近结构，即肿瘤穿透肌层，进入胃结肠或肝胃韧带，或进入大网膜或小网膜，但未侵及覆盖这些结构的脏腹膜。如果穿透了这些结构的脏腹膜就为 T_4。N_0：无区域淋巴结转移；N_1：1～2 个淋巴结转移；N_2：3～6 个淋巴结转移；N_3：转移淋巴结数≥7 个。M_0：无远处转移；M_1：有远处转移

第七节　良性肿瘤与恶性肿瘤的区别

学习要求

掌握良性肿瘤与恶性肿瘤的区别。

良性肿瘤和恶性肿瘤在生物学上对机体的影响差别甚大。良性肿瘤易于治疗，效果好，故对机体影响小。恶性肿瘤治疗方案复杂，效果也不是很好，故对机体危害大。如果将恶性肿瘤误诊为良性肿瘤，则会延误治疗或治疗不彻底。相反，如果将良性肿瘤误诊为恶性肿瘤，则可能会导致过度治疗。因此，区别良性肿瘤和恶性肿瘤具有重要的临床意义，它是选择肿瘤治疗方法的先决条件，决定着患者的治疗效果和预后。良性肿瘤与恶性肿瘤的主要区别，见表 5-5。其中最重要的区别是肿瘤细胞的异型性大小、有无浸润及转移情况。

表 5-5 良性肿瘤与恶性肿瘤的区别

	良性肿瘤	恶性肿瘤
分化程度	分化好，异型性小	分化差，异型性大
核分裂象	无或少，不见病理性核分裂象	多，可见病理性核分裂象
生长方式	膨胀性生长或外生性生长	浸润性生长或外生性生长
生长速度	缓慢	较快
继发改变	少见	常见，如出血、坏死、溃疡形成等
复发	不复发或很少复发	易复发
转移	不转移	可转移
对机体的影响	较小，主要为局部压迫和阻塞	较大，破坏原发部位和转移部位的组织；坏死、出血，合并感染；恶病质

良性肿瘤和恶性肿瘤之间有时并无绝对界限，还存在一些组织形态和生物学行为介于两者之间的肿瘤，称为交界性肿瘤（borderline tumor），例如卵巢交界性黏液性囊腺瘤（图 5-10）和交界性浆液性乳头状囊腺瘤。有些交界性肿瘤有恶变倾向，在一定条件下可发展为恶性。

要点提示 异型性决定肿瘤的良恶性。

瘤样病变（tumor-like lesions）或假肿瘤性病变（pseudoneoplastic lesions），其本身并不是真性肿瘤，但其临床表现或组织形态有类似肿瘤的病变，例如结节性筋膜炎，甚至容易被误诊为肉瘤，因此，在临床实践中充分认识此类疾病并能在鉴别诊断中予以考虑，是十分重要的。

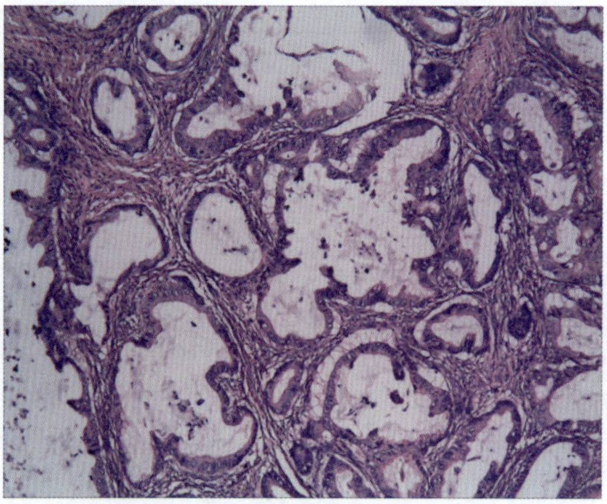

图 5-10 交界性黏液性囊腺瘤（卵巢）（HE 染色，×100）
部分区域上皮细胞核大，深染，细胞层次增多，腺体不规则

第八节 常见肿瘤举例

学习要求

掌握癌与肉瘤的区别；了解常见的上皮良性肿瘤种类；常见的上皮恶性肿瘤种类；常见的间叶组织良性肿瘤及种类。

一、上皮组织肿瘤

上皮组织包括被覆上皮和腺上皮。上皮组织发生的肿瘤常见，人体发生的恶性肿瘤大部分是上皮组织恶性肿瘤（癌），对人类危害极大。

（一）上皮组织良性肿瘤

1. 乳头状瘤（papilloma） 由被覆上皮呈外生性向体表或腔面生长，形成许多指状或乳头状突起，也可呈菜花状或绒毛状外观。肿瘤的根部通常有蒂与正常组织相连。镜下，乳头通常由血管和结缔组织等间质构成其轴心，上皮覆盖其表面。最常见于鳞状上皮、尿路上皮等被覆的部位，称为鳞状细胞乳头状瘤(5-11)、尿路上皮乳头状瘤（图5-12）等。

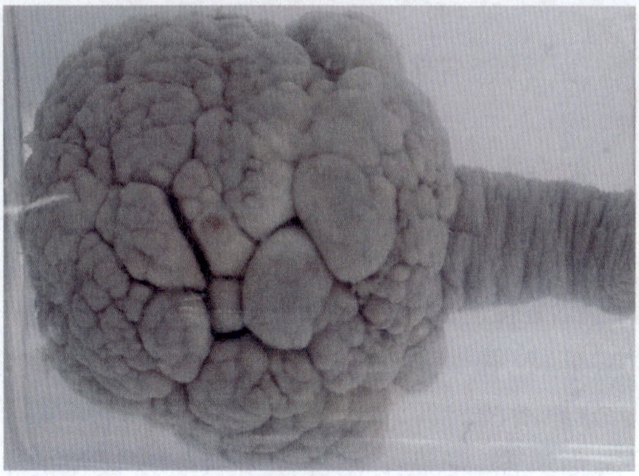

图5-11 鳞状细胞乳头状瘤（皮肤）

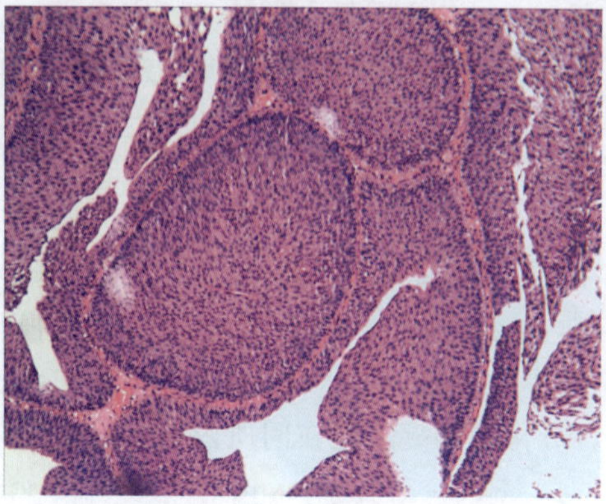

图5-12 尿路上皮乳头状瘤（膀胱）（HE染色，×100）

2. 腺瘤（adenoma） 来源于腺上皮的良性肿瘤，如甲状腺、乳腺、肠和卵巢等器官发生的腺瘤。黏膜的腺瘤多呈息肉状；腺器官的腺瘤常呈多结节状，且常有被膜，与周围正常组织分界清楚。腺瘤的腺体与其来源组织的正常腺体结构相似，因而也可具有分泌功能。

根据腺瘤的组成成分或形态特点，将其分为囊腺瘤、管状腺瘤、绒毛状腺瘤、纤维腺瘤和多形性腺瘤等类型。

(1)囊腺瘤（cystadenoma） 是由于腺瘤组织中的腺体分泌物积聚，腺腔逐渐扩大并相互融合的结果，肉眼上常可见到大小不等的囊腔。常发生于卵巢，亦可见于甲状腺。卵巢囊腺瘤主要有两种类型：一种为腺上皮向囊腔内呈乳头状生长，并可分泌浆液，称为浆液性乳头状囊腺瘤（serous papillary cystadenoma）（图5-13）；另一种分泌黏液，通常为多房性（multilocular)，囊壁多光滑，乳头状增生少见，称为黏液性囊腺瘤(mucinous cystadenoma)。

(2)管状腺瘤(tubular adenoma)(图 5-14)与绒毛状腺瘤(villous adenoma) 常见于结肠与直肠黏膜，多呈息肉状，多数有蒂(pedicle)与黏膜相连，也有些腺瘤是广基的(sessile)。镜下，肿瘤由分化好的腺上皮形成的小管或绒毛状结构，或为两种成分混合存在(称为管状绒毛状腺瘤，tubulovillous adenoma，癌变概率高)。绒毛状腺瘤直径可为 0.3～20.0cm，癌变概率较高，特别是体积较大者。家族性腺瘤性息肉病(familial adenomatous polyposis，FAP)常在大肠呈多发性地毯样息肉，腺瘤发展为癌的概率极高，比一般人群中大肠癌的发病年龄早。

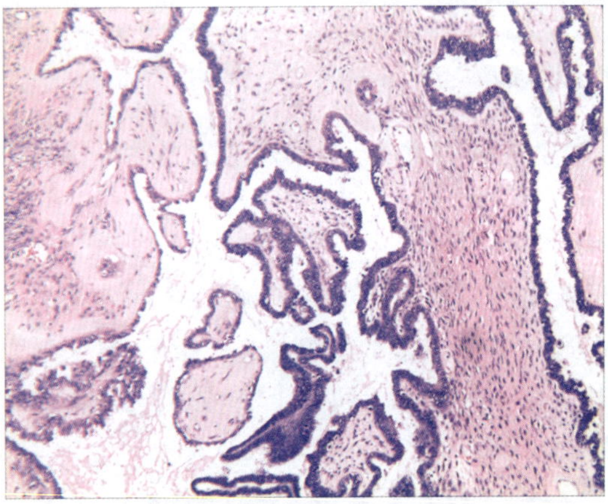

图 5-13 浆液性乳头状囊腺瘤(卵巢)(HE 染色，×100)

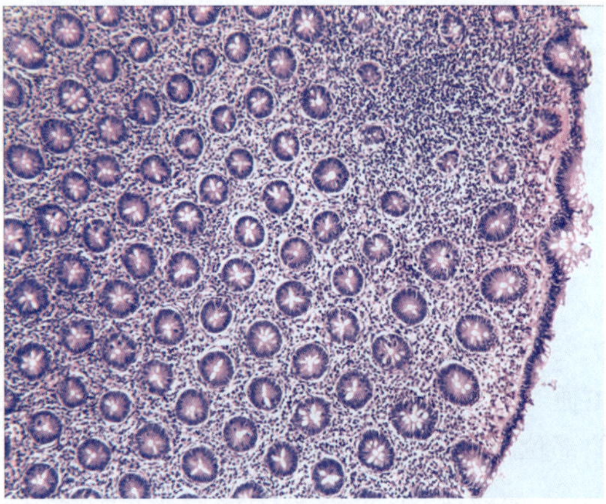

图 5-14 管状腺瘤(结肠)(HE 染色，×100)

(二)上皮组织恶性肿瘤

上皮组织来源的恶性肿瘤统称为癌，在 40 岁以上的人群中，癌的发生概率显著增加。发生在皮肤、黏膜表面的癌，常呈息肉状、蕈伞状或菜花状，表面通常有坏死及溃疡形成。发生在器官内的癌，常呈不规则的结节状，呈树根状或蟹足状浸润周围组织，质地较硬，切面通常为灰白色，界限不清。镜下，癌细胞可呈腺泡状、腺管状、巢状(癌巢)或条索状排列，与间质分界清楚。分化差的癌细胞在间质内弥漫性浸润，与间质分界不清。

1. 鳞状细胞癌(squamous cell carcinoma) 简称鳞癌，常发生在身体鳞状上皮被覆的部位，如皮肤、口腔、唇、喉、食管、阴道、子宫颈、阴茎等处。有些部位如支气管、胆囊、膀胱等，正常时不是由鳞状上皮被覆，但可以通过鳞状上皮化生而发生鳞状细胞癌。鳞状细胞癌大体上通常呈菜花状，可坏死脱落形成溃疡。镜下，分化好的鳞状细胞癌的癌巢中央，可见到层状的角化物，称为角化珠(keratin pearl)或癌珠(图 5-15)，细胞间可见到细胞间桥。分化差的鳞状细胞癌中通常无角化珠形成，细胞间桥少或无。

2. 腺癌(adenocarcinoma) 腺上皮的恶性肿瘤。腺癌常见于胃肠道、乳腺、肺、前列腺、女性生殖系统等。癌细胞可以形成大小不等、形成不一、排列不规则的腺腔或腺管样结构，细胞也可以不规则的排列成多层，核分裂象多见(图 5-16)。当腺癌以乳头状结构为主时，称为乳头状腺癌(papillary adenocarcinoma)；腺腔呈高度扩张的囊状时，称为囊腺癌(cystadenoma adenocarcinoma)。

胃和大肠还常常有以大量黏液为主的腺癌，称为黏液癌(mucinous carcinoma)，也称为胶样癌(colloidcarcinoma)。大体，癌组织呈灰白色，湿润，半透明如胶胨状。镜下，黏液积聚在

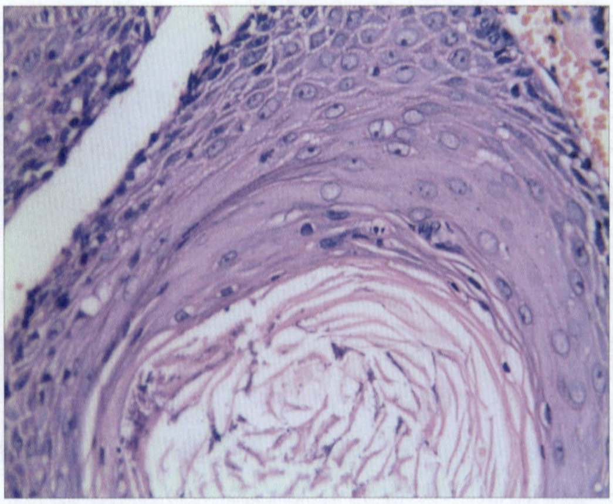

图 5-15　**鳞状细胞癌（HE 染色，×400）**

高分化鳞状细胞癌。可见癌巢和细胞间桥

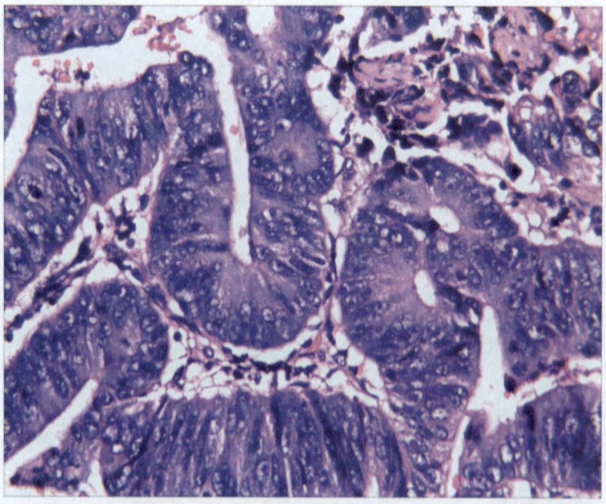

图 5-16　**腺癌（直肠）（HE 染色，×400）**

癌细胞形成不规则的腺腔样结构，细胞层次明显增多，排列紊乱，染色明显加深，核异型性明显，核分裂象易见

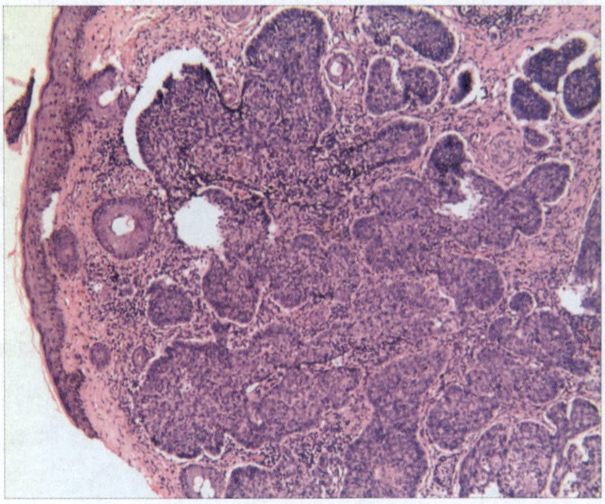

图 5-17　**基底细胞癌（面部）（HE 染色，×100）**

癌细胞内，将细胞核挤向一侧，使癌细胞呈印戒样，故也称为印戒细胞（signetring cell）。如果黏液积聚在腺腔内，则使腺腔扩张，并可由于腺体的崩解而形成黏液湖，癌细胞可以成堆或散在漂浮在黏液湖中。

3. 基底细胞癌（basal cell carcinoma）　多见于老年人日光照射部位，80%位于头颈部。癌巢主要由深染的基底细胞样癌细胞构成（图 5-17），亚型较多，其中以结节型和多灶浅表型最为常见。基底细胞癌生长缓慢，表面常伴有溃疡形成，呈浸润性生长并破坏深层组织，但很少发生转移，对放射治疗敏感，临床上呈低度恶性的经过。

问题讨论

患者男性 72 岁，于 20 年前发现左面部一黄豆大小结节，无痛痒，未采取任何治疗措施。近半年来，结节突然增大，表面伴有溃疡形成，结合你所学过的知识分析本例最有可能的诊断是什么？如果是癌，有可能是什么癌？镜下可以看到哪些结构？

4. 尿路上皮癌（urothelial carcinoma）　过去称移行细胞癌（transitional cell carcinoma），发生于膀胱、输尿管或肾盂等处。可呈乳头状或非乳头状，可分为低级别和高级别尿路上皮癌。低级别尿路上皮癌术后可复发，少数可浸润；而高级别尿路上皮癌多为浸润性癌，容易发生转移。

要点提示

高分化的鳞状细胞癌可有角化珠形成，细胞间可见细胞间桥。

二、间叶组织肿瘤

间叶组织是人体分布最为广泛的组织，一般指来自中胚层，也有些来自神经脊外胚层的组织，包括脂肪组织、纤维组织、血管和淋巴管、平滑肌、横纹肌、骨组织等的肿瘤，外周神经组织的肿瘤通常也归入间叶组织肿瘤。通常又将骨组织以外的间叶组织肿瘤称为软组织肿瘤(soft tissue tumor)。

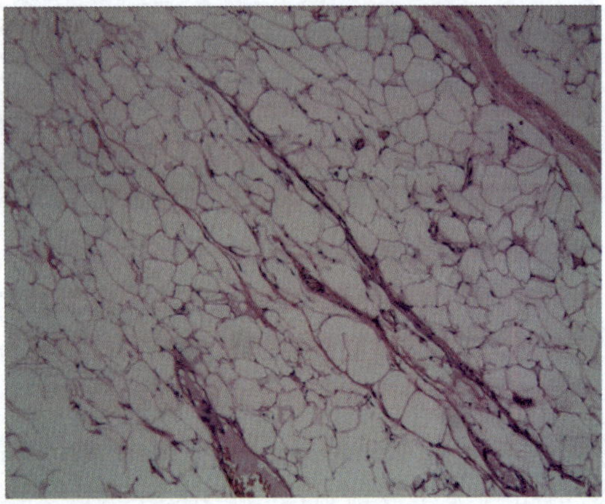

图 5-18　脂肪瘤(HE 染色，×100)

间叶组织肿瘤包括良性肿瘤、瘤样病变和恶性肿瘤，其中良性肿瘤比较常见，恶性肿瘤少见(通常称为肉瘤)。此外，间叶组织也有不少瘤样病变，也形成肉眼可见的所谓“肿块”，但并非真性肿瘤。也有部分瘤样病变可以呈假肉瘤样表现，给病理诊断造成困难。

(一)间叶组织良性肿瘤

1. 脂肪瘤(lipoma)　可发生于任何年龄组，但好发于 40－60 岁的男性，是最常见的良性软组织肿瘤。脂肪瘤好发于背、肩、颈及四肢近端皮下组织。临床上，大多数病例表现为缓慢生长的无痛性肿块。肉眼观上常有菲薄的纤维性被膜，呈球形、结节型或分叶状，质地柔软，切面呈黄色，似脂肪组织。大小不一，直径多在 5cm 以下，超过 10cm 罕见。常为单发，亦可为多发(称为脂肪瘤病)。镜下，似正常脂肪组织，不规则分叶状，有纤维分割(图 5-18)。临床多手术切除。

2. 血管瘤(hemangioma)　常见，许多部位都可以发生，如皮肤、肌肉(肌间血管瘤)、内脏器官等。类型很多，其中以毛细血管瘤(图 5-19)、海绵状血管瘤(图 5-20)和静脉型血管瘤(venous hemangioma)等类型最为常见。大体，在皮肤或黏膜可见的鲜红(或暗红或紫红)肿块，界限不清，无被膜。血管瘤多为先天性，故患者以儿童多见，少数在成人期发现。

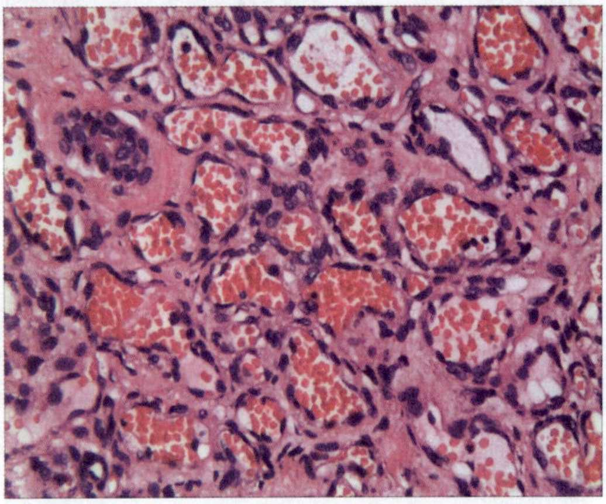

图 5-19　毛细血管瘤(HE 染色，×400)

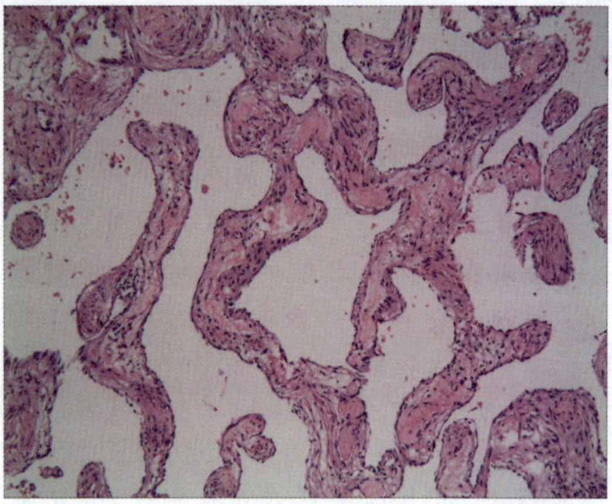

图 5-20　海绵状血管瘤(肝)(HE 染色，×100)

3. 淋巴管瘤(lymphangioma) 是一种由海绵状或囊状扩张的淋巴管组成的良性肿瘤,内含淋巴液。如果囊状扩张的淋巴管融合,可以形成囊状水瘤(cystic hygroma),多见于儿童。本瘤与血管瘤相比,相对少见。

4. 平滑肌瘤(leiomayoma) 绝大多数的平滑肌瘤多见于女性生殖道,尤其是子宫等部位。瘤细胞类似于平滑肌细胞,呈梭形,平行排列或呈束状交织排列。核长而两端钝圆,核分裂象罕见。

5. 软骨瘤(chondroma) 较多见,好发年龄 10—40 岁,男女比例 1∶1,发生于骨膜者称外生性软骨瘤(exogenous chondroma);发生于手足短骨和四肢长骨骨干髓腔内者称内生性软骨瘤(enchondroma),位于骨干中心部位,呈膨胀性破坏,使骨皮质变薄。切面呈淡蓝色或灰白色,略透明,可伴有钙化或囊性变。镜下,呈分叶状结构,瘤组织由分化成熟的透明软骨组成,小叶之间由疏松的纤维血管间质包绕。内生性软骨瘤有时需要与高分化软骨肉瘤鉴别,病理鉴别诊断需要综合考虑发生部位、影像学表现和组织形态。

(二)间叶组织恶性肿瘤

间叶组织来源的恶性肿瘤统称为肉瘤,较癌少见。在儿童,常见的间叶组织肉瘤主要为神经母细胞瘤、胚胎性横纹肌肉瘤和骨肉瘤等,其中 60% 的骨肉瘤发生在 25 岁以下;在成年人,常见的间叶组织肉瘤主要为恶性纤维组织细胞瘤/未分化肉瘤、脂肪肉瘤、平滑肌肉瘤等。肉瘤体积通常较大,切面细腻,呈鱼肉状,易发生出血、坏死、囊性变等继发改变。镜下,肉瘤细胞多弥漫分布,很少成巢,与间质分界不清。间质血管丰富,故肉瘤多经血道转移。

表 5-6 癌与肉瘤的鉴别

	癌	肉瘤
组织来源	上皮组织	间叶组织
发病率	较高,约为肉瘤的 9 倍,多见于 40 岁以上成年人	较低,有些类型主要发生在儿童或年轻人,有些类型主要发生在中老年人
大体特点	质较硬,色灰白	质软,色灰红、鱼肉状
镜下特点	多形成巢,实质与间质分界清楚,纤维组织常增生	肉瘤细胞常弥漫分布,实质与间质分界不清,间质血管丰富,纤维组织少
网状纤维	见于癌巢周围,癌细胞间多无	肉瘤细胞间多有网状纤维
免疫组织化学	细胞常表达上皮标记(如 CK)	细胞常表达间叶标记(如 vimentin)
转移	多经淋巴道转移	多经血道转移

1. 脂肪肉瘤(liposarcoma)(图 5-21) 是成年人最常见的软组织肉瘤之一,多见于中老年。多发生在下肢软组织深部、腹膜后等部位,很少从皮下脂肪层发生,与脂肪瘤的分布相反。大体,肿瘤体积一般较大,呈结节状或分叶状,质地较软,可似脂肪瘤,亦可呈黏液样。根据组织结构和瘤细胞的形态不同,可分为 4 型:去分化脂肪肉瘤、黏液样脂肪肉瘤/圆形细胞脂肪肉瘤、多形性脂肪肉瘤、混合型脂肪肉瘤等。其共同的形态学特征是有脂母细胞,有一个或多个大小不一的脂质空泡,可挤压细胞核,形成压迹。

2. 横纹肌肉瘤(rhabdomyosarcoma) 是一种具有骨骼肌分化倾向的原始间叶性恶性肿

瘤，多见于15岁以下婴幼儿和儿童，45岁以上的中老年较为罕见。横纹肌肉瘤好发于头颈部、躯干（包括泌尿生殖道）和四肢。根据肿瘤的临床特点、组织形态、细胞和分子遗传学特征，将横纹肌肉瘤分为胚胎性横纹肌肉瘤（图5-22）、腺泡状横纹肌肉瘤和多形性横纹肌肉瘤等。肿瘤由不同分化阶段的横纹肌母细胞组成。本瘤恶性程度高，早期就易发生血道转移，预后差。

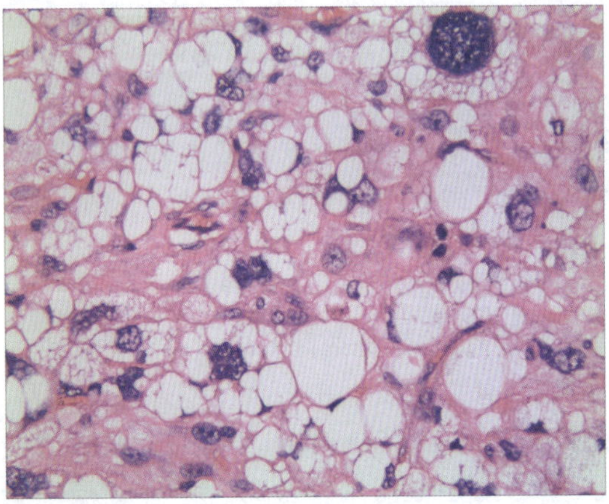

图5-21 **脂肪肉瘤（HE染色，×400）**
镜下见脂母细胞

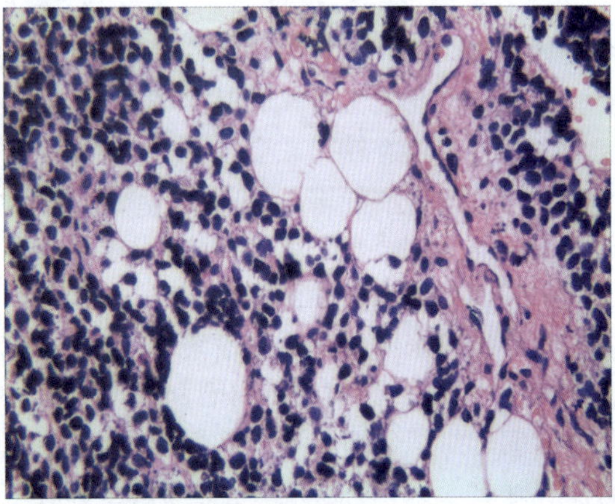

图5-22 **胚胎性横纹肌肉瘤（眼眶）（HE染色，×400）**
镜下见肿瘤细胞比较幼稚，侵犯脂肪组织

3. 平滑肌肉瘤（leiomyosarcoma） 多见于子宫，也可见于腹膜后、网膜、肠系膜及四肢等处。软组织平滑肌肉瘤患者多为中老年人。肿瘤体积较大，多呈圆形结节状，质软，可有出血、坏死及囊性变等继发改变。肿瘤细胞的核分裂象的多少和凝固性坏死对该肿瘤的诊断及恶性程度的判断很重要。

4. 血管肉瘤（angiosarcoma） 好发于皮肤，以头颈部多见，其次为软组织、乳腺、肝、脾及骨等处。发生在真皮层，多呈结节状，无被膜，暗红色或灰白色，易出血坏死。发生于深部肌肉及乳房者，通常体积较大，呈浸润性生长，常有出血，质软，切面呈紫红色。镜下，肿瘤由分化程度不同，形状不规则的扩张性血管腔隙组成，常互相吻合呈交通状，腔内充满红细胞。分化差的血管肉瘤即肿瘤内有50%的区域为实性区域和梭形细胞区域组成，可见肿瘤性坏死和大量的核分裂象。

5. 纤维肉瘤（fibrosarcoma） 好发于30－60岁的成人，男性多见。肿瘤好发于四肢，尤其是大腿，呈圆形、卵圆形或结节状，呈浸润性生长，切面灰白色，质地坚实，或呈灰红色鱼肉状，常伴有出血、坏死。镜下，瘤细胞常呈交织的条束状排列，经典的形态是异性的梭形细胞呈鱼骨样或人字形排列。发生于2岁以下婴幼儿的婴儿型/先天性纤维肉瘤（infantile/ congenital fibrosarcom），在组织学上与成年人型纤维肉瘤十分相似，但生物学行为上却与纤维瘤病相似，可以局部复发，但极少转移。

20世纪中后期，纤维肉瘤是软组织常见的肉瘤。但随着医学技术的发展和认识的不断加深，发现过去诊断的纤维肉瘤实际上是其他类型的梭形细胞肉瘤。在实际工作中，往往在排除其他类型的梭形细胞肉瘤后才能诊断纤维肉瘤。

6. 骨肉瘤(osteosarcoma)　为最常见的原发性恶性骨肿瘤。多见于青少年(尤其是 10－25 岁)。好发于四肢长骨干骺端,特别是股骨下端、胫骨上端和肱骨上端。切面灰白色,鱼肉状,常见出血坏死。肿瘤通过骨皮质向软组织浸润时常掀起骨外膜,在骨外膜和骨皮质之间形成三角形隆起(图 5-23),即形成 X 线所见的 Codman 三角;同时肿瘤也可刺激骨膜,在骨外膜和骨皮质之间,可形成与骨表面垂直的反应性新生骨小梁,呈放射状,X 线上表现为日光放射状阴影。镜下,肿瘤细胞异型性明显呈卵圆形、梭形或多边形,细胞周围可见花边样骨样基质即肿瘤成骨或骨组织,此为诊断骨肉瘤的重要依据(图 5-24)。一般型骨肉瘤又可分为成骨型、成软骨型和成纤维型。骨肉瘤恶性程度高,生长迅速,很容易发生血道转移。

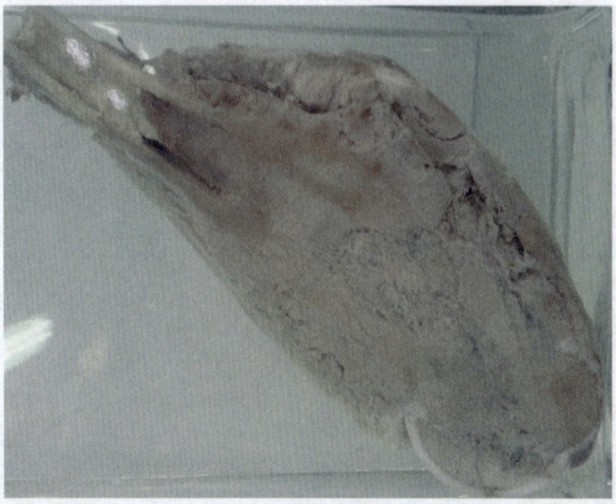

图 5-23　**骨肉瘤**

肿瘤破坏骨皮质并浸润至骨髓腔和周围软组织,切面灰白色,质软,鱼肉状并伴有出血

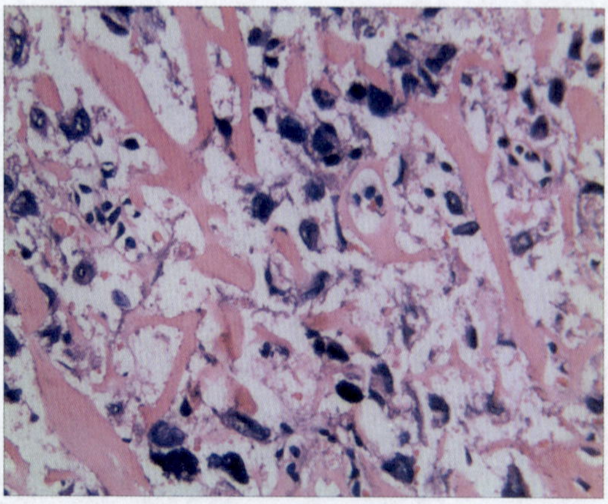

图 5-24　**骨肉瘤(HE 染色,×400)**

镜下示肿瘤细胞显著的异型性和肿瘤骨

7. 软骨肉瘤(chondrosarcoma)　多见于 30－60 岁,男女比例为 1.8∶1。发病部位依次为股骨、骨盆、胫骨和肩胛骨等处。大体,肿瘤位于骨髓腔内,切面结节状、灰白色,有光泽似软骨。镜下,肿瘤呈分叶状由肿瘤性软骨细胞及软骨基质构成,软骨细胞有异型,核大深染,核仁明显,核分裂象易见,出现双核、巨核和多核瘤巨细胞。常见症状为疼痛及肿块,比骨肉瘤生长慢,转移也较晚。

要点提示　骨肉瘤好发于四肢长骨干骺端,特别是股骨下端、胫骨上端和肱骨上端。

三、其　他

(一)神经外胚层肿瘤

1.胚胎早期的外胚层(ectoderm)　可以发育为神经系统,包括神经管和神经嵴。由神经外胚层起源的肿瘤种类很多。中枢神经系统原发恶性肿瘤主要为胶质瘤(glioma,约占 40%);周围神经系统中常见肿瘤是神经鞘瘤和神经纤维瘤。

2.视网膜母细胞瘤(retinoblastoma)　来自视网膜胚基,大多数发生在 3 岁以下的婴幼儿,多数发生在单侧眼内,但亦可双侧发生。肿瘤细胞为幼稚的小圆细胞,核圆形,核分裂象易见，可见特征性的 Flexener-Wintersteiner 菊形团。预后不佳。

3.恶性黑色素瘤(malignant melanoma)(图 5-25)　多见于皮肤，以足底和外阴及肛门周围多见。也可以发生在其他部位，如黏膜和内脏。恶性黑色素瘤可以产生色素，但也有部分黑色素瘤可以不含色素。发生于皮肤的恶性黑色素瘤，可以一开始就为恶性，但常常由交界痣恶变而来。

(二)多胚层肿瘤

畸胎瘤(teratoma)(图 5-26)　畸胎瘤来源于性腺或胚胎剩件中的全能细胞，大多数肿瘤含有至少两个或两个以上胚层组织成分，排列错乱。可分为成熟性畸胎瘤和未成熟性畸胎瘤，该肿瘤最常见于卵巢和睾丸。

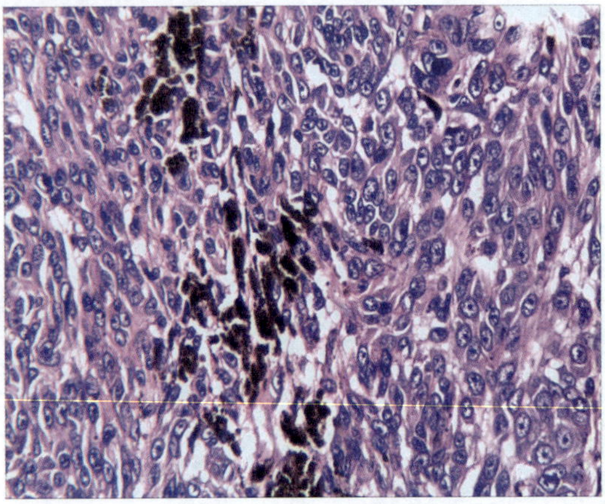

图 5-25　**恶性黑色素瘤(HE 染色，×400)**
肿瘤细胞内可见黑色素

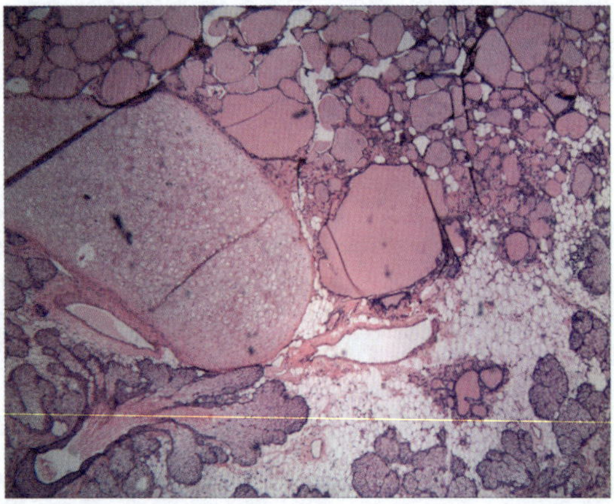

图 5-26　**畸胎瘤(卵巢)(HE 染色，×100)**
镜下肿瘤组织内可见软骨、皮脂腺、甲状腺等成分

问题讨论　患者男性，62 岁，左颈部触及一大小 2.0cm 的结节。请分析这位患者可能的诊断有哪些？你用学过的知识试着分析一下可能的原因是什么？

第九节　癌前疾病(或病变)与原位癌

学习要求

掌握癌前病变与原位癌的概念；了解非典型增生与上皮内瘤变的概念。

一、癌前疾病(或病变)

癌前疾病(或病变)本身不是恶性肿瘤，但具有发展成为恶性肿瘤的潜能，使患者发生相应恶性肿瘤的风险大大增加。但并非所有的癌前疾病(或病变)都会发展为恶性肿瘤。癌前病变并不完全等同于癌前疾病,前者不是一个独立疾病,如黏膜白斑、子宫颈鳞状化生;后者是一个独立性疾病,如家族性腺瘤性息肉病等。

癌前疾病(或病变)可以是后天获得的,也可以是先天遗传的。遗传性肿瘤综合征(inherited cancer syndrome)是指有癌变倾向的癌前疾病(或病变),特点是都是良性病变,且是多发性的,发生恶变的年龄比同一器官的恶性肿瘤的发病年龄要早得多。其本质是患者具有一些染色体和基因异常,使得其患肿瘤的机会增加。而获得性癌前疾病(或病变)可能与患者的某些生活习惯、感染等有关。下面是一些常见的获得性癌前疾病(或病变)。

1. 黏膜白斑(leukoplakia) 常发生在口腔、外阴等处。白斑表面上皮过度角化或不全角化,鳞状上皮过度增生,可伴有异型性。可分为均质性白斑和非均质性白斑,均质性白斑绝大多数是良性的,而非均质性白斑癌变的机会相对较高。

2. 乳腺纤维囊性变(fibrocystic changes) 以末梢导管和腺泡扩张成囊,间质纤维组织增生、上皮不同程度增生以及伴有大汗腺化生等为特点。多发于 25－45 岁的女性,绝经前达到高峰,绝经后通常不再进展,是常见的乳腺疾病。伴有导管上皮增生的患者发生癌变的概率增加。

3. 慢性胃炎与肠上皮化生 慢性胃炎时胃黏膜腺体可以发生肠上皮化生,其中不完全型肠上皮化生与胃癌的关系密切。胃幽门螺杆菌与慢性胃炎关系密切,并且与胃腺癌及胃黏膜相关淋巴组织(mucous-associated lymphoid tissue,MALT)发生的 B 细胞淋巴瘤有关。

4. 慢性溃疡性结肠炎(chronic ulcerative colitis) 是一种反复发作和缓解的炎症,长期慢性病例比急性反复发作者易癌变。癌变与炎性息肉无关,癌更多是从扁平萎缩的黏膜发生。

5. 大肠腺瘤(adenoma of large intestines) 管状腺瘤常单发,绒毛状腺瘤可单发,亦可多发。管状腺瘤癌变概率约为 13.9%,而绒毛状腺瘤癌变概率约为 36.2%。家族性腺瘤性息肉病(FAP),几乎均会发生癌变,且发生癌变的平均年龄为 39 岁。

> **要点提示** 癌前疾病(或病变)本质上还是良性疾病(或病变)。

6. 皮肤慢性溃疡(chronic ulcer of skin) 经久不愈的皮肤溃疡,由于长期慢性刺激,鳞状上皮增生并可以伴有非典型增生,可以进一步发展为癌。

二、非典型增生和原位癌

非典型增生(atypical hyperplasia) 是一种以细胞和结构异常为特征的癌前病变。这个术语主要用于上皮,包括被覆上皮和腺上皮。炎症和修复也可以出现非典型增生,但非典型轻微,缺乏真正的异型性。学术界更倾向于使用术语异型增生(dysplasia)来描述与肿瘤形成相关的非典型增生。

根据细胞异型性大小和累及范围,非典型增生可分为轻、中、重度三级。轻度非典型增生累及上皮层的下1/3,细胞异型性小;中度非典型增生累及上皮层的下 2/3,细胞中度异型性;重度非典型增生累及上皮层 2/3 以上但未及全层,细胞异型性大。轻度异型性增生往往是炎症或修复刺激造成的,去除病因后可恢复正常;中-重度非典型增生则很难逆转。

原位癌(carcinoma in situ)指细胞学上具有所有恶性特点,并累及上皮的全层,但尚未突破基底膜向下浸润(图 5-27),有时也称上皮内癌(intraepithelial carcinoma)或浸润前癌。原位

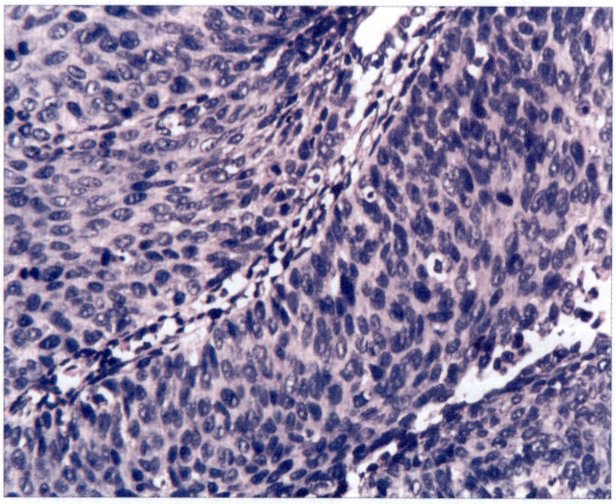

图 5-27 原位癌（HE 染色，×400）

癌通常见于鳞状上皮、尿路上皮和腺上皮被覆的部位，例如子宫颈、食管、皮肤、膀胱及胃肠道（在膀胱往往叫非浸润性尿路上皮癌；在胃肠道往往叫高级别上皮内瘤变）等处。也可以发生于鳞状化生的黏膜表面，如鳞化的支气管黏膜。乳腺导管上皮发生癌变而未突破基底膜向间质浸润者，称为导管原位癌或导管内癌。原位癌如能早期发现，就能防止其发展为浸润性癌，肿瘤防治工作的重点就是早期发现、早期诊断、早期治疗。

目前，通常使用上皮内瘤变（intraepithelial neoplasia）这一概念来描述上皮从非典型增生到原位癌这一连续的过程。过去，上皮内瘤变与异型增生一样，都分为Ⅰ、Ⅱ、Ⅲ级，现在倾向分为低级别（low grade）和高级别（high grade）两级。低级别上皮内瘤变的细胞异型性和范围均较小，仅累及上皮层的一半；高级别上皮内瘤变的细胞异型性和范围均非常显著，累及上皮层的大部分或全部。新版 WHO 分类将重度非典型增生和原位癌都归入到高级别上皮内瘤变，并建议避免使用原位癌或原位腺癌。

要点提示 高级别上皮内瘤变包括重度非典型增生和原位癌。

第十节 肿瘤发生的病因学与发病机制

学习要求

了解肿瘤发生的分子基础。

20 世纪后半叶，随着分子生物学及相关技术的突飞猛进，人们对肿瘤发病机制的认识逐渐摆脱了过去单一的物理致癌、化学致癌、病毒致癌、突变致癌等单因素学说，而上升到多因素多步骤的综合致癌理论。

近年来，根据在多种肿瘤中进行的发病机制研究表明，细胞的癌变起始于单个细胞，过程分为 3 个阶段，即启动、促进和演进阶段。这 3 个阶段是机体在内在因素与外界因素共同作用下，细胞中的基因改变并积累而逐渐形成的。

一、肿瘤细胞生长调控机制及影响因素

当恶性转化的细胞逃避了宿主免疫系统的监视，其细胞增殖到一定数量时即转变为肿瘤。不同的肿瘤其生长率可以相差很大。从单个细胞癌变开始到发现肿块止，不同的肿瘤所需的时间相差很大，介于几个月到几年不等。此外，同一个肿瘤在增殖的不同阶段，其生长速度也不同，一般初期较快，随着体积的增大，生长速度降低。肿瘤的生长过程受到许多因素的影响，大致如下：

(一)生长因子与肿瘤生长的关系

生长因子(growth factor,GF)是指在体内外对细胞的生长和增殖具有刺激作用的一类多肽、蛋白质或糖蛋白。生长因子是由细胞合成后分泌到细胞外,被靶细胞上的受体接受,诱导其变化,将信息传递到细胞内。绝大多数细胞生长因子受体都具有特异性酪氨酸激酶活性,能将细胞内信号分子中特定的酪氨酸(Tyr)残基磷酸化,故称为受体酪氨酸激酶(receptor tyrosine kinase,RTKs)。

RTK 如果没有与信号分子结合时是以单体存在的,且没有活性;一旦与生长因子结合,RTK 则被激活。激活的过程十分复杂,简单的信号转导过程:生长因子→受体→受体二聚化→受体自身磷酸化→激活 RTK→胞内信号蛋白→启动信号转导。

1. *Ras/MAPK 通路* 目前,研究最多的 RTK 信号通路就是丝裂原激活的蛋白激酶通路,该通路主要是调控细胞增殖和细胞生成过程。活化的 Ras 依次激活 Raf(MAP kinase kinase kinases,MAPKKK)、MEK 和 MAPKs,活化的 MAPKs 进入细胞核通过磷酸化作用激活转录因子(如 c-Myc),从而调控细胞周期和细胞转化过程,最终导致肿瘤形成。MAPKs 还具有诱导蛋白及基质降解、促进肿瘤细胞迁移、维持肿瘤生长等功能。

2. *PI3K 通路* 磷脂酰肌醇 3 激酶信号通路(PI3K)是 RTK 通路中另一个重要的通路。PI3K 信号通路的改变可以导致细胞生长、增殖、分化、黏附、运动等细胞功能的改变。PI3K 是由调节亚基 p85 和催化亚基 p110 组成的异二聚体。活化的 PI3K 促使磷脂酰肌醇二磷酸酯转化成磷脂酰肌醇三磷酸酯,磷脂酰肌醇三磷酸酯激活下游的效应分子如 Akt 等,通过磷酸化调控多种转录因子(如 Bcl-2),从而抑制凋亡基因的表达。

(二)细胞周期的调控

每一个生命个体中都存在这样一个程序或“生物钟”,它决定着细胞从何时开始生长、分裂或死亡,这就是细胞周期调控。生长中的细胞,如果细胞周期不能运行,结果是该细胞死亡;而在成熟的细胞中,如果细胞周期不能正确运行,结果是导致肿瘤发生。

1. *肿瘤是一类细胞周期疾病* 肿瘤是一类多步骤、多基因突变所导致的细胞克隆性、进化性疾病。基因突变导致了细胞周期的失控,包括细胞周期的启动、运行和终止的异常,最终导致细胞获得以增殖过多、凋亡过少为主要形式的失控性生长特征。

2. *细胞周期调控的核心—CDK 调控机制* 细胞周期调控机制的核心是一组蛋白激酶。这些蛋白激酶各自在细胞内特定的时间激活,通过对相应底物的磷酸化,驱使细胞完成细胞周期。细胞周期的进行依靠细胞周期素或细胞周期蛋白(cyclins)和细胞周期依赖性蛋白激酶(cyclins-dependent-kinase,CDKs)。CDK-cyclin 复合物能使关键的靶蛋白磷酸化,驱使细胞进入分类周期,cyclins 的表达水平也迅速下降。突变可以使 cyclins 和 CDKs 不能激活,从而影响细胞的增殖,cyclinD 和 CDK4 在肿瘤恶性转化过程中最常受累。例如,CDK4 可使 Rb 基因磷酸化,CDK4 受抑制,使其不能解除 Rb 基因对转录因子的抑制而抑制细胞增殖,阻止细胞生长。cyclinD-CDK4 复合物可以刺激细胞生长分裂,正常情况下二者处于平衡状态。

CDK 的活性受 CDK 抑制物(CDK inhibitor,CKI)抑制。CKI 有多种,如 p16、p21 等。突变使 p16 不能正常表达时,cyclinD 则与 CDK4 优势结合,使得细胞的生长失去了控制,导致肿瘤发生。

(三)细胞凋亡与肿瘤细胞生长

细胞增殖和细胞凋亡之间的动态平衡决定了多细胞生物体中特定组织器官的细胞类型和

细胞数量相对恒定，因此细胞增殖和细胞凋亡对于维持多细胞生物体的发育和稳态是至关重要的。细胞凋亡受阻在大多数恶性肿瘤的发病学上占有重要地位。肿瘤细胞既可以增殖，也可以凋亡，细胞凋亡率的减少可使肿瘤生长加快。增殖细胞数与凋亡细胞数相当或小于凋亡细胞数，则肿瘤生长缓慢或缩小。细胞凋亡几乎涉及恶性肿瘤发生、发展的整个过程。

1. 凋亡抑制基因 Bcl-2 和恶性肿瘤　一方面，许多肿瘤（如肝癌、乳腺癌等）存在高水平的 Bcl-2 表达；另一方面，高表达的 Bcl-2 明显增加肿瘤细胞对化疗药物（如氮芥、卡铂、环磷酰胺等）的耐受性。Bcl-2 的异常还不足以引起肿瘤，肿瘤的发生还有赖于其他事件的参与。

2. 凋亡活化基因 p53、Bax 和恶性肿瘤　50%以上的人体恶性肿瘤存在野生型 p53（WTp53）的功能缺失，野生型 p53 的表达能诱导突变型 p53 肿瘤细胞凋亡。Bax 是 p53 依赖的凋亡信号通路的重要中介物之一。通过转染实验已经提示 Bax 也属于抑癌基因。此外，p53 也能通过诱导 Bcl-2 表达的下调而促进肿瘤细胞的凋亡。

二、肿瘤发生的分子机制

近几十年来的研究表明，肿瘤的发生有其复杂的分子基础，包括①癌基因激活、过表达；②抑癌基因失活、丢失；③微小 RNA（micro RNA）；④修复相关基因功能丧失；⑤凋亡机制障碍；⑥端粒酶（telomerase）过度表达；⑦信号转导调控紊乱；⑧浸润转移相关分子等机制。遗传因素和环境因素通过影响这些机制中的某些或全部而导致肿瘤发生。

（一）癌基因（oncogene）

癌基因可通过其表达产物在体外引起正常细胞转化、在体内引起恶性肿瘤的一类基因。癌基因首先是在研究 Rous 肉瘤病毒（反转录病毒）致瘤机制中发现的，研究发现，在这个反转录病毒基因组中含有某些基因序列，为病毒致瘤或导致细胞恶性转化所必需的，故称为病毒癌基因。

后来人们在正常细胞基因组中发现也存在着与病毒癌基因相似的同源基因，这类基因无促癌活性，故称为原癌基因。原癌基因是广泛存在于细胞中的一类基因，其编码产物是控制细胞生长、分化和信息传递的正常成分。正常情况下，原癌基因并不导致肿瘤的发生；当原癌基因受到某些理化、生物等因素作用下，数量、结构或位置发生异常时就可成为癌基因，从而导致肿瘤的发生。

癌基因的主要激活方式如下：

1. 突变引起蛋白结构与功能的变化　包括点突变和缺失突变，基因突变是癌基因激活的一种主要方式。点突变是指基因的核苷酸序列发生了变化；缺失突变是指基因的核苷酸组成发生了丢失。例如，促进细胞生长的信号转导蛋白 H-ras 基因 12 号密码子 GGC 发生单个碱基置换，称为 GTC，导致原癌基因编码的第 12 甘氨酸残基变成了缬氨酸残基，它的突变是 ras 蛋白的 GTP 酶活性降低或丧失，不能把 GTP 水解成 GDP，因此一直处于活性状态，使下游信号通路持续激活，持续促进细胞生长。已有资料表明，30%左右的人类肿瘤都带有 ras 基因的突变。

2. 基因扩增导致拷贝数增加　为一特定蛋白质编码的基因的拷贝数选择性地增加而其他基因并未按比例增加的过程，导致特定的基因产物过度表达（overexpression）。例如，大约 30%的儿童神经母细胞瘤中都能检测到 N-myc 基因拷贝数增加；在大多数人类肿瘤中，HER2/Neu 原癌基因的激活方式是基因扩增，如乳腺癌中的 HER2 基因扩增。

3. 染色体易位是癌基因转录水平升高或其表达蛋白结构异常（图 5-28）　是癌基因激活

的另一种常见方式。①染色体易位导致原来无活性的原癌基因移至强启动子或增强子附近而活化，这种现象在 Brukitt 淋巴瘤中最为典型。研究发现，8 号染色体上的 myc 基因与 14 号染色体上的免疫球蛋白重链基因产生了融合，导致 myc 的过度表达。②染色体易位使癌基因表达蛋白结构异常，常见于慢性髓细胞性白血病。对其研究发现，9 号染色体上的 abl 原癌基因与位于 22 号染色体的断点集簇区（breakpoint cluster region，BCR）发生融合，产生一个功能异常的 bcr/abl 蛋白，促进细胞的持续增长，导致细胞癌变。表 5-7 列举了一些常见的癌基因、激活机制和相关的人类肿瘤。

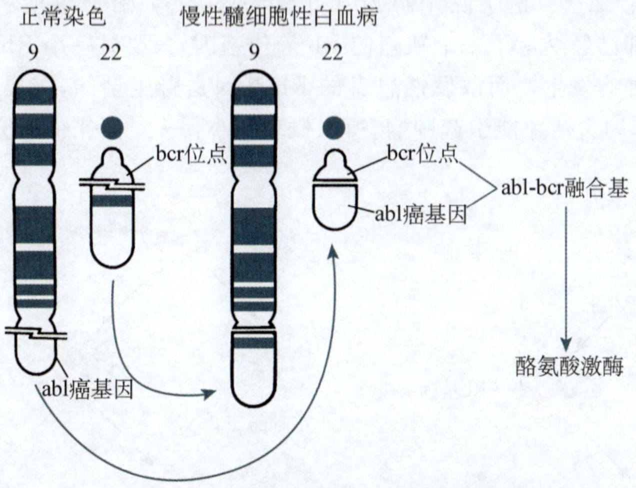

图 5-28 染色体易位导致癌基因活化

在慢性髓细胞性白血病中，9 号染色体 q34 区域的 abl 癌基因与 22 号染色体 q11 区域发生易位，形成费城染色体，该染色体编码 bcr-abl 蛋白分

表 5-7 癌基因举例

基因名称	相关人类肿瘤	活化机制
H-ras	甲状腺癌、肾癌	点突变
K-ras	胰腺癌、肺癌、大肠癌、卵巢癌等	点突变、扩增
N-ras	甲状腺癌、肝癌、精原细胞瘤	点突变、扩增
erbB2	乳腺癌、胃癌、卵巢癌	扩增
cyclin D1	乳腺癌	扩增
cyclin E	胃癌	扩增
bcr/abl	慢性髓细胞性白血病	染色体易位
Bcl-2	滤泡性 B 细胞淋巴瘤、白血病	染色体易位
c-myc	白血病和多种实体瘤	扩增、染色体易位
N-myc	神经母细胞瘤、肺癌	扩增

（二）抑癌基因（tumor suppressor gene）

肿瘤抑癌基因也是在细胞生长于增殖的调控中起重要作用的基因，这些基因产物限制细胞生长（表 5-8）。如果肿瘤抑癌基因的一个等位基因突变失去活性，而另一个等位基因还能发挥抑癌作用；但如果另外一个等位基因也发生突变，那么该基因将丧失抑癌作用，从而导致肿

瘤的发生。抑癌基因的失活会导致细胞转化和肿瘤的发生。抑癌基因的失活方式主要包括：突变、杂合性缺失和启动子区甲基化等方式。

Rb 基因和 p53 基因目前为止研究的相对最为透彻的两个抑癌基因，下面就简要介绍一些抑癌基因。

1. Rb 基因　Rb 基因是在研究视网膜母细胞瘤(retinoblastoma)中发现的一种抑癌基因。视网膜母细胞瘤临床表现分为两种：一种是家族性，患儿发病年龄小，常双侧发病；另一种是散发性，发病概率比家族性小得多，且发病相对较晚，多为单侧。针对这种情况，Alfred Knudson(1971)提出"二次打击学说(two hit hypothesis)"。如图 5-29 所示，该学说认为：家族性患者所有体细胞都已经继承了一个缺陷的 Rb 等位基因，只要另一个 Rb 基因因为体细胞突变而失活即可导致肿瘤发生。而散发性患者的 Rb 基因是野生型的，需要通过两次连续的体细胞突变导致 Rb 基因失活才能引起肿瘤，所以概率要小得多。后来的研究证实了这个假说。

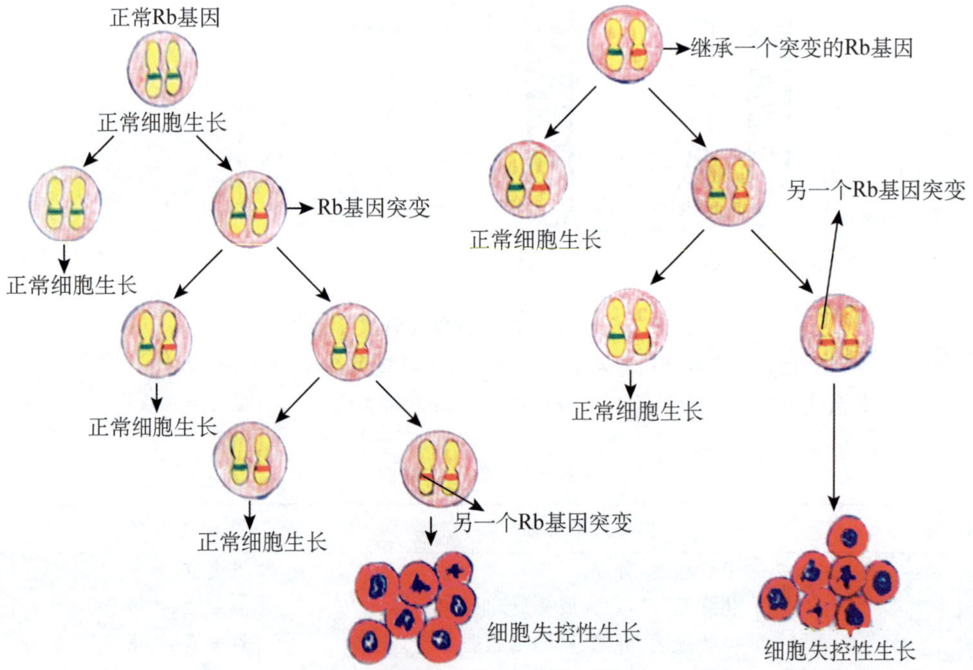

图 5-29　**视网膜母细胞瘤的"二次打击学说"示意图**

Rb 基因定位于染色体 13q14，其杂合性缺失(loss of heterozygosity，LOH)几乎见于所有视网膜母细胞瘤。LOH 是指某一基因的两个等位基因出现不同的基因组变化，丧失该基因的一个等位基因的部分或全部基因序列。Rb 基因缺失或失活除了在视网膜母细胞瘤中被发现以外，后来还在其他多种人体肿瘤中发现了 Rb 基因的缺失或失活，如膀胱癌、乳腺癌、肺癌等。

Rb 编码蛋白主要通过影响细胞周期来发挥作用，即通过与转录因子 E2F 的结合调控细胞周期。Rb 基因编码一个 105kDa 的磷酸化蛋白，称为 pRb。如果 pRB 处于非磷酸化或低磷酸化状态时，能够结合 E2F，抑制转录；如果 pRb 处于高磷酸化状态时，pRb 与 E2F 解离，E2F 可以激活多个下游基因的转录，其中最重要的是 cyclin E。Rb 功能丧失的结果就是使细胞失去了控制 G1/S 期转换的一个重要机制。

2. p53 基因　p53 基因是迄今为止发现的最为重要的抑癌基因。该基因编码 p53 蛋白，由 393 个氨基酸残基组成，该蛋白的半衰期很短，大约 20min，高度不稳定，合成后不久即被降解。p53 作为一个转录因子，可激活上百种靶基因的表达，诱导靶基因直接参与细胞周期的调控和 DNA 损伤的修复，并也参与细胞衰老、分化及凋亡的调控。总的来说，p53 的生物学活性可以分为两类：①当 DNA 发生轻微损伤时，p53 可以通过不同机制避免将这种损伤 DNA 传给子细胞；②当 DNA 损伤严重时，p53 通过激活细胞的凋亡信号通路，促使损伤细胞凋亡，以维护基因组的完整性。此外，p53 尚有抑制肿瘤血管生成的作用。

野生型 p53 是以四聚体形式与特异位点结合。大约有 50%的人类肿瘤中存在 p53 基因的突变，是迄今为止发现的突变类型最多，分布最广泛的基因突变。p53 基因最常见的突变类型是点突变，其中 75%的突变都是能引起编码氨基酸改变的错义突变，错义突变使 p53 翻译中断，C 端酸性结构域的丢失，影响四聚体形成，这种突变体可使细胞获得恶性转化能力。p53 突变主要集中在高度保守区内，以 175、248、249、273、282 位点的突变最高。不同的肿瘤，突变的位点不同。

恢复 p53 功能已成为治疗某些肿瘤的策略之一。突变型的 p53 与肿瘤的发生、发展密切相关，而野生型的 p53 有抑制肿瘤发生的功能，于是就有科学家通过恢复 p53 的功能来进行基因治疗。重组腺病毒-p53 是一种基因工程改造过的活病毒(主要利用腺病毒 DNA 不整合到宿主细胞基因组中的特性)，因此被认为是安全的。重组腺病毒-p53 主要配合放射治疗用于头颈部肿瘤(特别是鼻咽癌)的治疗中，并已经取得了一定的疗效。通过恢复抑癌基因的功能所取得的疗效，与该基因异常在肿瘤中所起的作用有关。但是肿瘤是一种多步骤、多基因突变发生的疾病，因此，通过恢复某种抑癌基因的功能的治疗效果评价，就需要更多临床病例和随访资料来支持。

3. APC 基因　是 1991 年被成功克隆的，与家族性腺瘤性息肉病(familial adenomatous polyposis，FAP)有关的抑癌基因，该基因失活发生在大肠癌癌变过程中的早期阶段。该基因主要通过下调细胞内的 β-cantenin 的表达水平而控制细胞增殖。在 FAP 所致的大肠癌中，由于 APC 基因失活，导致大量的 β-cantenin 在细胞内积聚，而 β-cantenin 与肿瘤的发生、发展密切相关。

4. VHL 基因　VHL(Von Hippel-Lindau syndrome)综合征是一种可以发展为多种肿瘤的遗传学疾病，VHL 基因突变几乎见于所有该综合征的患者，肾透明细胞癌也不例外。在散发性肾透明细胞癌中，大约有 70%的病例因 VHL 基因启动子区的甲基化而造成 VHL 基因的失活。失活的 VHL 基因丧失了抑制缺氧诱导因子 1α(Hypoxia-inducible factor-1α，HIF-1α)的功能，使 HIF-1α 表达增加，促进肿瘤生长。

5. NF1 基因　神经纤维瘤病的一个亚型(即Ⅰ型)可能会发展为恶性肿瘤，与该恶性肿瘤发生密切相关的基因是 NF1，该基因为 17 号染色体上，编码神经纤维瘤蛋白，于 1990 年被克隆鉴定。NF1 基因编码的蛋白为 Ras-GTPase 活化蛋白(Ras-GAP)，后者可激活 Ras 的 GTP 酶活性，将 GTP 水解为 GDP，恢复 Ras 的非活化状态。Ⅰ型神经纤维瘤病的 NF1 基因失活，丧失了抑制 Ras 基因活性的功能，使 Ras 处于高活性状态，从而促进肿瘤的发生。

6. p16 基因　该基因位于染色体 9p21，该基因的失活方式主要是由于启动子区甲基化引起的，造成 p16 基因的表达降低或不表达，导致细胞周期异常，因此促进细胞增殖，导致肿瘤发生。

表 5-8 肿瘤抑癌基因和相关的肿瘤

基因	功能	散发肿瘤	遗传肿瘤
APC	β-cantenin 降解	胃癌、结直肠癌、胰腺癌	FAP,结肠癌
p53	调节细胞周期和转录	大多数肿瘤	Li-Fraumeni 综合征
$p16^{INK4A}$	CDK 抑制因子	许多肿瘤	家族性黑色素瘤
$p14^{ARF}$	p53 稳定因子	所有肿瘤	
Rb	调节细胞周期	视网膜母细胞瘤、骨肉瘤、膀胱癌、乳腺癌、肺癌	视网膜母细胞瘤、骨肉瘤
WT-1	转录调控	Wilms 瘤	Wilms 瘤
BRCA-1	DNA 修复		女性家族性乳腺和卵巢癌
BRCA-2	DNA 修复		男性和女性乳腺癌
PTEN	PIP3 磷酸酶	胶质母细胞瘤、前列腺癌、乳腺癌、甲状腺癌	Cowden 病、乳腺和胃肠癌
NF1	间接抑制 Ras	结直肠癌、星形细胞瘤	Ⅰ型神经纤维瘤
VHL	调节 HIF	肾细胞癌	VHL 综合征
DPC4	TGF-β 转录因子	胰腺、结肠癌	幼年性息肉病

(三)微小 RNA(micro RNA,MiRNA)

MiRNA 是指存在真核细胞内的一种非编码 RNA 分子,对真核细胞的基因表达、细胞发育、分化和个体发育等有重要的调控作用。MiRNA 的长度大约有 20 多个核苷酸,它的功能主要是在蛋白质水平调控;成熟的 MiRNA 掺入到一个被称为 RNA 诱导的沉默复合体的效应复合体中,影响 mRNA 的成熟、转运、稳定性或者直接调控翻译。抑制癌基因功能的 MiRNA 表达降低,可以导致癌基因表达增高;抑制抑癌基因功能的 MiRNA 表达增高,会导致抑癌基因的表达降低。MiRNA 对于深入揭示肿瘤发生的分子机制有重要意义,同时还有可能作为治疗的靶标。

(四)DNA 修复基因

紫外线、电离辐射、烷化剂等均可引起 DNA 损伤。DNA 在 DNA 复杂、损伤修复过程中,有可能发生自发性损伤,如发生碱基丢失、结构移位等导致的错配。DNA 损伤修复过程是一个保持细胞基因组完整性的复杂过程。DNA 损伤的修复方式包括:①DNA 损伤的直接修复;②切除修复;③重组修复;④细胞周期检查点控制。直接修复是最简单的修复方式,可修复的损伤类型也十分有限。切除修复是细胞内最普遍的修复方式,远比直接修复复杂。切除修复包括碱基切除修复(Base excision repair,BER)和核苷酸切除修复(Nucleotide excision repair,NER)两种类型。碱基切除修复主要参与切除损伤的非正常碱基;核苷酸切除修复可以修复 DNA 双链中发生的所有类型的损伤。DNA 双链断裂时就需要通过重组来修复损伤。当 DNA 损伤到不能依靠单纯的修复机制进行修复时,就会通过细胞周期检查点控制来对 DNA 损伤做出应答。如果 DNA 损伤后不能有效修复,并这些损伤保留下来,可能在肿瘤的发生中起作用。例如,着色性干皮病,不能修复紫外线引起的 DNA 损伤,导致基因组的损伤积累,造成恶性肿瘤的形成。

(五)凋亡相关基因

50%以上的肿瘤存在凋亡机制障碍,而肿瘤的生长主要取决于肿瘤细胞的增殖和死亡的比例。细胞凋亡的相关分子突变和异常表达均可能导致肿瘤发生。细胞凋亡过程涉及复杂的分子调控机制，通过凋亡促进分子（如死亡受体家族成员、caspase 家族成员、Bax 等）和凋亡抑制分子之间的相互作用实现的。凋亡过程主要涉及两个进化保守的基因家族，其中 caspase 家族是凋亡的执行者；而 Bcl-2 家族调控线粒体的完整性。

（六）端粒酶（telomere）

端粒酶是细胞中负责端粒延长的一种酶，是一种反转录酶，可以将端粒 DNA 加到真核细胞的染色体末端。其长度随着细胞的分裂逐渐缩短，端粒缩短到一定程度，细胞死亡。端粒酶在不同物种细胞中对于保持染色体稳定性和细胞活性有重要作用，绝大多数体细胞中没有端粒酶活性。大约 85％的恶性肿瘤细胞都含有端粒酶活性，可使其端粒不会缩短，导致肿瘤细胞的永生化。

（七）肿瘤发生是一个多步骤的过程

随着现代分子生物学技术的突飞猛进，越来越多的证据表明，肿瘤的发生并非单个分子事件，而是一个多因素多步骤的综合致癌过程。对肿瘤发病机制的研究最经典的例子莫过于 Vogelstein 实验室对结肠癌的研究。他们发现结肠的上皮细胞从正常到良性腺瘤是基于抑癌基因 APC 的杂合性丢失，在腺瘤中常常有 Ras 基因的突变而导致进一步的克隆性增殖。抑癌基因 DCC 和 p53 的缺失导致了从良性到恶性的发展过程。从腺瘤到癌的过程中还伴有 DNA 损伤修复基因突变和 DNA 甲基化状态的改变。通过这个实验证实，肿瘤发生的一个多因素、多步骤的过程（图 5-30）。这个实验对其他肿瘤的发病机制同样具有指导意义。

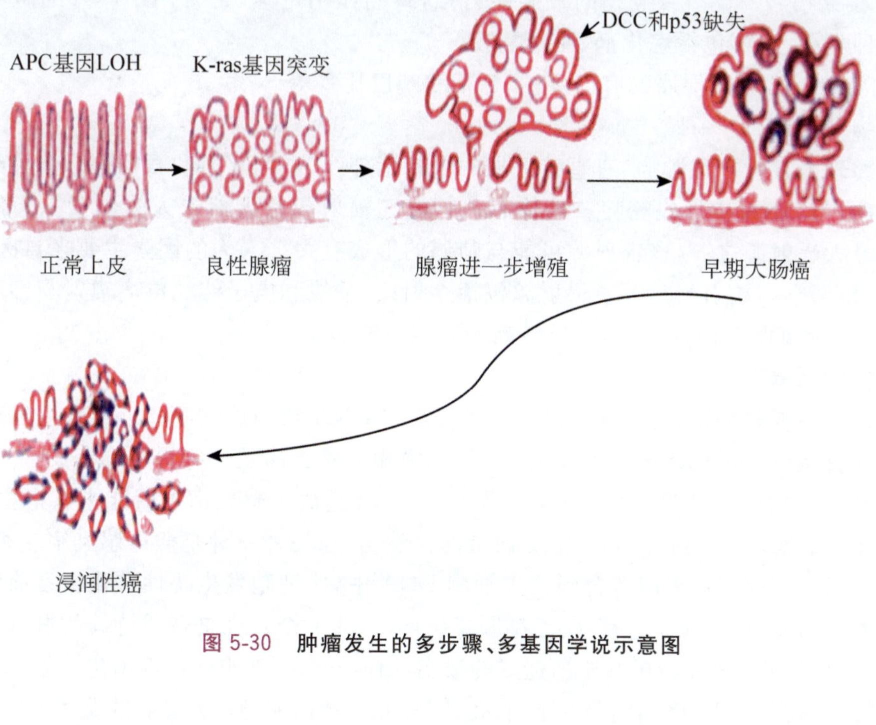

图 5-30 肿瘤发生的多步骤、多基因学说示意图

三、环境致瘤因素

根据来源、性质及作用方式的不同可以将肿瘤发病因素分为内源性和外源性两大类。外源性因素包括化学因素、物理因素、生物因素等。这些外源性因素则是通过影响上述分子途径导致肿瘤发生。

(一)化学因素

化学致癌物可分为直接致癌物、间接致癌癌和促癌物3类。化学物质进入机体后能与体内细胞直接作用,不需要体内氧化酶的代谢活化就能诱导正常细胞癌变的致癌物,称为直接致癌物。化学物质进入体内后需要经体内氧化酶活化后才具有致癌作用的致癌物,称为间接致癌物。促癌物单独无致癌作用,但能促进其他致癌物的致癌作用。

1. *间接致癌物* ①多环芳香烃类,是一类含苯环的化学致癌物,存在于石油、煤焦油中。这类化合物可形成3,4-苯并芘和1,2,5,6-双苯并芘等都是具有强致癌作用的化学物质。这类化学物质广泛存在于外界环境中,例如大气以及食品中均可有该类化学物质的存在,可能是导致近年来肺癌和胃癌发病率不断增高的一个因素。②芳香胺类,是一类含苯环和氮原子的化学致癌物,如乙萘胺、联苯胺等。主要存在于各种着色剂、人工合成染料中,与印刷厂和橡胶厂的工人的膀胱癌有关。③亚硝胺类,可分为亚硝酰胺和亚硝胺两类,存在于肉类食品的保存剂与着色剂中,也可以细菌分解亚硝酸盐而产生。该致癌物可能与胃肠道癌的发生有关。④黄曲霉毒素,广泛存在于霉变的食品中,尤其在花生、玉米及谷类食品中。该致癌物与HBV感染的协同作用可能导致我国肝癌的高发。

2. *直接致癌物* 此类致癌物的致癌能力强,致癌作用迅速,常常用于体外细胞的恶性转化研究。种类少,主要包括烷化剂、亚硝酰胺等。

3. *促癌物* 常见的促癌物有巴豆油、糖精和苯巴比妥等。

(二)物理因素

一些物理因素可导致肿瘤,有直接证据的包括紫外线、电离辐射和石棉等。紫外线照射可引起皮肤癌,与DNA中形成嘧啶二聚体有关。电离辐射包括天然或人为因素。天然的辐射中以氡为最大辐射源之一,该辐射源可能与肺癌的形成有关。人为的因素主要来自医疗,包括影像诊断、核医学和放射治疗等。辐射源包括γ射线、X线和电子线。电离辐射与细胞相互作用的结果是导致DNA的损伤,包括单链断裂和双链断裂。

(三)生物因素

生物因素主要是病毒,可分为DNA致瘤病毒和RNA致瘤病毒等。近年来也发现某些细菌如幽门螺杆菌(helicobacter pilori,Hp)与胃黏膜相关淋巴瘤及一些胃腺癌有关。

1. *DNA致瘤病毒* DNA致瘤病毒分为2种,一种是病毒感染宿主后能进入宿主DNA复制并最终导致细胞死亡,这种细胞通常是病毒的自然宿主;另外一种是病毒感染宿主细胞后,并不导致细胞死亡,病毒DNA能整合到宿主细胞DNA中,使细胞发生恶性转化。目前已知的与人类肿瘤发病相关的DNA病毒有:①乙型肝炎病毒,它的一个特征是造成持续的肝细胞轻微损伤,基本上都是源于免疫系统的攻击所造成的损伤,因而导致肝细胞代偿性增生。越来越多的证据表明,插入的病毒DNA序列编码的蛋白,尤其是HBX蛋白能导致人肝癌的发生。②人类乳头状瘤病毒(human papilloma virus,HPV),有上百种类型。HPV6和HPV11与生殖道、喉和食管黏膜的乳头状瘤有关;HPV16和HPV18与宫颈癌等有关,并且国际上目前有预防性的HPV16

和 18 型疫苗，可以减少宫颈癌的发病率。③Epstein-Barr 病毒(EBV)，该病毒在人群中广泛感染，与该病毒感染有关的疾病主要有：传染性单核细胞增多症、Burkitt 淋巴瘤和鼻咽癌。EB 病毒主要在口咽部上皮细胞内增殖，然后感染 B 淋巴细胞，并能使 B 细胞转化，并在此基础上发生其他基因突变，导致单克隆性增殖，最终形成恶性肿瘤，如淋巴瘤和鼻咽癌。

2. RNA 致瘤病毒　在分类上属于反转录病毒科。RNA 致瘤病毒根据病毒在动物体内的致瘤能力和事件分为急性和慢性转化病毒。急性转化病毒接种动物后 3～4 周就可诱发肿瘤；慢性转化病毒的致瘤时间需要 5～12 个月。RNA 致瘤病毒是以 RNA 和 DNA 为模板进行遗传物质的扩增。当病毒感染细胞后，会利用宿主细胞的 RNA 聚合酶将病毒 RNA 反转录成 DNA，再合成双链 DNA，最后整合到宿主基因组中并表达，导致细胞恶性转化。

HTLV(Human T-cell Leukemia Virus)是第一个被发现直接与人类癌症有关的反转录病毒，该病毒与某些地区的成人 T 细胞白血病/淋巴瘤(ATL)有关，后来又发现 HTLV-Ⅱ型病毒。HTLV-Ⅰ与 ATL 相关的具体证据如下：①ATL 高发区域与 HTLV-Ⅰ在人群中的分布相似；②HTLV-Ⅰ可以使人类 T 细胞发生永生化；③ATL 细胞有单克隆 HTLV-Ⅰ前病毒 DNA；④所有 ATL 患者都可以产生 HTLV 的抗体。HTLV-Ⅰ的转化活性与 tax 蛋白的表达缺失有关。

3. 细菌　主要是幽门螺杆菌(helicobacter pilori，Hp)，属于革兰阴性杆菌，是慢性活动性胃炎、消化性溃疡、胃黏膜相关淋巴组织淋巴瘤以及部分胃腺癌的主要致病因素。1994 年 WHO 将幽门螺杆菌定为Ⅰ类致癌原。

四、肿瘤的遗传因素

现在的观点认为大多数肿瘤都是由环境因素引起的，因此环境因素是肿瘤发生的始动因素，而个体的遗传素质则决定肿瘤的易感性。至少有 3 种机制可导致某些个体对肿瘤易感：①通过遗传获得突变基因；②通过遗传所获得的突变基因使个体对环境因素的敏感性增加；③通过遗传获得的突变基因有利于癌变克隆的选择和生长。遗传性肿瘤综合征的患者通常都具有染色体的异常，导致他们对肿瘤的易感性大大增加。

(一)常染色体显性遗传性肿瘤综合征

Li-Fraumeni 综合征是由于 p53 基因突变引起的常见遗传性肿瘤综合征。在此种肿瘤综合征患者的正常组织中，均能查到 p53 的杂合突变型(即一个等位基因正常，另一个等位基因发生突变)，当另一个等位基因也发生突变、缺失时，即可发生与 Li-Fraumeni 综合征相关的肿瘤。家族性腺瘤性息肉病、神经纤维瘤病等也是常染色体显性遗传性疾病，与之相关的抑癌基因分别是 APC 和 NF1，也发生了突变或缺失等改变。

(二)常染色体隐性遗传性肿瘤综合征

着色性干皮病主要是由于 DNA 修复机制的缺失，在受到紫外线照射时导致患者易患皮肤癌；毛细血管共济失调症患者存在对辐射引起的 DNA 双链断裂修复的缺陷，造成患者易发生急性白血病和淋巴瘤等恶性肿瘤。

(三)其他

一些肿瘤具有家族聚集现象，如乳腺癌(主要与 BRCA1/BRCA2 等基因有关)、大肠癌(主要与 APC 或 hMLH1/hMSH2 等基因有关)，可能与多种因素有关。

复习指导

1. 肿瘤是指机体在各种致瘤因素作用下，局部组织的细胞在基因水平失去对其生长的调控，导致克隆性异常增生而形成的新生物。肿瘤的实质是肿瘤细胞的总称，是肿瘤的主要成分。肿瘤的间质成分不具有特异性，起着支持和营养肿瘤实质的作用。

2. 肿瘤的分化是指肿瘤组织与其来源的正常组织在形态与功能上的相似之处；异型性是指无论在细胞形态和组织结构上，肿瘤组织都与其相应的正常组织有不同程度的差异。异型性越大，分化越差；异型性越小，分化越好。

3. 肿瘤的命名原则，一般根据其组织发生即组织来源和生物学行为来命名。良性肿瘤在其来源组织名称后加一“瘤”字；恶性肿瘤一般亦根据其组织来源命名，来源于上皮组织的统称为“癌”；来源于间叶组织的恶性肿瘤称为肉瘤。癌症泛指所有恶性肿瘤，包括癌和肉瘤。

4. 膨胀性生长是良性肿瘤的主要生长方式；浸润性生长是恶性肿瘤的主要生长方式；外生性生长既可以是良性肿瘤的生长方式，也可以是恶性肿瘤的生长方式。

5. 转移是指恶性肿瘤细胞脱离原发部位侵入淋巴管、血管或体腔，迁徙到其他部位，继续生长，并形成与原发肿瘤同样病理性质的肿瘤的过程称为转移。注意不同肿瘤的转移方式。

6. 注意良恶性肿瘤的区别及癌与肉瘤的区别。

7. 名词解释：Krukenberg 瘤；恶变质；分级；交界性肿瘤；癌前病变（或疾病）；原位癌。

8. 注意常见的上皮组织和间叶组织的良恶性肿瘤。

（陶仪声　武世伍）

第6章 心血管系统疾病

chapter 6

学习要求

1. 掌握动脉粥样硬化的病理变化和继发性改变，了解动脉粥样硬化的病因和发病机制。

2. 掌握冠状动脉粥样硬化的好发部位和冠状动脉的狭窄分级，掌握心肌梗死的常见原因，好发部位，分型，病理变化和合并症。

3. 掌握高血压的分型及病理变化，了解高血压的病因发病机制。

4. 掌握风湿病的病理变化，风湿性心脏病的分型和病理变化，了解风湿病的病因发病机制。

5. 掌握瓣膜病的概念，二尖瓣狭窄的血流动力学改变和心脏的变化，了解二尖瓣关闭不全，主动脉瓣狭窄和关闭不全的血流动力学改变和心脏的变化。

6. 了解心肌病，心肌炎的病理变化。

7. 了解亚急性感染性心内膜炎的病理变化。

心血管系统由心脏、动脉、微循环和静脉组成，是维持人体血液循环、血液和组织间物质交换及传递体液信息的结构基础。心血管系统疾病是临床常见的一组疾病，严重威胁人类健康与生命。在许多国家和地区，其死亡率高居总死亡率之首。在我国大部分地区，其死亡率上升至第一位。本章主要介绍常见的心血管系统疾病。

第一节 动脉粥样硬化

学习要求

掌握动脉粥样硬化的基本病理变化及继发性改变，熟悉主动脉、颈动脉、脑动脉、四肢动脉、肾动脉及肠系膜动脉粥样硬化的病理变化及后果，了解动脉粥样硬化的病因和发病机制。

动脉粥样硬化(atherosclerosis，AS)主要累及大动脉(弹力型动脉—主动脉及其分支)和中型动脉(弹力肌型动脉—冠状动脉、脑动脉等),病变特征为血液中脂质沉积在动脉内膜,导致内膜灶性动脉粥样斑块形成,从而使动脉壁变硬、管腔狭窄。临床上常有心、脑等重要脏器缺血的症状。

动脉硬化(arteriosclerosis)泛指动脉壁增厚、硬化并失去弹性的一类疾病,包括以下三种类型:①动脉粥样硬化;②细动脉硬化(arterioloselerosis),常见于高血压病,其基本病变为细动脉的玻璃样变性;③动脉中层钙化(medial calcification),较少见,好发于老年人的中等肌型动脉,表现为中膜钙盐沉积,可与动脉粥样硬化同时存在。

我国动脉粥样硬化的发病率呈明显上升趋势,近年来以 40—50 岁发展较快,尸检中发现动脉粥样硬化的检出率北方高于南方。

一、病因和发病机制

(一)危险因素

动脉粥样硬化的确切病因尚未清楚,目前认为重要的危险因素有以下几种。

1. 高脂血症(hyperlipidemia) 是指血浆总胆固醇和三酰甘油的水平升高。动脉粥样硬化病变中的脂质成分主要来源于胆固醇,其次是三酰甘油,另外还有磷脂和载脂蛋白 B。血浆中的脂质以脂蛋白形式存在,其中低密度脂蛋白(LDL),极低密度脂蛋白(VLDL)水平的升高与动脉粥样硬化的发生呈正相关,高密度脂蛋白(HDL)水平的升高与动脉粥样硬化的发生呈负相关。特别是 LDL 亚型中的小颗粒致密低密度脂蛋白(sLDL)的水平被认为是判断动脉粥样硬化引起的冠心病的最佳指标。

不同脂蛋白在动脉粥样硬化发病过程中的不同作用与其载脂蛋白(apoliprotein,apo)不同有关:apoB-48、apoB-100 分别是乳糜微粒(CM)、极低密度脂蛋白(VLDL)、LDL 的主要载脂蛋白,它们的升高可促使 LDL 在血管壁滞留,促进动脉粥样硬化的发生。apoA-Ⅰ是高密度脂蛋白(HDL)的载脂蛋白,HDL 通过 apoA-Ⅰ激活胆固醇卵磷脂酰基转移酶(LCAT),可将外周胆固醇转运入肝进行降解和排泄,故是抗动脉粥样硬化的重要因子。LDL、apoB 异常升高与 HDL、apoA-Ⅰ的降低同时存在,形成高危险性的血脂综合征,称为动脉粥样硬化性脂蛋白表型,对动脉粥样硬化的发生发展有极为重要的意义。此外,脂蛋白(α)[1ipoprotein (α),LP(α)]在血浆中浓度升高与动脉粥样硬化的发病率呈正相关,在尸检材料中也证实动脉粥样硬化病灶中有 LP(α)沉积,因此,LP(α)的升高是动脉粥样硬化病因中的一个遗传性危险因子。

2. 高血压(hypertension) 据统计,高血压病患者动脉粥样硬化发病较早且病变较重,其发病率比血压正常者高 4 倍,其机制可能是高血压时血流对血管壁的机械性压力和冲击作用,因而动脉粥样硬化病灶分布有一定规律性,多分布于大动脉分支、血管分叉口、弯曲部及挤压处等血流动力学易发生变化的部位。血管内增高的压力,可使内皮细胞损伤,血管壁通透性增高,脂蛋白易于进入内膜,单核细胞黏附并迁入内膜,血小板的黏附以及中膜平滑肌细胞增生迁入内膜等变化,均可促进动脉粥样硬化的发生。

3. 吸烟 烟草中多种化学物质可导致血管内皮细胞损伤和血液中一氧化碳浓度升高,一氧化碳刺激内皮细胞释放生长因子,诱导中膜平滑肌细胞(smooth muscle cell,SMC)向内膜移行增生。长期大量吸烟亦可使血液黏滞度增高,特别是冠心病患者吸烟易引起猝死和心律不齐,因而被认为是独立的心肌梗死危险因素。

4. 糖尿病和高胰岛素血症 糖尿病患者血液中三酰甘油和 VLDL 水平明显升高，而 HDL 水平降低；高血糖易产生 sLDL 并被氧化，有利于 LDL 促进血液单核细胞迁入内膜及转变成泡沫细胞。血中胰岛素水平升高，可促进平滑肌细胞增生和降低血中 HDL 的水平，从而加快了动脉粥样硬化的发病。

5. 其他危险因素

(1)内分泌因素：①雌激素可降低血胆固醇水平，故生育期妇女较同龄男性发病率低。绝经期后，男女间的这种差异消失，可能与雌激素影响有关。②甲状腺素可降低血胆固醇和 LDL 水平，因此甲状腺功能低下可促进本病的发生。

(2)遗传因素：近年来冠心病的家族性聚集现象越来越受到重视，有学者提出约 200 种基因对脂质代谢有影响，其中直接参与的载脂蛋白、酶和受体的基因多数已被证实和定位，这些基因及其编码的蛋白和饮食因素的交互作用是高脂血症的重要原因。

(3)年龄：流行病学表明动脉粥样硬化的检出率和病变程度均随年龄增加而增加。这可能与高脂血症随年龄变化有关。

与动脉粥样硬化有关的次要因素是缺乏体育锻炼、肥胖、精神紧张、糖类摄入过多、口服避孕药、高尿酸血症等。

(二)发病机制

动脉粥样硬化确切的发病机制尚未完全清楚，现将有关机制归纳如下(图 6-1)。

1. 脂源性学说 动脉粥样硬化斑块中有大量的脂类物质和坏死物质沉积，这些脂类物质均来源于血液，因而血脂升高是动脉粥样硬化病变形成的物质基础。血液中 LDL 除直接引起内皮细胞功能障碍和通透性增高外，还可在内皮细胞及单核细胞产生的氧自由基作用下形成 ox-LDL(氧化修饰低密度脂蛋白)。后者对单核细胞有趋化作用，单核细胞进入血管壁，ox-LDL 与单核巨噬细胞的清道夫受体结合并被单核巨噬细胞吞噬形成泡沫细胞。ox-LDL 对血管内皮细胞、平滑肌细胞及泡沫细胞有较强的毒性作用。这种毒性作用可使泡沫细胞崩解、坏死，并与沉积的脂质混合形成粥样物质。

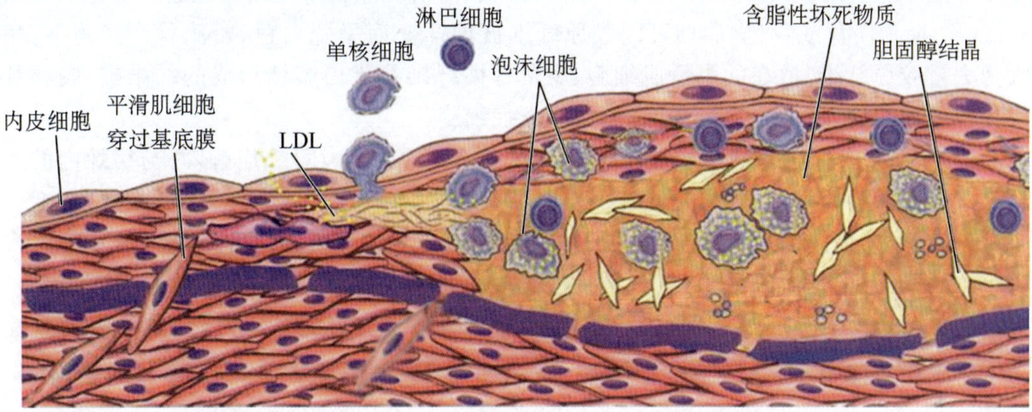

图 6-1 动脉粥样硬化发生模式图

2. 炎症学说 动脉壁的慢性炎症反应是动脉粥样硬化发生发展过程中的核心因素，不仅参与动脉粥样硬化病变的形成过程，而且引发斑块破裂、血栓等并发症。新近研究发现 c-反应蛋白(CRP)在动脉粥样硬化发生发展中产生重要作用,其能刺激内皮细胞表达粘连因子;刺激巨噬细胞吞噬LDL;抑制内皮细胞产生一氧化氮;增加内皮细胞产生血浆酶原激活剂抑制剂(PAI-1);激活血管紧张素-1受体促进血管平滑肌增殖等。

3. 损伤应答学说　物理性、化学性、生物性等多种危险因素引起的内皮细胞反复损伤,是动脉粥样硬化发生的始动环节。内皮细胞的损伤导致血管壁通透性增强,易使脂质在内膜沉积,内膜中的脂质趋化单核细胞渗入内膜,并促进平滑肌细胞增生及分泌基质,形成动脉粥样硬化的纤维斑块。

4. 平滑肌致突变学说　动脉壁中膜平滑肌细胞增生、移行至内膜是动脉粥样硬化病变进展的主要环节。脂质的直接刺激,附着于内皮细胞表面的血小板、单核细胞及内皮细胞和平滑肌细胞本身均可产生生长因子,促进平滑肌细胞增生、游走,并发生表型转变,即由收缩型转变为合成型。这种平滑肌细胞表面亦有LDL受体,移行至内膜,可摄取脂质形成泡沫细胞,同时还可合成大量胶原蛋白等细胞外基质,促进内膜增厚及纤维斑块的形成。

由此可见,动脉粥样硬化病变的形成是多种因素参与、相互影响、相互作用的复杂过程。任何一种学说均不能单独、全面地解释其发病机制。

二、病理变化

(一)基本病理变化

1. 脂纹脂斑期　是动脉粥样硬化的早期病变。肉眼观:可见动脉内膜面有黄色的斑点或长短不一的条纹,平坦或微隆起。光镜下:病灶处主要为大量泡沫细胞(图6-2)聚集及脂类物质和细胞外基质的沉积。泡沫细胞呈圆形、体积大,HE染色可见胞质中有大量脂质空泡。泡沫细胞来自于血管内渗出到内膜的单核细胞(称为巨噬细胞源性泡沫细胞)及中膜迁入内膜的平滑肌细胞(称为肌源性泡沫细胞)。因脂质可被巨噬细胞吞噬而清除,故该期病变被视为可逆性病变,并非都必然发展为纤维斑块。

2. 纤维斑块期　在脂纹、脂斑病变的基础上进一步发展,脂质沉积刺激其表面和周围胶原纤维增生,则演变为纤维斑块期。肉眼观:内膜表面出现散在不规则的隆起斑块,直径0.3～2.5cm。初期为淡黄或黄色,后期可因胶原纤维玻璃样变而呈瓷白色、蜡滴状。光镜下:病灶表面为大量胶原纤维、散在的平滑肌细胞、少量弹性纤维及蛋白多糖形成的纤维帽,胶原纤维可发生玻璃样变性,其下为泡沫细胞、脂质和炎症细胞。

3. 粥样斑块期　病变继续加重,纤维斑块的深层组织发生坏死、崩解,并与病灶内的脂质混合形成粥糜状物质,故称粥样斑块,又称粥瘤(atheroma),是动脉粥样硬化的典型病变。肉眼观:病变内膜表面隆起、灰黄色。切面可见纤维帽下有大量黄色粥糜样物质(图6-3)。光镜下:在玻璃样变性的纤维帽深部,有大量粉红染的坏死物质,其中可见大量的胆固醇结晶(HE切片中呈针状空隙);其底部和周边为肉芽组织和少量的泡沫细胞及淋巴细胞为主的炎症细胞。中膜平滑肌萎缩变薄,弹力纤维破坏。外膜可见新生的毛细血管、结缔组织增生及淋巴细胞浸润(图6-3)。

(二)继发性病变

在粥样斑块的基础上可继发以下病变:

1. 斑块内出血　斑块内新生毛细血管破裂出血可致斑块突然肿大,使病变血管狭窄甚至闭塞;或斑块出现腔隙性破裂而继发动脉腔内血液灌入斑块内。

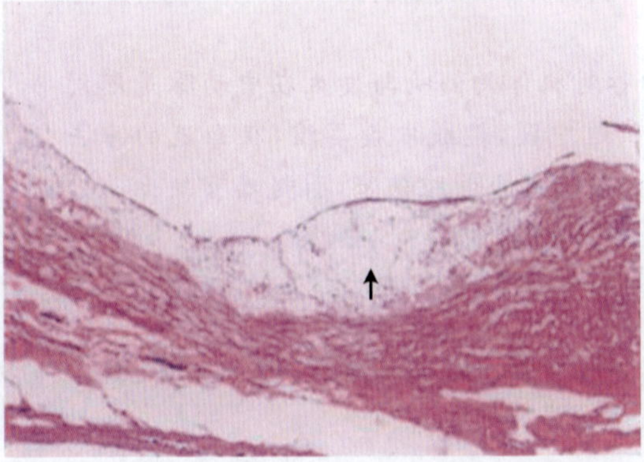

图 6-2　箭头所指为动脉内膜中的泡沫细胞(HE 染色，×100)

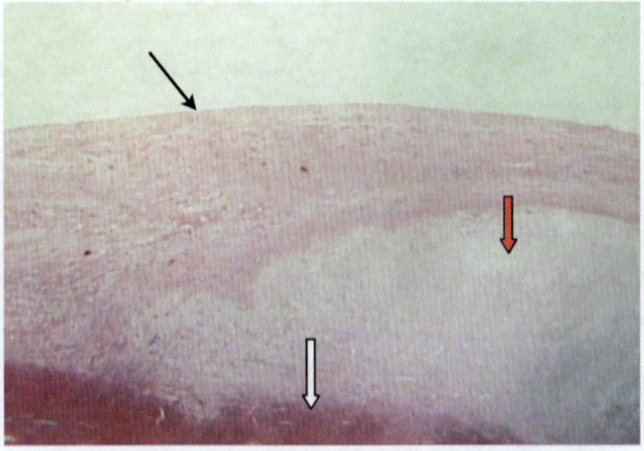

图 6-3　粥样斑块(HE 染色，×100)
黑箭头所指为纤维帽，红箭头所指为胆固醇结晶和坏死物质，白箭头所指为动脉中膜。

2. *斑块破裂*　粥样斑块表面纤维帽破溃，可形成粥瘤性溃疡；粥样物质进入血流，可形成胆固醇性栓子。

3. *血栓形成*　病变处的内皮细胞损伤和粥瘤性溃疡的表面易形成附壁血栓，血栓形成可加重血管腔阻塞，血栓脱落可致栓塞。

4. *钙化*　粥样斑块内易发生钙盐沉着而钙化，使动脉壁变硬变脆，可导致血管破裂。

5. *动脉瘤形成*　由于斑块处中膜受压萎缩、变薄、弹性降低，在血压的作用下局部向外膨出形成动脉瘤，其破裂可造成大出血。

(三)主要动脉病变及影响

1. *主动脉粥样硬化*　多见于主动脉后壁及分支开口处，病变严重程度依次为腹主动脉、胸主动脉、主动脉弓、升主动脉。动脉瘤好发于腹主动脉，临床上腹部可触及波动性肿块，破裂可发生致命性腹腔内大出血。

2. *冠状动脉粥样硬化*　见本章第二节。

3. *颈动脉及脑动脉粥样硬化*　病变常累及颈内动脉、基底动脉、大脑中动脉和 Willis 环，病变发生一般较冠状动脉晚。病变部位的血管壁变硬，管腔狭窄，由于脑动脉壁薄，从血管外部可透见粥样斑块。如伴有血栓形成等复合病变可加重血管腔狭窄甚至发生闭塞。长期供血不足可致脑实质萎缩，表现为脑沟变深、脑回变窄、脑皮质变薄。患者智力和记忆力减退，进而出现痴呆。急速供血中断可出现脑梗死。小的动脉瘤破裂，可致脑出血并引起相应的临床表现。

4. *肾动脉粥样硬化*　好发于肾动脉开口处及主干近侧端，常因病变造成的管腔狭窄而引起顽固性肾血管性高血压，或因动脉阻塞而致肾梗死，梗死灶机化后形成较大瘢痕，多个瘢痕可使肾变形、缩小，称动脉粥样硬化性固缩肾。患者可出现肾区疼痛、尿量减少、血压升高等临床表现。

5. *四肢动脉粥样硬化*　病变以下肢动脉为重，如为较大动脉的管腔狭窄，活动时可因缺血缺氧而出现疼痛，休息后好转，即所谓间歇性跛行(intermittent claudication)。当动脉管腔闭塞又无有效的侧支循环形成时，可发生足趾干性坏疽。

要点提示 动脉粥样硬化发生在大动脉对机体的影响与发生在中动脉是不同的，发生在大动脉主要是动脉粥样硬化斑块压迫中膜，造成中膜萎缩，在血流的冲击下向外膨出，形成动脉瘤。发生在中动脉主要是造成血管腔狭窄，引起器官缺血。

第二节　冠状动脉粥样硬化和冠状动脉硬化性心脏病

学习要求

掌握冠状动脉硬化性心脏病的发病机制，病理变化及后果。

一、冠状动脉粥样硬化

冠状动脉粥样硬化是动脉粥样硬化中对人体构成最大威胁的疾病，是除主动脉外最早累及的动脉。冠状动脉粥样硬化病变的分布特点：最多见于左冠状动脉前降支，其次依次为右主干、左旋支或左主干、后降支，严重者可有多支冠状动脉同时受累，病变一般为节段性分布。由于其解剖学和相应的力学特点，斑块性病变多发生于心壁侧，呈半月形（图 6-4），管腔呈偏心性狭窄。按管腔的狭窄程度可分为 4 级：Ⅰ级≤25％、Ⅱ级 26％～50％、Ⅲ级 51％～75％、Ⅳ级>76％。

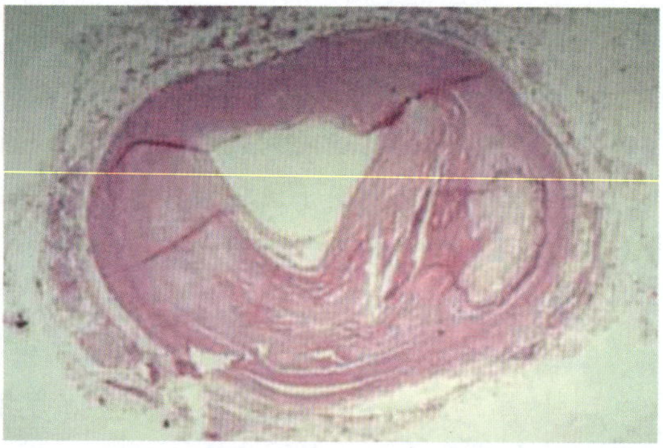

图 6-4　冠状动脉粥样硬化 管腔狭窄程度：Ⅲ级（HE 染色，×40）

二、冠状动脉硬化性心脏病

因冠状动脉狭窄所致心肌缺血引起的心功能不全或障碍称为冠状动脉性心脏病（coronary heart disease，CHD）简称冠心病，也称缺血性心脏病。冠状动脉粥样硬化引起者占其中的绝大多数，因此习惯上把冠心病视为冠状动脉粥样硬化性心脏病。

（一）病因及发病机制

1. 冠状动脉供血不足　主要在冠状动脉粥样硬化斑块引起狭窄的基础上，继发复合病变或发生痉挛等。还可由于低血压、冠状动脉灌注期缩短（如心动过速）、体内血液重新分配（如饱食后）等，均可使处于危险临界状态的冠状动脉供血进一步下降。

2. 心肌耗氧量剧增　各种原因导致的心肌负荷增加，如情绪激动、寒冷刺激、过度劳累、血压骤升、心动过速、心肌肥大等都可造成心肌供血相对不足。

（二）病理类型

1. 心绞痛（angina pectoris）　由于冠状动脉供血不足或心肌耗氧量骤增导致的心肌急

性、短暂性缺血缺氧所引起的临床综合征，称为心绞痛。典型的临床表现为阵发性胸骨后部的压榨性或紧缩性疼痛，并可向心前区及左上肢放射，一般持续数分钟，可因休息或服用硝酸酯类药物而缓解、消失。

心绞痛的发生机制是由于心肌缺氧造成酸性代谢产物或多肽类物质堆积，刺激心内交感神经末梢，信号经 1-5 胸交感神经节和相应脊髓段传至大脑产生痛觉。所以，心绞痛是心肌引起的反射性症状。

心绞痛根据病因和疼痛的强度，分为 3 种类型：①稳定性心绞痛，又叫做轻型心绞痛，一般不发作，仅在体力活动过度增加，或其他原因所导致的心肌耗氧量增多时发作。②不稳定性心绞痛，是一种进行性加重的心绞痛，临床上很不稳定，在负荷加重和休息时均可发病。通常由冠状动脉粥样斑块破裂和血栓形成而引发，患者多有一支或多支冠状动脉病变。③变异性心绞痛，又被称为 Prinzmetal 心绞痛，多无明显诱因，常在梦醒或休息时发作。患者冠状动脉明显狭窄并伴发发作性痉挛所致。

2. 心肌梗死(myocardial infarction，MI)　是指冠状动脉持续性供血中断，引起一定范围的心肌缺血性坏死。临床有剧烈而持续的胸骨后疼痛，休息及硝酸酯类药物不能使其缓解，伴有发热、白细胞增多、血清心肌酶水平升高及进行性心电图改变。本病多见于中老年人，是冠心病最为严重和常见的类型。

(1)类型：根据梗死的部位、分布特点分为以下类型。①心内膜下心肌梗死，是指梗死仅限于心室壁内侧 1/3 的心肌，可波及肉柱及乳头肌。多为广泛的多发性、小灶性坏死，但不局限于某一支冠状动脉的供血区，而不规则地分布于左心室四周，严重者可使整个左心室内膜下心肌形成环状梗死。由于冠状动脉严重弥漫的狭窄并附加某种因素(如休克、心动过速、过量运动等)，加重其供血不足，使各分支末梢区域缺氧，则引起此型心肌梗死。②透壁性心肌梗死，为典型的心肌梗死类型，其梗死的部位与闭塞的冠状动脉分支供血区域一致，常累及心室壁全层。本型心肌梗死的好发部位：最常见的是左冠状动脉前降支的供血区，即左心室前壁、心尖部、室间隔前 2/3 区域，约占全部心肌梗死的 50%；其次是右冠状动脉供血区，即左心室后壁、室间隔后 1/3、右心室，并可累及窦房结，占 25%～30%；再次为左旋支供血区，为左心室侧壁、膈面、左心房及房室结，占 15%～20%。冠状动脉某一支病变严重并伴血栓形成或动脉痉挛，则引起透壁性心肌梗死。

(2)病理变化：心肌梗死肉眼观的形态学改变一般在 6h 之后方可出现，是一个渐进性演变过程。6h 后肉眼所见坏死灶呈苍白色；8～9h 呈淡黄色，光镜下呈凝固性坏死的形态学改变；4d 后梗死灶边缘出现充血、出血带，光镜下见有较多的中性粒细胞浸润；7d 后边缘开始出现肉芽组织；2～8 周梗死灶可机化最终形成瘢痕。

(3)生化改变：心肌缺血 30min 内心肌细胞内糖原消失。细胞坏死后，心肌细胞内的谷氨酸-草酰乙酸转氨酶(SGOT)、谷氨酸-丙酮酸转氨酶(SGPT)、肌酸磷酸激酶(CPK)及乳酸脱氢酶(LDH)透过细胞膜释放入血，引起相应的酶在血液内浓度升高，其中 CPK 对临床诊断的参考意义较大。

(4)合并症：①心力衰竭。这是最常见的死亡原因。因心脏收缩功能失调(包括局部收缩减弱、不收缩和收缩不同步等)而引起左心衰竭，约占心肌梗死 60%。此外，乳头肌功能失调，即乳头肌梗死断裂或附着处心肌梗死，可引起左心、右心或全心心力衰竭。②心源性休克。当梗死面积大于左心室的 40%时，则因心排血量骤减而引起心源性休克，由于心脏泵功能的丧失，故此种休克很难纠正。③心律失常。梗死累及传导组织，引起传导紊乱，或直接引起电生理紊乱而导致心律失常。④室壁瘤形成。梗死灶失去弹性或被肉芽组织机化后，在心腔内压力的作用下向外膨出形成室壁瘤。⑤附壁血栓形成。因心内膜受损及室壁瘤等病变易诱发附壁血栓形成，其脱落可引起栓塞。⑥心脏破裂。在心肌梗死后两周内可发生，主要是由于梗死灶内中性粒细胞和单核细胞释放的大量蛋白水解酶的酶性溶解作用，加之心脏收缩，心腔内加压对梗死灶的冲击而破裂，导致心包填塞引起猝死。⑦急性心包炎。透壁性心肌梗死累及心外膜则易引起急性浆液纤维素性心包炎。

3. 心肌纤维化(myocardial fibrosis) 是指由于冠状动脉病变血管发生中-重度的狭窄，引起心肌长期缓慢的缺血缺氧，所导致的心肌细胞萎缩或肥大、间质纤维组织增生、广泛多灶性的心肌纤维化。肉眼可见心脏体积增大，心腔扩张，但心室壁厚度可正常；并见多灶性白色纤维条块，心内膜增厚，失去光泽。临床可表现为心律失常或心力衰竭，又称之为缺血性心肌病或慢性缺血性心脏病。

4. 冠状动脉性猝死(sudden coronary death) 是指由于冠状动脉改变而引起的突发性意外死亡，通常是由于心室纤维性颤动导致致死性心律失常所致。多见于40－50岁患者，男性多于女性。发生于某种诱因后如饮酒、劳累、吸烟及运动，患者可突然昏倒、四肢抽搐、小便失禁，或突然发生呼吸困难、口吐白沫、迅速昏迷。于发病1至数小时内死亡，但也有在无人察觉的情况下死于夜间。患者常有一支以上的冠状动脉有中至重度的粥样硬化性狭窄，或有继发病变(血栓形成或斑块内出血)，有的病例冠状动脉病变较轻，推测可能与合并冠状动脉痉挛有关。

诊断冠状动脉性猝死必须具备两个条件：①法医学检查排除自杀与他杀；②病理解剖学检查除冠状动脉和相应心肌病变外无其他致死性疾病。

要点提示

冠状动脉粥样硬化的好发部位与心肌梗死的好发部位是一致的，最常好发动脉粥样硬化的冠状动脉，其所供血的心肌区域是最易发生心肌梗死的部位。

第三节 高血压病

学习要求

掌握原发性高血压的概念、缓进型高血压的病理变化及后果；熟悉急进型高血压的病理变化和后果；了解原发性高血压的病因和发病机制。

高血压病(hypertension)是以体循环动脉血压升高为主要表现的全身性、独立性疾病，又称为原发性高血压。成年人高血压诊断标准：收缩压≥140mmHg和(或)舒张压≥90mmHg。高血压分为原发性和继发性两大类：继发性高血压的发病原因明确，是原发病的一项临床表现，若原发病治愈后血压即可恢复正常。常引起继发性高血压的疾病有肾动脉狭窄、肾炎、肾上腺和垂体肿瘤等。原发性高血压通常称高血压病，最多见，占 90%～95%，是本节叙述的主要内容。

原发性高血压(primary hypertension)是一种原因未明的以体循环动脉血压升高为主要临床表现的独立性、全身性疾病。是我国最常见的心血管疾病，其发病率目前仍呈上升趋势，多见于 30—40 岁或以上的中老年人，男女发病无明显差异。

高血压病主要累及全身细小动脉，造成全身细小动脉硬化。晚期常引起心、脑、肾等重要脏器的病变及相应的临床表现。

一、病因和发病机制

(一)病因

本病病因尚未完全清楚，目前认为原发性高血压是一种受多基因遗传影响，在多种后天因素的作用下使得血压调节机制失调而导致的疾病，可能与下列因素有关。

1. 遗传因素　本病常有明显的家族聚集性，与无高血压家族史者比较，双亲均有高血压病者的发病率高 2～3 倍，单亲有高血压病者的发病率高 1.5 倍。分子生物学研究已证明，有原发性高血压倾向者，常有一种以上的与血压调节相关的基因或相关的遗传标记物异常。

2. 环境因素

(1)精神因素：长期或反复处于精神紧张状态的职业，高血压病的发病率较对照组高；情绪性应激反应，如暴怒、惊恐、忧伤等精神受到强烈的刺激，均可导致本病的发生。

(2)饮食因素：日均摄盐量高的人群，其高血压病发病率较摄盐量低的人群明显升高。WHO 建议每人每天钠盐摄入量应控制在 5g 以下，可起到预防高血压的作用。多食富含 K^+ 和 Ca^{2+} 的饮食可降低高血压发病率。

3. 其他因素　肥胖、吸烟、年龄增长和缺乏体力劳动等也是促发高血压病的危险因素。肥胖可增加高血压的发病危险，随着体重指数的增高，血压水平和高血压患病率均增高，高血压病患者中约 1/3 有不同程度的肥胖。

(二)发病机制

高血压病的发病机制相当复杂，各种学说各有侧重，现将主要学说概括叙述。

1. 功能性血管收缩　凡是能引起全身细小动脉收缩物质增多的因素，均可导致外周阻力增高而引起高血压。

(1)长期的精神过度紧张，导致大脑皮质高级中枢功能失调，失去对皮质下中枢的调控作用，使血管舒缩中枢产生以收缩为主的冲动，使交感神经节后纤维分泌儿茶酚胺类物质增多，引起细小动脉痉挛、收缩而使血压升高。

(2)细小动脉痉挛则可引起肾缺血，刺激球旁细胞产生肾素，使肾素-血管紧张素系统活动增强，细小动脉强烈收缩，进一步引起血压升高。

(3)血管紧张素Ⅱ和Ⅲ以及细小动脉的强烈收缩还可刺激肾上腺皮质分泌醛固酮增多，引起水、钠潴留，增加血容量，进而增加心排血量而使血压升高。

(4)肾素-血管紧张素系统遗传基因编码变异及平滑肌细胞 Na^+、Ca^{2+} 跨膜运转遗传缺陷者，则更易引起高血压病的发生。

2. 水、钠潴留　各种造成水、钠潴留的因素，均可导致血容量的增加，进而心排血量增加而引发高血压。

(1)在饮食因素中,摄入钠盐过多及对钠盐敏感的人群,主要是通过水、钠潴留的途径引起高血压的。

(2)在遗传因素中,上皮细胞 Na^+ 通道蛋白单基因突变或肾素-血管紧张素系统基因多种缺陷等,均能引起肾利钠自稳功能缺陷,导致肾性水、钠潴留。

(3)各种原因所致的肾上腺皮质分泌醛固酮过多,使肾排钠减少,也可造成水、钠潴留而使血压升高。

3. *结构性血管肥厚* 是指外周细小血管壁增厚,主要由于血管平滑肌增生、胶原纤维增多和细动脉壁玻璃样变等病变,使管壁增厚变硬、管腔缩小,血压升高。

(1)细小动脉平滑肌细胞肥大和增生是继发于血管收缩的因素。长期过度的血管收缩使平滑肌细胞肥大增生,导致管壁增厚血压持续或永久性升高。

(2)由于遗传上的缺陷或环境因素的诱导,使平滑肌细胞内信号转导发生改变,平滑肌细胞过度生长,从而增加了血管的张力,导致血管肥厚、管腔狭窄。

(3)血管收缩因子(如血管紧张素Ⅱ)也可作为生长因子引起血管平滑肌细胞的肥大、增生和基质的沉积,从而使管壁增厚,管腔狭窄,血压升高。

总之,高血压病发病机制的实际情况和参与因素要比上述的途径复杂得多。其 3 条途径相互联系如图所示(图 6-5)。

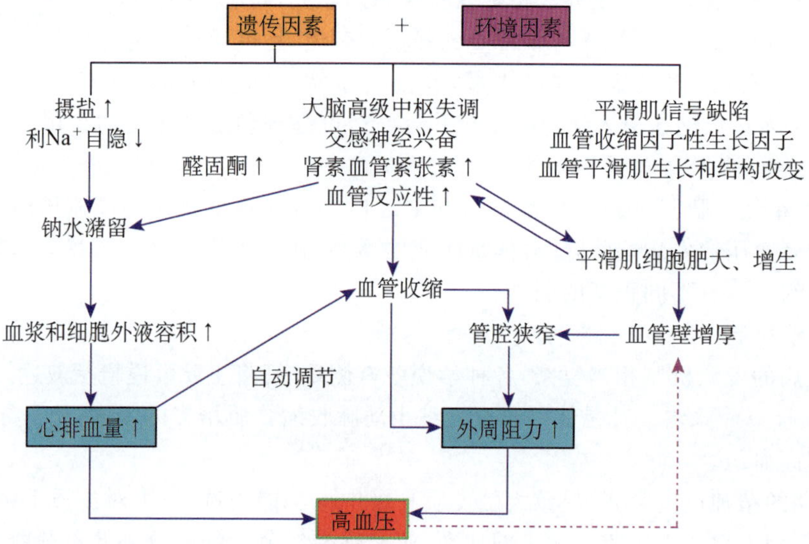

图 6-5 高血压病发病机制模式图

二、类型和病理变化

(一)缓进型高血压病

缓进型高血压病又称为良性高血压病,占原发性高血压病的 95%以上,多见于中老年人,病程长,进展慢,可达 10~20 年。按其发展过程可分为 3 期。

1. *功能紊乱期* 高血压病的早期基本病变为全身细小动脉的间歇性痉挛,无血管的器质性病变。细小动脉是指中膜仅 1~2 层平滑肌的细动脉和口径<1mm 的小动脉。此期可无明

显临床表现，仅有血压升高，但波动大，时而高时而正常。当血压升高时患者可有头晕、头痛、失眠、易怒等症状，当心情放松或治疗后，血压可恢复正常，症状减轻或消失。

2. 动脉病变期　长期反复的细小动脉痉挛和血压升高，这些血管逐渐发生器质性病变。

(1)细动脉硬化：主要表现是细动脉壁玻璃样变，这是高血压病具有诊断意义的特征性病变。其发生主要是由于管壁肥大的平滑肌细胞持续痉挛，血压持续升高，使管壁缺氧，内皮细胞变性，细胞间隙扩大，基膜受损，内膜通透性增加，使血浆蛋白渗入、沉积并凝固；加之内皮细胞和平滑肌细胞分泌细胞外基质增多，继而平滑肌细胞因缺氧而发生变性、坏死，血管壁逐渐由血浆蛋白、细胞外基质和坏死的平滑肌细胞产生的修复性胶原纤维及蛋白多糖所代替，正常管壁结构消失，凝固成红染无结构均质的玻璃样物质，即出现玻璃样变，导致病变血管管壁增厚、变硬，管腔缩小。光镜下可见细动脉壁增厚，内皮下以至全层呈无结构的均质状伊红染色，管腔缩小甚至闭塞。

(2)小动脉硬化：主要累及肌型小动脉，光镜下主要为内膜胶原纤维及弹力纤维增生，内弹力板分裂。中膜有不同程度的平滑肌细胞增生、肥大，并伴有胶原纤维及弹力纤维增生，最终管壁增厚、管腔狭窄此期临床表现为血压进一步持续升高，并持续稳定在一个较高水平，需服用降压药物才能有所下降，头痛、头晕等症状更加明显。

3. 内脏病变期　在高血压病后期，多脏器可相继受累，现将重要脏器分述如下。

(1)心脏病变：长期的血压升高，使左心室压力性负荷增加，从而发生代偿性肥大。肉眼观：心脏重量增加，可达 400g 以上。左心室壁增厚，可达 1.5～2.0cm，乳头肌和肉柱增粗变圆，但心腔不扩张，称为向心性肥大。光镜下，心肌细胞增粗、变长并有较多分支；细胞核大而深染、形状不整。病变继续发展，肥大的心肌细胞与间质毛细血管供养不相适应时可因供血相对不足，使肥大的心肌细胞处于缺氧和低营养状态，继之心肌收缩无力而发生失代偿，逐渐出现心室腔扩张，此时称离心性肥大，进而出现心力衰竭。如患者伴有冠状动脉粥样硬化，可促进心力衰竭的发生。这种由于高血压病而导致的心脏改变，称为高血压性心脏病。高血压性心脏病出现心力衰竭后预后较差，5 年存活率仅为 50%。

(2)肾病变：肾主要表现为原发性细颗粒固缩肾，或称高血压性固缩肾。由于入球动脉(细动脉)和叶间动脉(小动脉)硬化，导致所属肾单位缺血、萎缩而纤维化，最终使肾萎缩硬化。肉眼观：双肾体积缩小，重量减轻，质地变硬，表面呈均匀弥漫的细颗粒状。切面肾皮质变薄，皮髓质分界不清，肾盂周围脂肪组织增多。光镜下，肾入球动脉呈典型的玻璃样变性和肌性小动脉硬化，管壁增厚，管腔狭窄或闭塞，所属肾单位因缺血而使肾小球体积缩小、纤维化或玻璃样变；相应的肾小管萎缩、消失，间质纤维化及少量以淋巴细胞为主的炎细胞浸润(凹陷区)。残存肾小球因功能代偿而肥大，相应的肾小管也代偿扩张，向表面突起，管腔内可见蛋白管型(细颗粒区)。萎缩区与代偿区弥漫性交杂分布，故肉眼所见表面呈细颗粒状。病变严重时可出现慢性肾衰竭。

(3)脑病变：由于脑细小动脉的硬化，可引起脑实质的病变。

①脑出血：是高血压病最常见最严重的并发症，往往危及生命，是最常见的死亡原因。脑出血最常见的部位是基底节、内囊，其次为大脑白质，再次为脑干等处，一般多为大出血。出血区脑组织被破坏，形成囊腔，其内充满坏死组织及血凝块，严重者可破入侧脑室，常导致患者死亡(图 6-6)。引起脑出血的基本原因是脑实质内细小动脉硬化、管壁变脆，当血压突然升高时血管破裂；病变血管失去弹性，位于软化灶的血管失去壁外组织的支持，易向外膨出形成微动

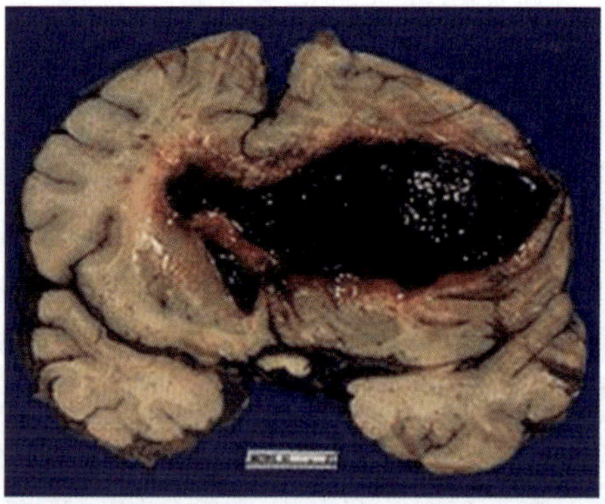

图 6-6 **脑出血 内囊、基底节和附近区域出血，出血区为暗红色**

脉瘤，如血压升高和剧烈波动可致破裂出血；基底节、内囊区域的供血血管是豆纹动脉，从大脑中动脉呈直角分出且较细，直接受压力较大的大脑中动脉血流冲击和牵引，易使有病变的管壁破裂出血。临床表现常因部位不同、出血量的多少而异。一般为突然发生昏迷、呼吸加深、脉搏加快、各种神经反射消失、肢体瘫痪等；内囊出血则引起对侧肢体偏瘫及感觉消失等；脑桥出血可引起同侧面神经麻痹及对侧上下肢瘫痪；脑出血可因血肿占位及脑水肿引起颅内高压，并可引起脑疝而出现相应临床症状。

②脑水肿：脑实质内细小动脉的病变或痉挛，使局部缺血、毛细血管通透性增加，发生脑水肿。临床上可有头痛、头晕、呕吐等颅内压升高的表现。如病变严重，脑水肿进一步加重，血压急剧升高而引起以中枢神经功能障碍为主要表现的症候群，称为高血压脑病；临床上除上述症状外可有视物障碍等；如病情进一步加重，临床上出现意识障碍、抽搐等，病情危重，则称为高血压危象；如不及时救治，可引起死亡。

③脑软化：脑细小动脉的病变严重或伴痉挛时，可导致供血区脑梗死，而出现液化性坏死，形成疏松的筛网状病灶，通常为多发性而较小的病灶，最终可由胶质瘢痕修复。

(4)视网膜病变：视网膜血管是人体唯一可直接观察的细动脉，其变化直接反映高血压病的进展时期。细动脉硬化时，眼底视网膜血管可见纡曲、反光增强、动静脉交叉处静脉受压，晚期可见视盘水肿和视网膜出血等，视力可受到不同程度的影响。

(二)急进型高血压病

急进型高血压病又称为恶性高血压病，多见于青壮年，多数发病即是恶性高血压病，少数继发于缓进型高血压，病情严重，进展迅速，预后差。患者血压显著升高，尤以舒张压明显，常高于 130mmHg。

其特征性病变是坏死性细动脉炎和增生性小动脉硬化，主要累及肾。

1. 坏死性细动脉炎　主要累及入球动脉，动脉内膜和中膜发生纤维素样坏死，管壁周围可见单核细胞和中性粒细胞浸润。免疫组织化学方法检查证明，管壁内除有纤维素样坏死外，尚有免疫球蛋白和补体成分。病变可累及肾小球血管丛，从而发生节段性坏死和微血栓形成。

> **要点提示**
> 良性高血压最根本的病变是全身细小动脉硬化，心脏、肾、脑的病变均为细小动脉硬化引起。

2. 增生性小动脉硬化　主要累及叶间动脉，突出改变是内膜显著增厚，内弹力膜分裂，胶原及弹力纤维增生，平滑肌细胞增生肥大，使血管壁呈同心圆层状增厚，状如洋葱切面，管腔狭窄。

上述病变也可发生于脑和视网膜。患者一般较早出现蛋白尿、血尿、管型尿，多在 1 年内死于尿毒症；也可因脑出血或心力衰竭致死。

第四节 风湿病

学习要求

掌握风湿病的基本病理变化及其发展过程；了解风湿病的病因及发病机制；掌握风湿性心脏炎的病理变化及相应临床表现；熟悉心脏以外的风湿病变；掌握心瓣膜病常见类型的病理变化，血流动力学改变；熟悉心瓣膜病的临床病理联系。

风湿病(rheumatism)是一种与A族乙型溶血性链球菌感染有关的变态反应性疾病，主要累及全身结缔组织，其特征性病变是形成风湿性肉芽肿。此外，胶原纤维可发生特殊的变性、坏死，故属结缔组织病或胶原病的范畴。本病常侵犯心脏、关节、浆膜、皮肤及脑动脉等，其中以心脏病变最为严重，常反复发作，急性期称为风湿热。临床上除有上述脏器病变的症状与体征外，常伴有发热、白细胞增多、血沉加快、血中抗链球菌溶血素“O”抗体滴度增高等表现。多次反复发作后，常造成轻重不等的心瓣膜器质性损害，并带来严重后果。

风湿病多发生于5—15岁，以6—9岁为发病高峰，男女患病率无差别，秋冬春季多发。我国年发生率约为20.05/10万，应该给予足够的重视。

一、病因和发病机制

(一)病因

1. 本病的发生可能是一种与咽喉部A族乙型溶血性链球菌感染有关的变态反应性疾病，其根据是：①本病的好发季节、发病率、复发率、病情的严重程度与链球菌性咽喉炎的流行季节、发病率、抗链球菌的治疗成功与否密切相关；患者血中可有多项抗链球菌抗体增高；②本病的发生多在链球菌感染后的2～3周，典型病变不在原发部位，而在远离感染灶的心脏、关节等处；也不是链球菌直接导致的化脓性炎；在本病的典型病变部位从未培养出链球菌；③风湿病的典型病变具备变态反应性炎的纤维素样坏死和与迟发性变态反应有关的肉芽肿，并可在血中查到抗心肌抗体和抗某些心瓣膜成分的抗体。

2. 机体的抵抗力与反应性的变化在发病过程中是不可忽视的内因，链球菌性咽喉炎的患者仅1%～3%发生风湿病，现已证明风湿病患者B淋巴细胞表面有遗传性标记物833＋，称为833＋B细胞同种抗体，约72%的本病患者此抗体呈阳性反应，故说明内因的重要性。

3. 寒冷、潮湿、病毒感染等均可能参与诱发本病。

(二)发病机制

风湿病的确切发病机制尚未清楚，抗原抗体交叉反应学说较受关注，认为链球菌细胞壁的C抗原(糖蛋白)所产生的相应抗体可与结缔组织的糖蛋白发生交叉反应；链球菌细胞壁M抗原(蛋白质)的抗体可与心肌和血管平滑肌的某些成分发生交叉反应。也有学者认为本病与链球菌感染激发患者的自身免疫反应而引起相应的病变，或与免疫复合物形成有关。另外，遗传易感性可能也对于这种变态反应起调节作用。

二、基本病理变化

风湿病病变主要是全身结缔组织的变态反应性炎，其发展过程不尽相同，典型病变具有一定的特征，病程较长，一般分为 3 期。

（一）变质渗出期

此期在风湿病发病过程中表现为非特异性炎，主要是心脏、浆膜、关节、皮肤、脑、肺等部位的结缔组织发生黏液样变性和纤维素样坏死，同时有充血、浆液、纤维素渗出及少量以淋巴细胞为主的炎细胞浸润，局部还可查到少量的免疫球蛋白，此期约持续 1 个月。以后，病变可被完全吸收或纤维化而愈合。有些病变特别是成年人心脏病变，常继续发展进入肉芽肿期。

（二）增生期或肉芽肿期

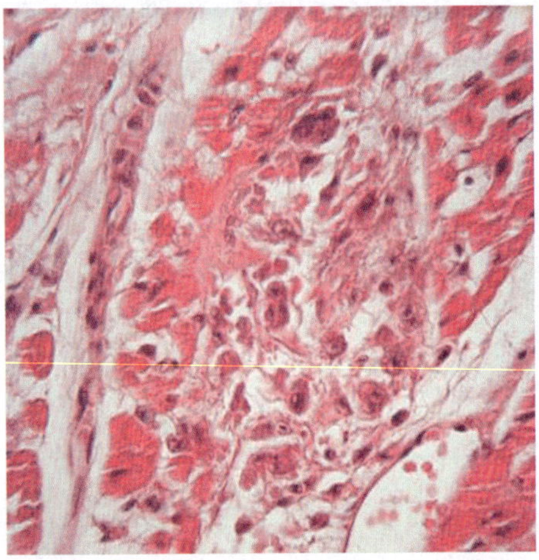

图 6-7 风湿小体（HE 染色，×400）
风湿性心肌炎的心肌间质内可见风湿小体

此期的特点是在变质渗出病变的基础上形成具有特征性的肉芽肿性炎。在心肌间质、心内膜下和皮下结缔组织病变部位，特别是在纤维素样坏死灶周围出现巨噬细胞增生、聚集，并吞噬纤维素样坏死物，转变为风湿细胞或称阿绍夫细胞（Aschoff cell）。风湿细胞的形态特点是体积大，呈圆或多边形，胞质丰富，核大呈圆或椭圆形，核膜清晰，染色质集中于中央呈细丝状向核膜放散，横切面状如枭眼，称枭眼样细胞；纵切则状似毛虫，称毛虫样细胞。后期核可变得浓染而结构不清，亦可有多核风湿细胞出现（也称阿绍夫巨细胞）。在心肌间质的小血管附近，风湿细胞围绕着纤维素样坏死灶聚集，其间有少量淋巴细胞浸润，形成圆形或梭形境界清楚的结节状病灶，称为风湿小体或阿绍夫小体（Aschoff body）（图 6-7），此为本病具有诊断意义的特征性病变，此期持续2～3 个月。

（三）纤维化期或愈合期

此期风湿小体中的纤维素样坏死物逐渐被溶解吸收，炎症细胞逐渐减少，风湿细胞转变为成纤维细胞，并产生胶原纤维，使风湿小体逐渐纤维化，最终形成瘢痕，此期持续 2～3 个月。

风湿病的整个病变过程一般为 6 个月左右，并常反复发作，故受累器官各期病变在同一部位可同时并存，反复进展的结果导致病变部位较严重的纤维化和瘢痕形成。

三、各器官病理变化

（一）风湿性心脏病

风湿性心脏病包括急性期的心脏炎和静止期的慢性心脏病（主要是心瓣膜病）。几乎所有风湿病患者都患有不同程度的心脏炎，只是轻者不被察觉或未能引起慢性风湿性心脏病。儿童风湿病患者中，65%～80%有心脏炎的临床表现。

风湿性心脏炎包括风湿性心内膜炎、风湿性心肌炎和风湿性心外膜炎（风湿性心包炎）。如果病变侵及心脏各层，则称为风湿性全心炎。

1. 风湿性心内膜炎（rheumatic endocarditis） 主要累及心瓣膜及其邻近的内膜和腱索，病变以二尖瓣最为多见，其次为二尖瓣和主动脉瓣联合受累，再次为主动脉瓣，其他瓣膜极少受累。

(1)病变早期，瓣膜肿胀，间质有黏液样变性和纤维素样坏死。病变瓣膜表面的内皮细胞变性，尤以面向血流面的内皮细胞(闭锁缘)受到瓣膜开关的摩擦、碰撞及血流的冲击，易变性脱落，暴露内皮下胶原，激活凝血系统，诱导血小板沉积、凝集，形成粟粒大小、灰白色、半透明呈疣状的白色血栓，常沿着闭锁缘呈串珠状排列，与瓣膜粘连紧密不易脱落，称疣状赘生物，重者赘生物可呈片状累及腱索及邻近内膜。

(2)病变后期，赘生物机化、瓣膜纤维化及瘢痕形成，类似病变反复发生终致瓣膜增厚、变硬、卷曲、短缩，瓣叶间可粘连，腱索增粗、缩短而形成心瓣膜病。病变累及到心房、心室内膜可引起灶性增厚及附壁血栓形成，尤以左心房后壁较重，常形成纤维增厚的斑块，称 McCallum 斑。

临床上急性期患者可出现发热，贫血和心脏杂音等表现。后期因病变反复发作，使瓣膜变形引起心瓣膜病，可出现心房、心室肥大扩张，心脏杂音和肺循环、体循环淤血等表现。

2. 风湿性心肌炎(rheumatic myocarditis)　如发生于成年人，主要特征性病变是心肌间质小血管附近形成风湿小体，多见于室间隔、左心室后壁及左心室乳头肌等处，可见间质水肿、淋巴细胞浸润，反复发作后间质内有小瘢痕形成。如发生于儿童常表现为弥漫性间质性心肌炎，即心肌间质水肿，有较多以淋巴细胞为主的炎细胞浸润，也可见心肌细胞水肿及脂肪变性，偶见左心房心肌发生条束状纤维素样坏死。患儿心脏扩大，呈球形。

临床上风湿性心肌炎可出现窦性心动过速，第一心音减弱，如病变累及传导系统，心电图显示心律失常、传导阻滞、P-R 间期延长等，儿童患者则可发生急性充血性心力衰竭。

3. 风湿性心外膜炎或风湿性心包炎(rheumatic pericarditis)　常与风湿性心内膜炎和心肌炎同时发生，主要累及脏层心外膜，以渗出性病变为主，间皮细胞下可见间质充血、炎症细胞浸润，偶见风湿小体。当渗出以纤维素为主时，覆盖于心包表面的纤维素可因心脏搏动牵拉而呈绒毛状，故称绒毛心，为临床上的干性心包炎；如渗出以浆液为主时，形成心包积液，谓之湿性心包炎。活动期后，渗出成分可被溶解吸收。少数患者心包表面纤维素未能完全溶解吸收而发生机化粘连，甚至形成缩窄性心包炎，严重影响心脏的舒缩功能。

心包炎急性期的临床表现：干性心包炎患者可有心前区疼痛，听诊可闻及心包摩擦音；湿性心包炎患者可有胸闷不适，听诊心音弱而遥远，X 线检查心影增大等。

要点提示　风湿病是与 A 族乙型溶血性链球菌感染有关的变态反应性疾病，风湿病累及心脏为风湿性心脏病，风湿性心脏病包括风湿性心内膜炎，风湿性心肌炎，风湿性心外膜炎。

(二)风湿性关节炎

70％风湿病患者可出现风湿性关节炎(rheumatic arthritis)，多见于成年患者，儿童少见。病变主要累及膝、肩、肘、腕、髋等大关节，呈游走性，反复发作。由于局部炎症反应，受累关节常有红、肿、热、痛、功能障碍等典型炎症表现。病变滑膜充血，关节腔内有浆液及少量纤维素渗出，周围软组织可出现纤维素样坏死及不典型的风湿性肉芽肿病变。由于病变不侵犯关节软骨，故消退后渗出物被吸收，不遗留关节变形等后遗症。

(三)皮肤病变

1. 环形红斑(erythema annullare)　多见于儿童，好发于四肢和躯干的皮肤，为风湿活动的表现之一，对风湿病具诊断意义。此红斑为淡红色环状红晕，微隆起，中央皮肤色泽正常（图6-7 上图）；光镜下为渗出性病变，红斑处真皮浅层血管充血、周围水肿及淋巴细胞和单核细胞浸润，常在 1～2d 消退。

2. 皮下结节（subcutaneous nodules） 皮下结节在风湿病中的意义与环形红斑相同。好发于大关节附近的伸侧面，直径 0.5～2cm，质较硬，活动，无痛，圆或椭圆形。光镜下为肉芽肿性病变，结节中央为大片纤维素样坏死，外周有风湿细胞呈栅状排列，伴有淋巴细胞浸润，为不典型的风湿小体形态。风湿活动停止后可自行消退，遗留下小的瘢痕灶。

（四）风湿性动脉炎

风湿性动脉炎（rheumatic arteritis）可累及各级动脉，以中小动脉受累更为常见，如冠状动脉、肾动脉、肠系膜动脉、脑动脉、肺动脉及其分支等。主要为血管壁发生纤维素样坏死和淋巴细胞、单核细胞浸润，可有风湿小体形成，晚期因血管壁纤维化而增厚、管腔狭窄甚至闭塞。

（五）风湿性脑病

多见于 5－12 岁的儿童，女孩多见。病变主要为脑内风湿性动脉炎和皮质下脑炎，后者表现为皮质下神经细胞变性及胶质细胞增生，形成胶质结节；如累及基底节、黑质等部位时，患者可出现面肌及肢体不自主运动，称为小舞蹈症。

四、慢性心瓣膜病

慢性心瓣膜病（chronic valvular vitium of the heart）是指心瓣膜因先天性发育异常或后天各种致病因素造成的瓣膜变形等器质性病变，常表现为瓣膜口狭窄和（或）关闭不全。引起慢性心瓣膜病的疾病大多数为风湿性心内膜炎和感染性心内膜炎。动脉粥样硬化及梅毒性主动脉炎亦可造成主动脉瓣的瓣膜病，但较少见；瓣膜退变、钙化及先天发育异常者则更为少见。瓣膜口狭窄是指瓣膜开放时不能充分张开，使瓣膜口缩小，血流通过障碍；瓣膜关闭不全是指瓣膜关闭时瓣膜口不能充分闭合，使一部分血液反流。

（一）二尖瓣狭窄

二尖瓣狭窄（mitral stenosis）绝大多数由风湿性心内膜炎引起，少数是由亚急性感染性心内膜炎所致。

1. 类型

（1）依二尖瓣口面积分型：正常成人二尖瓣口面积约为 $5cm^2$，可通过两个手指。狭窄时依面积缩小情况分为轻度 $1.5 \sim 2.0cm^2$、中度 $1.0 \sim 1.5cm^2$、重度 $< 1cm^2$。

（2）依瓣膜病变分型：①隔膜型。瓣叶间粘连，瓣膜轻、中度增厚，以后、外侧小瓣严重，前内侧主瓣仍可轻度活动。②漏斗型。主瓣也严重增厚失去活动性，瓣叶间严重粘连，瓣膜口缩小呈鱼口状，腱索及乳头肌明显粘连短缩。

2. 血流动力学和心脏的变化

（1）早期在心脏舒张期左心房血液流入左心室受阻，左心房代偿性肥大，使血液在加压情况下迅速通过狭窄瓣口，并引起漩涡和震动，产生心尖区舒张期隆隆样杂音。

（2）当左心房失代偿后，左心房的血液不能完全排入左心室，造成左心房淤血，肺静脉回流受阻，引起肺淤血、肺水肿或漏出性出血。临床上可出现呼吸困难、发绀、咳嗽和咳带血的泡沫状痰等左心房衰竭的表现。

（3）由于持久的肺淤血水肿，肺循环压力增高，造成肺动脉高压，增加了右心室的负荷，导致右心室代偿性肥大。当失代偿后，右心室扩张，最终引起右心房及体循环静脉淤血，临床上出现颈静脉怒张、肝淤血肿大、下肢水肿、浆膜腔积液等右心衰竭的表现。

(4)当狭窄严重时，左心室可相对缩小或轻度缩小，X 线显示为梨形心。

(二)二尖瓣关闭不全

引起二尖瓣关闭不全(mitral insufficiency)的病因与二尖瓣狭窄相同。

1. 在心脏收缩期，当二尖瓣关闭不全时，左心室部分血液通过未完全关闭的瓣膜口反流入左心房，并在局部引起漩涡与震动，产生心尖区收缩期吹风样杂音。左心房既接受肺静脉的血液又接受左心室反流的血液，使其血容量增加，压力升高，因而引起代偿性肥大，失代偿后，引起左心房扩张。

2. 在心脏舒张期，左心房大量血液流入左心室，使左心室容积性负荷增加，同样引起左心室代偿性肥大，失代偿后，引起左心室扩张。当左心房、左心室失代偿后(左心衰竭)，又依次出现肺淤血、肺动脉高压、右心室代偿性肥大，最终出现右心衰竭和全身静脉淤血。临床表现与二尖瓣狭窄相同。X 线显示 4 个心腔均肥大扩张，呈“球形心”。

(三)主动脉瓣狭窄

主动脉瓣狭窄(aortic stenosis)主要由风湿性主动脉瓣炎引起，少数由先天发育异常或动脉粥样硬化引起的瓣膜钙化所致。风湿病者常与二尖瓣病变合并发生联合瓣膜病变。心收缩期，左心室血液排出受阻，左心室因压力性负荷升高而发生代偿性肥大；血液在加压情况下，迅速通过狭窄的主动脉瓣口时，产生漩涡与震动，引起主动脉瓣听诊区出现收缩期喷射性杂音；久之，左心室失代偿后相继出现左心衰竭、肺淤血、肺动脉高压及右心衰竭。临床上可先后出现心绞痛、脉压减小，X 线显示左心室明显突出，故呈“靴形心”。

(四)主动脉瓣关闭不全

主动脉瓣关闭不全(aortic insufficiency)除上述病因外，还可见于梅毒性主动脉炎、亚急性感染性心内膜炎、类风湿性主动脉炎等，引起瓣膜环扩大而发生相对性主动脉瓣关闭不全。在心脏舒张时，主动脉部分血液经未完全关闭的瓣口反流回左心室，引起主动脉瓣听诊区出现舒张期吹风样杂音，左心室因容积性负荷增加而发生代偿性肥大，久之，同样依次发生左心衰竭、肺淤血、肺动脉高压、右心衰竭。

临床上可出现脉压增大及周围血管征，如水冲脉、股动脉枪击音等。

要点提示　二尖瓣狭窄引起血流动力学改变，进而引起左心房肥大、右心房肥大、右心室肥大，左心室正常或缩小，即三大一小，心呈倒置的梨形心。

第五节　感染性心内膜炎

学习要求

熟悉感染性心内膜炎的病理变化，结局和合并症；了解其病因和发病机制。

感染性心内膜炎(infective endocarditis)是由病原微生物直接侵袭心内膜特别是心瓣膜而

引起的炎症，其绝大部分是由细菌引起，故传统上又称细菌性心内膜炎，通常分为急性和亚急性两类。

一、急性感染性心内膜炎

急性感染性心内膜炎(acute infectiveendocarditis)通常是由致病力强的化脓菌(如金黄色葡萄球菌、溶血性链球菌、肺炎球菌等)引起的脓毒血症侵犯心内膜而引起的并发症，可产生严重的后果。病变多发生于正常无病变的心内膜，主要累及二尖瓣和主动脉瓣，引起急性化脓性炎，造成瓣膜溃烂、穿孔或破裂。在破溃的瓣膜表面，易形成巨大、松脆、污秽含菌的疣状赘生物，这种赘生物易破碎，形成含菌的栓子，造成远处器官血管的含菌性栓塞，引起感染性梗死和继发脓肿形成。赘生物主要由脓性渗出物、血栓、坏死组织和大量细菌菌落混合而成。

本病起病急、发展快、病程短，半数以上患者数日或数周内死亡。

二、亚急性感染性心内膜炎

1. 病因　亚急性感染性心内膜炎(subacute infectiveendocarditis)也称为亚急性细菌性心内膜炎，是由致病力相对较弱的病原微生物引起的心内膜炎，主要是草绿色链球菌所致，少数也可见于肠球菌、革兰阴性杆菌、立克次体、衣原体及真菌等引起本病。

亚急性感染性心内膜炎常侵犯有病变的心瓣膜，如风湿性心瓣膜病或室间隔缺损。细菌可自感染灶(扁桃体炎、牙周炎、骨髓炎等)或医源性操作(拔牙、手术、心导管等)入血形成菌血症或败血症，再经血流侵入病变心瓣膜。病变心瓣膜的某些病变，如血管长入、表面粗糙、内皮损伤、溃疡等均为细菌侵入提供了条件，少数病例也可发生于无心内膜病变的心。

2. 病理变化

(1)肉眼观：心内膜的病变常发生在原有风湿性心瓣膜病变的基础上形成单个或多个大小不一的菜花状或息肉状的疣状赘生物，其颜色灰黄污秽，质松脆易碎、易脱落，比急性感染性心内膜炎的赘生物略小。

(2)光镜下：赘生物由纤维素、血小板、中性粒细胞、坏死组织及菌团组成。

3. 临床病理联系

(1)赘生物脱落可形成瓣膜溃疡、穿孔或腱索断裂，因而可听到相应强弱多变的杂音，重者可发生心力衰竭。

(2)由于细菌毒素及免疫复合物的作用可造成小血管壁受损或血管炎，故皮肤、黏膜及眼底可见出血点。

(3)皮下的小动脉炎则使指、趾等处出现红紫色、微隆起、有压痛的小结，称 Osler 小结。

(4)碎裂、脱落的赘生物碎片可造成小血管栓塞，导致梗死；由于赘生物碎片内含菌量少且毒力弱，故一般不形成脓肿；栓塞如发生在肾，则引起灶性肾小球肾炎，也可因免疫复合物的作用而发生弥漫性毛细血管内增生性肾小球肾炎。

(5)由于毒力较弱的细菌和毒素的持续作用，患者在临床上可有长期低热、脾大、白细胞增多、贫血、血细菌培养阳性等迁延性败血症的表现。

第六节　心肌炎和心肌病

学习要求

熟悉心肌病,心肌炎的概念,熟悉其分型及各型病理特征。

一、心肌炎

心肌炎(myocarditis)是指各种原因引起的心肌局限性或弥漫性炎症。炎症在心肌病变的发展中是最基本和最早的病理变化。临床最常见为病毒性及细菌性心肌炎,孤立性心肌炎因易漏诊,在此也一并提及。

1. 病毒性心肌炎(viral myocarditis)　是由亲心肌病毒引起的原发性心肌炎症。引起本病的常见病毒是柯萨奇 B 组病毒(Coxsackie B virus)、埃可(ECHO)病毒、流感病毒等。病毒可直接损伤心肌细胞,也可通过 T 细胞介导的免疫反应而引起心肌的炎症。

(1)病理变化:肉眼观,心体积增大,重量增加;切面心肌呈灰色或淡黄色,质软。病变好发部位多在左心室及室间隔,成人还可累及左心房后壁,有时可累及传导系统。光镜下,按 Dallas 标准,心肌炎应具备心肌间质内炎细胞浸润及心肌细胞的变质性改变。因而早期即可见心肌细胞的变性、坏死和间质内中性粒细胞浸润,但很快以淋巴细胞、巨噬细胞、浆细胞代之,并有肉芽组织形成;晚期则有明显的间质纤维化,伴有代偿性心肌肥大及心腔扩张。

(2)临床病理联系:临床表现轻重不一,常出现不同程度的心律失常。一般预后较好,但病变严重者及婴幼儿可导致心力衰竭等并发症。

2. 孤立性心肌炎(isolated myocarditis)　或称特发性巨细胞性心肌炎,又称 Fiedler 心肌炎。病因不明。多见于 20－50 岁的中青年,急性型常导致心脏扩张,可突然发生心力衰竭而死亡。根据形态学改变可分为两型。

(1)弥漫性间质性心肌炎:主要是心肌间质小血管周围可见大量的淋巴细胞、浆细胞和巨噬细胞浸润,并可见嗜酸性粒细胞及中性粒细胞。心肌细胞变性、坏死较少见。

(2)特发性巨细胞性心肌炎:心肌内可见灶性坏死及肉芽肿形成。肉芽肿的中心多为红染、无结构的坏死物,周围有淋巴细胞、浆细胞、单核细胞及嗜酸性粒细胞浸润,其间可见较多的多核巨细胞。

3. 免疫反应性心肌炎(myocarditis due to immune-mediated reactions)　主要见于一些变态反应性疾病,如风湿性心肌炎(见第四节),类风湿心肌炎,结节性多动脉炎,系统性红斑狼疮所引起的心肌炎。其次某些药物引起的过敏性心肌炎如磺胺类、抗生素、抗癫痫药、消炎药等。

病理变化主要表现为心肌间质性炎。在心肌间质及小血管周围可见嗜酸性粒细胞、淋巴细胞、单核细胞,偶见肉芽肿形成。心肌细胞有不同程度的变性、坏死。

二、心肌病

心肌病(cardiomyopathy)是指病变发生在心肌本身的一类疾病。根据病因和临床病理变化分为原发性心肌病与继发性心肌病两型。继发性心肌病是继发或伴发于某种全身性疾病，大多数心肌病属这一类型。本节仅对原发性心肌病加以论述。

原发性心肌病又称特发性心肌病，是指原因不明的心肌原发性异常。主要表现为心肌细胞广泛的变性坏死及间质纤维化，但炎细胞浸润不明显。目前由于一些原来认为原因未明的心肌病，随着研究的进展，原因已明确(如发现有些心肌病存在特异性基因异常等)。加之一些已知原因的心肌病发展到最后阶段，其形态、功能变化与原发性心肌病相似，因此以病因为依据分出原发性心肌病较为困难和混乱。目前多根据临床表现结合病理改变，将其分为 3 型。此外，我国地方性心肌病-克山病也属于心肌病范畴。

1. 扩张性心肌病　扩张性心肌病(dilated cardiomyopathy，DCM)以进行性心肥大、心腔扩张和收缩力下降为特征，故又称为充血性心肌病。此型最常见，约占心肌病的 90%，男性多于女性，以 20—50 岁高发。

临床上常有运动后气急、乏力、心律失常及缓慢进展性充血性心力衰竭，部分患者可发生猝死。

2. 肥厚性心肌病　肥厚性心肌病(hypertrophic cardiomyopathy，HCM)主要特征是心肌肥大、室间隔不匀称肥厚、舒张期心室充盈异常及左心室流出道受阻。并以流出道梗阻明显与否分为梗阻性和非梗阻性两型。本病约半数有家族史，常呈染色体显性遗传。现已明确为编码心肌收缩单位的肌小节的四个成分之一发生基因突变所致。

临床上可有心排血量下降而引发的心绞痛、肺动脉高压导致的呼吸困难以及附壁血栓脱落造成的栓塞等症状。

3. 限制性心肌病　限制性心肌病(restrictive cardiomyopathy)以心室内膜及心内膜下心肌进行性纤维化、心室充盈受限为特点，并常导致心室壁顺应性降低、心腔狭窄、舒张期心室充盈受限。本型心肌病较上述两型少见。

此外，一些学者主张将心内膜弹力纤维增生症和嗜酸性细胞性心内膜心肌病纳入本型。

4. 克山病　克山病(Keshan disease)是一种地方性心肌病(endemic cardiomyopathy)，首发于黑龙江省克山县，故命名为克山病，主要流行于我国的东北、西北、华北和西南一带山区和丘陵地带。其病因不明，主要特征是心肌细胞广泛的变性、坏死和瘢痕形成。肉眼观，心脏增大，重量增加，心脏扩张，室壁变薄。

复习指导

1. 动脉粥样硬化：主要累及大动脉和中型动脉，病变特征为血液中脂质沉积在动脉内膜，导致内膜灶性动脉粥样斑块形成，从而使动脉壁变硬、管腔狭窄。临床上常有心、脑等重要脏器缺血的症状。

2. 动脉粥样硬化的基本病理变化及继发性病变：基本病理变化①脂纹期；②纤维斑块期；③粥样斑块期。继发性病变①斑块内出血；②斑块破裂；③血栓形成；④钙化；⑤动脉瘤形成。

3. 心绞痛：由于冠状动脉供血不足或心肌耗氧量骤增导致的心肌急性、短暂性缺血缺氧所引起的临床综合征，称为心绞痛。典型的临床表现为阵发性胸骨后部的压榨性或紧缩性疼痛，并可向心前区及左上肢放射，一般持续数分钟，可因休息或服用硝酸酯类药物而缓解、消失。

4. 缓进性高血压的基本病理变化：①功能紊乱期；②动脉病变期；③内脏病变期。

5. 急进性高血压的基本病理变化：①坏死性细动脉炎；②增生性小动脉硬化。

6. 风湿病：是一种与 A 族乙型溶血性链球菌感染有关的变态反应性疾病，主要累及全身结缔组织，其特征性病变是形成风湿性肉芽肿。

7. 风湿小体：风湿细胞围绕着纤维素样坏死灶聚集，其间有少量淋巴细胞浸润，形成圆形或梭形境界清楚的结节状病灶，称为风湿小体或阿绍夫小体。

（郑纪宁）

第7章 呼吸系统疾病

chapter 7

学习要求

1. 掌握肺炎的类型、病理变化和并发症，熟悉大叶性肺炎及小叶性肺炎的临床病理联系。熟悉病毒性肺炎的病变特点。了解大叶性肺炎及小叶性肺炎的病因、发病机制。

2. 熟悉慢性支气管炎、肺气肿及肺心病的发病机制、病理变化及其之间的关系。熟悉硅沉着病的病变特点，了解硅沉着病的病因、发病机制。了解支气管扩张的病理变化。

3. 熟悉肺癌和鼻咽癌的形态特征，了解肺癌及鼻咽癌的病因及临床表现。

呼吸系统包括呼吸道和肺，呼吸道包括鼻、咽、喉、气管和支气管，以喉环状软骨为界分为上呼吸道和下呼吸道。肺由实质和间质构成，实质由肺内支气管树和肺泡组成，间质为结缔组织，其中含有血管、淋巴管和神经。支气管由肺门进入肺后反复分支形成支气管树，依次为叶支气管、段支气管、小支气管、细支气管、终末细支气管、呼吸细支气管、肺泡管、肺泡囊和肺泡。细支气管直径<1mm、管壁内软骨和腺体逐渐减少或消失。细支气管的分支称为终末细支气管，其直径<0.5mm，管壁内软骨、腺体和杯状细胞完全消失，当其管壁上有肺泡开口时，称为呼吸细支气管。呼吸细支气管继续分支形成肺泡管，肺泡管再分支形成肺泡囊，肺泡囊由数个肺泡组成。临床上通常将直径<2mm 的小支气管和细支气管统称为小气道。每一细支气管以及相连的各级分支和肺泡组成一个肺小叶，呈锥体形，尖朝向肺门，底向肺表面，小叶之间有血管、淋巴管及薄层结缔组织间隔。呼吸细支气管及其所属的肺组织称为肺腺泡，是肺的基本功能单位，每个肺小叶有 15～25 个肺腺泡。从鼻腔到终末细支气管构成气体出入的传导部分，从呼吸性细支气管到肺泡是气体交换的场所，构成肺的呼吸部分。气管、支气管及细支气管表面被覆假复层或单层纤毛柱状上皮，肺泡表面覆盖Ⅰ型和Ⅱ型肺泡上皮细胞。Ⅰ型肺泡上皮细胞覆盖肺泡表面积约占 97%，呈扁平状，与基底膜和肺泡壁毛细血管内皮细胞共同构成气血屏障，是气体交换场所。Ⅱ型肺泡上皮细胞镶嵌于Ⅰ型肺泡上皮细胞之间，约占肺泡表面积 3%，呈立方形，胞质内含有板层小体，能分泌肺表面活性物质，具有降低肺泡表面张力、稳定肺泡大小，维持小气道通畅、防止肺泡塌陷的功能。肺泡壁上的肺泡间孔是肺泡内气体、渗出液或细菌向邻近肺泡扩散的通道。

呼吸系统与外界相通，空气中的有害气体、粉尘颗粒、病原微生物等可通过气道进入肺，引起气管、支气管及肺疾病。呼吸道表面具有黏液-纤毛排送系统，可将吸入气管和支气管内的粉尘颗粒或病原微生物黏附在黏膜表面的黏液层上，随痰排出体外。若进入肺泡，可被肺泡内的巨噬细胞吞噬。肺泡巨噬细胞可分泌中性蛋白酶、溶菌酶、过氧化氢酶、γ-干扰素、TNF-α等，不仅能消化降解被吞噬的物质，还能使肺泡毛细血管壁通透性升高，有利于血管内补体和白细胞的渗出，增强局部的防御能力。若吸入的病原体具有抗原性，则通过巨噬细胞的抗原呈递作用，激发免疫反应。呼吸道的浆细胞产生的抗体主要是分泌型的 IgA、IgM 和 IgG。当呼吸系统局部防御能力降低或致病因素较强超出局部防御能力时，则可引起呼吸系统疾病。

第一节　肺　炎

学习要求

掌握大叶性肺炎和小叶性肺炎的基本病理变化，能说出二者的主要不同点，能用病理变化解释病人的临床表现。熟悉病毒性肺炎的病变特点。了解支原体性肺炎和卡氏肺孢菌性肺炎的病变特点。

肺炎(pneumonia)是呼吸系统的常见病和多发病，是指终末气道、肺泡和肺间质的急性渗出性炎症。肺炎可以是原发性独立性疾病，也常是其他疾病的并发症。由于病因和机体反应性不同，肺炎的病变性质和累及的范围亦不相同，从而形成不同类型的肺炎。常见的肺炎分类方法有 3 种，①根据病变累及的部位和范围将肺炎分为大叶性肺炎、小叶性肺炎、间质性肺炎；②根据病因分为细菌性肺炎、病毒性肺炎、支原体性肺炎、真菌性肺炎、寄生虫性肺炎、过敏性肺炎及理化因子引起的肺炎等；③根据炎症性质可分为浆液性肺炎、纤维素性肺炎、化脓性肺炎、出血性肺炎、干酪性肺炎、肉芽肿性肺炎等。其中以细菌性肺炎最常见，约占肺炎的 80%。

一、细菌性肺炎

(一)大叶性肺炎

大叶性肺炎(lobar pneumonia)病变累及肺段或肺大叶组织，致病菌多为肺炎链球菌，导致以肺泡内弥漫性纤维素渗出为主的急性炎症。病变起始于局部肺泡，经肺泡间孔向周围肺泡扩散并迅速蔓延至一个肺段或整个大叶。常发生于青壮年男性，起病急骤，常以高热、寒战开始，继而出现胸痛、咳嗽、咳铁锈色痰，呼吸困难，并有肺实变体征及外周血白细胞计数增高，X 线胸片呈肺段或肺叶急性炎性实变。自然病程 1～2 周，体温可自行骤降或逐渐消退，症状消失。近年来因抗生素的广泛使用，致使起病方式、症状及 X 线改变均不典型。

【病因及发病机制】

大叶性肺炎可由多种细菌引起，但绝大多数为肺炎链球菌，其中以 3 型致病力最强。肺炎链球菌为革兰染色阳性球菌，成双或短链排列，有荚膜，其致病力与荚膜中的高分子多糖体作用有关。少数为肺炎杆菌、金黄色葡萄球菌、溶血性链球菌、流感嗜血杆菌等。肺炎链球菌为口腔及鼻咽部的正常寄生菌群，若呼吸道的排菌自净功能及机体免疫功能正常时，不引发肺炎。当机体受寒、过度疲劳、醉酒、感冒、糖尿病、免疫功能低下等使呼吸道防御功能削弱，有毒力的细菌侵入肺泡通过变态反应使肺泡壁毛细血管通透性增强，浆液及纤维素渗出，细菌在富含蛋白的渗出物中迅速繁殖，并通过肺泡间孔或呼吸细支气管向邻近肺组织蔓延，波及一个肺段或整个肺叶。

【病理变化和临床病理联系】

大叶性肺炎的基本病变是肺泡内纤维素性渗出性炎症。一般只累及单侧肺，以下叶多见，也可先后或同时发生于2个以上肺叶。典型的自然病程可分为4个期。

1. *充血水肿期* 见于发病后第1～2天。肉眼观，病变肺叶充血肿胀呈暗红色，挤压切面可见淡红色浆液溢出。镜下，肺泡壁毛细血管扩张充血，肺泡腔内可见浆液性渗出物，其中有少量红细胞、中性粒细胞和巨噬细胞。细菌可在富含蛋白质的渗出物中迅速繁殖，渗出物中可检出肺炎链球菌。临床上患者因毒血症而出现高热、寒战，外周血白细胞计数增高。因肺泡腔内有浆液性渗出物，故听诊可闻及湿性啰音，X线检查肺纹理增粗。

2. *红色肝变期* 见于发病后第3～4天。肉眼观，病变肺叶进一步肿大，质地变实，切面灰红色，较粗糙，外观似肝，故称红色肝样变。胸膜表面可有纤维素性渗出物。镜下，肺泡壁毛细血管仍扩张充血，肺泡腔内充满大量红细胞、一定量纤维素、少量中性粒细胞和巨噬细胞(图7-1)，纤维素可穿过肺泡间孔与相邻肺泡中的纤维素网相连(图7-2)，有利于巨噬细胞吞噬细菌，防止细菌进一步扩散。临床上出现典型肺实变体征(叩诊呈浊音、触觉语颤增强、听诊异常支气管呼吸音等)，由于肺泡腔充满渗出物，使肺泡换气功能下降，出现发绀等缺氧症状及呼吸困难。以后渗出物中的红细胞被巨噬细胞吞噬、破坏，形成含铁血黄素混于痰中，使痰呈铁锈色。并发纤维素性胸膜炎时可出现胸痛，听诊可闻及胸膜摩擦音。X线检查可见段性或大叶性分布的均匀密度增高阴影。

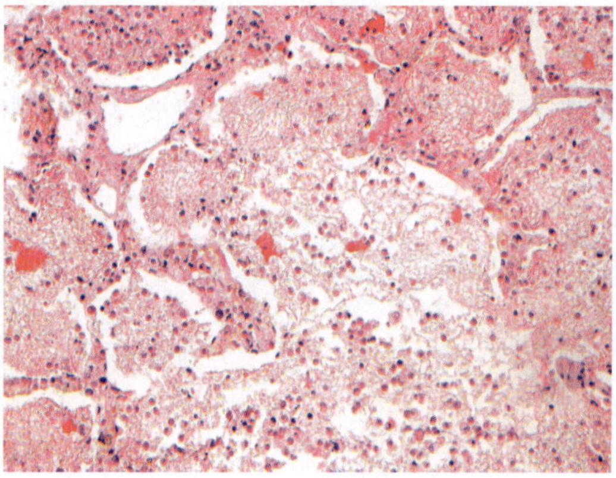

图7-1 大叶性肺炎红色肝变期(HE染色，×100)
肺泡腔内充满红细胞、纤维素和少数中性粒细胞

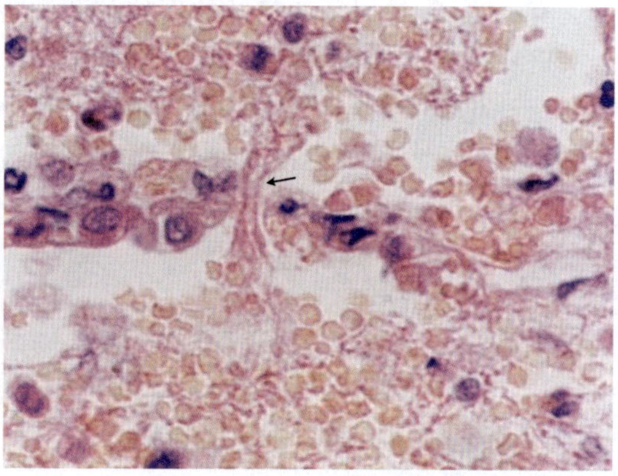

图7-2 大叶性肺炎红色肝变期(HE染色，×100)
纤维素通过肺泡间孔互相连接

3. *灰色肝变期* 见于发病后第5～6天。肉眼观，病变肺叶肿胀，质实如肝，切面干燥粗糙，颜色灰白。由于此期肺泡腔内的大量渗出物压迫肺泡壁毛细血管使充血消退，而肺泡腔内的红细胞大部分溶解消失，故实变区呈灰白色(图7-3)。镜下，肺泡腔渗出物以纤维素为主，纤维素网中见大量中性粒细胞，红细胞较少(图7-4)。肺泡壁毛细血管受压而呈贫血状态。渗出物中肺炎链球菌多已被吞噬消灭，且机体已产生特异性抗体，故不易检出。临床上随着肺泡腔

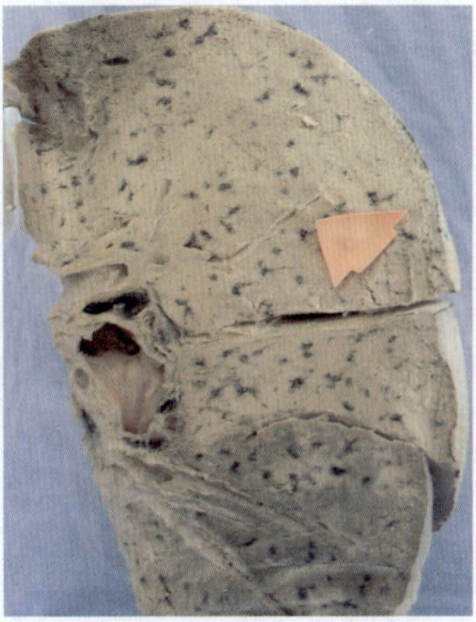

图 7-3　**大叶性肺炎灰色肝变期(肉眼)**

右肺上叶和中叶实变,呈灰白色

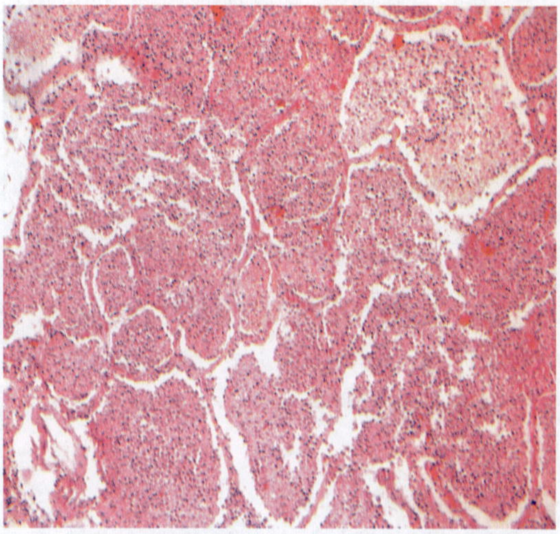

图 7-4　**大叶性肺炎灰色肝变期(镜下)(HE 染色,×100)**

肺泡腔内充满大量中性粒细胞、少量红细胞和纤维素

中红细胞被大量纤维素和中性粒细胞取代,铁锈色痰逐渐变为黏液脓痰。因病变部位肺组织肺泡壁毛细血管受压而呈贫血状态,血流量明显减少,使肺静脉血氧含量升高,患者缺氧情况得以改善。

4. 溶解消散期　发病后 1 周左右。随着机体免疫功能的逐渐增强,病原菌被巨噬细胞吞噬和溶解,中性粒细胞变性和坏死并释放出大量蛋白溶解酶,使渗出的纤维素逐渐溶解,肺泡腔内巨噬细胞增多。溶解物部分经气道咳出,或经淋巴管吸收,部分被巨噬细胞吞噬。肉眼观,实变的肺组织质地变软,病灶逐渐消失,挤压切面可见少量脓样浑浊液体溢出。镜下,病变的肺泡重新恢复通气,由于炎症未破坏肺泡壁结构,无组织坏死,故最终肺组织可完全恢复正常的结构和功能。临床上随着病原菌被消灭,渗出物溶解、液化和清除,肺实变病灶逐渐消失,临床表现逐渐减轻、消失,X 线胸部检查逐渐恢复正常。

若不出现并发症,大叶性肺炎的自然病程为 2 周左右,若早期应用抗生素可缩短病程。上述典型经过在实际病例中已不多见,病变分期不明显,临床症状也不典型,病变范围也较局限,常表现为肺段性肺炎。

> **要点提示**　大叶性肺炎的基本病变是纤维素性炎。

【并发症和结局】

大叶性肺炎并发症较少见,结局较好,但如治疗不及时、病原菌毒力强或机体抵抗力过低,可出现以下并发症。

1. 肺肉质变(pulmonary carnification)　也称机化性肺炎,由于肺泡腔内渗出的中性粒细胞数量少或功能缺陷,释放的蛋白溶解酶不足,渗出的纤维素不能完全溶解清除,而由肉芽组织取代并机化,使病变肺组织呈褐色肉样纤维组织,称肺肉质变。

2. 胸膜增厚和粘连　大叶性肺炎并发纤维素性胸膜炎时,如纤维素不能完全溶解吸收则发生机化,导致胸膜增厚和粘连。

3. 肺脓肿、脓胸或脓气胸　如病原菌毒力强或机体抵抗力低下,由金黄色葡萄球菌感染引起，易并发肺脓肿、脓胸或脓气胸，也可由机体其他部位感染灶引起（血源性感染）。

4. 败血症或脓毒败血症　严重感染者细菌入血繁殖并播散所致。

5. 感染性休克　见于重症病例，出现微循环衰竭和中毒症状，死亡率较高。

要点提示　大叶性肺炎的并发症主要是肺肉质变，也称机化性肺炎。

（二）小叶性肺炎

小叶性肺炎（lobular pneumonia）是肺小叶的急性化脓性炎症，常继发于其他疾病。由于病灶多以细支气管为中心，故又称支气管肺炎（bronchopneumonia）。病变起始于支气管，并向其周围所属肺泡蔓延。常由多种细菌混合感染引起，多见于小儿、老人和体弱多病者。临床上主要表现为发热、咳嗽、咳痰等症状，听诊肺部可闻及散在的湿性啰音，无肺实变体征。X线检查显示为不规则斑片状阴影，肺下叶多见。

【病因及发病机制】

小叶性肺炎常为多种细菌混合感染引起，病原菌多经呼吸道侵入肺组织，仅少数经血道引起本病。常见的致病菌通常为口腔及上呼吸道内致病力较弱的常驻寄生菌，如肺炎链球菌、葡萄球菌、绿脓杆菌、大肠埃希菌、流感嗜血杆菌等。某些诱因如患急性传染病、营养不良、恶病质、受寒等使机体抵抗力下降，呼吸道的防御功能降低，黏液分泌增多，细菌可入侵细支气管及末梢肺组织并繁殖，引起小叶性肺炎。某些因大手术或心力衰竭等长期卧床的病人，由于肺部血液循环缓慢，导致肺淤血和水肿，使入侵的致病菌易于繁殖，加之血液本身的重力作用，导致坠积性肺炎（hypostatic pneumonia）。全身麻醉、昏迷病人及某些溺水者等，常误将分泌物、呕吐物或异物等吸入肺内，引起吸入性肺炎（aspiration pneumonia），亦属于小叶性肺炎。

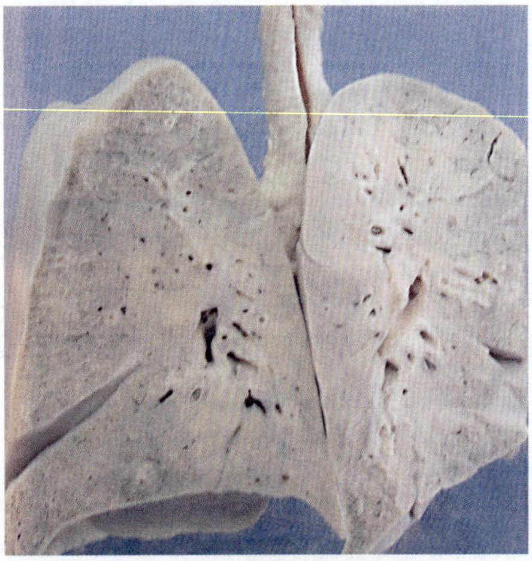

图 7-5　小叶性肺炎（肉眼观）

肺切面见灶状灰白色实变区

【病理改变】

小叶性肺炎的基本病变是肺小叶的化脓性炎症。肉眼观，典型病例双肺出现散在分布的多发性实变病灶，形状不规则，灰黄色，大小不等，一般直径在0.5～1cm（相当于肺小叶范围），尤以两肺下叶及背侧较多，多数病灶中央可见受累的细支气管，挤压可见淡黄色脓性渗出物溢出（图7-5）。严重者，病灶互相融合成片，甚至累及整个肺大叶，形成融合性小叶性肺炎（confluent bronchopneumonia），病变一般不累及胸膜。镜下，病变的细支气管黏膜上皮细胞坏死脱落，管壁充血水肿，中性粒细胞浸润，管腔内充满大量浆液、中性粒细胞、脓细胞和脱落崩解的黏膜上皮细胞。细支气管周围受累的肺泡壁毛细血管扩张充血，肺泡腔内见中性粒细胞、脓细胞、脱落的肺泡上皮细胞（图7-6），还可见少量红细胞和纤维素。病灶周围肺组织呈不同程度的代偿性肺气肿和肺不张。肺组织内的病灶可呈炎症的不同发展阶段，早期主要表现为炎性充血水肿，浆液

要点提示　小叶性肺炎的病变特征是以细支气管为中心以小叶为单位的化脓性炎症。

性渗出；有些病灶表现为细支气管炎及细支气管周围炎；有些则呈化脓性病变，部分支气管及肺泡壁破坏。

【临床病理联系】

因支气管壁受炎症刺激而黏液分泌增多、炎性渗出使患者出现咳嗽、咳痰，常为黏液脓性或脓性。因病灶较小且分散，故除融合性支气管肺炎外，一般无肺实变体征。因病变区支气管及肺泡腔内含有炎性渗出物，听诊可闻及湿性啰音。X 线检查两肺散在不规则斑片状阴影。病变重者由于双肺换气功能障碍，病变区静脉血得不到充分氧气而导致缺氧，患者常出现呼吸困难和发绀。

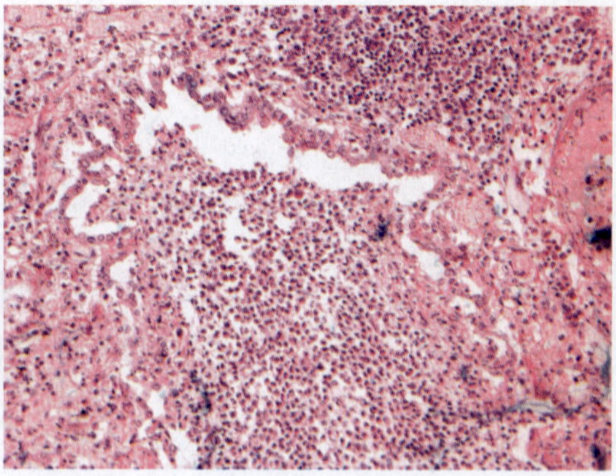

图 7-6　小叶性肺炎(镜下)(HE 染色，×100)

细支气管及其周围的肺泡腔内充满中性粒细胞

【并发症和结局】

小叶性肺炎的并发症远较大叶性肺炎多见，特别是年老体弱者更易出现，且预后较差，甚至可危及生命。常见的并发症有呼吸衰竭、心力衰竭、肺脓肿、脓胸、脓气胸、脓毒败血症，支气管壁破坏较重且病程长者，可继发支气管扩张。

要点提示　小叶性肺炎的临床表现特点是咳嗽，脓痰，湿性啰音。

小叶性肺炎经及时有效治疗，大多可痊愈。婴幼儿和年老体弱者，特别是有其他严重疾病者，预后大多不良。

(三)军团菌性肺炎

军团菌性肺炎(legionella pneumonia)是由革兰阴性嗜肺军团杆菌(legionella pneumophila)引起的以肺炎为主要表现，并涉及全身多系统的一种全身性疾病。病情严重，病死率高达 15%。因 1976 年美国退伍军人协会在费城集会时爆发流行而得名。

【病因和临床表现】

军团菌广泛存在于自然水源、供水系统、空调系统及腐叶土中。军团菌有 40 多种类型和近 70 个血清型，其中以血清型Ⅰ型最为重要。普通培养基中不能生长，有鞭毛、能运动，在 25～42℃的环境中生长繁殖。本病相当一部分患者属于机会性感染，多发生于年老体弱者、恶性肿瘤、血液病、艾滋病、糖尿病、免疫缺陷病等患者，可与大肠埃希菌、克雷伯杆菌、铜绿假单胞菌、念珠菌、卡氏肺孢菌等混合感染。患者起病急，畏寒，发热，咳嗽，胸痛，全身不适，最重要的是咳痰，多为黏液痰或血痰，部分为脓痰。肺外症状为本病特征之一，常有腹痛、腹泻、意识障碍、行走困难及关节炎等症状。X 线检查与普通细菌性肺炎相似，常见单侧或双侧肺出现斑片状实变灶，以下叶多见。

【病理变化】

多表现为小叶性或融合性小叶性肺炎。急性期病变主要为急性纤维素性化脓性肺炎和急性弥漫性肺泡损伤。肺组织内大量纤维素和炎细胞渗出，主要为单核巨噬细胞和中性粒细胞，巨噬细胞浆内见大量致病菌以及细胞崩解和碎片形成；急性弥漫性肺泡损伤表现为肺泡上皮增生、脱屑及透明膜形成。约 1/3 病例有散在的小脓肿，可伴有肺小血管炎和血栓形成。细、小支气管腔内有中性粒细胞及纤维素渗出，呈化脓性纤维素性支气管炎改变。严重者病变波及整个大叶，呈大叶性肺炎外观。与一般肺炎不同的是渗出物中单核巨噬细胞渗出较明显。后期肺病变渗出物和透明膜机化及间质纤维化。肺血管肌型动脉常呈非坏死性血管炎改变。可累及胸膜，呈浆液性、浆液纤维素性或化脓性胸膜炎改变。肺外病变包括多脏器脓肿形成、间质性肾炎、肾小球肾炎及化脓性纤维素性心包膜炎等。

二、病毒性肺炎

病毒性肺炎（viral pneumonia）在非细菌性肺炎中最常见，多为上呼吸道病毒感染向下蔓延所致，主要为流感病毒、呼吸道合胞病毒、腺病毒、副流感病毒、麻疹病毒、巨细胞病毒、鼻病毒等，常由多种病毒混合感染或继发细菌感染所致。多通过飞沫经呼吸道传染，传播速度快。好发于冬春季节，一般为散发，偶可爆发流行。除流感病毒和副流感病毒肺炎外，患者多为儿童。

【病理变化】

病毒性肺炎主要表现为肺间质的炎症。肉眼观，病变可不明显，肺组织因充血水肿而体积轻度增大。镜下，支气管、细支气管壁及其周围组织和小叶间隔等肺间质充血水肿，淋巴细胞和单核细胞浸润，致使肺泡间隔明显增宽，肺泡腔内无渗出物或仅见少量浆液（图 7-7）。严重病例病变可波及肺泡腔，肺泡腔内可见多少不等的浆液、纤维素和巨噬细胞等，甚至支气管和肺泡壁组织发生变性坏死。大量浆液纤维素性渗出物可浓缩在肺泡腔面形成一层均匀红染的膜状物，即透明膜形成。麻疹肺炎时，增生的支气管黏膜上皮和肺泡上皮细胞常形成多核巨细胞（巨细胞肺炎）。上皮内可见病毒包涵体，常呈圆形或椭圆形，红细胞大小，多为嗜酸性，周围有明显空晕（图 7-8）。病毒包涵体可见于上皮细胞核内（如腺病毒、单纯疱疹病毒、巨细胞病毒）、胞质内（如呼吸道合胞病毒）或胞核、胞质内均有（如麻疹病毒）。病毒性肺炎若合并细菌感染，常伴化脓性病变。

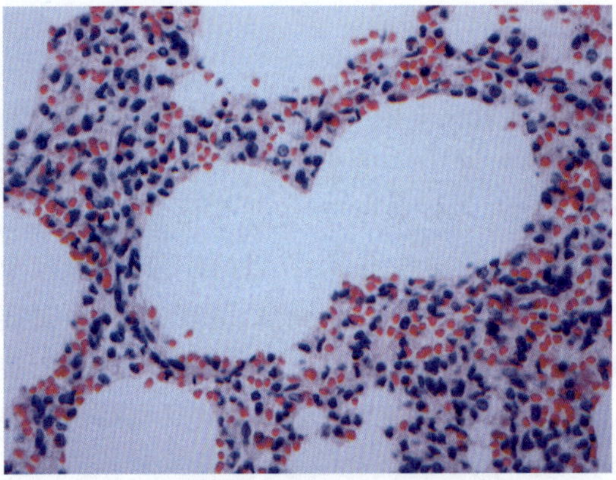

图 7-7 **间质性肺炎**（HE 染色，×100）
肺泡间隔增宽，肺泡腔渗出物很少

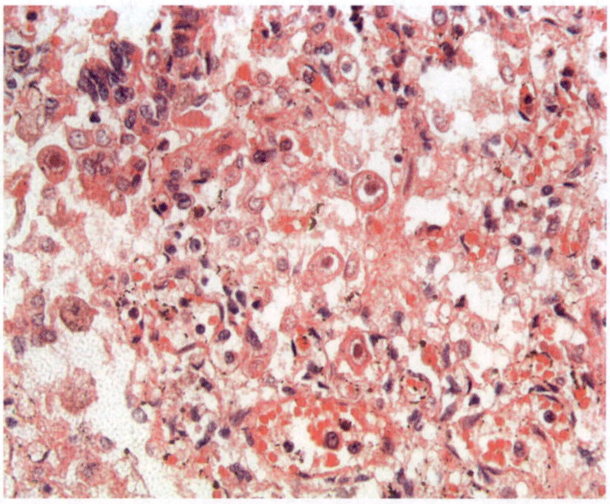

图 7-8 **病毒包涵体**（HE 染色，×400）
嗜酸性、均质状圆形小体，周围有透明晕

【临床病理联系】

患者因病毒血症出现发热、头痛、全身酸痛、倦怠等症状，因炎症刺激支气管壁出现剧烈干咳，因支气管腔和肺泡腔内无渗出故一般无痰。因间质炎性渗出，缺氧明显，患者出现呼吸困难和发绀等症状。X 线检查肺部可见斑点状、片状或均匀的阴影。病毒性肺炎无并发症者预后较好。

> **要点提示**　病毒性肺炎的病变特点是肺间质的炎症。

附：重症急性呼吸综合征

重症急性呼吸综合征（severe acute respiratory syndrome，SARS）是 2003 年世界卫生组织命名的一种由新型冠状病毒引起的以呼吸道传播为主的急性传染病，电镜下扩张的内质网内可见大小一致的花冠状病毒颗粒。病情进展迅速，病死率高，WHO 资料显示，其病死率为 9.56%。我国病死率低于 5%。以肺泡和肺间质急性炎症性损伤为主，可合并心、脑、肾等多脏器损害。典型症状有发热，体温一般高于 38℃，偶有畏寒；咳嗽，多为干咳、少痰，偶有血丝痰，严重者出现呼吸窘迫；可伴有头痛、关节酸痛、肌肉酸痛、乏力、腹泻和胸闷。实验室检查外周血白细胞降低，常有淋巴细胞计数减少。X 线见肺部有不同程度的斑块状浸润性阴影。

【病理变化】

SARS 的病理变化主要表现为肺和免疫器官损伤、全身性血管炎及实质器官病变。

1. 肺部改变　肉眼观，肺组织广泛实变，明显肿胀，表面暗红色，可见出血性梗死灶。镜下，肺泡腔内充满大量脱落和增生的肺泡上皮细胞，渗出的单核细胞、淋巴细胞、浆细胞及水肿液，部分脱落的肺泡上皮细胞相互融合呈合体状单核或多核巨细胞。肺泡腔内可见透明膜广泛形成，部分肺泡上皮细胞浆内可见病毒包涵体。支气管上皮脱落，部分小支气管壁坏死。部分小血管内可见血栓。病程较长者，肺泡腔内可见纤维化。

> **要点提示**　SARS 的病变特点主要是肺泡和肺间质的急性炎症。

2. 免疫器官损伤　主要表现在脾和淋巴结。脾体积缩小，质软。镜下，白髓和边缘窦淋巴组织大片坏死，脾小体高度萎缩或消失，淋巴细胞稀少。淋巴结内血管高度扩张充血，淋巴滤泡萎缩或消失，淋巴细胞数量明显减少，淋巴组织可见灶状坏死，淋巴窦内可见多量单核细胞。

3. 全身性血管炎及实质器官病变　心、肝、肾、脑和肾上腺等实质性器官均可见小血管炎症性改变及不同程度的组织细胞变性、坏死和出血。

三、支原体性肺炎

支原体性肺炎（mycoplasmal pneumonia）是由肺炎支原体引起的急性间质性肺炎。肺炎支原体常存在于带菌者的鼻咽部，主要经飞沫传染。多发生于青少年，好发于秋冬季节。通常为散发性，偶可流行。患者起病较急，可有发热、头痛、咽喉痛、全身不适等症状及阵发性刺激性呛咳，咳少量黏痰。X 线显示肺部有形态多样的斑片状或网状浸润影，呈节段性分布。外周血白细胞计数轻度增高。确诊靠痰液、鼻分泌物及咽喉拭子培养出肺炎支原体。

> **要点提示**　支原体性肺炎的病变特点是肺间质的急性炎症。

【病理变化】

肺炎支原体可侵犯整个呼吸道黏膜和肺。常累及单侧一叶肺组织，下叶多见。病变多呈节段性分布。肉眼观，肺组织无明显实变，因充血而呈暗红色，气管及支气管内可有黏液性渗出物。镜下，肺泡间隔明显增宽，充血水肿，其间有多量淋巴细胞和单核细胞浸润，肺泡腔内仅有少量浆液、红细胞和巨噬细胞。小支气管、细支气管壁及其周围肺组织也常有淋巴细胞和单核细胞浸润，重症病例支气管上皮细胞和肺组织明显坏死、出血，肺泡表面可有透明膜形成。

四、卡氏肺孢菌性肺炎

卡氏肺孢菌性肺炎（pneumocystis pneumonia）是由卡氏肺孢菌（pneumocystis carinii）感染引起的间质性肺炎，曾称浆细胞性肺炎。此病是艾滋病最常见的机会性感染，约占因机会性感染死亡者的一半；也是恶性肿瘤患者化疗最主要的肺部并发症。肺孢菌过去一直认为是原虫，称为卡氏肺囊虫，但事实上是一种真菌。血清学检测显示几乎每个人在出生后都受到肺孢菌的感染，只是呈隐性感染，不引起任何症状。

【病理变化】

典型病变为间质内大量浆细胞和淋巴细胞浸润、弥漫性肺泡损伤及Ⅱ型肺泡上皮细胞增生。肺泡腔内充满特征性的泡沫状、嗜酸性渗出物，后者为大量免疫球蛋白及菌体构成，菌体呈小泡状。肺泡间隔及肺泡腔内可见大量浆细胞、巨噬细胞和淋巴细胞浸润，部分区域可见肉芽肿性病变。六铵银染色在泡沫样渗出物或巨噬细胞胞浆中可见肺孢菌，为圆形或新月形，直径 5μm，局部染色较深的部分为厚菌壁。约 50%患者可以通过肺灌洗液的病原体检查得到确诊。

临床上主要表现为发热、咳嗽、呼吸困难、缺氧等症状，一些患者症状很轻，而另一些患者进展迅速，可很快出现呼吸衰竭。HIV 感染患者可有薄壁囊肿形成，后者可发展成为气胸。早期诊断，及时治疗，病人痊愈。

问题讨论 患者男性，25 岁，工人。3d 前淋雨后感到头痛发冷，服用感冒药后无明显好转，体温逐渐升高，并出现咳嗽，咳铁锈色痰，胸部刺痛。查体：体温 39.6℃，脉搏 126/min，呼吸 27/min，血压 100/70mmHg。血常规检查：白细胞 12×10^9/L，中性 0.86，胸部 X 线检查提示右下肺阴影。请分析患者为何出现以上临床表现？诊断？

第二节 慢性支气管炎

学习要求

熟悉慢性支气管炎的发病机制和病理变化特点。

慢性支气管炎（chronic bronchitis）是指气管、支气管黏膜及其周围组织的慢性非特异性炎症，是一种常见病和多发病，中老年人群中发病率达 15%～20%。临床上以反复发作的咳嗽、咳痰或伴有喘鸣音为特征，每年发作持续 3 个月，连续发生 2 年以上，即可诊断为慢性支气管炎。病情持续多年者可进一步发展为肺气肿和慢性肺源性心脏病。

【病因及发病机制】

慢性支气管炎的发病往往是多种内外源性因素长期综合作用的结果，常见的外源性因素为呼吸道感染、大气污染、气候变化、过敏因素等；机体抵抗力下降，尤其是呼吸系统局部防御功能受损是本病发生的重要内在因素。

1. *病毒和细菌感染*　凡能引起感冒的病毒均能引起慢性支气管炎，病毒感染可造成呼吸道黏膜上皮的损伤，使局部防御功能下降，为细菌感染创造有利条件。常见的病毒有鼻病毒、乙型流感病毒、副流感病毒、腺病毒及呼吸道合胞病毒等，常见细菌多为呼吸道常驻寄生菌，如肺炎链球菌、流感嗜血杆菌、甲型链球菌、奈瑟球菌等。病毒和细菌感染是慢性支气管炎发生和发展的重要因素。

2. *吸烟*　吸烟与慢性支气管炎的发病密切相关，慢性支气管炎患者约90%为吸烟者，吸烟者比不吸烟者患病率高2～10倍，患病率与吸烟时间长短、日吸烟量呈正相关。纸烟烟雾中的有害成分能使支气管黏膜上皮纤毛受损，运动受限，杯状细胞增生，腺体分泌增加，黏液排出障碍，有利于细菌的感染；烟雾能削弱肺泡巨噬细胞的吞噬能力，使进入肺泡内的细菌清除受限；烟雾可刺激小气道痉挛，增加气道阻力。

3. *空气污染和气候变化*　空气中的刺激性烟雾和有害气体，如二氧化氮、二氧化硫、氯气、臭氧等能使纤毛清除能力下降，腺体黏液分泌增加，为病毒和细菌入侵创造条件。气候变化特别是寒冷空气可使黏液分泌增加，纤毛运动减弱，因此，慢性支气管炎多在气候变化剧烈的季节发病和复发。

4. *过敏因素*　喘息型慢性支气管炎患者常有过敏史，患者痰中嗜酸性粒细胞数量及组胺含量均增多。

5. *内在因素*　机体抵抗力降低，呼吸系统局部防御功能受损和神经内分泌功能失调与慢性支气管炎的发生发展密切相关。自主神经功能失调，副交感神经功能亢进可引起支气管痉挛，黏液分泌物增多；营养因素与之发病也有一定关系，如维生素A、维生素C缺乏，可使支气管黏膜上皮细胞修复受影响，易患慢性支气管炎。

【病理变化】

早期病变常限于较大的支气管，随病情发展可累及各级支气管。主要病变为黏膜上皮损伤与修复性改变，支气管黏膜腺体肥大、增生、黏液腺化生以及支气管壁其他组织的慢性炎性损伤。

1. *呼吸道黏液-纤毛排送系统受损*　支气管黏膜上皮纤毛粘连、变短、倒伏，甚至缺失，上皮细胞变性、坏死、脱落，再生上皮杯状细胞增多并可发生鳞状上皮化生(图7-9)。

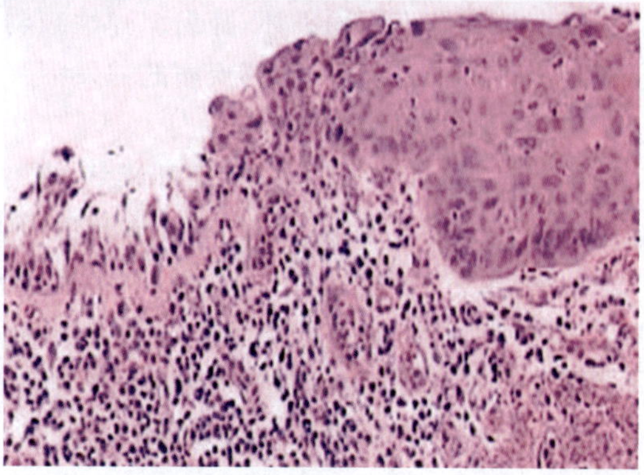

图7-9　慢性支气管炎(HE染色，×100)

支气管黏膜上皮鳞状上皮化生，慢性炎细胞浸润

2. *腺体增生、肥大及黏液腺化生*　黏膜下腺体肥大增生，部分浆液腺泡黏液腺化生，小气道黏膜上皮杯状细胞增多，致分泌黏液增多，支气管腔内黏液栓形成。病变后期，患者支气管

黏膜及腺体可出现萎缩性改变，使黏液分泌减少，咳痰减少或无痰。

3. 支气管壁慢性炎性损伤　支气管壁充血、水肿，淋巴细胞和浆细胞浸润。病变反复发作可使支气管壁平滑肌束断裂、萎缩，软骨变性、萎缩、钙化或骨化。炎症由支气管壁向周围组织及肺泡扩散，形成细支气管炎及细支气管周围炎，纤维组织增生，支气管壁变硬、狭窄、纤维性闭塞或塌陷。受累的细支气管越多，气道阻力越大，直至引起阻塞性肺气肿。

【临床病理联系及并发症】

慢性支气管炎的主要临床表现为咳嗽、咳痰和气喘。因支气管黏膜受炎症刺激及黏膜上皮和腺体分泌亢进而引起咳嗽、咳痰，痰液一般为白色黏液泡沫状，黏稠而不易咳出，易潴留于支气管腔内形成黏液栓，造成支气管腔的完全性或不完全性阻塞。急性发作伴细菌感染时，痰为黄色脓性，且咳嗽加重，痰量增加。部分患者因支气管痉挛或黏液分泌物阻塞，导致支气管腔狭窄而伴喘息，听诊可闻及哮鸣音。疾病后期部分患者由于黏膜及腺体萎缩，分泌物减少，痰量少或无痰，出现干咳。因细支气管壁薄，管壁炎症易于扩散而累及肺泡，导致支气管肺炎。由于管壁组织的炎性破坏，使其弹性及支撑力削弱，加之长期慢性咳嗽，使支气管吸气时被动扩张，呼气时不能充分回缩，久之则形成支气管扩张。支气管黏膜因炎性渗出及肿胀而增厚，管腔内黏液潴留及黏液栓形成，阻塞支气管腔，使末梢肺组织过度充气而导致肺气肿，进而可发展为慢性肺源性心脏病。

> **要点提示**　慢性支气管炎的临床特点是咳、痰、喘，可发展为肺气肿和慢性肺源性心脏病。

第三节　肺 气 肿

学习要求

熟悉肺气肿的发病机制和病理变化。

肺气肿(pulmonary emphysema)是指呼吸性细支气管、肺泡管、肺泡囊和肺泡(即肺腺泡)过度充气伴有肺泡间隔破坏，肺组织弹性减弱，肺体积增大而功能降低的一种病理状态。好发于老年人，常为支气管和肺部疾病的并发症。

【病因及发病机制】

肺气肿常继发于其他阻塞性肺疾病，其中以慢性支气管炎最为多见。此外，肺气肿与吸烟、大气污染、小气道感染和有害气体及粉尘吸入等有关。

1. 慢性支气管炎　由于炎性渗出物和黏液栓阻塞支气管，支气管炎症和纤维化使管壁增厚，管腔狭窄，同时炎症破坏了支气管壁及肺间质的弹力纤维等支撑组织，使肺组织弹性减弱，导致阻塞性通气功能障碍，排气不畅，肺内残气量增多，使肺组织过度膨胀，肺泡扩张，间隔断裂，肺泡融合甚至形成肺大疱导致肺气肿。

2. α1－抗胰蛋白酶活性降低　α1－抗胰蛋白酶(α1－antitrypsin，α1－AT)是血清、组织液及炎细胞中多种蛋白水解酶的抑制物，可抑制中性粒细胞和巨噬细胞分泌的弹性蛋白酶。弹性蛋白酶对支气管壁及肺泡间隔的弹力蛋白有溶解作用，中性粒细胞和巨噬细胞释放的氧自由基可氧化α1－抗胰蛋白酶活性中心的蛋氨酸使之失活，从而使α1－抗胰蛋白酶活性降低，对弹性蛋白酶的抑制作用减弱，使弹性蛋白酶的活性增强，过多降解肺组织中的弹性蛋白、Ⅳ型胶原蛋白和糖蛋白，破坏肺组织中的支撑组织，肺泡间隔断裂，肺泡融合导致肺气肿。遗传性 α1－抗胰蛋白酶缺乏是引起原发性肺气肿的主要原因，其家族肺气肿的发病率比一般人高 15 倍，主要是全小叶型肺气肿。病人常无慢性支气管炎病史，发病年龄小，病变进展快，国外报道较多，我国少见。

3. 吸烟　可导致肺组织内中性粒细胞和巨噬细胞渗出并释放弹性蛋白酶和其他蛋白酶类，并且可形成大量的氧自由基，抑制肺组织中 α1－抗胰蛋白酶活性，进一步增强弹性蛋白酶活性，使肺组织结构破坏，弹性下降而导致肺气肿。

要点提示　肺气肿常继发于慢性支气管炎。

【病理变化与类型】

肉眼观：肺气肿肺体积增大，明显膨胀，色灰白，边缘变钝，表面可见肋骨压痕，肺组织柔软而缺乏弹性，指压后压痕不易消退，切面肺组织呈蜂窝状，可形成肺大疱（图 7-10）。

镜下：肺泡明显扩大，间隔变窄、断裂，融合形成较大的含气囊腔，肺泡壁毛细血管受压且数量减少。腺泡中央型肺气肿的囊泡壁上常有呼吸上皮、平滑肌束残留及炭末沉积。全腺泡型肺气肿的囊泡壁上偶见残留的平滑肌束，在较大的融合性囊腔内有时可见残留的肺小血管，肺小动脉内膜纤维性增厚，小气道可见慢性炎症。

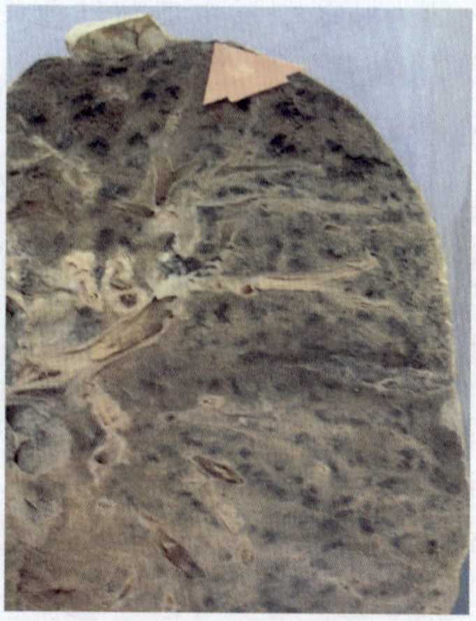

图 7-10　肺气肿（肉眼观）
肺组织膨胀，呈蜂窝状，箭头所示肺大疱

根据病变部位将肺气肿分为肺泡性肺气肿和间质性肺气肿两大类。肺泡性肺气肿多合并阻塞性通气功能障碍，故又称为阻塞性肺气肿（obstructive emphysema）。

1. 肺泡性肺气肿（alveolar emphysema）　病变发生于肺腺泡，依其发生部位和范围不同，可分为腺泡中央型肺气肿、腺泡周围型肺气肿和全腺泡型肺气肿。

（1）腺泡中央型肺气肿（centriacinar emphysema）　位于肺腺泡中央的呼吸性细支气管囊状扩张，而肺泡管、肺泡囊和肺泡无明显扩张，多伴有小气道炎症，病变以肺尖段最常见且严重。

（2）腺泡周围型肺气肿（periacinar emphysema）　位于肺腺泡周围的肺泡管、肺泡囊和肺泡扩张，而呼吸性细支气管基本正常。此型肺气肿多因小叶间隔受牵拉或发生炎症所致，故又称隔旁肺气肿（paraseptal emphysema）。

（3）全腺泡型肺气肿（panacinar emphysema）　整个肺腺泡从呼吸细支气管直至肺泡均弥漫性扩张，气肿囊腔遍布肺小叶。若肺泡间隔破坏严重，气肿囊腔可融合成直径超过 1cm 的大囊泡而形成囊泡性肺气肿，多见于肺边缘胸膜下。此型肺气肿的发生可能与遗传性 α1－AT 缺乏有关。

2. 间质性肺气肿（interstitial emphysema）　因肺内压急剧升高，肺泡壁或细支气管壁破裂，气体进入肺间质所致。常由于胸部外伤、肋骨骨折或剧烈咳嗽引起。成串的小气泡分布于肺叶间隔和肺膜下，气体可沿细支气管和血管周围组织间隙扩散至肺门和纵隔，甚至可在胸部和颈部皮下形成皮下气肿。

3. 其他类型的肺气肿

(1)瘢痕旁肺气肿(paracicatrical emphysema)为肺瘢痕灶附近形成的局限性肺气肿,其发生部位及形态各异。局部肺泡破坏严重,气肿囊泡直径超过 2cm 并破坏小叶间隔时称肺大疱(bullae),多位于胸膜下,破裂可引起自发性气胸。

(2)代偿性肺气肿(compensatory emphysema)在肺萎陷、肺叶切除及炎症实变灶周围肺组织(图 7-11),肺泡过度充气、膨胀,多无肺泡间隔破坏,并非真性肺气肿。

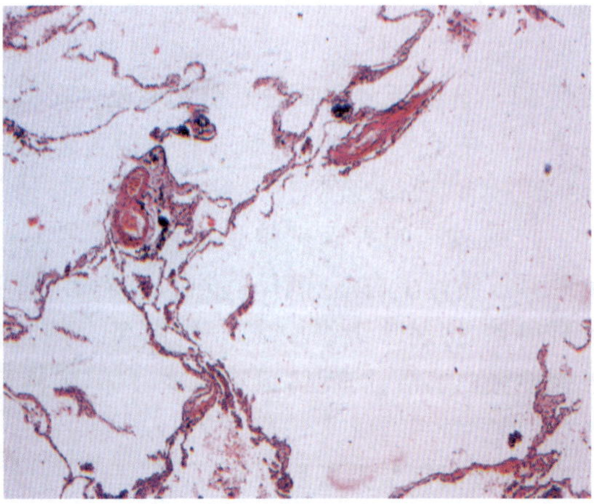

图 7-11 肺气肿(镜下)(HE 染色,×100)
肺泡间隔断裂,融合形成较大的含气囊腔

(3)老年性肺气肿(senile emphysema)因老年人肺组织发生退行性改变,弹性回缩力减弱,使肺残气量逐渐增加,肺组织膨胀,由于不伴有肺组织结构的破坏,不属于真性肺气肿,而是过度充气(overinflation)。

要点提示 肺气肿的病变特点是肺腺泡过度充气伴肺泡间隔破坏,肺组织弹性减弱。

【临床病理联系】

患者因小气道慢性炎症和肺泡间隔断裂融合形成较大的含气囊腔使呼吸面积减少,出现呼气性呼吸困难,胸闷、气短和发绀等缺氧症状。肺功能降低,肺活量下降,残气量增加,患者胸廓前后径变大,典型临床体征呈桶状胸,触诊语颤减弱,叩诊呈过清音,心浊音界缩小,肋间隙增宽,膈肌下降,听诊呼吸音弱,呼气延长。肺X线检查肺野透光度增强。

【并发症】

要点提示 肺气肿最常见的并发症是肺心病。

1. 慢性肺源性心脏病(肺心病) 由于肺气肿肺泡间隔毛细血管受压且数量减少,使肺循环阻力增加,肺动脉压升高,右心负荷增大,最终导致慢性肺源性心脏病及右心衰竭。

2. 自发性气胸和皮下气肿 肺膜下肺大疱破裂可导致自发性气胸,若位于肺门区可致纵隔气肿,甚至在胸部和颈部形成皮下气肿。

3. 支气管肺炎 呼吸道急性感染时易并发支气管肺炎,患者出现发热、寒战,呼吸困难及咳嗽、咳痰加重,外周血白细胞计数增高。

问题讨论 患者男性,65 岁。因反复咳嗽,咳痰 20 年,伴气促和心悸 6 年,下肢水肿 3 年,腹胀 2 个月入院。查体:体温 37.6℃,脉搏 101/min,血压 120/70mmHg,呼吸 31/min。口唇和指甲青紫色,颈静脉怒张,桶状胸,双肺有散在干性和湿性啰音。腹部叩诊移动性浊音阳性,肝在肋下 3.5cm,双下肢凹陷性水肿。请分析患者的病情是如何发生发展的?结局会怎样?

第四节　支气管哮喘

学习要求

了解支气管哮喘的发病机制和病理变化特点。

支气管哮喘(bronchial asthma)简称哮喘，系指呼吸道过敏反应而导致的以支气管可逆性发作性痉挛为特征的支气管慢性炎性疾病。各年龄组均可发病，但儿童患病率高于成年人，约40%患者有家族史。各国患病率为1%～13%不等，我国为1%～4%，近年发病有上升趋势。临床上表现为反复发作带有哮鸣音的呼气性呼吸困难伴胸闷、咳嗽等症状，多在夜间或清晨发病或加重。

【病因及发病机制】

支气管哮喘的病因和发病机制尚不清楚，主要与变态反应、气道炎症、气道高反应性及神经精神因素等有关，大多认为是多基因遗传并与环境因素相互作用所致。环境因素中诱发因素包括各种吸入物(尘螨、花粉、真菌、二氧化硫等)、多种病原体所致的感染、食物、药物、气候变化和妊娠等。过敏原经呼吸道或其他途径进入机体后，可激活 T 淋巴细胞并使其分化为 Th1、Th2，同时释放多种白细胞介素(interleukin, IL)，Th2 可释放 IL-4、IL-5。IL-4 可促进 B 细胞增殖和分化，形成浆细胞产生 IgE，IgE 与肥大细胞、嗜碱性粒细胞表面的 IgE 受体结合。IL-5 可选择性促进嗜酸性粒细胞分化，并使其激活，参与过敏反应。当过敏原再次进入体内，可与肥大细胞、嗜碱性粒细胞表面结合的 IgE 结合，合成并释放多种炎症介质导致平滑肌收缩，黏液分泌增加，血管通透性增强。多种因素相互作用，使气道反应性增高，受轻微刺激即可发生痉挛。气道的高反应性常受遗传因素影响。神经因素也被视为支气管哮喘发病的主要环节，患者 β 肾上腺素受体常呈遗传性封闭或敏感性降低，迷走神经张力亢进均可导致支气管痉挛。一般根据过敏原激发后哮喘发作时间不同，可分为速发性反应和迟发性反应。速发性反应是在过敏原激发后 15～20min，哮喘发作达高峰，一般与肥大细胞和 T 细胞有关；迟发性反应是在 6h 左右发作，持续时间较长，其发生与嗜酸性粒细胞和嗜碱性粒细胞有关。

【病理变化】

肉眼观：肺膨胀和肺气肿，支气管壁增厚，支气管及细支气管腔内有黏稠的痰液及黏液栓，黏液栓阻塞处局部灶状肺不张。

镜下：主要改变为气道炎症和气道重塑(airway remodeling)。支气管黏膜充血水肿，大量炎细胞浸润，包括嗜酸性粒细胞、肥大细胞、中性粒细胞和淋巴细胞等，其中以嗜酸性粒细胞浸润为主。支气管黏膜上皮杯状细胞增多、黏液腺增生和肥大，局部黏膜上皮坏死脱落，可见鳞状上皮化生。支气管腔内见黏液栓，可见嗜酸性粒细胞的崩解产物形成的尖棱状夏科－雷登结晶(Charcot-Leyden crystals)。气道重塑指气道平滑肌增生和肥大，基底膜增厚和玻璃样变，导致气道壁增厚和狭窄，是反复性上皮损伤和炎症反应的结果。

> **要点提示**　哮喘的病变特点是支气管壁大量嗜酸性粒细胞浸润和管腔内黏液栓形成。

【临床病理联系】

哮喘发作时，由于细支气管痉挛和黏液栓阻塞，可导致呼气性呼吸困难，喘息，胸闷，伴有哮鸣音，症状可经治疗或自行缓解。血液和痰液嗜酸性粒细胞增多，痰液检查可见尖棱状夏科-雷登结晶，血清 IgE 和嗜酸性粒细胞阳离子蛋白含量升高。反复发作或严重的哮喘可引起胸廓变形及肺气肿，偶可发生自发性气胸。

第五节 支气管扩张症

学习要求

了解支气管扩张症的病理变化特点。

支气管扩张症（bronchiectasis）指由于支气管壁破坏导致肺内支气管持久性扩张和纤维性增厚的慢性呼吸道疾病，扩张支气管常因分泌物潴留而继发化脓性炎症。临床上常出现咳嗽、大量脓痰和反复咯血等症状。

【病因及发病机制】

主要是支气管及肺组织感染导致支气管壁支撑组织破坏和支气管腔阻塞，少数与支气管先天性发育缺陷及遗传因素有关，少数患者病因不明，可能与机体的免疫功能失调有关。

1. 支气管和肺组织感染　多见于婴幼儿百日咳和麻疹后支气管肺炎、慢性支气管炎、肺结核、支气管曲菌感染等，由于反复感染和化脓性炎症损伤了支气管壁的弹力纤维、平滑肌和软骨等支撑组织，或细支气管周围肺组织纤维化，牵拉管壁使呼气时管壁不能完全回缩，支气管腔逐渐发展为永久性扩张。

2. 支气管阻塞　肿瘤、异物吸入、感染或管外肿大的淋巴结压迫造成支气管腔阻塞，分泌物排出受阻而发生阻塞性支气管炎，支气管壁炎性破坏，导致支气管扩张。

3. 支气管先天性发育缺陷和遗传因素　支气管壁弹力纤维、平滑肌和软骨等支撑组织薄弱，再继发感染，极易发生支气管扩张。肺囊性纤维化（pulmonary cystic fibrosis）时，由于末梢肺组织发育不全而弹性较差，分泌物潴留在支气管腔内，引起管腔阻塞并继发感染和肺间质纤维化，反复感染造成支气管壁的炎性破坏而发生支气管扩张。

【病理变化】

肉眼观：病变可累及单侧或双侧肺，范围不一，可局限于一个肺段或肺叶，多见于左下叶，各级支气管均可受累，主要在肺段支气管（直径＞2mm）。肺切面可见支气管呈囊状或筒状扩张，支气管壁增厚，呈灰白或灰黄色，管腔内有脓性分泌物（图 7-12），若继发腐败菌感染可带恶臭。扩张的支气管数目多少不等，多者肺切面可呈蜂窝状。

镜下：支气管壁及周围组织慢性化脓性炎症，黏膜上皮可萎缩、脱落或增生、鳞状上皮化生，亦可有糜烂或溃疡形成，支气管壁平滑肌、弹力纤维及软骨萎缩，甚至完全消失，管壁被炎性肉芽组织所取代，可见淋巴细胞、浆细胞和中性粒细胞浸润，常有淋巴滤泡形成，扩张支气管周围逐渐发生纤维化。

要点提示　支气管扩张的病变特点是支气管慢性化脓性炎，囊状扩张和纤维性增厚。

【临床病理联系】

临床上典型症状为慢性咳嗽、大量脓痰和反复咯血，严重者一天脓痰量可达数百毫升。咳嗽和脓痰主要是慢性化脓性炎症所致，反复咯血是由于血管壁遭受炎症破坏，大量咯血可危及生命。反复继发感染可引起发热、盗汗、乏力、食欲缺乏、消瘦、贫血等慢性感染中毒症状。病变严重者可发生胸闷、呼吸困难、发绀，部分患者可有杵状指或趾。临床可借助支气管造影或高分辨率 CT 确诊。病人多为成年男性，但大多起病于儿童时的支气管炎。

【并发症】

支气管扩张症常因并发化脓菌感染而引起肺炎、肺脓肿、肺坏疽、脓胸、脓气胸。当肺组织发生广泛性纤维化，肺毛细血管床明显减少，可导致肺动脉高压，引起慢性肺源性心脏病。

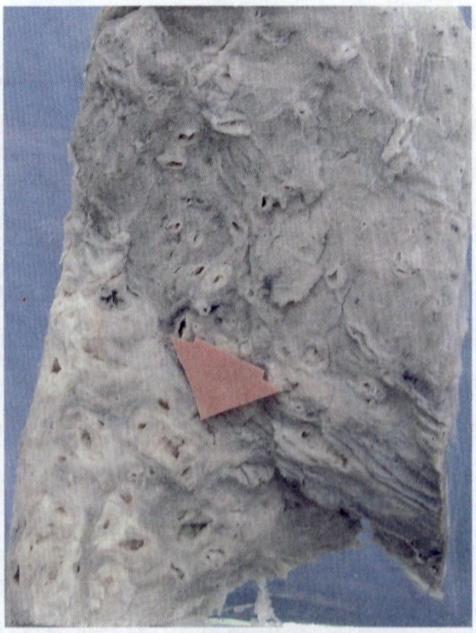

图 7-12　支气管扩张症

支气管扩张增粗，管壁明显增厚，色灰白

要点提示　支气管扩张的临床特点是慢性咳嗽、大量脓痰和反复咯血。

第六节　硅沉着病

学习要求

熟悉硅沉着病的病变特点，了解硅沉着病的病因、发病机制。

硅沉着病（矽肺，silicosis）是由于长期吸入游离的二氧化硅（SiO_2）粉尘而引起的以矽结节形成和肺弥漫性纤维化为病变特征的疾病。SiO_2 存在于绝大多数岩石中，石英中 SiO_2 含量高达97%～99%。长期从事采石、开矿、碎石，坑道作业，以及在玻璃厂、石英粉厂、耐火材料厂、陶瓷厂等工作的工人，如不采取适当的防护措施而长期吸入 SiO_2 粉尘，则有可能引起硅沉着病。硅沉着病是目前我国发病人数最多，危害较严重的一种职业病。

【病因及发病机制】

吸入含游离的 SiO_2 粉尘是引起硅沉着病发病的主要原因。粉尘能否进入肺泡引起硅沉着病，则取决于粉尘中游离 SiO_2 的数量、颗粒的形状和大小，以及接触的时间、防护措施及呼吸道防御功能等因素。当吸入硅尘的数量超过了正常肺的清除能力或因呼吸系统疾病导致肺清除能力降低时则有利于硅尘在肺内蓄积。此外，硅尘能否进入肺泡引起硅沉着病还取决于硅尘颗粒的大小，一般认为直径＞5μm 的硅尘颗粒在空气中的沉降速度较快，被吸入的机会少，即使被吸入也容易附着于黏膜的表面，通过纤毛-黏液排送系统运输，最终咳出，不能进入肺内；直径＜5μm 的硅尘颗粒可被吸入肺内，沉积于肺间质而致病；直径 1～2μm 的硅尘颗粒致病力最强。吸入肺的少量硅尘颗粒可被巨噬细胞吞噬，随淋巴回流到肺门淋巴结，在淋巴结内引起相同的病变。

SiO_2 粉尘在肺内引起的主要病变为矽结节形成和肺广泛的纤维化，但其发生的机制至今尚未完全阐明。目前普遍认为，硅尘颗粒引起硅沉着病的主要发病机制与 SiO_2 的性质以及巨噬细胞有关。当吸入的硅尘被巨噬细胞吞噬以后，SiO_2 与水分子作用形成硅酸，其羟基和细胞内的次级溶酶体膜结构中的磷脂或脂蛋白中的氢原子形成氢键，通过改变溶酶体膜的完整性和稳定性，使溶酶体膜的通透性增强、溶酶体破裂，释放出多种蛋白水解酶导致细胞崩解，同时释放出硅尘。硅尘又被其他巨噬细胞吞噬，如此反复，引起肺内新的病变。巨噬细胞可释放出多种细胞因子和炎症介质，包括白细胞介素、肿瘤坏死因子、纤维连接蛋白和巨噬细胞生长因子等，引起肺组织的炎症反应，促进成纤维细胞增生合成胶原，促进巨噬细胞增生、聚集，最终导致肺广泛的纤维化。硅尘反复吸入、沉积，尤其是当巨噬细胞崩解后再次释放的硅尘，使肺内的病变不断进展加重，患者即使已经离开硅尘作业环境，其肺内的病变仍然继续发展和逐渐加重。

在硅沉着病病变的发生上免疫因素可能也具有作用。有研究证实，在玻璃样变的矽结节中含有较多的免疫球蛋白，患者血清中也可检出多种异常的 IgG、IgM 和抗核抗体等，但具体机制尚未明了。

【病理变化】

硅沉着病的基本病变是患者肺及肺门淋巴结内矽结节(silicotic nodule)形成和弥漫性肺间质纤维化。

1. **肉眼观** 两肺体积增大、呈灰黑色、重量增加、质硬，胸膜增厚。切面上双肺布满境界清楚的圆形或椭圆形结节，直径 2～5mm，呈灰白色，质硬，触之有砂粒感，间质有纤维化(图 7-13)。晚期可见多个矽结节融合成较大的矽肺团块，周围肺组织可出现代偿性肺气肿。支气管及肺门淋巴结增大、变硬，其内可见矽结节。

2. **镜下** ①矽结节：在肺膜下，小叶间及血管、支气管周围可见大小不等的矽结节，呈圆形或椭圆形。矽结节形成的大致过程：吞噬了硅尘的巨噬细胞聚积形成细胞性结节；结节内成纤维细胞增生，细胞性结节逐步纤维化形成纤维性结节；纤维性结节从中心开始发生玻璃样变，最终形成典型的矽结节。典型矽结节由同心圆形排列的玻璃样变的胶原纤维构成，中间可见不完整的小血管，周围有大量尘细胞、成纤维细胞及慢性炎症细胞(图7-14)。多个矽结节

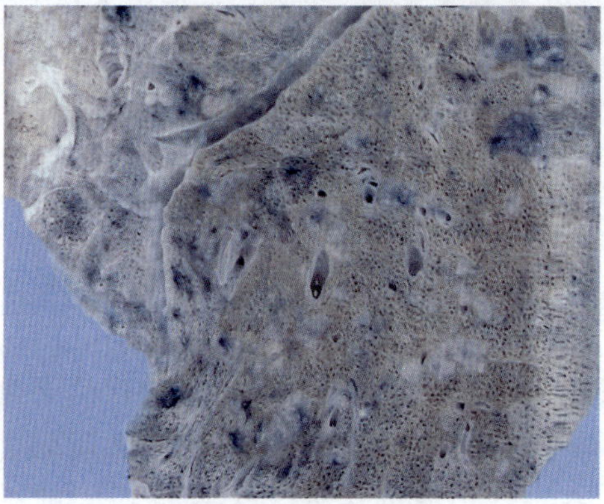

图 7-13 硅沉着病

肺切面布满大小不等的矽结节，呈灰白色，质硬，触之有砂粒感

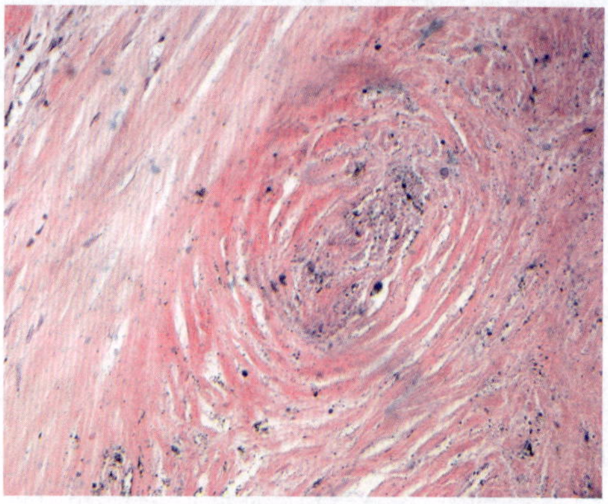

图 7-14 矽结节(HE 染色，×100)

矽结节由同心圆形排列的胶原纤维组成。矽结节内见大量尘细胞

可融合成硅沉着病团块，中心可有坏死及空洞形成，称为硅沉着病性空洞。②弥漫性肺间质纤维化：硅沉着病患者的肺组织除矽结节外，尚有不同程度的弥漫性肺间质纤维化。主要表现为胸膜下、小叶间隔内、小血管、小支气管周围有广泛的纤维组织增生，晚期严重者肺组织破坏，被成片粗大的胶原纤维所取代，仅残存少量的腺样肺泡及小血管。纤维组织弥漫增生导致胸膜增厚，可达1～2cm。

【硅沉着病的分期及病变特征】

> **要点提示**　硅沉着病的基本病变是矽结节形成和弥漫性肺间质纤维化。

根据肺内矽结节的数量、分布范围和直径大小以及肺纤维化的程度，将硅沉着病分为 3 期。

Ⅰ期硅沉着病　主要表现为肺门淋巴结增大，有矽结节形成。近肺门的肺组织中可见少量矽结节，直径 1～3mm。X 线检查肺门阴影增大，密度增高，肺野内矽结节阴影主要分布在两肺中、下叶近肺门处。胸膜可有矽结节形成，但增厚不明显。肺的体积、重量、硬度无明显改变。

Ⅱ期硅沉着病　矽结节体积增大，数量增加，扩展到全肺，但仍以中、下肺叶近肺门处较为密集，总的病变范围不超过全肺的 1/3。X 线检查肺野内有较多直径＞1cm 的阴影。胸膜增厚。肺的体积、重量、硬度均有所增加。

Ⅲ期硅沉着病　矽结节密集且融合成团块。病灶周围肺组织常有肺气肿和肺不张。X 线检查可见肺内出现团块状矽结节阴影，直径可达 2cm，团块状结节中央可有矽肺空洞形成。胸膜明显增厚。肺的体积、重量、硬度明显增加，新鲜肺标本可竖立，浮沉实验全肺入水下沉。

【并发症】

> **要点提示**　根据硅沉着病的病变特点和程度不同硅沉着病可分为 3 期。

1. 肺结核病　硅沉着病病人易并发肺结核病，称硅沉着病结核病，并随着硅沉着病病变的进展，结核病的发病率也随之增高，有 60%～70%Ⅲ期硅沉着病患者并发肺结核病。原因可能是硅沉着病患者机体抵抗力下降，肺纤维化使肺内淋巴和血液循环障碍，巨噬细胞的吞噬功能下降，肺组织对结核菌的抵抗力降低而致病。硅沉着病结核病患者的病变通常较单纯肺结核病变重，发展快，更易形成空洞，且抗结核治疗效果常不理想，是硅沉着病的主要死因。

2. 慢性肺源性心脏病　据统计，有 60%～75%晚期硅沉着病患者并发慢性肺源性心脏病。肺间质弥漫性纤维化导致肺毛细血管床减少，矽结节内肺小动脉闭塞性脉管炎使血管腔狭窄甚至闭塞，肺组织缺氧引起肺小动脉痉挛均可导致肺循环阻力增加，肺动脉高压，右心负荷加重，最终发展为慢性肺源性心脏病。患者可死于右心衰竭。

3. 肺部感染　硅沉着病患者由于抵抗力降低，常易继发各种细菌和病毒感染，出现支气管炎、融合性小叶性肺炎、肺脓肿等，易诱发患者呼吸衰竭而死亡。

4. 自发性气胸　晚期硅沉着病患者常出现不同程度的阻塞性和代偿性肺气肿，并可出现肺大疱，当患者剧烈咳嗽或过度用力时肺大疱可破裂突发自发性气胸。

第七节　慢性肺源性心脏病

学习要求

熟悉肺心病的发病机制、病理变化。

慢性肺源性心脏病(chronic cor pulmonale)简称肺心病，是指由于慢性肺疾病、肺血管及胸廓的病变引起肺循环阻力增加，肺动脉压升高，右心室肥厚、扩张，甚至发生右心衰竭的心脏病。在我国肺心病较常见，患病率约为5‰，患者年龄多在40岁以上，且随着年龄增长患病率增高。东北、西北和华北地区发病率高，且多在寒冷季节发病。

【病因】

1. 支气管、肺疾病　慢性阻塞性肺疾病是引起肺心病最主要的基础疾病，占80%～90%，其次为支气管哮喘、支气管扩张、慢性纤维空洞型肺结核、尘肺、特发性肺间质纤维化、结节病等。这些疾病引起阻塞性通气障碍，破坏肺气血屏障，减少气体交换面积，导致氧气的弥散障碍而发生低氧血症。缺氧不仅引起肺小动脉痉挛，还使肺血管构型改建，更增大肺循环阻力而使肺动脉压升高。各种肺部病变还可造成肺毛细血管床减少、闭塞，进一步使肺循环阻力增加和肺动脉高压，最终导致右心室肥大、扩张。

2. 胸廓运动障碍性疾病　较少见。严重的脊柱后弯曲、脊柱结核、类风湿关节炎、胸廓广泛粘连、胸廓成形术后造成的严重胸廓或脊椎畸形，均可引起胸廓运动受限、肺组织受压、支气管扭曲或变形，不仅引起限制性通气功能障碍，还可导致较大的肺血管受压、扭曲，肺循环阻力加大，肺动脉高压从而引起肺心病。

3. 肺血管疾病　甚少见。慢性血栓栓塞性肺动脉高压、肺小动脉炎、累及肺动脉的过敏性肉芽肿，以及原发性肺动脉高压症等均可造成肺动脉高压而引起肺心病。

> **要点提示**　慢性阻塞性肺疾病是引起肺心病的最主要原因。

【病理变化】

1. 肺部病变　除原有肺部疾病的病变外，肺心病的主要病变是肺小动脉的改变：表现为肌型小动脉中膜平滑肌细胞增生、内皮细胞增生肥大，内膜下出现纵行肌束，使血管壁增厚，管腔狭窄；无肌型细动脉出现中膜肌层和内、外弹力层，即发生无肌细动脉肌化。此外，还可发生肺小动脉炎及小动脉血栓形成与机化。肺泡壁毛细血管数量显著减少。

2. 心脏病变　心脏病变以右心室病变为主。心脏体积增大，重量增加，右心室壁肥厚，心室腔扩张，心尖钝圆，主要由右心室构成(图7-15)。肺动脉圆锥显著膨隆，右心室内乳头肌、肉柱明显增粗，室上嵴增厚。通常以肺动脉瓣下2cm处右心室肌壁厚度≥5mm(正常为3～4mm)为肺心病的病理诊断标准。镜下见右心室心肌肥大，核大、深染，也可见缺氧所致的心肌纤维萎缩，肌浆溶解，横纹消失，心肌间质水肿及胶原纤维增生等改变。

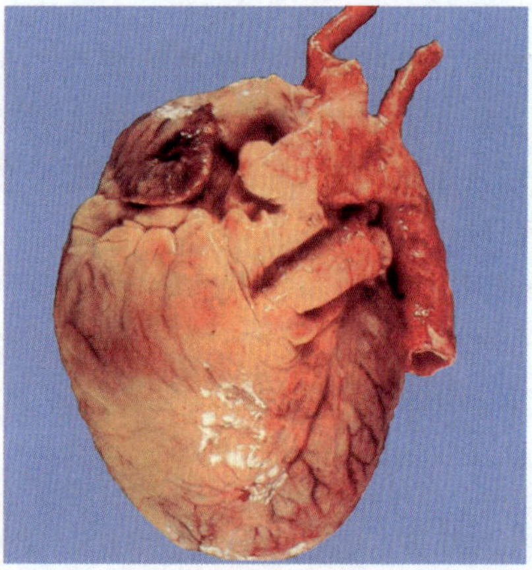

图7-15　肺心病

心脏体积增大，重量增加，心尖钝圆，主要由右心室构成。

【临床病理联系】

肺心病发展过程缓慢。患者在代偿期除了原有肺、胸廓疾病的症状和体征外，逐渐出现呼吸功能不全和右心衰竭的临床表现，包括气促、呼吸困难、发绀、心悸、肝脾大、下肢水肿等。若并发急性呼吸道感染常可诱发呼吸衰竭。病情严重者，由于严重的肺组织损伤导致缺氧和二氧化碳潴留，患者出现肺性脑病，表现为头痛、烦躁、嗜睡、甚至昏迷等精神障碍和神经系统症状。肺性脑病是肺心病患者的首要死因。

第八节　呼吸系统常见肿瘤

学习要求

熟悉鼻咽癌的形态特征；了解鼻咽癌的病因及临床表现；熟悉肺癌的形态特征；了解肺癌的病因及临床表现。

一、鼻咽癌

鼻咽癌（nasopharyngeal carcinoma，NPC）是来源于鼻咽部上皮组织的恶性肿瘤。在我国是常见的恶性肿瘤之一，在头颈部恶性肿瘤中其发病率居于首位。多见于广东、广西、福建、湖南、香港、台湾等地，特别是广东的佛山、肇庆、珠江三角洲和西江流域发病率最高，因此又被称为“广东癌”（Canton tumor）。男性患者为女性患者的2～3倍，发病年龄多在40－50岁。临床上有患者鼻出血、鼻塞、涕血、耳鸣、听力减退、头痛、复视、颈部肿块等症状。

【病因及发病机制】

鼻咽癌的病因迄今尚未完全明了。现有研究表明鼻咽癌的发生与下列因素相关。

1. EB病毒　EB病毒（Epstein-Barr virus，EBV）与鼻咽癌关系密切。资料显示100%鼻咽癌患者肿瘤中检出EB病毒的DNA。鼻咽癌患者血清中有高效价的抗EB病毒各种抗原的抗体，尤其是病毒壳抗原的IgA抗体（VCA-IgA）阳性率达97%，该抗体随患者存活时间延长而下降，当肿瘤复发或转移时又上升。已有研究表明EB病毒在鼻咽癌的发生发展中起重要作用。但EB病毒如何使鼻咽上皮发生恶性转化的机制不清。

2. 遗传因素　流行病学调查显示，鼻咽癌发病不仅有明显的地区性差异，而且部分患者表现出明显的家族群集现象。高发区居民移居外地或国外后，其后裔鼻咽癌发病率仍远高于当地居民，说明遗传因素在鼻咽癌的发病中也可能有作用。

3. 环境致癌物质　食物及环境中的亚硝胺类化合物与鼻咽癌发生有关。鼻咽癌高发的南方地区居民喜食咸鱼、梅菜等，其内亚硝胺类化合物含量较高。

【病理变化】

鼻咽癌最常见于鼻咽顶部，其次为外侧壁和咽隐窝，前壁最少见，有时可多发。

（一）肉眼类型

早期局部黏膜粗糙，轻度隆起。进展期可呈结节型、菜花型、黏膜下浸润型、溃疡型4种形态，以结节型最为常见，其次为菜花型。黏膜下浸润型鼻咽癌局部黏膜可完好，癌组织在黏膜下浸润生长，使得部分患者在原发癌未被发现之前，已发生颈部淋巴结转移。

（二）组织学类型

鼻咽癌绝大多数起源于鼻咽黏膜柱状上皮的储备细胞，该细胞是一种具有多种分化潜能的细胞，可分化为柱状上皮，也可分化为鳞状上皮。鼻咽癌少数来源于鳞状上皮的基底细胞。因此鼻咽癌的组织形态复杂，目前尚无统一的病理学分型。2005年WHO头颈部肿瘤分类标准将鼻咽癌分为角化性鳞状细胞癌、非角化性癌和基底样鳞状细胞癌。

1. 角化性鳞状细胞癌(keratinizing squamous cell carcinoma) 也称为高分化鳞状细胞癌,具有一般高分化鳞癌的特点。癌巢内细胞分层明显,可见棘细胞和细胞内角化,棘细胞间可见细胞间桥,癌巢中央可形成角化珠。此型较少见,一般认为与EB病毒无关。

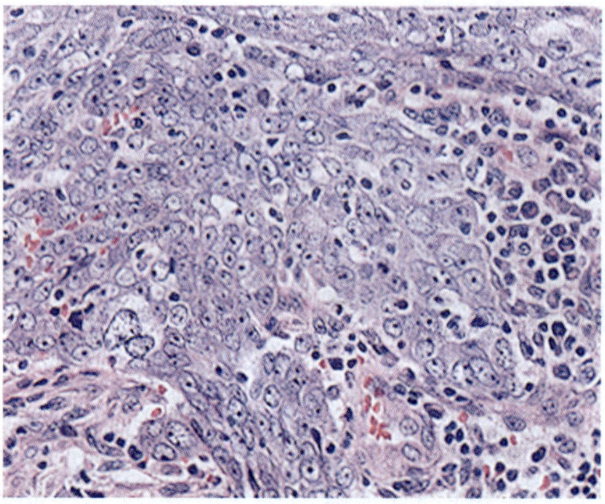

图 7-16 **鼻咽未分化型非角化性癌(HE染色,×400)**

癌细胞呈不规则癌巢,细胞境界不清,合体状,核大空泡状,核仁明显。癌巢间见大量淋巴细胞浸润

2. 非角化性癌(Non-keratinizing carcinoma) 也称为低分化鳞状细胞癌。癌细胞分层不明显,癌细胞形成大小不等、形状不规则的癌巢,常无角化现象。癌细胞呈多角形、卵圆形或梭形,无细胞间桥,无细胞角化和角化珠形成。此型是鼻咽癌常见的一种类型,与EBV关系密切。

根据肿瘤细胞分化程度的不同,非角化性癌可分为两种亚型:

(1)未分化型:此型常见,旧称泡状核细胞癌(vesicularnucleus cell carcinoma),癌巢形状不规则,与间质界限不清。癌细胞体积较大,胞质丰富,细胞境界不清呈合体状,核大,圆形或椭圆形,呈空泡状,核膜清楚,可见1～2个大核仁。癌细胞或癌巢间可见大量淋巴细胞浸润(图7-16)。

(2)分化型:癌细胞界限清楚,弥漫分布或呈铺路石状排列,无明显癌巢形成。癌细胞较小,胞质少,呈圆形或短梭形,核仁不明显。

> **要点提示** 鼻咽癌最常见于鼻咽顶部;肉眼可分为结节型、菜花型、黏膜下浸润型、溃疡型。

(3)基底样鳞状细胞癌(basal-like squamous cell carcinoma):此型较少见,是一种高级别的鳞状细胞癌亚型,恶性度较低。其形态与其他部位发生的此类肿瘤完全相同,由基底细胞样细胞和鳞状细胞构成。基底细胞样细胞小,核浓染,无核仁,呈栅栏状排列在癌巢周围,癌巢中央可见鳞状细胞分化灶和角化珠。

【扩散】

1. 直接蔓延 肿瘤呈侵袭性生长,向上可侵犯并破坏颅底骨质,以卵圆孔处被破坏最为常见,晚期可破坏蝶鞍,通过破裂孔侵犯第Ⅱ～Ⅵ对脑神经,出现相应症状;向下可侵犯口咽、腭扁桃体和舌根;向前可侵入鼻腔和眼眶;向后可侵犯上段颈椎、脊髓;向外侧可破坏耳咽管侵入中耳。

> **要点提示** 鼻咽癌早期常出现淋巴道转移,多转移至颈上深部淋巴结。

2. 淋巴道转移 鼻咽黏膜固有层内淋巴组织丰富,故鼻咽癌早期常发生淋巴道转移。癌细胞经咽后壁淋巴结转移到颈上深部淋巴结,患者常在胸锁乳头肌后缘上1/3和2/3交界处出现皮下无痛性肿块。约半数以上鼻咽癌患者以颈部淋巴结肿大作为首发症状就诊。颈部淋巴结转移常为同侧，极少为对侧，到后期可双侧受累。颈部肿大的淋巴结可相互融合成团块，压迫第Ⅸ～Ⅻ对脑神经和颈交感神经，引起相应症状。

3. 血道转移　较晚发生，常转移至肝、肺、骨，其次为肾、肾上腺及胰腺等处。

【临床病理联系】

鼻咽癌起病隐匿，早期症状不明显，无特异性，且原发癌病灶小，易被忽略或误诊。随着肿瘤的生长和浸润，患者出现鼻塞、鼻出血、涕血、头痛、耳鸣、听力减退等症状。如侵犯颅底骨，压迫脑神经，出现视物模糊、面部麻木、复视、眼睑下垂、吞咽困难及软腭瘫痪等症状。颈交感神经受肿大的颈上深部淋巴结压迫，可出现颈交感神经麻痹综合征。半数以上患者首诊症状为颈部肿块，故临床上对颈部结节应高度重视，需要时做病理活体组织检查明确诊断。此外，血清学检查 EB 病毒 VCA-IgA 对于鼻咽癌有一定的诊断意义。鼻咽癌的治疗以放疗为主，其中非角化性癌对放疗较敏感，但易复发。

二、喉　癌

喉癌(larynx carcinoma)是来源于喉黏膜上皮组织的恶性肿瘤。喉癌是上呼吸道常见的恶性肿瘤，患者男性多见，好发年龄在 55－65 岁。

【病因及发病机制】

流行病学调查表明，喉癌的发病与多种因素有关。

1. 吸烟　喉癌与吸烟的关系极为密切，吸烟者喉癌的危险度是不吸烟者的 3～39 倍，且与吸烟的数量和时间有显著的相关性。烟雾中含有前致癌物多环芳烃，进入人体后在芳烃羟化酶的作用下转化为终致癌物，诱导肿瘤发生。同时，长期烟雾刺激引起黏膜充血、水肿、上皮增生和鳞状化生，纤毛运动迟缓或停止，成为致癌的基础。

2. 饮酒　在喉癌的发病中，乙醇的作用机制尚不清楚。饮酒者喉癌的危险度是不饮酒者的 1.5～4.4 倍，同时吸烟者则会发生相加或重叠的致癌作用，使喉癌发生的危险率增加 25～50 倍。

3. 空气污染　生产性粉尘或废气，如二氧化硫、砷等长期吸入可导致喉癌发生。

4. 病毒感染　近年研究表明，喉癌与单纯疱疹病毒、乳头瘤病毒感染有关。

5. 其他　喉癌的发生可能与维生素、微量元素及放射线等有关。

【病理变化】

(一)按喉癌发生的解剖部位分为 4 型：

1. 声带型(声带癌)　起源于真声带，肿瘤常位于声带前 1/3。因为发生于声带，患者早期常出现声音嘶哑，晚期出现呼吸困难，痰中带血。此型最为常见，占喉癌的 60%～65%。

2. 声门上型　原发于声带以上部位，包括假声带、喉室、会厌的后面和舌面发生的癌。此型占喉癌的 30%～35%。

3. 跨声门型　指肿瘤跨越喉室。此型约占喉癌的 5%。

4. 声门下癌　包括真声带肿瘤向下蔓延＞1cm 和完全局限于声带下区的肿瘤。此型最少见，约占喉癌的不足 5%。

(二)肉眼观

喉癌可呈乳头状、疣状或菜花状隆起，也可在局部形成溃疡。

(三)镜下

组织学上喉癌以鳞状细胞癌最为常见,占95%~98%,腺癌少见,约占2%。喉鳞状细胞癌按其发展的程度可分为原位癌、早期浸润癌和浸润癌3种类型。

1. 原位癌　癌细胞仅局限于黏膜上皮层,未突破基底膜。此型较少见,经过一段时间的进展可发展成浸润癌。

2. 早期浸润癌　一般由原位癌突破上皮基底膜向下浸润发展而来。癌细胞突破基底膜向下浸润,在固有层内形成癌巢。

3. 浸润癌　可分为浸润癌和疣状癌两型,以浸润型较常见。组织学上可分为高、中和低分化鳞状细胞癌,绝大多数为高分化鳞癌,可见细胞间桥和不同程度的角化现象,癌巢中心可见角化珠。低分化鳞癌少见,细胞异型性大,多为梭形细胞,弥散分别且不形成癌巢,形似肉瘤。疣状癌属于喉浸润型鳞癌的一个亚型,较少见,占喉癌的1%~2%,癌组织向喉腔呈疣状生长,形成菜花样的肿块。镜下癌细胞多呈乳头状结构,为高分化鳞癌,可有不同程度的局部浸润。疣状癌通常生长缓慢,一般不发生转移。

【扩散】

喉癌向黏膜下浸润可侵犯邻近软组织:向前可侵犯甲状软骨和甲状腺,向后可累及食管,向下可蔓延至气管。喉癌一般较晚才发生转移,通常经淋巴道转移至颈部淋巴结,常发生颈总动脉分叉处淋巴结转移。喉癌的血道转移少见,主要转移到肺、骨、肝等处。

三、肺　癌

肺癌(carcinoma of the lung)是最常见的恶性肿瘤之一。近年来肺癌的发病率及死亡率在大多数国家和地区呈明显的上升趋势,我国城市人口与某些发达国家整体水平一样,肺癌居常见肿瘤的首位。肺癌多发生在40岁以后,男女性别比约为2∶1。近年由于女性吸烟者增多,男女比例有所下降。

【病因及发病机制】

1. 吸烟　吸烟是公认的肺癌最重要的危险因素,吸烟量越大、开始吸烟年龄越早、吸烟的年限越长,患肺癌的危险性越高。戒烟后随戒烟年数增加,肺癌危险性会有所下将。烟雾中含有多种有害的化学物质,尼古丁、3,4-苯并芘等多环芳烃化合物、镍、砷等均与肺癌的发生有关。3,4-苯并芘在芳烃羟化酶的作用下,转化成为致癌物质,可与DNA结合,导致细胞突变和恶性转化。由于各人体内芳烃羟化酶的活性不同,吸烟的致癌性存在着个体差异。

2. 空气污染　工业排放的废气、机动车排出的废气、家庭排烟造成的空气污染可能与大城市和工业区居民肺癌的发生率和死亡率均较高有密切关系。有调查表明,被污染的空气中含有苯并芘、二乙基亚硝胺等致癌物质。工业化城市肺癌发病率与空气中3,4-苯并芘的浓度呈正相关。

3. 职业因素　长期从事放射性矿石开采、冶金,长期吸入有害粉尘如石棉、砷、镍等的工人,其肺癌发生率均明显增高。

【组织发生】

绝大多数肺癌起源于支气管黏膜上皮基底细胞,故肺癌又称为支气管癌(bronchogenic carcinoma),少数起源于支气管腺体和肺泡上皮。肺癌通常可分为鳞癌、腺癌、小细胞癌和大细胞癌等主要组织学类型。肺癌来源于以下几种细胞:①支气管黏膜上皮基底细胞,在致癌因子的作用下，经过鳞状上皮化生、非典型增生、原位癌等阶段逐步发展为肺鳞癌；②支气管腺体细胞发展为肺腺癌；③细支气管黏膜上皮的 Clara 细胞或肺泡Ⅱ型上皮细胞发展为细支气管肺泡癌；④支气管黏膜和腺体中的 Kultschitzky 细胞（一种弥散的神经内分泌细胞）发展为小细胞癌。

【病理变化】

(一)肉眼类型

根据肺癌的发生部位可将其分为中央型、周围型和弥漫型 3 种类型。

1. 中央型　此型最常见，占肺癌总数的 60%～70%。是指起源于主支气管或叶支气管等大支气管的肺癌。早期表现为局部管壁增厚或呈息肉状、乳头状突入管腔内，造成管腔狭窄或闭塞，随着进一步进展，癌细胞从支气管壁向周围肺组织浸润、扩展，可形成结节或巨块，癌细胞沿淋巴道蔓延至支气管肺门淋巴结，在肺门部融合形成环绕支气管的巨大肿块，其形状不规则或呈分叶状，与周围组织分界不清，肿块内可见出血、坏死（图 7-17）。一般以鳞癌、小细胞癌多见。

2. 周围型　此型占肺癌总数的 30%～40%。是指起源于段及段以下支气管的肺癌。常在近胸膜的肺周边组织内形成孤立的圆形或结节状癌结节，直径 2～8cm，与周围肺组织的界限较清楚，但无包膜（图 7-18）。一般以腺癌多见。此型肺癌淋巴道转移较中央型晚，但可侵犯胸膜。

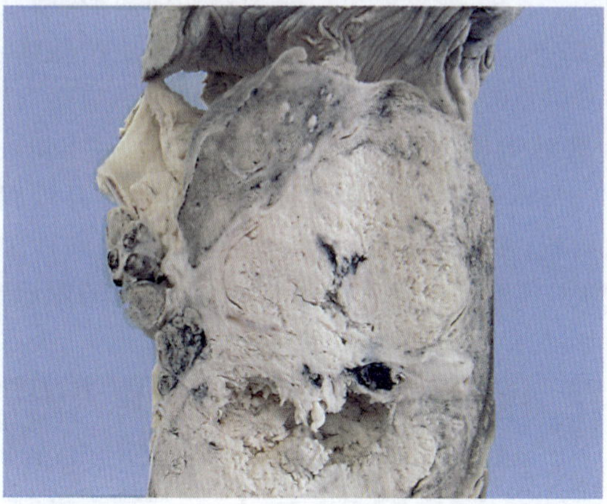

图 7-17　**中央型肺癌**

肺门处见灰白色的巨大肿块，与周围组织分界不清，肿块内见出血、坏死

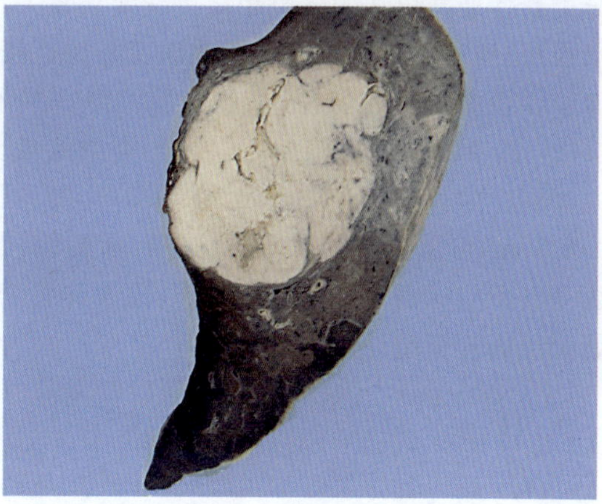

图 7-18　**周围型肺癌**

肺周边组织内见孤立的结节状肿块，与周围肺组织的界限较清楚，但无包膜

3. 弥漫型　较少见，仅占肺癌总数的2%～5%。癌组织起源于末梢肺组织，肺癌细胞沿肺泡管及肺泡浸润生长，早期不破坏肺泡间隔，晚期弥漫浸润时，形成多数粟粒大小的灰白色结节，布满部分或全肺叶，犹如肺炎。也可在肺内形成多个大小不等的多发性结节，应注意与肺转移癌相区别。

> **要点提示**　肺癌肉眼上可分为中央型、周围型和弥漫型 3 种类型。

近年来国内外比较关注对早期肺癌和隐性肺癌的研

究。一般认为，早期肺癌指癌灶直径＜2cm，并局限于支气管内和(或)浸润管壁，未浸润周围肺组织，且无淋巴结转移者。按癌的发生部位，早期肺癌可分为中央型早期肺癌和周围型早期肺癌。隐性肺癌则指痰细胞学检查癌细胞阳性，临床和X线检查为阴性，手术切除标本经病理学检查证实为支气管黏膜原位癌或早期浸润癌，而无淋巴结转移者。

(二)组织学类型

肺癌组织学表现复杂多样，分类方法长期以来一直未统一。根据2004年WHO关于肺癌的分类标准，将其分为鳞状细胞癌、小细胞癌、腺癌、大细胞癌、腺鳞癌、肉瘤样癌、类癌和涎腺来源的癌等8种基本类型。每种类型的癌根据细胞形态的不同可分为若干个亚型。下面重点介绍几种常见类型的肺癌。

1. 鳞状细胞癌　为最常见的类型，占肺癌的40%～50%。肉眼多为中央型肺癌。患者常为中老年男性且大多有吸烟史。肿瘤多发生于段以上大支气管，故纤维支气管镜检查容易发现。根据肿瘤分化的程度不同，可分为高、中和低分化鳞癌。高分化鳞癌癌巢中多有角化珠形成，常可见细胞间桥；中分化鳞癌有角化现象但不形成角化珠(图7-19)；低分化鳞癌癌巢界限清楚，细胞异型性明显，无角化现象，多无细胞间桥。

2. 腺癌　近年其发生率有不断上升的趋势，仅次于鳞状细胞癌，占肺癌的30%～40%。肉眼观多为周边型，女性多见，多为非吸烟者。癌细胞分化程度不等，根据2004年WHO分类主要有4个亚型，分别是腺泡型、乳头型、实体黏液细胞型及细支气管肺泡型。2011版肺腺癌分类新标准与以往的分类相比更新变动较大，根据新标准，肺腺癌可以分为浸润前病变、微浸润腺癌、浸润性腺癌和浸润性腺癌变异型。浸润前病变包括：非典型腺瘤样增生和原位腺癌。原位腺癌指局限性、肿瘤细胞沿肺泡壁呈鳞屑样生长，无间质、血管或胸膜浸润的小腺癌(≤3cm)(图7-20)，原位腺癌为以往分类中的细支气管肺泡癌。微浸润腺癌指孤立性(≤3cm)、以鳞屑样生长方式为主且浸润≤0.5cm的小腺癌。浸润性腺癌以鳞屑样生长方式为主且浸润＞0.5cm，可分为以鳞屑样、腺泡样、乳头状、微乳头状、实性生长方式为主的亚型。浸润性腺癌变异型包括浸润性黏液型腺癌(原来的黏液型细支气管肺泡癌)、胶样型腺癌、胎儿型腺癌、肠型腺癌等亚型。

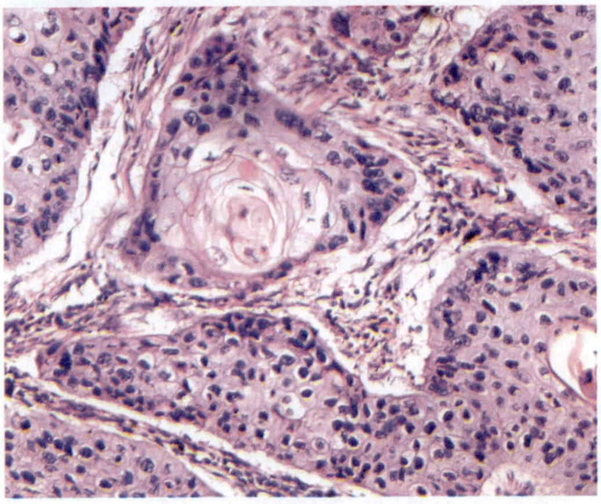

图7-19　**肺鳞状细胞癌(HE染色，×400)**

癌细胞形成癌巢，癌巢中见角化珠

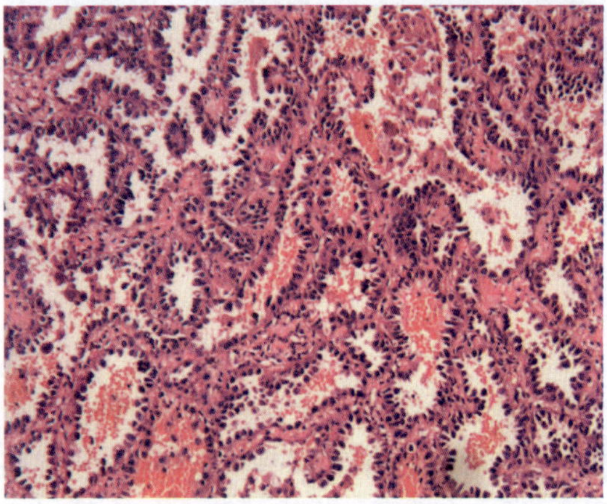

图7-20　**原位腺癌(HE染色，×100)**

癌细胞沿肺泡壁生长，呈腺样结构，有乳头形成，肺泡间隔完整

3. 小细胞癌　占肺癌的 10%～20%，是肺癌中分化最低、恶性度最高的一种。肉眼多为中央型，常发生于大支气管，向周围肺实质浸润，形成巨大肿块。此型肺癌生长迅速，早期转移，5 年存活率仅 1%～2%。约 70%患者首次就诊时已是晚期。此型与吸烟有明确关系，患者多为中老年人，80%以上为男性。此型肺癌手术切除效果差，但对化疗及放疗敏感，不同于其他类型肺癌，因此临床上常将肺癌分为小细胞与非小细胞肺癌两大类。镜下，癌细胞小、常呈圆形或卵圆形，似淋巴细胞，但较淋巴细胞大；也可呈梭形或燕麦形，细胞浆少或无，似裸核，癌细胞弥漫分布或呈片状、条索状排列，称燕麦细胞癌（oat cell carcinoma）（图 7-21）。癌细胞常密集成群，呈巢状、小梁状，可见菊形团形成，有时癌细胞围绕小血管排列成假菊形团样结构。核染色质呈细颗粒状，无核仁或少见，核分裂易见。小细胞癌具有神经内分泌功能，电镜下胞质内可见神经内分泌颗粒，能产生 5-HT，ACTH 等，引起各种副肿瘤综合征。

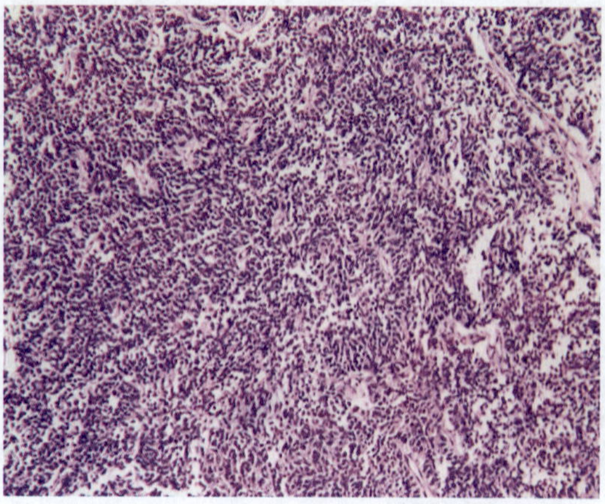

图 7-21　小细胞癌（HE 染色，×100）

癌细胞小，梭形，胞质少，似裸核，癌细胞呈片状分布

4. 大细胞癌　较少见，占肺癌的 10%左右。大细胞肺癌又称大细胞未分化癌。大约 50%的大细胞癌发生于大支气管，肿块常较大，直径>3cm，坏死常见。恶性程度高，生长快，转移早。癌细胞常呈实性团或片块状，或弥漫分布呈大片，无鳞癌、腺癌和小细胞癌的细胞分化及结构特点。癌细胞较大，胞质丰富，淡染，细胞呈多角形，异型性明显，常有明显核仁和泡状核，可出现畸形核，多核，可见瘤巨细胞。

5. 腺鳞癌　较少见，占肺癌总数的 10%左右。肺癌组织中有腺癌和鳞癌两种成分，并且在数量上大致相当。目前认为此型肺癌起源于支气管上皮中具有多种分化潜能的干细胞，因此可以向两种不同类型的癌组织分化。

6. 肉瘤样癌　少见，分化差，恶性度高，预后不好。根据癌细胞形态特点又可分为多形性癌、梭形细胞癌、巨细胞癌、肉瘤样癌和肺母细胞瘤等 5 个亚型。

【扩散】

1. 直接蔓延　中央型肺癌常直接侵入纵隔、心包及周围血管，也可沿支气管向同侧甚至对侧肺组织蔓延，亦可穿透支气管壁向肺实质浸润生长。周围型肺癌可直接侵犯胸膜、胸壁及横膈。

2. 淋巴道转移　肺癌在早期即有可能发生淋巴道转移。癌细胞首先转移到支气管旁、肺门淋巴结，进一步转移至纵隔、锁骨上、腋窝及颈部淋巴结。

3. 血道转移　肺癌发生血道转移常见，晚期常引起全身广泛转移而导致死亡。最常见的转移部位是肝、肾上腺、骨和脑。小细胞肺癌比鳞状细胞癌和腺癌更易发生血道转移。

【临床病理联系】

肺癌一般发病隐匿，早期常无明显症状，容易被忽视而失去及时诊断、早期治疗的机会。部分患者因出现咳嗽、痰中带血、胸痛，特别是咯血而就医时，常常肺癌已经发展到中晚期。肺癌患者的临床症状因其发生部位、肿瘤大小、浸润转移范围而异。癌组织压迫阻塞支气管可引起远端肺组织局限性肺萎陷或肺气肿；合并感染时引发化脓性肺炎或形成脓肿；癌组织侵犯胸膜可引起胸痛，导致血性胸腔积液形成；侵犯食管可引起支气管-食管瘘；侵犯纵隔，压迫上腔静脉可引起上腔静脉综合征，表现为面部水肿及颈、胸部静脉曲张。位于肺尖部的肺癌常压迫或侵犯颈交感神经引起 Horner 综合征，表现为病侧眼睑下垂、瞳孔缩小、胸壁皮肤无汗等交感神经麻痹综合征；侵犯臂丛神经可引起上肢疼痛和肌肉萎缩等。

有异位内分泌作用的肺癌可引起副肿瘤综合征，尤其是小细胞癌，可因 5-HT 分泌过多而引起类癌综合征，患者表现为支气管哮喘、心动过速、水样腹泻、皮肤潮红等。肺性骨关节病也是肺癌常见的肺外症状，患者出现骨疼痛，关节肥大和杵状指。此外，部分患者还可能出现肌无力综合征和类 Cushing 综合征。

肺癌患者大多预后不良，早期诊断是提高治疗效果的有效途径。肺癌的早期诊断可根据早期临床症状、影像学检查(X 线、CT、核磁共振等)、痰细胞学检查及纤维支气管镜检查等确立。对 40 岁以上，特别是长期吸烟者定期进行检查，是发现早期肺癌最简便易行的方法。

问题讨论 患者，男性，56 岁，某锡矿矿工。咳嗽数年，痰中带血 2 个月，声音嘶哑、胸痛、胸闷 1 个月，骨关节肿大疼痛 1 年。患者曾在井下工作 20 余年，吸烟史 30 余年。胸片：左肺门阴影。该患者的诊断？试分析患者为何出现以上临床表现？

第九节 胸膜疾病

一、胸 膜 炎

胸膜炎(plueritis)是胸膜的炎症性疾病。多种原因可引起胸膜炎，但其中较常见的是肺的炎症性疾病蔓延至胸膜。胸膜炎按病因可分为感染性(如细菌性、真菌性等)和非感染性(如类风湿性、淀粉样变性、子宫内膜移位症性等)。胸腔内可有液体积聚(渗出性胸膜炎)或无液体积聚(干性胸膜炎)。胸膜炎大多数表现为渗出性炎症，根据渗出物的性质可分为浆液性胸膜炎，纤维素性胸膜炎及化脓性胸膜炎。

1. 浆液性胸膜炎　又称湿性胸膜炎，主要表现为多量淡黄色浆液聚积于胸膜腔。在肺结核和肺炎时可发生此类渗出性胸膜炎。也可是类风湿关节炎、系统性红斑狼疮等自身免疫性疾病时全身性浆膜炎的局部表现。胸腔内渗出液过多时可起引患者呼吸困难。

2. 纤维素性胸膜炎　又称干性胸膜炎，渗出物主要为大量纤维素伴不等量的中性粒细胞浸润。多见于肺炎、肺结核、肺梗死、尿毒症和风湿病等。附着于胸膜表面纤维素性渗出物呈绒毛状，临床听诊可闻及胸膜摩擦音，患者出现胸痛。若纤维素不能被溶解吸收，则发生机化，使胸膜增厚和粘连，严重者呼吸运动受限。

3. 化脓性胸膜炎　常继发于肺炎球菌、金黄色葡萄球菌等化脓性细菌引起的肺炎、肺脓肿。胸膜腔内有黄绿色脓性渗出物聚积形成脓胸。肺结核空洞破裂穿入胸腔可形成结核性脓胸。

二、胸腔积液

胸腔积液(hydrothorax)指胸膜腔内有液体聚积，聚积的液体称为胸水。胸腔积液可为炎症累及胸膜时渗出的液体聚积形成，也可由非炎症性疾病时胸膜漏出的液体聚积形成，如心力衰竭、肾疾病以及肿瘤压迫引起淋巴回流障碍或静脉回流受阻所致。肺梗死和肺结核可出现血性胸腔积液。肺癌累及胸膜、胸膜间皮瘤也可引起血性胸腔积液，并可能在其间检出瘤细胞，这有助于恶性肿瘤的诊断。

三、胸膜间皮瘤

胸膜间皮瘤(pleural mesothelioma)是来源于胸膜间皮的原发性肿瘤。胸膜间皮瘤是一种少见的肿瘤，但近年其发病率有逐年增加趋势。根据肿瘤的性质可将间皮瘤分为良性和恶性，其中以恶性间皮瘤较常见。根据肿瘤的生长方式可将间皮瘤分为局限性和弥漫性两大类，局限性有良性也有恶性，弥漫性则均为恶性。间皮细胞具多种分化潜能，因此恶性间皮瘤形态多样。

1. *良性间皮瘤*　罕见，多局限性生长。肉眼见肿瘤多为类圆形肿块，基底部有蒂与胸膜相连，界限清楚，常有包膜，质软，切面灰黄色。肿瘤较小，直径 1～3cm，但也可能很大，有报道最大直径为 36cm。镜下，瘤组织多由梭形的成纤维细胞样瘤细胞构成，排列方式似纤维瘤。肿瘤生长缓慢，手术容易切除，术后极少复发，临床预后良好。

2. *恶性间皮瘤*　为高度恶性肿瘤，肿瘤沿胸膜弥漫性生长，故又称为弥漫性恶性间皮瘤。多见于中年以上男性患者，其发病与吸入石棉粉尘相关。临床上患者有气急、胸痛和胸腔积液，多为血性胸腔积液。肉眼见胸膜弥漫性增厚呈多发性结节状，结节界限不清，灰白色，大小不等，有时可波及心包膜、膈肌甚至肺组织，少数病例可延及腹膜。镜下，组织学构象复杂，由梭形细胞和胶原纤维构成的称为肉瘤样型；具有管状或乳头状结构的称为腺管乳头状型；含上述两种成分的称为混合型(双向型)。恶性间皮瘤预后差，如能手术切除并进行放、化疗，患者可存活 2 年以上。

复习指导

1. 肺炎是指终末气道、肺泡和肺间质的急性渗出性炎症。肺炎的分类常根据病变部位分为大叶性肺炎、小叶性肺炎和间质性肺炎。

2. 大叶性肺炎病变部位为肺段或肺大叶，致病菌多为肺炎链球菌，病变特点是以肺泡内弥漫性纤维素渗出为主的急性炎症。自然病程分为 4 期：充血水肿期、红色肝变期、灰色肝变期和溶解消散期。

3. 大叶性肺炎的并发症主要是肺肉质变，也称机化性肺炎，由于肺泡腔内渗出的中性粒细胞数量少或功能缺陷，释放的蛋白溶解酶不足，渗出的纤维素不能完全溶解清除，而由肉芽组织取代并机化，使病变肺组织呈褐色肉样纤维组织。

4. 小叶性肺炎的病变特点是以细支气管为中心，以肺小叶为单位的急性化脓性炎症。常由多种细菌混合感染引起，多见于小儿、老人和体弱多病者。临床特点为发热、咳嗽、咳脓痰等症状，听诊肺部可闻及散在的湿性啰音，无肺实变体征。X 线检查显示为不规则斑片状阴影，肺下叶多见。

5. 慢性支气管炎的病变特点是支气管黏膜上皮变性、坏死、脱落，再生上皮杯状细胞增多并可发生鳞状上皮化生，腺体增生、肥大及黏液腺化生。

6. 支气管扩张症的病变特点是慢性化脓性炎导致支气管壁破坏，支气管持久性扩张和纤维性增厚。

7. 硅沉着病的基本病变为矽结节形成和弥漫性肺间质纤维化。

8. 肺癌肉眼上分为中央型、周围型和弥漫型 3 种类型，组织学常见类型包括鳞癌、腺癌、小细胞癌、大细胞癌等。

9 早期肺癌指癌灶直径＜2cm，并局限于支气管内和(或)浸润管壁，未浸润周围肺组织，且无淋巴结转移者。

10. 隐性肺癌则指痰细胞学检查癌细胞阳性，临床和 X 线检查为阴性，手术切除标本经病理学检查证实为支气管黏膜原位癌或早期浸润癌，而无淋巴结转移者。

（申丽娟　解丽琼）

第8章 消化系统疾病

chapter 8

学习要求

1. 掌握消化性溃疡病的形态特征及常见并发症；掌握病毒性肝炎的基本病变、临床病理类型及其各型的病理变化；掌握肝硬化的概念、常见类型、形态特征及临床病理联系。

2. 熟悉食管炎、胃炎、病毒性肝炎、肝硬化、消化系统常见肿瘤等疾病的类型及病变特点。

3. 了解各种消化系统疾病的病因和发病机制。

消化系统包括消化管和消化腺。消化管由口腔、食管、胃、肠和肛门组成。消化腺包括涎腺、肝、胰腺和消化管内腺体等，具消化、吸收、排泄、解毒及内分泌等功能。

消化系统发生的疾病，如胃炎、消化性溃疡病、肠炎、肝炎、肝硬化等是临床上常见的疾病。急性阑尾炎、胆囊炎、胆石症、胰腺炎、肠梗阻等是常见的外科急腹症。在最常见的十大恶性肿瘤中，消化系统肿瘤就占 4 种：食管癌、胃癌、肝癌和大肠癌。

第一节 食管的炎症、狭窄与扩张

学习要求

了解食管的炎症、狭窄与扩张的病因和发病机制；熟悉各种疾病的病理变化。

一、食管的炎症

(一)急性食管炎(acute esophagitis)

1. 单纯性卡他性食管炎　常因食入刺激性强或高温的食物引起。

2. 化脓性食管炎　常继发于食管憩室引起的食物潴留或脓肿，可沿食管壁扩散形成蜂窝织炎，进而继发纵隔炎、胸膜炎、脓胸。

3. 坏死性食管炎　猩红热、白喉或强酸、强碱等化学性腐蚀剂，可导致食管黏膜坏死及溃疡形成。愈合后可引起瘢痕狭窄。

(二)慢性食管炎(chronic esophagitis)

慢性单纯性食管炎常因长期喜食刺激性食物、吸烟等不良习惯引起。病变主要为食管上皮的增生与不全角化,还可形成黏膜白斑。

1. 胃食管反流病(gastroesophageal reflux disease,GERD) 又称为反流性食管炎,多由于胃液反流入食管,引起食管下部黏膜慢性炎性改变。临床上有胃灼热、反流、胸痛和吞咽困难等症状,但临床症状的炎症程度与食管炎的病理改变并不一定一致。

【病因和发病机制】

胃食管反流病是由多种原因造成的消化道动力障碍性疾病。食管下段括约肌功能障碍、腹内压增加、食管裂孔疝、幽门梗阻等均可导致胃液反流。胃食管反流病是抗反流防御机制减弱和反流物对食管黏膜作用的结果。

【病理变化】

肉眼观或胃镜,常可见到食管下段黏膜局部充血发红。镜下,早期黏膜充血水肿,复层鳞状上皮增生、中性粒细胞和嗜酸性粒细胞浸润,有时可见局灶性上皮坏死。病变进展累及黏膜下层常出现溃疡。相邻鳞状上皮的基底细胞增生,上皮脚下延和固有膜乳头上伸。长期胃液反流使食管壁环状纤维化及瘢痕形成,导致食管狭窄。长期慢性食管炎患者还可形成 Barrett 食管。

> **要点提示** Barrett 食管常由胃食管反流引起,可恶变为腺癌。

2. Barrett 食管 长期的胃食管反流是 Barrett 食管的主要原因。肉眼观,Barrett 食管黏膜区可见到橘红色、天鹅绒样不规则样病变。镜下,Barrett 食管黏膜由类似于胃黏膜或小肠黏膜的上皮细胞和腺体构成。Barrett 食管黏膜的柱状上皮细胞兼有鳞状上皮和柱状上皮的结构和化学特征。腺体排列紊乱,常有腺体扩张、萎缩和不同程度的纤维化和炎细胞浸润,局部黏膜肌层常增厚。Barrett 食管可出现溃疡、狭窄、出血等并发症,还可发生非典型增生和腺癌。

二、食管狭窄、扩张和贲门失迟缓

(一)食管狭窄(esophageal stenosis)

可分为先天性和后天性两种。在狭窄部位的上方常伴有食管扩张和肥厚。后天性食管狭窄的常见原因:食管炎症修复后形成的瘢痕狭窄;食管癌导致食管不同程度狭窄;食管周围组织病变,如纵隔肿瘤、动脉瘤、甲状腺肿等形成外部压迫,引起食管狭窄。

(二)食管扩张(dilatation of esophageal)

根据食管扩张的范围可分为广泛性扩张和限局性扩张两种。

1. 广泛性扩张 又称为巨大食管症(megaesophagus)。常为先天性食管扩张所致,食管神经肌肉功能障碍引起全段食管扩张。

2. 限局性扩张 又称为憩室(diverticulum)。真性膨出性憩室多由食管壁平滑肌层先天性发育不良所致。多发生于咽食管交界处,少数见于食管下段。憩室多突出于后壁,增大的憩室在脊柱前方下垂,其内存食物常压迫食管形成狭窄。假性膨出性憩室常因食管周围组织慢性炎症引起的瘢痕牵拉食管壁形成。多发生于食管前壁,呈漏斗状扩张。

(三)贲门失弛症(achalasia of cardia)

贲门失弛症是指吞咽时食管体部无蠕动,贲门括约肌松弛不良。多发生在食管的中下段及贲门部位。病因不明,一般认为与食管肌间神经丛病变有关。当食物通过时,食管壁失去正常的推动力,使食管下括约肌和贲门不能松弛,导致食物滞留于食管中,患者出现吞咽困难。久之伴发食管上段扩张,贲门部也发生痉挛,其肌层明显增厚。

第二节 胃 炎

学习要求

了解胃炎的类型;熟悉慢性胃炎的类型及病变特点。

胃炎(gastritis)是指发生于胃黏膜的炎症,是最常见的消化道疾病之一。根据发病的缓急和病程的长短,分为急性胃炎和慢性胃炎。

一、急性胃炎

急性胃炎(acute gastritis)发病急,常有明确的病因。

1. 急性刺激性胃炎(acute irritated gastritis) 又称为单纯性胃炎。多由暴饮暴食引起。胃镜下可见胃黏膜充血、水肿,局部胃黏膜糜烂。

2. 急性出血性胃炎(acute hemorrhagic gastritis) 常因服用非甾体类抗炎药、应激或过度酗酒引起。胃镜下表现为胃黏膜的急性出血、糜烂或多发性浅表溃疡形成。

3. 腐蚀性胃炎(corrosive gastritis) 多由吞服腐蚀性化学试剂引起。常伴有口腔黏膜的损伤,胃的病变严重,累及深层甚至穿孔。

要点提示 急性胃炎起病急,病程短,常有明确的病因,病变轻重不一。

4. 急性感染性胃炎(acute infective gastritis) 少见,多由脓毒败血症或胃外伤引起,严重时可形成急性蜂窝织炎性胃炎。

二、慢性胃炎

慢性胃炎(chronic gastritis)是发生于胃黏膜的一般慢性炎症。临床上发病率高,常以上腹部饱胀、嗳气等消化不良症状为主要表现。慢性胃炎的病因多样,常见的病因有幽门螺杆菌感染、长期的慢性刺激、自身免疫性损伤和十二指肠液反流等。根据病理变化的不同,可分为以下 4 种类型:

1.慢性浅表性胃炎(chronic superficial gastritis) 慢性浅表性胃炎是临床上最多见的一种慢性胃炎,胃镜检出率高达 20%~40%。病变多见于胃窦部,呈多灶性或弥漫性分布。胃镜下胃黏膜充血、水肿呈淡红色,伴有散在糜烂和点状出血。镜下,病变表浅,主要分布于胃黏膜层的上 1/3。可见胃黏膜充血、水肿,胃小凹之间有大量淋巴细胞、浆细胞浸润。

2.慢性萎缩性胃炎(chronic atrophic gastritis) 慢性萎缩性胃炎是以胃黏膜层的萎缩为主要病变的一种慢性胃炎。根据其发病是否与自身免疫因素有关,分为 A 和 B 两种类型,我国比较多见的是 B 型慢性萎缩性胃炎。A 型慢性萎缩性胃炎是一种自身免疫性疾病,患者血中可找到壁细胞抗体(parietal cell antibody,PCA)和内因子抗体(intrinsic factor antibody,IFA)。其病变主要分布于胃底和胃体部,因为维生素 B_{12} 吸收障碍,常伴有恶性贫血。B 型慢性萎缩性胃炎与自身免疫因素无关,常由幽门螺杆菌感染等多种因素引起,其病变主要在胃窦部,呈多灶性分布(表 8-1)。虽然病因不同,但是 A、B 两型慢性萎缩性胃炎的病理变化基本一致。

表 8-1 A 型和 B 型慢性萎缩性胃炎的区别

	A 型慢性萎缩性胃炎	B 型慢性萎缩性胃炎
发病率	少	多
病因	自身免疫性因素	幽门螺杆菌感染等因素
实验室检查	血中 PCA 阳性、IFA 阳性	血中 PCA 阴性、IFA 阴性
病变	以胃体黏膜萎缩为主	以胃窦部黏膜多灶性萎缩为主

【病理变化】

胃镜:病变区胃黏膜呈灰白色或灰绿色,黏膜皱襞萎缩变浅,甚至消失,黏膜表面呈细颗粒状,有时黏膜下血管可以透见。

镜下:主要的病理学特征为腺体萎缩、上皮化生和慢性炎细胞浸润、淋巴滤泡形成。①病变区胃黏膜层萎缩变薄,腺体数量减少,胃小凹变浅,可呈囊性扩张。②常出现腺上皮化生现象——肠上皮化生和假幽门腺化生,其中以胃窦部发生肠上皮化生最多见。肠上皮化生是指病变区胃黏膜上皮被小肠或大肠型上皮所取代的现象。肠上皮化生在胃黏膜层中出现部分或全部的杯状细胞、潘氏细胞及吸收上皮等肠型腺上皮。杯状细胞和吸收上皮都出现者称为完全性化生,只出现杯状细胞者称为不完全化生。根据杯状细胞分泌黏液不同,又分为氧乙酰化唾液酸阳性的大肠型化生和阴性的小肠型化生。目前多数研究表明,大肠型不完全化生与肠型胃癌关系密切。假幽门腺化生多发生在胃体和胃底部,病变区壁细胞和主细胞消失,被一种类似于幽门腺的黏液细胞所取代,故称为假幽门腺化生。③胃黏膜固有层中可见到数量较多的淋巴细胞和浆细胞浸润,有时还伴有纤维组织增生。病程长者在黏膜层底部常出现淋巴滤泡形成(图 8-1)。

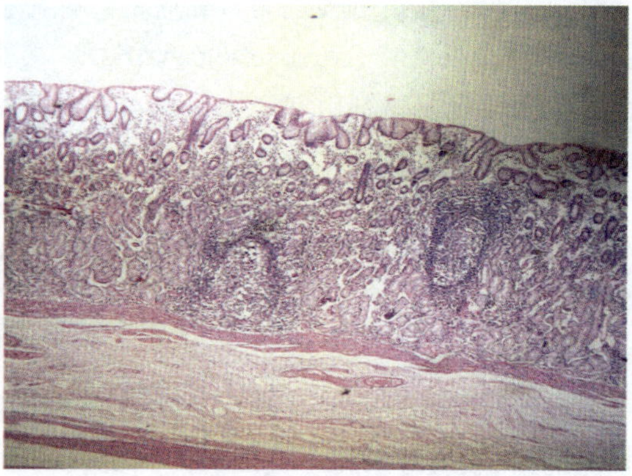

图 8-1 慢性萎缩性胃炎(HE 染色,×40)

> **要点提示** 慢性萎缩性胃炎主要病变为胃黏膜萎缩,肠上皮化生,炎细胞浸润和淋巴滤泡形成。

【临床病理联系】

慢性萎缩性胃炎时,由于胃黏膜腺体萎缩,壁细胞和主细胞减少或消失,所以胃液分泌减少,患者出现上腹部饱胀,食欲不佳,消化不良等临床表现。由于壁细胞的破坏和内因子的缺乏,维生素 B_{12} 吸收障碍,A 型患者除了消化不良外,还有恶性贫血的临床表现。慢性萎缩性胃炎在肠上皮化生时常伴有局部上皮的增生，其中伴有非典型增生者可以发生癌变，因而慢性萎缩性胃炎是胃癌的癌前病变之一。

3.慢性肥厚性胃炎(chronic hypertrophic gastritis)　又称为 Menetrier 病，病因不明。病变常发生在胃底和胃体部，胃黏膜皱襞肥厚，加深变宽似脑回状。镜下，腺体增生肥大，腺管延长可穿过黏膜肌层。壁细胞及主细胞减少，黏液分泌细胞数量增加。固有层炎性细胞浸润不显著。临床上，患者多因胃酸低下出现低蛋白血症，表现为水肿和生长发育迟滞。

4.疣状胃炎(gastritis verrucosa)　病因不明。病变多见于胃窦部，胃黏膜中出现许多大小不一中心凹陷的病灶，周围黏膜呈疣状隆起，形如“痘疹”。

第三节　消化性溃疡病

学习要求

了解消化性溃疡病的病因和发病机制，掌握其病理变化及常见并发症。

消化性溃疡病(peptic ulcer disease)是一种常见病，多见于成人。因为本病以胃和十二指肠黏膜形成慢性溃疡为主要病变特征，且与胃液的自我消化有密切关系，故称为消化性溃疡病。其中以十二指肠溃疡(duodenal ulcer，DU)病人最多见，约占 70%，胃溃疡(gastric ulcer，GU)病人约占 25%，两者并存的复合性溃疡约占 5%。临床上，患者常表现为反复发作的慢性规律性上腹部疼痛、返酸、嗳气等症状。

【病因和发病机制】

目前认为，多种因素引起的胃、十二指肠黏膜屏障和修复机制的破坏，是形成消化性溃疡病的主要原因。近年的研究显示，幽门螺杆菌感染和非甾体类抗炎药是导致消化性溃疡病发生的最常见病因。

1. 幽门螺杆菌(H. pylori)感染　消化性溃疡病患者常有幽门螺杆菌感染，在十二指肠溃疡中 H. pylori 的检出率约为 90%，在胃溃疡的检出率为 70%～80%。临床研究也肯定根除幽门螺杆菌可以使消化性溃疡病的复发率明显下降。

幽门螺杆菌感染导致消化性溃疡病发生的确切机制尚未阐明，目前认为可能与下列因素有关：①通过分泌尿素酶分解尿素产生 NH_3，从而保持中性环境，有利于其在胃黏膜上皮表面的定植。②H. pylori 分泌空泡毒素 A(Vac A)和细胞毒素相关基因蛋白(cag A)等物质引起黏膜上皮的损害和强烈的炎症反应。③释放血小板活化因子促进血栓形成，导致血管阻塞和黏膜缺血。④H. pylori 还可以作用于胃窦部 D、G 细胞，导致了十二指肠球部酸负荷增加，促进十二指肠溃疡的发生。

2. 非甾体类抗炎药(non-steroidal anti-inflammatory drug，NSAID)　非甾体类抗炎药是引起消化性溃疡病的另一个独立因素。临床资料显示，长期服用 NSAID 患者发生消化性溃疡病及其并发症的危险性显著高于普通人群，其中以胃溃疡最多见。大量实验表明 NSAID 通过削弱黏膜的防御和修复功能而导致消化性溃疡病发生。NSAID 如阿司匹林、吲哚美辛等在抑制 COX-2 减轻炎症反应的同时也抑制了 COX-1，从而导致前列腺素 E 合成不足，引起黏液和碳酸氢盐分泌减少和黏膜血流的下降，使黏膜的防御屏障和修复作用遭到破坏。

3. 胃酸和胃蛋白酶　胃酸和胃蛋白酶对黏膜的自身消化作用是消化性溃疡病发生的直接原因,其中胃酸的分泌增加占主要因素。临床检测十二指肠溃疡患者的最大排酸量(MAO)增高,DU的疼痛多在空腹和半夜时发生,这与迷走神经兴奋性增加,刺激胃酸分泌增多有关。Zollinger-Ellison综合征时,由于分泌大量的胃泌素导致基础酸排量和最大酸排量均增多,从而导致胃、十二指肠,甚至空肠出现多发性复合型溃疡。此外,毕Ⅱ式胃空肠吻合术后易形成吻合口溃疡也与胃酸和胃蛋白酶的腐蚀有关。

4. 其他因素　①吸烟:吸烟者消化性溃疡病的发生率比不吸烟者高,吸烟影响溃疡的愈合,促进溃疡复发。②遗传因素:溃疡病在一些家庭中有多发趋势,O型血者胃溃疡的发病率高于其他血型1.5～2倍。其胃上皮细胞表面表达更多的黏附受体有利于H. pylori的定植。

【病理变化】

肉眼观:胃溃疡多位于胃小弯侧,愈近幽门处愈多见,尤多见于胃窦部。在胃底及大弯侧十分罕见。溃疡通常只一个,呈圆形或椭圆形,直径多在2.5cm以内。溃疡边缘整齐,状如刀切,底部平坦、洁净,通常穿越黏膜下层,深达肌层甚至浆膜层。由于胃的蠕动,一般胃溃疡的贲门侧较深,边缘陡直呈潜掘状。溃疡的幽门侧较浅,呈阶梯状。溃疡周围的胃黏膜皱襞因受到溃疡底部瘢痕组织的牵拉而呈放射状。

> **要点提示**　消化性溃疡底部的4层结构体现了胃液损伤后胃壁组织的一个逐步自我修复过程。

镜下:溃疡边缘常可看到黏膜肌层与肌层的粘连现象。溃疡底部从浅到深大致分为4层。①最上层为炎性渗出层:由少量炎性渗出物(白细胞、纤维素等)覆盖;②其下为坏死组织层:主要由红染、无结构的坏死组织构成;③再下则见较新鲜的肉芽组织层:由新生毛细血管、成纤维细胞和炎细胞组成;④最下层则为陈旧瘢痕组织(图8-2)。

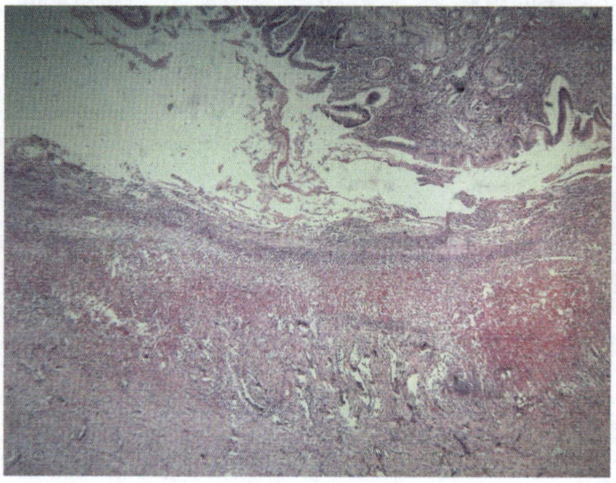

图8-2　胃溃疡(HE染色,×100)

位于瘢痕底部的小动脉因炎症刺激常有增殖性动脉内膜炎,使小动脉管壁增厚,管腔狭窄或有血栓形成。这种变化在可防止溃疡底血管破溃、出血的同时,也造成了局部黏膜的血液循环障碍,使溃疡不易愈合。溃疡底部的神经节细胞及神经纤维常发生变性和断裂。有时神经纤维断端呈小球状增生,这种变化可能是患者产生疼痛症状的原因之一。

十二指肠溃疡多发生于十二指肠球部前、后壁,十二指肠溃疡的形态与胃溃疡相似,但一般较胃溃疡小而浅,直径多在1cm以内。

【结局及并发症】

1. 愈合　如果溃疡不再发展,渗出物及坏死组织逐渐被吸收、排除。已被破坏的肌层不能再生,底部的肉芽组织增生形成瘢痕组织充填修复,同时周围的黏膜上皮再生,覆盖溃疡面而愈合。

2. 并发症

(1)出血:占患者的10%～35%,是消化性溃疡病最常见的并发症,也是上消化道大出血最常见的原因。当溃疡底部毛细血管破裂出血超过5ml时,患者大便隐血试验阳性。若溃疡底较大血管被腐蚀破裂，患者可以出现呕血和柏油样大便，严重者甚至出现失血性休克。

(2)穿孔：多发生于胃溃疡和十二指肠溃疡的前壁，约占患者的 5%。因十二指肠肠壁较薄更易发生穿孔。若穿孔发生在前壁，穿孔后胃、肠内容物漏入腹腔引起急性腹膜炎。若穿孔发生在后壁，常与周围组织粘连，形成慢性穿孔，疼痛变得顽固而持续，常放射至背部。

(3)幽门狭窄：约占 3%，多由十二指肠溃疡或幽门管溃疡引起。因水肿或痉挛而引起的暂时性幽门狭窄可以缓解；经久的消化性溃疡病在局部形成大量瘢痕，瘢痕收缩引起的幽门狭窄常为持久性，胃肠减压不能缓解。患者表现为反复的呕吐隔夜宿食，严重者还可出现水、电解质紊乱和代谢性碱中毒。

(4)癌变：只见于胃溃疡，十二指肠溃疡几乎不发生癌变。胃溃疡癌变率<1%，多见于长期胃溃疡患者。癌变来自溃疡边缘的黏膜上皮或腺体，因不断受到破坏及反复再生而癌变。

【临床病理联系】

由于胃酸对溃疡局部神经末梢的刺激作用，消化性溃疡患者出现慢性周期性、节律性的上腹疼痛症状，其中胃溃疡患者常在饭后 2～4h 疼痛，而十二指肠溃疡患者常在午夜疼痛发作，这与迷走神经兴奋性增加，刺激胃酸分泌增多有关。部分患者因为胃幽门括约肌狭窄、胃逆蠕动及食物滞留发酵等因素还可以表现为反酸、嗳气等症状。

第四节　阑尾炎

学习要求

了解阑尾炎的病因和发病机制，掌握急性阑尾炎的病变类型及常见并发症。熟悉慢性阑尾炎的病变特点。

阑尾炎(appendicitis)根据病程可分为急性阑尾炎和慢性阑尾炎。

一、急性阑尾炎(acute appendicitis)

急性阑尾炎是外科最多见的急腹症，以转移性右下腹痛和右下腹麦氏点压痛、反跳痛为特征，常伴恶心、呕吐和外周血中性粒细胞数量增多。

【病因和发病机制】

1. 阑尾管腔阻塞　是急性阑尾炎最常见的病因。阑尾管腔阻塞最常见的原因是淋巴滤泡的明显增生，约占 60%，多见于年轻人。粪石也是阻塞原因之一，约占 35%。阑尾管腔阻塞后，阑尾黏膜继续分泌黏液，腔内压力增加使血供有障碍，严重者可导致阑尾坏死。

2. 细菌感染　致病菌多为肠道内各种革兰阴性杆菌和厌氧菌，以大肠埃希菌多见。

【病理变化】

主要有 3 种类型：

1. 急性单纯性阑尾炎(acute simple appendicitis)　常为阑尾炎初期病变，阑尾轻度充血、肿胀。镜下，病变主要累及黏膜层及黏膜下层，可见黏膜上皮坏死脱落形成糜烂，并有中性粒细胞浸润和纤维蛋白渗出。

2. 急性蜂窝织炎性阑尾炎(acute phlegmonous appendicitis)　又称为急性化脓性阑尾

炎。常由急性单纯性阑尾炎发展而来。阑尾高度肿胀、增粗，浆膜明显充血并覆有纤维素性渗出物。镜下，大量中性粒细胞在阑尾壁的各层中弥漫性浸润，病变深达肌层和浆膜层。阑尾浆膜层被渗出的纤维素和中性粒薄膜覆盖，形成阑尾周围炎并出现局限性腹膜炎的表现。

3. 急性坏疽性阑尾炎(acute gangrenous appendicitis) 在蜂窝织炎基础上，由于阑尾腔内逐渐积脓、压力增高及血栓性静脉炎等因素，阑尾出现血液循环障碍，并导致出血性梗死。此时，阑尾呈暗红色或黑色，常伴发穿孔而引起急性腹膜炎或阑尾周围脓肿。

> **要点提示** 以上三种病变类型是急性阑尾炎进展到不同时期的病变表现。

【结局和并发症】

急性阑尾炎经过治疗后，大多预后良好。少数因治疗不及时或机体抵抗力低下而出现并发症或转变为慢性阑尾炎。急性阑尾炎最常见的并发症为阑尾穿孔引起的腹膜炎和阑尾周围脓肿。若阑尾周围脓肿未及时引流，可形成各种内瘘或外瘘。并发阑尾系膜血栓性静脉炎者，血栓可沿门静脉回流入肝，形成化脓性门静脉炎症，甚至细菌性肝脓肿。

二、慢性阑尾炎(chronic appendicitis)

大多由为急性阑尾炎转变而来，少数也可开始即呈慢性过程。镜下，阑尾壁各层不同程度纤维组织增生和慢性炎细胞浸润。阑尾壁增厚，管腔狭窄、不规则甚至闭塞。临床表现为经常性的右下腹疼痛或不适，剧烈活动或饮食不节可以诱发慢性阑尾炎的急性发作。

第五节　非特异性肠炎

> **学习要求**
>
> 掌握克罗恩病和溃疡性结肠炎的病理变化，熟悉其常见并发症。

非特异性肠炎大多病因不明，呈慢性反复发作，在病变上没有特异性变化，故称为非特异性肠炎。主要包括克罗恩病和溃疡性结肠炎。

一、克罗恩病(Crohn's disease)

又称局限性肠炎或节段性肠炎。是一种原因不明的主要侵犯消化道的慢性肉芽肿性炎，病变多累及回肠末端，呈节段性或跳跃性分布。多见青壮年，临床上以腹痛、腹泻、腹部肿块、瘘管形成和肠梗阻为特点，可伴发热以及关节、皮肤、眼、口腔黏膜等肠外损害。病程迁延，反复发作，不易根治。

【病理变化】

肉眼，好发于回肠末端，其次为结肠。①病变呈节段性或跳跃式分布，之间由界限清楚的正常黏膜分隔；②病变累及肠壁全层，肠壁增厚变硬，肠腔狭窄；③黏膜面高度水肿如鹅卵石样，其中可见纵行或裂隙状溃疡，重者可引起肠穿孔及瘘管形成；④病变肠管可与邻近肠壁粘连成团。

镜下，①非干酪性肉芽肿：由上皮样细胞和多核巨细胞构成非干酪性肉芽肿，可见于肠壁各层中；②裂隙状溃疡：初期浅小，后呈裂隙状溃疡，深达黏膜下层或肌层；③肠壁各层中可见到大量的淋巴细胞、浆细胞和巨噬细胞浸润；黏膜高度水肿，尤以黏膜下层为著，其中可见多数扩张的淋巴管；④并发穿孔时可见到瘘管、化脓及炎性包块形成。

【并发症】

肠梗阻最常见，其次是腹腔内脓肿。偶尔可并发急性肠穿孔或大量便血。直肠或结肠黏膜受累者可发生癌变。

> **要点提示**　克罗恩病是主要发生于回肠末端，呈节段性分布的慢性非干酪性肉芽肿性炎。

二、溃疡性结肠炎

溃疡性结肠炎(ulcerative colitis)，发病年龄以 20－40 岁最多见。是一种原因不明的主要累及直肠和结肠的慢性非特异性炎症。临床主要症状有腹痛、腹泻和黏液脓血便等，轻重不一，反复发作。本病常伴有肠外免疫性疾病，如葡萄膜炎、游走性关节炎、原发性硬化性胆管炎等。

【病理变化】

肉眼，本病好发部位为直肠和乙状结肠，病灶呈均匀、连续性分布。病变初期，黏膜弥漫性充血水肿并伴点状出血，黏膜隐窝有小脓肿形成。脓肿逐渐扩大，局部肠黏膜表层坏死脱落，形成表浅溃疡。溃疡进一步发展形成广泛而不规则的大片溃疡，残存的黏膜组织增生呈息肉状，称假息肉。

镜下，早期病变表浅，隐窝上皮变性、坏死，中性粒细胞侵及腺腔内形成隐窝脓肿(crypt abscess)，黏膜和黏膜下层中可见大量中性粒细胞、淋巴细胞和浆细胞浸润。随着病变进展，肠黏膜形成广泛的糜烂和溃疡，溃疡底部有时可见急性血管炎，血管壁呈纤维素样坏死。溃疡边缘肠黏膜上皮呈息肉状增生，伴不典型增生者常有癌变可能。晚期病变区肠壁出现大量纤维组织增生。克罗恩病与溃疡性结肠炎的鉴别，见表 8-2。

表 8-2　克罗恩病与溃疡性结肠炎的鉴别

	溃疡性结肠炎	克罗恩病
病变分布	连续性分布	节段性分布
病变部位	以直肠和结肠为主	多见于回肠末端
内镜	溃疡表浅，黏膜弥漫性	鹅卵石样改变、纵形溃疡
充血水肿呈颗粒状	病变间黏膜外观正常	
镜下	早期可见隐窝脓肿	非干酪性肉芽肿累及肠壁全层
临床表现	黏液脓血便多见	腹泻多为糊状，黏液脓血便少见
可引起中毒性巨结肠	肠梗阻多见，伴腹部包块和肠瘘	

【并发症】

1. 中毒性巨结肠　多发生于暴发型或重型溃疡性结肠炎。结肠病变广泛而严重，累及肌层与肠肌神经丛，导致结肠蠕动消失，肠内容物和气体大量积聚，引起急性结肠扩张，以横结肠最为严重，易引起急性肠穿孔。

2. 癌变　多见于广泛性结肠炎，发病年龄越小，病程越长者，癌变危险性越大。

> **要点提示**　溃疡性结肠炎是以结肠和直肠为主的，呈连续性分布的慢性非特异性炎。

3. 肠梗阻　少见，发生率远低于Crohn病。

第六节　病毒性肝炎

学习要求

了解病毒性肝炎病因和发病机制；掌握其基本病变、各临床病理类型及病变特点。

病毒性肝炎(viral hepatitis)是一组由肝炎病毒引起的以肝细胞变性、坏死和凋亡为主要病变的一种常见传染病。现已知肝炎病毒有甲型、乙型、丙型、丁型、戊型和庚型6种。病毒性肝炎的发病率有不断升高趋势，流行范围广泛，各种年龄和不同性别均可患病，严重危害人类健康(表8-3)。

表8-3　各型肝炎病毒及其相应肝炎的特点

病毒	病毒特征	潜伏期	传染途径	慢性肝炎转变率
HAV	单链RNA	2～6周	消化道	无
HBV	双链DNA	4～26周	血管、密切接触、垂直传播	5%～10%
HCV	单链RNA	2～26周	同上	>70%
HDV	缺陷性RNA	4～7周	同上	共同感染<5%；重叠感染80%
HEV	单链RNA	2～8周	消化道	无
HGV	单链RNA	不详	输血、注射	无

【病因及发病机制】

各型肝炎病毒所引起的肝损害的机制不尽相同。

1. 甲型肝炎病毒(HAV)　甲型肝炎病毒主要通过消化道感染，其潜伏期短，可散发也可造成流行。一般认为HAV引起的肝细胞损伤，主要是通过细胞免疫机制导致的，而非病毒直接损伤引起。甲型病毒性肝炎一般不引起携带者状态，也不会转为慢性肝炎。通常急性起病，大多数可以痊愈。

2. 乙型肝炎病毒(HBV)　完整的乙肝病毒呈球形，由双层蛋白衣壳和环状双链DNA结构组成。乙型肝炎病毒具有HBsAg、HBcAg、HBeAg 3种抗原，除了HBcAg外，均可在血液中找到相应抗体。感染HBV的肝细胞激活机体的免疫系统尤其是$CD8^+$ T淋巴细胞，通过识别及杀伤作用，导致肝细胞发生变性、坏死和凋亡。乙型肝炎病毒是导致中国病毒性肝炎的主要致病原，可通过血液、吸毒、密切接触及母婴垂直传播等多种方式引起易感人群感染。患者既可以表现为无症状携带者状态，也可以发生急性肝炎、慢性肝炎、肝硬化，甚至导致肝细胞肝癌的发生。

3. 丙型肝炎病毒(HCV)　其传播途径主要为输血或注射。丙型肝炎病毒感染者慢性化率比较高，约有70%以上急性肝炎患者可演变为慢性肝炎。其中20%可进展为肝硬化。部分患者可发生肝细胞肝癌。

4. 丁型肝炎病毒(HDV)　丁型肝炎病毒为缺陷性病毒，其复制必须依赖于 HBV 病毒的复合感染。重叠感染者约 80%可转为慢性肝炎。

5. 戊型肝炎病毒(HEV)　戊型肝炎病毒主要通过消化道传播，易在雨季和洪水过后流行，多感染 35 岁以上的中、老年人。戊型肝炎病毒一般不存在携带者状态，也不会引起慢性肝炎。大多数患者预后良好，但妊娠期感染 HEV 可以引起重型肝炎，其病死率可达 20%。

6. 庚型肝炎病毒(HGV)　HGV 感染多发生于透析的病人，主要通过血道传播，也可以经性传播。部分病人可以表现为慢性肝炎。

【基本病理变化】

各型病毒性肝炎的病变基本相同，都是以肝细胞的变性、坏死和凋亡为主，同时伴有不同程度的炎细胞浸润、肝细胞再生和纤维组织增生的变质性炎。

> **要点提示**　HBV 不仅引起病毒性肝炎、肝硬化，也与肝细胞肝癌的发生密切相关。

(一)肝细胞变性、坏死

1. 肝细胞变性

(1)细胞水肿：病毒性肝炎中最常见的病变，是由于肝细胞损伤后胞质内水分增多引起，多呈弥漫性分布。镜下，见肝细胞肿大，胞质疏松呈半透明网状，称为胞质疏松化。细胞水肿进一步发展，肝细胞肿胀呈球形，胞质几乎完全透明，称为气球样变。

(2)嗜酸性变：一般仅累及单个或几个肝细胞，散在于肝小叶内。由于肝细胞水分脱失，镜下可见肝细胞体积缩小，嗜酸性增强，胞质浓缩红染。细胞核染色也变深(图 8-3)。

(3)脂肪变：肝细胞胞质内可见到小脂肪滴，常见于急性丙型肝炎时。

2. 肝细胞坏死

(1)嗜酸性坏死：由嗜酸性变发展而来，仅累及单个或几个肝细胞。镜下可见肝细胞核浓缩消失，胞质进一步浓缩成深红色的圆形小体，称为嗜酸性小体，也称为凋亡小体。是肝细胞凋亡的典型形态特征。

(2)溶解坏死：由严重肝细胞水肿发展而来。根据肝细胞坏死范围及分布特点，可分为以下 4 种。

点状坏死(spotty necrosis)：肝小叶内散在单个或数个肝细胞坏死称为点状坏死，常见于急性普通型肝炎(图 8-4)。

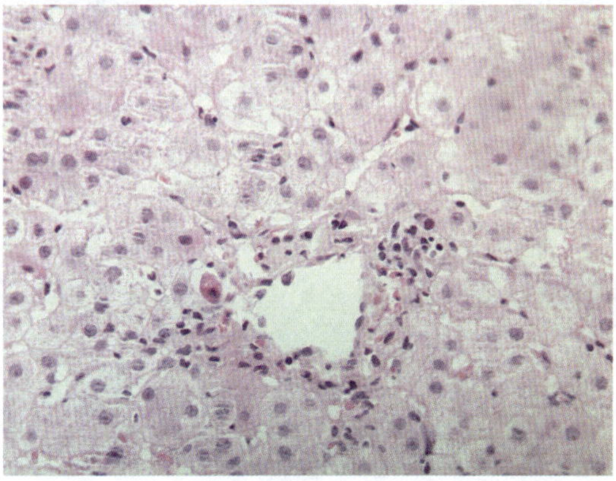

图 8-3　嗜酸性变(HE 染色，×400)

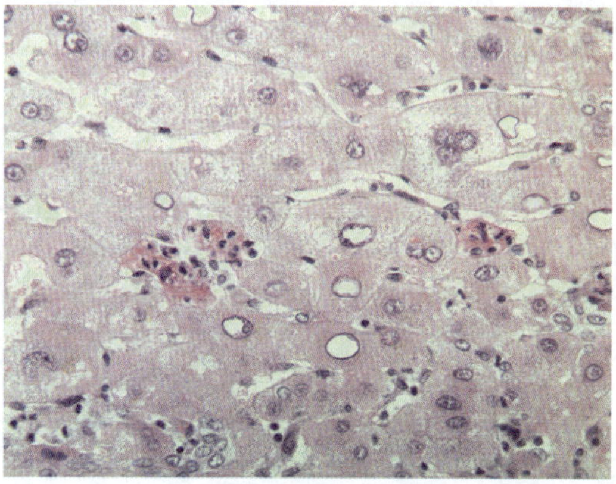

图 8-4　肝细胞点状坏死(HE 染色，×400)

碎片状坏死(piecemeal necrosis):肝小叶的界板区肝细胞灶性坏死称为碎片状坏死，常见于慢性肝炎。

桥接坏死(bridging necrosis):是指横贯肝小叶中央静脉与汇管区之间，或两个汇管区之间，或两个中央静脉之间的桥状坏死。坏死处常伴有炎细胞浸润及纤维组织增生，后期可形成纤维间隔而导致肝小叶的分隔。常见于中度或重度慢性肝炎。

亚大片坏死和大片坏死:肝细胞发生大范围坏死，坏死区常以中央静脉为中心向外周扩展。当坏死范围几乎累及整个肝小叶时称为大片坏死，若仍有部分肝细胞残留时称为亚大片坏死。常见于重型病毒性肝炎。

(二)炎细胞浸润

肝炎时在汇管区或肝小叶内肝细胞坏死区常有不同程度的炎细胞浸润，浸润的炎细胞主要是淋巴细胞和单核巨噬细胞，有时还可形成淋巴滤泡样改变。

(三)肝细胞再生

肝细胞坏死后，邻近的肝细胞可通过直接或间接分裂而再生修复。再生的肝细胞体积较大，核大而染色较深，有的可有双核。再生的肝细胞可沿着原有的网状支架呈放射状排列，形成完全性再生。但当肝细胞坏死严重导致网状支架塌陷时，再生的肝细胞排列紊乱，称为结节性再生。

(四)间质反应性增生和小胆管增生

增生的 Kupffer 细胞脱入窦内成为游走的吞噬细胞，参与炎细胞浸润。间叶细胞及成纤维细胞的增生，可分隔肝小叶甚至导致肝硬化发生。在汇管区或肝细胞坏死灶内，还可见到小胆管增生。

【临床病理类型】

根据病情轻重，病毒性肝炎可以分为普通型肝炎和重型肝炎两大类。根据病程长短，普通型肝炎进一步分为急性和慢性普通型肝炎；重型肝炎分为急性和亚急性重型肝炎。

> **要点提示** 病毒性肝炎是以肝细胞变性、坏死为主的一种变质性炎。

(一)普通型肝炎

1. 急性普通型肝炎　最常见。根据患者黄疸情况，而分为黄疸型和无黄疸型两种类型。我国以无黄疸型急性普通型肝炎居多，且多由乙型肝炎病毒引起。黄疸型肝炎病变稍重，病程较短，多见于甲型、丁型和戊型肝炎。黄疸型与无黄疸型肝炎病变基本相同。

【病理变化】

肉眼观，肝体积增大，质软，表面光滑，包膜紧张。镜下，大量肝细胞变性，以胞质疏松化和气球样变最常见。肝小叶内可见有散在的点状坏死，嗜酸性变及嗜酸性小体偶见。汇管区及肝小叶内有轻度炎细胞浸润。黄疸型者坏死稍重，毛细胆管内常有淤胆和胆栓形成。由于肝小叶结构基本完整，故再生的肝细胞可完全恢复原来结构和功能(图 8-5)。

【临床病理联系】

由于肝细胞发生弥漫性的细胞水肿，使肝体积增大，包膜紧张，引起患者肝增大及肝区压痛。肝细胞损伤导致肝功能异常，血清中谷丙转氨酶(ALT)等转氨酶升高。病情严重者可引起黄疸。

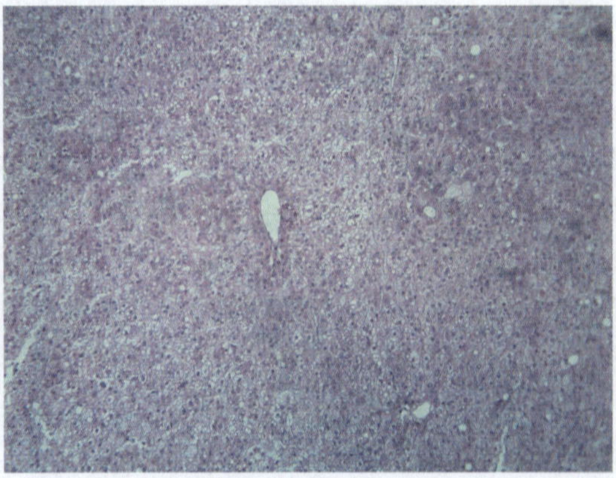

图 8-5　急性普通型肝炎(HE 染色，×100)

【结局】

急性普通型肝炎患者大多在 6 个月内痊愈。但是有 5%～10%乙型肝炎及 70%丙型肝炎可发展为慢性肝炎。极少数者还可以恶化为重型肝炎。

2. 慢性普通型肝炎　病毒性肝炎病程持续在半年以上者称为慢性肝炎。常由于治疗不当、营养不良、服用肝损害的药物等因素引起。乙型、丙型及丁型肝炎均可引起慢性普通型肝炎，其中以 HBV 感染最多见。

(1)轻度慢性肝炎：肝细胞以点灶状坏死为主，偶见轻度碎片状坏死，汇管区慢性炎细胞浸润，周围有少量纤维组织增生。肝小叶结构完整。

(2)中度慢性肝炎：肝细胞坏死明显，有中度碎片状坏死和特征性的桥接坏死。小叶内有纤维间隔形成，但肝小叶结构大部分保存。

(3)重度慢性肝炎：肝细胞坏死重且广泛，有重度碎片状坏死和大范围的桥接坏死。坏死区肝细胞不规则再生及多数纤维间隔形成，导致肝小叶结构分隔，晚期可转化为肝硬化。

毛玻璃样肝细胞：多见于 HBsAg 携带者及慢性肝炎患者的肝组织。镜下，见肝细胞体积稍大，胞质内充满嗜酸性细颗粒状物质，不透明似毛玻璃样故称毛玻璃样肝细胞。免疫组化染色呈 HBsAg 阳性反应。电镜下，可见肝细胞滑面内质网增生，内有大量 HBsAg 颗粒。

(二)重型病毒性肝炎

本型病情严重。根据起病急缓及病变程度，可分为急性重型和亚急性重型两种。

急性重型肝炎

少见。起病急骤，病程短，大多 10d 左右，病变严重，死亡率高。临床上又称为暴发型或电击型肝炎。

【病理变化】

肉眼观，肝体积显著缩小，尤以左叶为甚，重量减至 600～800g，质地柔软，表面被膜皱缩。切面呈黄色或红褐色，部分区域呈红黄相间的斑纹状，故又称急性黄色肝萎缩或急性红色肝萎缩。镜下，见肝细胞出现弥漫性大片坏死，从肝小叶中央开始并迅速向四周扩展，仅肝小叶周边部残留少量变性的肝细胞。肝细胞坏死溶解后仅残留网状支架，数日后网状支架塌陷，周围残留的肝细胞再生现象不明显。肝血窦明显扩张充血、出血，Kupffer 细胞增生肥大，吞噬活跃。肝小叶内及汇管区大量淋巴细胞和巨噬细胞浸润(图 8-6)。

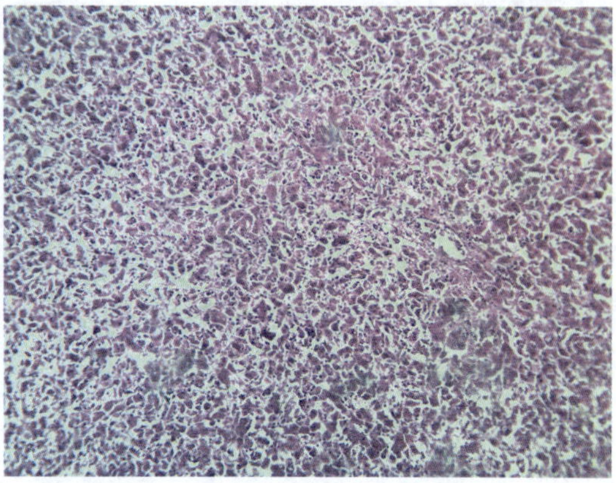

图 8-6　急性重型肝炎(HE 染色，×100)

【临床病理联系】

由于大量肝细胞的迅速溶解坏死，可导致：

①胆红素大量入血而引起黄疸(肝细胞性黄疸);②凝血因子合成障碍导致出血倾向;③肝功能衰竭引起肝性脑病、肝肾综合征。

【结局】

急性重型肝炎大多在短期内死亡,其死亡原因主要为肝功能衰竭(肝性脑病),其次为消化道大出血、肾衰竭和DIC。少数患者如能度过急性期,可发展为亚急性重型肝炎。

亚急性重型肝炎

亚急性重型肝炎起病较慢,病程较长,可达数周至数月。多数是由急性重型肝炎迁延而来,少数病例可能由急性普通型肝炎恶化而来。

【病理变化】

肉眼观,肝体积缩小,表面包膜皱缩不平,质地软硬程度不一,部分区域呈大小不一的结节状。切面见坏死区呈红褐色或土黄色,再生的结节因胆汁淤积而呈现黄绿色。

> **要点提示** 重度慢性肝炎、亚急性重型肝炎晚期可进展为肝硬化。

镜下,既有肝细胞大片坏死又有肝细胞结节状再生为本病病变特点。由于坏死区网状纤维支架塌陷和胶原纤维化,致使再生的肝细胞不能沿原有的支架呈放射状排列,再生的肝细胞排列紊乱呈不规则结节状,失去原有小叶的结构和功能。小叶内外有明显的炎细胞浸润。小叶周边部常有小胆管及纤维组织增生。

【结局】

此型肝炎如及时治疗有停止进展和治愈的可能。多数患者可逐渐进展为坏死后性肝硬化。

第七节 酒精性肝病

> **学习要求**
>
> 了解酒精性肝病的病因和发病机制,掌握其病理变化特点。

酒精性肝病(alcoholic liver disease)是由于长期大量饮酒所致的为慢性肝疾病。初期通常表现为脂肪肝,进而发展为酒精性肝炎和肝硬化。本病在欧美国家多见,近年我国的发病率也有上升。

【病因及发病机制】

肝是酒精代谢的主要场所。乙醇对肝细胞的损伤作用尚未完全阐明,可能涉及以下多种机制:乙醇的中间代谢产物乙醛及自由基,均可损伤肝细胞的膜系统,影响肝细胞的功能;乙醇代谢过程中消耗NAD而使NADH增加,$NADH/NAD^+$比值增高,引起脂肪酸代谢紊乱,引起高脂血症和脂肪肝;刺激贮脂细胞产生胶原,引起酒精性肝硬化。

【病理变化】

慢性酒精中毒主要引起肝的3种损伤,即酒精性脂肪肝、酒精性肝炎和酒精性肝硬化。三者可单独出现,也可同时并存或先后移行。

1. 酒精性脂肪肝 最常见。肉眼观,肝大质软,黄色,表面光滑。镜下,肝细胞发生脂肪变性，当肝细胞内含有相当大的脂滴时，可将胞核推挤到细胞一侧，肝细胞肿大变圆。肝小叶中央区受累明显，可向周围弥漫性进展。肝细胞无坏死和炎症反应，肝小叶完整。单纯脂肪肝，患者常没有临床症状。

2. 酒精性肝炎(alcoholic hepatitis) 患者常有临床症状。镜下主要表现为3种病变：肝细胞脂肪变性、酒精性透明小体(Mallory小体)、灶状肝细胞坏死伴中性粒细胞浸润。

3. 酒精性肝硬化(alcoholic cirrhosis) 一般认为此种肝硬化是由脂肪肝和酒精性肝炎进展而来。肝细胞坏死引起广泛的纤维化，纤维化条索相互连接导致肝小叶结构被分割破坏，肝细胞结节状再生形成假小叶，称为酒精性肝硬化。大体为小结节性肝硬化。

要点提示 慢性酒精中毒可引起酒精性脂肪肝、酒精性肝炎和酒精性肝硬化3种病变。

第八节 肝硬化

学习要求

了解肝硬化的病因和发病机制，熟悉肝硬化概念和常见类型，掌握肝硬化的病变及临床病理联系。

肝硬化(liver cirrhosis)是一种常见病。各种原因引起慢性肝病发展到晚期阶段，由于肝细胞弥漫性变性坏死、纤维组织增生和肝细胞结节状再生反复交错进行，使肝小叶正常结构和血液循环途径逐渐被改建，导致肝变形、变硬而形成肝硬化。患者早期无明显症状，后期则出现不同程度的门静脉高压和肝功能障碍的临床表现。

肝硬化可以由多种原因引起，依据病因不同，可分为病毒性、酒精性、胆汁性、淤血性、寄生虫性等多种类型。国际上按形态学将肝硬化分为小结节型、大结节型、大小结节混合型及不全分隔型四种类型。我国常用的是结合病因、病变特点和临床表现的综合分类方法。其中门脉性肝硬化最常见，其次为坏死后性肝硬化，其他类型较少。

一、门脉性肝硬化

门脉性肝硬化是最常见的一种肝硬化，相当于国际形态学分类中的小结节性肝硬化，临床上以门静脉压力增高为主要临床表现。

【病因及发病机制】

在我国，病毒性肝炎，尤其HBV和HCV是引起肝硬化的主要原因，其中大部分发展为门脉性肝硬化。在欧美国家，长期酗酒引起的酒精性肝硬化是引起肝硬化的重要因素。其他如营养不良、四氯化碳中毒等多种因素长期作用均可引起门脉性肝硬化。

以上多种因素导致肝细胞弥漫性坏死、网状纤维支架塌陷，后期再生的肝细胞结节排列紊乱，进行性纤维化及假小叶形成使肝内血液循环改建，导致门静脉高压和肝功能障碍。肝纤维化是肝硬化发生的重要机制。增多的胶原纤维主要有两种来源：一是肝小叶内部，肝细胞坏死后网状支架塌陷胶原化，窦周隙的贮脂细胞增生活跃，转化为成纤维母细胞分泌胶原纤维；其二汇管区的成纤维细胞增生形成纤维条索，向肝小叶内伸展，分隔包绕再生的肝细胞团，形成假小叶。如果继续进展，纤维间隔互相连接使肝小叶结构和血液循环改建而形成肝硬化。

【病理变化】

肉眼观，早期肝体积正常或略增大，重量增加，质地正常或稍硬。后期肝体积逐渐缩小，重量减轻，肝硬度增加，表面呈弥漫性小结节状。结节大小相仿，直径多在0.15～0.5cm，一般不超过1cm。切面见圆形小结节结构，周围为灰白色纤维组织条索包绕。

镜下，正常肝小叶结构破坏，被假小叶所取代。假小叶是由广泛增生的纤维组织将肝小叶分割包绕成大小不等、圆形或椭圆形肝细胞团。假小叶内肝细胞排列紊乱，中央静脉缺如、偏位或有两个以上。假小叶内也可见到变性、坏死及再生的肝细胞。再生的肝细胞体积较大，核大染色较深，常有双核；包绕假小叶的纤维间隔宽窄比较一致，内有多少不等的淋巴细胞和单核巨噬细胞浸润，并可见到小胆管增生和假胆管形成（图8-7）。

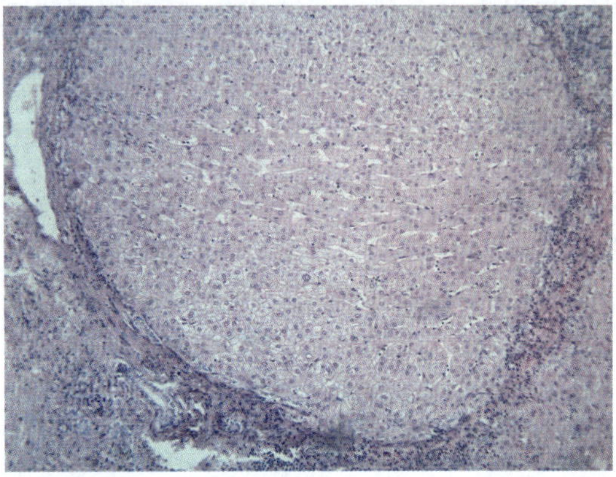

图8-7　肝硬化（HE染色，×100）

> **要点提示**　肝硬化是以假小叶形成、弥漫性纤维化为主要病变的慢性肝病。

【临床病理联系】

1. 门静脉高压症　正常门静脉压力为13～24cmH_2O，门静脉高压症时，压力大都增至30～50cmH_2O。门静脉高压症主要由肝硬化时肝内血液循环被改建造成的，其可能机制有：①窦性阻塞。由于肝内广泛的结缔组织增生，肝血窦闭塞或窦周纤维化，使门静脉循环受阻；②窦后性阻塞。假小叶及纤维结缔组织压迫小叶下静脉，使肝窦内血液流出受阻，进而阻碍门静脉血液流入肝血窦；③窦前性阻塞。肝动脉小分支与门静脉小分支在汇入肝窦前形成异常吻合，使高压力的动脉血流入门静脉。

由于胃、肠、脾等多个器官的静脉血均回流入门静脉，故门静脉压力升高后，静脉回流受阻，患者出现一系列的症状和体征。

（1）慢性淤血性脾大、脾亢：70%～85%肝硬化患者会出现脾大。肉眼观，脾大，重量多在500g以下，少数可达800～1000g。质地变硬，包膜增厚，切面呈褐红色。镜下，见脾窦扩张，窦内皮细胞增生、肿大，脾小体萎缩。红髓内有含铁血黄素沉着及纤维组织增生，形成黄褐色的含铁结节。脾大可引起脾功能亢进，表现为外周血细胞，尤其是白细胞和血小板数量减少。

（2）腹水：肝硬化腹水是门静脉高压和肝功能障碍共同作用的结果，是肝硬化失代偿期最突出的临床表现。肝硬化腹水为淡黄色、透明的漏出液，量较大时可致腹部明显膨隆。腹水形成原因主要有：①门静脉高压使门静脉系统的毛细血管流体静压升高，液体漏出腹腔；②肝功能障碍，导致低蛋白血症，使血浆胶体渗透压降低；③肝功能障碍，使醛固酮、抗利尿素灭活减少，继发性醛固酮分泌增多，导致钠、水潴留。

（3）侧支循环形成：门静脉压力升高，导致门静脉与腔静脉系统之间的侧支循环大量开放，扩张扭曲形成静脉曲张。常见的侧支循环有①胃底和食管下段静脉丛曲张：门静脉经→胃冠状静脉→食管静脉丛→奇静脉→上腔静脉，常导致胃底、食管下段静脉丛曲张。曲张静脉丛破裂可引起上消化道大出血导致患者死亡。因而预防和控制食管、胃底静脉曲张破裂出血是外科治疗门静脉高压症的主要目的。②直肠静脉丛曲张：门静脉→肠系膜下静脉→直肠静脉丛→髂内静脉→下腔静脉。直肠静脉丛曲张形成痔，破裂常发生便血，长期便血可引起贫血。③脐周及腹壁静脉曲张：门静脉→附脐静脉→脐周静脉网→腹壁上、下静脉→上、下腔静脉。脐周及腹壁静脉曲张，形成“海蛇头”(caput medusae)现象。

(4)胃肠淤血、水肿：门静脉压力增加，胃肠道静脉回流受阻，胃、肠壁淤血水肿，胃黏膜防御屏障破坏，形成门静脉高压性胃病。

> **要点提示**　侧支循环形成使部分门静脉血液绕过肝脏，没有进行代谢直接进入体循环。

2. 肝功能障碍　在肝细胞长期、反复受损及肝纤维化等多种因素作用下，肝功能发生进行性障碍，其临床表现主要为：

(1)蛋白质合成障碍：肝细胞受损使白蛋白的合成减少，同时由于从胃肠道吸收的一些抗原性物质没有经过肝细胞代谢直接进入体循环，刺激免疫系统合成球蛋白增多，故出现血浆白蛋白与球蛋白比值降低甚至倒置现象。

(2)出血倾向：由于肝细胞合成的凝血因子减少，再加上脾功能亢进使血小板破坏过多，患者出现鼻出血、牙龈出血、皮肤紫癜及女性月经过多等出血倾向。

(3)对激素的灭活作用减弱：由于雌激素灭活障碍，导致体内雌激素水平升高，体表小动脉末梢扩张形成蜘蛛痣和肝掌。男性患者可出现睾丸萎缩、乳腺发育；女性患者出现月经不调，不孕等。

(4)胆色素代谢障碍：因肝细胞坏死及肝内胆管胆汁淤积而出现肝细胞性黄疸，多见于肝硬化晚期。

(5)肝性脑病(肝昏迷)：肝硬化时侧支循环形成，大量门静脉血绕过肝直接进入体循环，是肝性脑病发生的主要机制。肝性脑病是肝硬化最严重的后果，是导致肝硬化患者死亡的最常见原因。患者早期表现为性格行为的改变，后期出现意识障碍和昏迷。

二、坏死后性肝硬化

坏死后性肝硬化(postnecrotic cirrhosis)，属于大结节型、大小结节混合型肝硬化，是在肝细胞发生大片坏死的基础上形成的。

【病因及发病机制】

1. 病毒性肝炎　多由亚急性重型肝炎迁延而来。此外，慢性肝炎反复发作并且坏死严重时，也可发展为坏死后性肝硬化。

2. 药物及化学物质中毒　某些药物或化学物质可引起肝细胞弥漫性中毒性坏死，继而出现结节状再生而发展为坏死后性肝硬化。

【病理变化】

肉眼观，肝体积缩小，重量减轻，质地变硬。与门脉性肝硬化不同之处在于肝变形明显，肝左叶明显萎缩，结节大小不一，直径在 0.5～1cm，最大结节直径可达 6cm。切面见结节周围的纤维间隔明显增宽，并且厚薄不均。

镜下，正常肝小叶结构消失，取而代之的是大、小不等的假小叶。较大的假小叶内有时可见数个肝小叶或汇管区集中现象。假小叶内肝细胞常有不同程度的变性、坏死和胆色素沉着。

假小叶间的纤维间隔较宽，且厚薄不均，其内有较多的炎细胞浸润及小胆管增生。

【结局】

坏死后性肝硬化因肝细胞坏死较严重，病程较短，因而肝功能障碍较门脉性肝硬化重而且出现较早，但门静脉高压症表现较轻。坏死后性肝硬化患者可发生原发性肝细胞肝癌，其癌变率比门脉性肝硬化高。

三、胆汁性肝硬化

胆汁性肝硬化(biliary cirrhosis)是由于胆道阻塞，胆汁淤积而引起的肝硬化，临床上较少见。根据病因不同，可分为原发性与继发性两种。

(一)原发性胆汁性肝硬化

多见于中年女性，在我国很少见。本病病因不明，可能是一种自身免疫性疾病，在90%以上患者血液中存在自身抗体——抗线粒体抗体AMA阳性。

【病理变化】

肉眼观，早期肝肿大呈墨绿色，硬度中等，表面平滑或细颗粒状，属于不全分隔型。镜下，早期表现为小叶间胆管的慢性非化脓性炎症，小叶间胆管上皮发生空泡样变，汇管区扩大，淋巴细胞、浆细胞等浸润，淋巴滤泡形成。继而小胆管增生及肉芽肿形成，出现淤胆现象。后期肝细胞局灶状坏死，汇管区纤维组织增生向肝小叶内延伸，假小叶呈不完全分隔型，最终发展成肝硬化。

【临床病理联系】

本病多见于中年女性，因胆汁刺激，其最常见的首发症状是乏力和皮肤瘙痒。长期肝内胆汁淤积不仅引起黄疸和肝大，还影响脂肪的消化吸收，病人出现高脂血症和皮肤黄瘤，黄瘤为黄色扁平斑块，常见于眼睑内眦和后发际。此外患者还可出现皮肤粗糙和夜盲症(维生素A缺乏)，骨软化和骨质疏松(维生素D缺乏)，出血倾向(维生素K缺乏)等。

(二)继发性胆汁性肝硬化

> **要点提示** 原发性胆汁性肝硬化是由非化脓性胆管炎引起的慢性肝内胆汁淤积性疾病。

继发性胆汁性肝硬化与长期肝外胆管阻塞和胆道上行性感染有关。儿童先天性肝外胆道闭锁6个月以上即可引起此型肝硬化。

【病理变化】

肉眼观，肝缩小不明显，表面平滑，质地较硬，常被胆汁染成深绿或绿褐色。镜下，肝细胞内明显淤胆因而变性坏死，坏死肝细胞肿大，胞质疏松呈网状，核消失，称为网状或羽毛状坏死。坏死区胆管破裂，胆汁外溢，形成“胆汁湖”。假小叶周围结缔组织的分隔包绕不完全。

第九节　胆囊炎与胆石病

学习要求

了解胆囊炎和胆石症的病因和发病机制，熟悉其病理变化及胆石的种类和特点。

一、胆囊炎和胆管炎

胆道炎症主要累及胆囊者称为胆囊炎(cholecystitis),主要累及胆管者称为胆管炎(cholangitis)。两者病因、发病机制以及病理变化大致相同,多是在胆汁淤积的基础上继发细菌如大肠埃希菌感染所致,多由胆石症引起。可分为急性和慢性两种类型。

【病理变化】

1. *急性胆管炎和胆囊炎* 主要表现为急性化脓性炎症。肉眼观,胆囊肿大、表面血管扩张充血,浆膜面有灰白或灰黄色的脓性渗出物覆盖,腔内可有结石。镜下,早期见黏膜充血水肿,中性粒细胞浸润,黏膜上皮细胞坏死脱落,形成糜烂或溃疡。随着病情进展,当中性粒细胞弥漫胆囊壁全层时,进展为蜂窝织炎性胆囊炎。如此时胆囊管阻塞,可以引起胆囊积脓。若胆囊内压力继续升高,胆囊壁血液循环障碍时,可形成坏疽性胆囊炎,甚至穿孔引起胆汁性腹膜炎。急性胆囊炎患者常有右上腹部疼痛,Murphy 征阳性。

2. *慢性胆管炎和胆囊炎* 多由急性者反复发作迁延而来。此时胆囊和胆管黏膜多发生萎缩,壁增厚纤维化。镜下,见黏膜变薄,腺体萎缩减少,各层组织中均有慢性炎细胞浸润并伴有明显纤维化。

二、胆石症

在胆道系统中,胆汁的某些成分(胆色素、胆固醇、黏液物质及钙等)可以在各种因素作用下析出、凝集而形成结石。发生于各级胆管内的结石称胆管结石,发生于胆囊内的结石称胆囊结石,二者统称胆石症(cholelithiasis)。胆汁理化状态的改变、胆汁淤滞和感染等因素均可以促进胆石形成。

【胆石的种类和特点】

按胆石组成成分可分为胆色素结石、胆固醇结石和混合性结石 3 种类型。我国以胆色素结石多见。胆固醇结石多见于西方国家。

1. *胆色素结石* 分为两种,一种是无胆汁酸、无细菌、黑色胆色素结石,质硬,多存在于胆囊内;另一种为有胆汁酸、有细菌、棕色胆色素构成的结石,质软易碎,多见于胆管内。

2. *胆固醇性胆石* 多位于胆囊内,黄色,形状大小不一,质硬,表面光滑,剖面呈放射状条纹样,X 线检查多不显影。

3. *混合性结石* 由胆色素、胆固醇、钙盐等多种成分混合组成。

> **要点提示** 胆囊炎、胆管炎多由胆石症引起,在胆汁淤积基础上常伴有革兰阴性菌感染。

第十节 胰腺炎

学习要求

掌握胰腺炎的病理类型及病变特点;熟悉其临床病理联系。

胰腺炎(pancreatitis)是多种原因引起的胰腺内胰酶被激活,导致胰腺组织发生自身消化而形成的炎性疾病。

一、急性胰腺炎

胆石症是其最常见病因。急性胰腺炎病情轻重不等,轻者以胰腺水肿为主,称为急性水肿性胰腺炎;重者胰腺发生出血坏死,称为急性出血性胰腺炎。本病好见于中年男性,多在暴饮暴食、饮酒后发生,表现为突然发作的上腹部剧烈疼痛并向腰背部放射。

【病理变化】

1. 急性水肿性胰腺炎　较多见,病变多局限在胰尾。病变的胰腺肿大变硬,胰腺周围有少量的脂肪坏死。镜下,胰腺间质充血水肿,中性粒细胞及单核细胞浸润。可见散在的点状脂肪坏死,胰腺实质无明显坏死和出血。本型预后较好,经治疗后病变常于短期内消退而痊愈。少数病例可转变为急性出血性胰腺炎。

2. 急性出血性胰腺炎　较少见。本型发病急骤,病情危重,病变以广泛的胰腺坏死、出血为特征。肉眼观,胰腺肿大,质软,出血呈暗红色,原有的分叶结构模糊。胰腺、大网膜及肠系膜等处散在浑浊的黄白色斑点状(脂肪被胰腺坏死后释放的酶溶解后,与组织液中的钙离子结合形成不溶性的钙皂)或小块状的脂肪坏死灶。镜下,胰腺组织呈大片凝固性坏死,细胞结构模糊不清,间质小血管壁也有坏死,这是造成胰腺出血的原因。在坏死的胰腺组织周围可见轻度炎细胞浸润。

【临床病理联系】

1. 低血压休克　主要由大量呕吐、出血等原因引起有效血容量不足,激肽类物质致周围血管扩张所致。病人出现四肢厥冷,皮肤呈花斑状等低血压休克表现。

2. 急性腹膜炎　由于胰液外溢可引起急性腹膜炎。患者腹水多为血性,其中淀粉酶明显增高。出血、胰酶及坏死物质流到腹壁下时,病人两侧胁腹部皮肤呈灰蓝色,脐部皮肤青紫。

3. 血和尿中胰酶异常　急性水肿型胰腺炎时,患者血和尿中淀粉酶、脂肪酶含量升高,可助诊断。但是血和尿中淀粉酶水平与急性胰腺炎的病变轻重不一致。急性坏死性胰腺炎时,血和尿中淀粉酶常表现为突然下降。

4. 低钙血症　急性坏死性胰腺炎时,患者常有低血钙(低于 2mmol/L)。急性胰腺炎时由于胰腺 α 细胞受刺激,分泌胰高血糖素,致使甲状腺分泌降钙素,抑制钙自骨质内游离,致使胰腺炎时因钙皂形成而消耗的钙得不到补充,故发生血钙降低。血钙的降低程度与临床严重程度平行,若血钙低于 1.5mmol/L 时提示预后不良。

二、慢性胰腺炎

慢性胰腺炎是由于急性胰腺炎反复发作造成的一种胰腺慢性进行性破坏的疾病。患者常伴有胆道系统疾患,有时并发糖尿病。慢性酒精中毒时也常引起本病。

> **要点提示**　急性出血性胰腺炎属于液化性坏死,在胰腺及其周围可见到钙皂形成。

【病理变化】

肉眼观,胰腺呈结节状萎缩,质较硬。切面可见胰腺弥漫性纤维组织化,胰管多发性狭窄和囊性扩张,管内有结石形成。胰管阻塞区可见灶状坏死,坏死组织液化后,被纤维组织包围形成假囊肿。镜下,可见胰腺组织广泛纤维化,腺泡和胰腺组织萎缩、消失，间质有淋巴细胞、浆细胞浸润。

第十一节　消化系统常见肿瘤

学习要求

了解消化系统常见肿瘤的病因和发病机制，熟悉其病变类型及特点。

一、食管癌

食管癌(carcinoma of esophagus)是食管黏膜上皮或腺体发生的恶性肿瘤。发病年龄以40 岁以上男性发病较多，我国食管癌高发区为：太行山区、苏北地区、大别山区、川北地区、潮汕地区。患者早期常缺乏明显症状，中、晚期以进行性吞咽困难为主要临床表现。

【病因和发病机制】

食管癌的病因目前尚不清楚，可能与环境因素、饮食刺激、营养因素、遗传因素和病毒感染等因素有关。我国高发区地质土壤中缺钼，饮水和粮食中硝酸盐、亚硝酸盐和二级胺含量明显增多，导致致癌物亚硝胺合成增多，被认为是引起食管癌的重要因素。食物中缺维生素 B_2、维生素 A 及锌可能是诱发因素。饮食过热、饮酒及吸烟所引起食管上皮的损伤与食管癌发生相关。近年来，人乳头状瘤病毒(HPV)与食管癌的关系引起关注，病毒基因整合入宿主细胞基因组，有可能活化癌基因引起肿瘤发生。

【病理变化】

食管癌好发于食管中段，下段次之、上段较少。可分为早期癌和中晚期癌。

1. 早期食管癌　病变较局限，仅累及黏膜层或黏膜下层，未侵及肌层，无淋巴结转移。临床症状不明显，易被忽视。

肉眼观，可分为 4 型：①隐伏型；②糜烂型；③斑块型；④乳头型。其中以斑块型最多见。隐伏型是食管癌最早期的表现，多为原位癌。

镜下，绝大部分为鳞状细胞癌。

2. 中、晚期食管癌　临床症状明显，患者多以进行性吞咽困难为主要临床表现。根据肉眼形态特点，可分以下 4 种类型：

(1)髓质型：最多见，癌组织在食管壁内浸润性生长，累及食管全周或大部分，管壁增厚，管腔变小。切面，癌组织质地柔软，似脑髓，色灰白。恶性程度最高。

(2)蕈伞型：癌组织呈扁圆形肿块，向食管腔内突起，边缘外翻如蕈伞状。表面常有溃疡，属于高分化癌，预后较好。

(3)溃疡型：肿瘤表面溃疡较深，常深达肌层，底部凹凸不平。出血、坏死及转移较早，而发生梗阻较晚。

(4)缩窄型：多累及食管全周呈环状生长，因有明显的纤维组织增生，故肿瘤质硬，局部呈向心性环状收缩，在环状狭窄上端的食管则明显扩张。本型出现梗阻较早。

镜下，组织学类型：鳞状细胞癌最常见，约占 90%。腺癌次之，大部分腺癌来自贲门，由 Barrett 食管恶变而来，少数来自食管黏膜下腺体。偶见腺棘皮癌、燕麦小细胞癌等类型。

【扩散和转移】

1. 直接蔓延　早期食管癌以壁内扩散为主，后期可侵犯其邻近组织器官。

2. 淋巴道转移　常见的转移途径，并循淋巴引流途径转移。上段癌可转移至食管旁、颈部及上纵隔淋巴结；中段癌可转移至食管旁、肺门淋巴结；下段癌可转移至食管旁、贲门旁、腹腔上部淋巴结。

3. 血道转移　为晚期转移方式，常转移至肝、肺等处。

> **要点提示**　食管癌多发生于食管中段，其缩窄型最易出现进食梗阻。

【临床病理联系】

早期食管癌症状不明显，可表现为胸骨后疼痛、咽下梗噎感、异物感等不适症状。中、晚期患者由于肿瘤不断的浸润性生长，使管腔狭窄，患者出现进行性吞咽困难。如累及相邻组织、器官可出现相应表现，如压迫喉返神经出现声音嘶哑，侵及气管或支气管出现呛咳、呼吸困难等。

二、胃　癌

胃癌(gastric carcinoma)是胃黏膜上皮或腺上皮发生的恶性肿瘤。好发于40－60岁，男多于女，以胃窦部小弯侧多见。

【病因及发病机制】

胃癌的确切病因尚不明确，可能与下述因素有关：

1. 环境和饮食因素　胃癌的发生有明显的地域性差别，我国西北部、东部沿海地区发病率明显比南方高。长期食用盐腌、熏烤、真菌感染食物、缺乏新鲜蔬菜与水果等因素均与胃癌发病有关。吸烟者胃癌发病率也较高。

2. 幽门螺杆菌感染　H. pylori感染是引发胃癌的主要因素之一。H. pylori引起的慢性炎症使黏膜上皮细胞高度增殖，而且还可以使硝酸盐还原为亚硝酸盐及亚硝胺，从而导致胃癌的发生。

3. 癌前疾病(病变)　慢性萎缩性胃炎、胃溃疡、胃息肉及胃大部切除术后残胃炎，这4种癌前疾病常伴有不同程度的慢性炎症、肠上皮化生及非典型增生现象，随着时间推移，在反复损伤和再生过程中有转变为胃癌的可能。

> **要点提示**　胃癌的癌前疾病(病变)有慢性萎缩性胃炎、胃溃疡、胃息肉、残胃炎4种。

【病理变化】

胃癌好发于胃窦部、胃小弯及前后壁，其次贲门部。依据癌组织侵及深度，将其分为早期胃癌和进展期胃癌。

1. 早期胃癌　癌组织仅限于黏膜层或黏膜下层者均称为早期胃癌，不论范围大小及有无淋巴结转移。早期胃癌中病变直径＜0.5cm者，称为微小癌。直径0.6～1.0cm者称为小胃癌。内镜取活检为癌，但手术切除标本经连续性切片均未发现癌者，称为一点癌。早期胃癌术后5年生存率可达到80%以上。

早期胃癌大体可分3种类型：

(1)隆起型：肿瘤隆起如息肉状，高出黏膜突向胃腔。

(2)表浅型：肿瘤呈扁平状，稍隆起于黏膜表面。

(3)凹陷型：肿瘤有明显凹陷或溃疡。此型多见。

镜下，早期胃癌以原位癌及高分化管状腺癌多见，其次为乳头状腺癌，未分化癌少见。

2. 中晚期胃癌 癌组织浸润肌层或更深者称为进展期胃癌，也称为中晚期胃癌。癌组织浸润越深，预后越差。肉眼观，按照 Borrmann 分型法可分为 4 种类型：

(1)结节型(Ⅰ型)肿瘤向胃腔内生长，隆起明显，基底较宽呈结节状，边界清楚。

(2)溃疡限局型(Ⅱ型)肿瘤有溃疡形成，溃疡边缘明显隆起，癌组织边界清楚而局限，向周围浸润不明显。

(3)溃疡浸润型(Ⅲ型)为最常见的类型。肿瘤有溃疡形成，溃疡边缘部分隆起，部分被破坏，癌组织向底部和周围浸润性生长，边界不清楚。溃疡型胃癌需与慢性消化性胃溃疡鉴别(表 8-4)。

(4)弥漫浸润型(Ⅳ型)癌组织在胃壁各层内弥漫浸润性生长，使胃壁增厚胃腔缩小，黏膜消失，胃壁僵硬状如皮革，称为“革囊胃”(linitis plastica)。多由低分化腺癌或印戒细胞癌引起，恶性程度极高。

胶样癌：当癌细胞分泌大量黏液时，癌组织呈半透明的胶胨状外观，故称为胶样癌。其肉眼形态可表现为上述三型中的任何一种。

镜下，进展期胃癌的组织学类型主要为腺癌，其常见类型有乳头状腺癌、管状腺癌、黏液腺癌、印戒细胞癌。少数病例也可为腺鳞癌或鳞状细胞癌等特殊类型。

表 8-4 胃溃疡与溃疡型胃癌大体形态的鉴别

	消化性胃溃疡	溃疡型胃癌
形状	圆形、椭圆形	呈火山口状、皿状
大小	直径一般＜2cm	直径常＞2cm
深度	较深	较浅
边缘	整齐，不隆起	不整齐，隆起
底部	较平坦，干净	凹凸不平，污秽
周围黏膜	呈放射状集中现象	黏膜皱襞中断，呈结节状肥厚

1965 年，Lauren 根据胃癌的组织结构和生物学行为，将胃癌分为肠型和弥漫型两种类型。其中肠型胃癌常有腺腔状结构，呈局限性生长，多伴有慢性萎缩性胃炎和肠上皮化生，主要发生于老年人，预后较好。而弥漫型胃癌多无腺管状结构，呈弥漫性生长，多见于青年人，预后不良。

【扩散途径】

> **要点提示** 肠型胃癌与慢性萎缩性胃炎和肠化有关。

1. 直接蔓延 癌组织浸润到浆膜层后，可扩散至邻近组织器官。胃窦癌可侵犯十二指肠、大网膜、肝左叶和胰腺等；胃底贲门癌可侵犯食管、肝和大网膜等。

2. 淋巴道转移 为胃癌的主要转移途径。依淋巴回流顺序，首先转移到局部淋巴结，以胃冠状静脉旁和幽门下淋巴结最多见，进一步可转移至腹主动脉旁、肝门处淋巴结而达肝。晚期经胸导管转移至左锁骨上淋巴结，称为 Virchow 淋巴结。

3. 血道转移 晚期发生血道转移。最常经门静脉转移到肝，其次为肺、腹膜和肾上腺。

4. 种植性转移 胃黏液癌浸润至浆膜后，可脱落种植于腹腔和盆腔器官等处。女性常在双侧卵巢形成转移性黏液癌，称为 Krukenberg 瘤。

要点提示 Krukenberg 瘤是胃黏液癌种植性转移于双侧卵巢而形成的。

【临床病理联系】

早期胃癌多无症状。进展期胃癌最早出现的症状是上腹部疼痛。早饱感和呕吐在皮革胃时症状尤为突出。胃癌侵及血管可引起呕血、便血，大便隐血试验持续阳性。贲门癌可导致吞咽困难。幽门癌可引起幽门梗阻。浸透浆膜可穿孔导致弥漫性腹膜炎。转移至肝时可引起右上腹痛、腹水、黄疸等症状。

三、大肠癌

大肠癌(carcinoma of the large intestine)是大肠黏膜上皮和腺体发生的恶性肿瘤，包括结肠癌和直肠癌。

【病因及发病机制】

大肠癌的病因尚未完全清楚，目前认为环境因素和遗传因素与大肠癌的发生密切相关。

1. 环境因素　一般认为高脂肪、高蛋白和低纤维饮食与大肠癌的发生密切相关。低纤维饮食致肠排空延缓，使致癌物与黏膜上皮接触时间长而易使细胞发生转化。

2. 遗传因素　家族性腺瘤性息肉病常有 APC 基因突变；遗传性非息肉病性大肠癌的发生是由于错配修复基因异常引起。

3. 其他　慢性溃疡性结肠炎病变范围越广、病程越长者最易发生癌变。肠血吸虫病、Crohn 病等可通过黏膜上皮异常增生而发生癌变。

【病理变化】

大肠癌多位于直肠(约 50%)和乙状结肠(约 20%)，其余依次为盲肠、升结肠、降结肠和横结肠。肉眼观，大体形态可分为以下 4 型：

1. 隆起型　肿瘤呈息肉状向肠腔内突出，好发于右半结肠，多为分化较高的腺癌。

2. 溃疡型　肿瘤表面形成溃疡，可深达肌层，外形如火山口状。好发于直肠和乙状结肠。

3. 浸润型　肿瘤在肠壁各层浸润性生长，常累及肠管全周致肠壁增厚变硬。若肿瘤中结缔组织增生，使局部肠管管腔明显缩小，形成环状狭窄。好发于直肠和乙状结肠。

4. 胶样型　外观及切面均呈半透明胶胨状，此型预后较差。

左侧大肠癌以浸润型多见，易引起肠腔狭窄，早期出现梗阻症状；右侧大肠癌以隆起型多见，常有右腹部疼痛和腹部包块。

镜下，组织学类型有乳头状或管状腺癌、黏液腺癌、印戒细胞癌、未分化癌、腺鳞癌、鳞癌等。大肠癌以高分化管状腺癌及乳头状腺癌最多见。腺鳞癌、鳞癌多见于直肠肛门附近。

要点提示 大肠癌中，直肠癌最多见，多为浸润型或溃疡型，易引起肠腔狭窄。

【扩散和转移】

1. 局部蔓延　癌侵及浆膜后可蔓延至相邻器官，如前列腺、膀胱、腹膜、子宫等处。

2. 淋巴道转移　为主要的转移途径。大肠癌穿透肌层后，淋巴道转移率明显增加。一般先转移至局部淋巴结，再沿着淋巴引流方向到达远隔淋巴结，偶尔可侵及胸导管而转移到锁骨上淋巴结。

3. 血道转移　晚期癌细胞通过门静脉转移至肝，甚至更远的肺、脑、骨骼等器官。

4. 种植性转移　癌组织穿透肠壁后，脱落至腹腔内形成种植性转移。直肠癌很少发生种植性转移。

【临床病理联系】

早期多无明症状，常仅表现为大便隐血试验阳性。随肿瘤增大，最早期的症状为排便习惯与粪便性状改变，后期出现贫血、消瘦、腹水及恶病质。左、右侧大肠癌临床表现不一，右侧结肠癌以全身症状、贫血和腹部肿块为主要症状；左侧大肠癌则以便血、腹泻、便秘和肠梗阻等症状为主。

四、原发性肝癌

原发性肝癌(primary carcinoma of liver)是由肝细胞或肝内胆管上皮细胞发生的恶性肿瘤，简称肝癌。发病年龄多在中年以上，男多于女。肝癌发病隐匿，早期无临床症状，发现时多已为晚期。广泛应用血中甲胎蛋白(AFP)测定和影像学检查使早期肝癌的检出率明显提高。

【病因及发病机制】

尚不清楚，以下因素可能与肝癌发生有关。

1. 病毒性肝炎　流行病学调查发现肝癌患者 HBsAg 阳性率可达 90%，提示 HBV 与肝癌的发生关系密切，研究也发现 HBV 基因组编码的 HBx 蛋白可通过抑制 p53、激活 MAPK 等多种途径诱导肝癌发生。

2. 肝硬化　肝硬化与肝癌之间有密切关系，肝癌合并肝硬化者占 50%～90%。据统计，一般需经 7 年左右肝硬化可发展为肝癌，其中以坏死后性肝硬化最多见。

3. 真菌及其毒素　黄曲霉菌、青霉菌等都可引起试验性肝癌。其中以黄曲霉素 B1 与肝癌关系最密切。

【病理变化】

肉眼观，分为早期肝癌和晚期肝癌。

1. 早期肝癌(小肝癌)　是指单个癌结节直径＜3cm 或两个结节的直径总和＜3cm 的原发性肝癌。小肝癌多呈球形，与周围组织界限清楚，切面均匀一致，无出血坏死。

2. 晚期肝癌　肝体积明显增大，可达 2000g 以上。大体形态可分为以下 3 型：

(1)巨块型 肿瘤呈圆形，直径常＞5cm，多位于肝右叶。中心部常有出血坏死。瘤体周边常有散在的卫星状瘤结节。

(2)多结节型 最多见。常合并有肝硬化。癌结节呈多个，圆形或椭圆形，大小不等，如融合可形成较大结节。

(3)弥漫型 癌组织在肝内弥漫分布，无明显的结节形成。常发生在肝硬化基础上，形态上与肝硬化易混淆。此型少见。

镜下，有 3 种组织学类型：

(1)肝细胞癌 最多见，是由肝细胞发生的肝癌。分化较高者癌细胞类似于肝细胞。癌细胞排列成巢状，间质少而血管多，似肝血窦，可以分泌胆汁。分化低者癌细胞异型性明显，癌细胞大小不一，形态各异(图 8-8)。

(2)胆管细胞癌 较为少见，是由肝内胆管上皮发生的癌。癌细胞呈腺管状排列，间质多，癌细胞分泌黏液。一般不合并肝硬化。

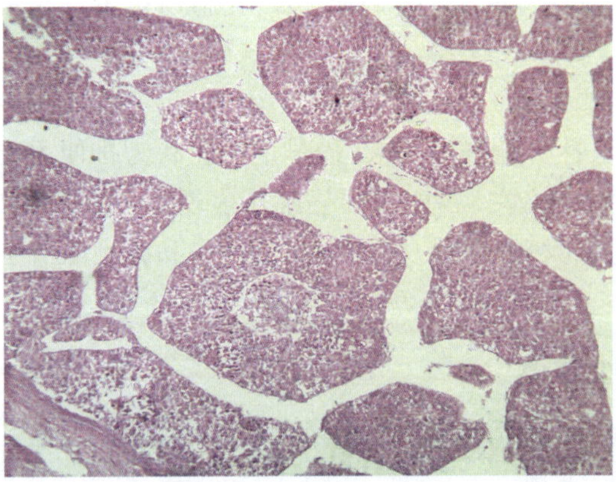

图 8-8 肝细胞肝癌(HE 染色,×100)

(3)混合细胞型肝癌 具有肝细胞癌及胆管上皮癌两种成分,临床上最少见。

【扩散和转移】

肝癌首先在肝内蔓延。癌细胞常沿门静脉播散,在肝内形成多处转移癌结节。还可逆行蔓延至肝外门静脉主干,形成较大的癌栓,有时可阻塞管腔引起门静脉高压。肝外转移常通过淋巴道转移至肝门淋巴结、上腹部淋巴结和腹膜后淋巴结。晚期通过肝静脉转移到肺、骨、脑等处。侵入到肝表面的癌细胞脱落后,可形成种植性转移。

【临床病理联系】

临床上多有肝硬化病史。早期无明显症状。晚期出现肝区疼痛、消瘦、肝进行性增大等表现。肝癌结节破裂或侵破大血管时可引起腹腔内大出血。肿瘤引起的肝组织广泛破坏及压迫肝内外胆管而出现黄疸。

五、胰 腺 癌

胰腺癌(carcinoma of pancreas)为发生于胰腺外分泌腺的恶性肿瘤,较为少见。患者年龄多在 40—70 岁,男多于女。吸烟是胰腺癌发生的主要危险因素。

【病理变化】

胰腺癌可发生于胰头、体、尾部或累及整个胰腺,但以胰头部最多见,约占 70%。肉眼观,胰腺癌大小形态不一,质硬。癌周组织常有硬化,与慢性胰腺炎难以分辨。镜下,其常见的组织学类型有导管腺癌、囊腺癌、黏液癌、实体癌等。胰腺癌大多起源于胰腺导管上皮细胞,称为导管腺癌,约占胰腺癌 90%。少数起源于胰腺腺泡细胞,质软,易出血坏死。

> **要点提示** 胰腺癌以导管腺癌最多见,多位于胰头部。

【扩散转移】

胰头癌早期可直接蔓延到邻近组织;稍后经淋巴道可转移至胰头旁及总胆管旁淋巴结。但以经门静脉肝内转移最为常见,尤以体尾部癌为甚。晚期可远处转移至肺、骨等处。也可沿着神经鞘浸润或压迫腹腔神经丛,引起剧烈腹痛和腰背痛。

【临床病理联系】

胰腺癌起病隐匿,早期无临床症状。胰头癌以无痛性、黄疸进行性加重为主要表现。胰体尾部癌因癌组织侵入门静脉而产生腹水,压迫脾静脉发生脾大,侵入腹腔神经丛而发生深部疼痛。此外还可有贫血、呕吐、便秘等症状,但常无黄疸。胰腺癌如不能早发现、早治疗,则预后不佳,多在一年内死亡。

复习指导

1. 慢性萎缩性胃炎伴有非典型增生者容易恶变。A 型慢性萎缩性胃炎患者缺乏维生素 B_{12},可引起恶性贫血。

2. 消化性溃疡病以十二指肠球部前、后壁溃疡最多见；胃溃疡多位于胃窦部近胃小弯侧。溃疡的前壁较易穿孔。出血是消化性溃疡病最常见的并发症。胃溃疡可以癌变，但十二指肠溃疡几乎不发生癌变。

3. 淋巴滤泡明显增生引起阑尾管腔阻塞是急性阑尾炎的最常见病因。转移性右下腹痛是其最主要的症状，右下腹麦氏点压痛是其最常见的体征。急性蜂窝织炎性阑尾炎时，在阑尾壁各层中出现大量中性粒细胞弥漫性浸润。

4. HBV引起的急性普通型肝炎在我国最常见，其主要病变为弥漫性细胞水肿。重度慢性肝炎以重度碎片状坏死和大范围的桥接坏死为主，导致肝小叶结构破坏，常进展为肝硬化。

5. 门脉性肝硬化是我国最常见肝硬化类型，属于小结节性肝硬化。假小叶和纤维间隔的形成是肝硬化的主要病变特点。肝性脑病是肝硬化患者死亡的最常见原因。

6. 急性胰腺炎多发生于饱食、饮酒后，胆石症是其最常见的病因。急性出血性胰腺炎少见。本型发病急骤，病情危重，病变以广泛的胰腺坏死、出血为特征。血钙低于1.5mmol/L时提示预后不良。

7. 食管癌好发于食管中段，以鳞状细胞癌最常见。缩窄型食管癌最早出现进食梗阻。

8. 胃癌以胃窦部小弯侧多见，H. pylori感染是引发胃癌的主要因素之一。晚期常转移至左锁骨上淋巴结，称为Virchow淋巴结。胃癌种植性转移至双侧卵巢形成Krukenberg瘤。

9. 大肠癌多位于直肠和乙状结肠，左侧以浸润型为主，右侧以隆起型多见。

10. 原发性肝细胞肝癌常伴有HBV感染。甲胎蛋白(AFP)测定具有重要意义。肝癌首先在肝内蔓延，晚期最常转移到肺。

（王学春）

第 9 章 泌尿系统疾病

chapter 9

学习要求

1. 掌握肾小球肾炎的主要病理类型的形态学特征、临床病理联系及转归。

2. 掌握肾小球肾炎的概念、分类、基本病理变化、临床表现；急、慢性肾盂肾炎的病变特点及临床病理联系。

3. 熟悉肾和膀胱的常见肿瘤的组织学类型及主要临床表现。

4. 熟悉肾盂肾炎的病因和感染途径。

5. 了解肾小球肾炎、肾小管-肾间质性肾小球肾炎病因与发病机制。

泌尿系统包括 4 部分，肾、输尿管、膀胱和尿道。泌尿系统中最为重要的脏器是肾，它不仅是人体主要的排泄器官，也是一个重要的内分泌器官，对维持机体内环境的稳定起着重要的作用。其主要是通过肾小球滤过来排泄体内的代谢产物，如尿素、肌酐和各种胺类等，并排除多余的水分和无机盐，对调节机体的电解质平衡和酸碱平衡起到至关重要的作用。此外，肾还可分泌重要的激素，如肾素、促红细胞生成素、前列腺素、1，25-二羟胆钙化醇等，参与调节血压、红细胞生成和促进钙的吸收。因此，肾的结构和功能异常，可严重影响其正常功能，在临床上出现一系列的症状和体征。

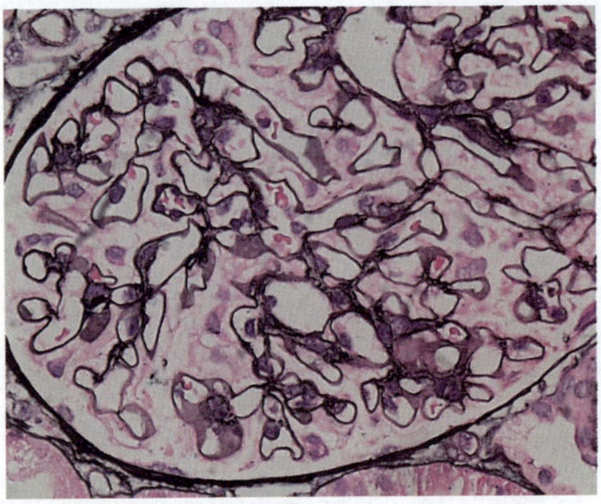

图 9-1 正常肾小球（PASM 染色，×100）

肾的形态结构是其多种功能的基础，因此，学习肾病理学的前提是熟练掌握肾的结构以及相应的功能。肾的基本结构和功能单位是肾单位（nephron），由肾小球（glomerulus）和其所属的近端肾小管、髓襻、远端肾小管组成，每个肾有约 100 万个的肾单位，它们与集合管共同行使泌尿功能。若有部分肾单位发生病变时，其他肾单位可进行代偿。肾小球结构的变化在肾病中具有重要意义，泌尿系统最重要的疾病是肾小球病变。

肾小球呈球形，由两部分组成，即位于中央的血管球和位于外周的肾小囊（图 9-1）。血管球是一团盘曲的毛细血管，一条入球微动脉从血管极进入肾小囊内，分成 5～8 个初级分支。每支再分出襻状的毛细血管，最后盘曲折绕形成 20～40 个毛细血管襻（capillary tuft），毛细血管襻之间有支持毛细血管的系膜。近血管极处毛细血管汇合，形成一条出球微动脉离开肾小球。因此，血管球是一种独特的动脉性毛细血管网。肾小球毛细血管壁为滤过膜（filtering membrane），电镜证实，肾小球毛细血管壁包括 3 层，内侧衬以毛细血管内皮细胞、中间为基底膜，外侧被以脏层上皮细胞（足细胞）（图 9-2，图 9-3）。

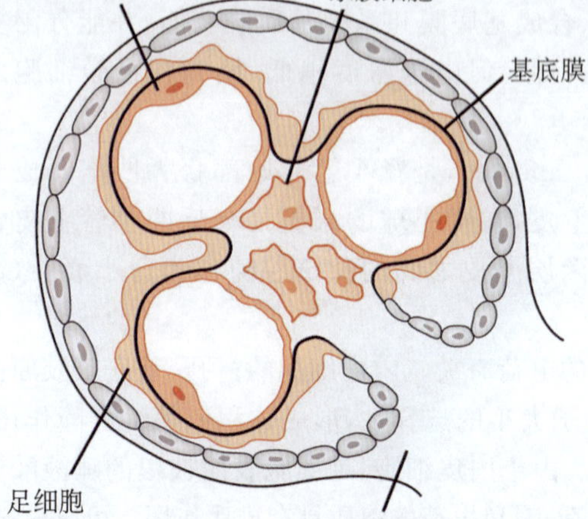

图 9-2　肾小球结构

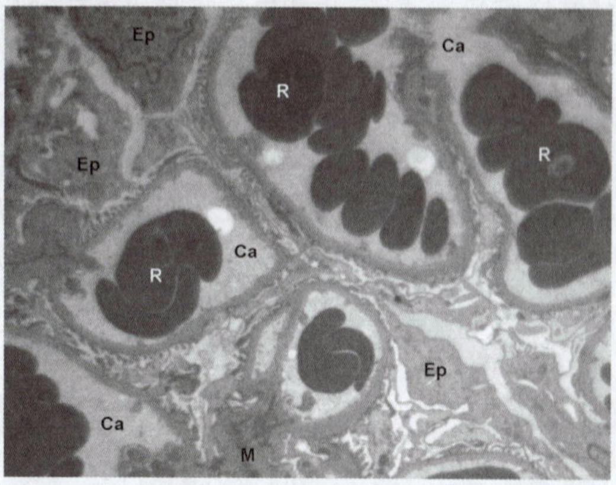

图 9-3　肾小球超微结构

Ca：毛细血管　Ep：上皮细胞　M：系膜区　R：红细胞

毛细血管内皮细胞（endothelial cell）构成滤过膜的内层，为胞体布满窗孔（fenestra）的扁平细胞，窗孔无隔膜，孔径 70～100nm 。细胞表面由大量带负电荷的唾液酸糖蛋白被覆。内皮细胞基底面除与血管系膜相接触的部分外，都有基底膜。

基底膜（glomerular basement membrane，GBM）为滤过膜的中层，成人厚约 330nm，电镜下 GBM 分 3 层，中间层电子密度高而且较厚，称为致密层；内外两侧电子密度低而且较薄，分别称为内疏松层和外疏松层。GBM 是由毛细血管内皮细胞和脏层上皮细胞产生的细胞外基质构成，它对维持正常肾小球结构、固定邻近细胞及构成滤过屏障起着重要作用。GBM 主要构成成分有：Ⅳ型胶原形成网状结构，构成 GBM 基本构架，其间填充着包括层粘连蛋白（laminin）、纤维连接蛋白（fibronectin）、巢蛋白、多聚阴离子蛋白聚糖（主要为硫酸肝素）等各种物质。层粘连蛋白、纤维连接蛋白及巢蛋白的主要功能是将细胞黏附于 GBM 上，同时 GBM 尤其是外疏松层也带有大量的多聚阴离子的蛋白聚糖。

脏层上皮细胞（visceral epithelial cell），又称足细胞（podocyte），构成滤过膜的外层，该细胞体积较大，凸向肾小囊腔，核染色较浅。在扫描电镜下，可见从胞体发出几支大的初级突起，继而从初级突起上再发出许多指状的次级突起，即足突（foot process），足突紧贴在毛细血管基底膜的外侧，相邻细胞的足突相互嵌合成栅栏状。足突和足突之间有宽约 25nm 的裂隙，称为裂孔（slit pore），裂孔近基底膜侧覆盖一层 4～6nm 的拉链样膜状电子致密结构，该结构称为裂孔膜（slit membrane）。足细胞表面由一层带负电荷的物质覆盖，其主要成分为涎液酸糖蛋白。近年来对肾小球滤过屏障分子结构的研究发现，构成裂孔膜的主要成分包括 nephrin、 podocin 和 CD2 相关蛋白(CD2AP)。其中裂孔膜的主要成分是跨膜糖蛋白 nephrin,其属于细胞黏附分子中免疫球蛋白超家族成员,该分子自相邻的足突向裂孔内延伸,并相交形成二聚体。Nephrin 的胞质内部分在足突内与 podocin 和 CD2AP 分子结合,并通过 CD2AP 与细胞骨架中的肌动蛋白连接。裂孔膜对于维持滤过膜的选择通透性具有重要作用。

肾小球系膜(mesangium)由系膜细胞(mesangial cell)和基底膜样的系膜基质(mesangial matrix),充填在各叶毛细血管之间,构成肾小球小叶的中轴。系膜细胞具有收缩(可根据全身情况调节收缩而改变滤过膜的滤过面积)、吞噬(可以清除沉积在基底膜上的免疫复合物,以维持基底膜的通透性,并参与基底膜的更新和修复)、合成基底膜和系膜基质等功能,并能分泌多种生物活性介质。系膜基质结构与基底膜致密层相似,但电子密度稍低,填充在系膜细胞之间,在血管球内起支持和通透作用。

肾小囊(renal capsule)又称鲍曼囊(Bowmans capsule),是肾小管起始部膨大凹陷而成的杯状双层上皮囊。其外层(或称壁层)为单层扁平上皮,在肾小球的尿极处与近曲小管上皮相连接,在血管极处反折为肾小囊内层(或称脏层),两层上皮之间的狭窄腔隙称为肾小囊腔(urinary space),与近曲小管腔相连。

肾小球的滤过作用与滤过膜的形态结构和所带的电荷有关。内皮细胞的窗孔、基底膜胶原的网状结构和足细胞足突间的裂孔导致对滤过溶质分子大小的选择性,形成体积依赖性屏障作用。滤过膜的滤过作用还受电荷依赖性屏障作用的影响。由于内皮细胞、足细胞表面被覆的唾液酸糖蛋白和基底膜的多聚阴离子蛋白聚糖,滤过膜带负电荷,对负电荷的溶质具有排斥作用。可以说,分子体积越小,通透性越大;分子携带阳离子越多,通透性越强。因此,正常情况下,分子量 7 万以下、直径 4 nm 以下的物质可通过滤过膜,其中又以带正电荷的物质易于通过,如葡萄糖、多肽、尿素、电解质和水等。而白蛋白因其分子量大且带较强的负电荷,正常情况下不能通过滤过膜。

要点提示 肾小球的滤过作用与滤过膜的形态结构和所带的电荷有关。

泌尿系统疾病包括炎症、肿瘤、代谢性疾病、尿路梗阻、血管疾病和先天性畸形等。依病因及病变发生部位可分为:肾小球疾病、肾小管疾病、肾间质疾病、血管性疾病、梗阻性肾病、泌尿系统肿瘤、先天性异常。不同部位病变引起的早期临床表现常有区别,不同部位对某种损伤因子的易感性也有所不同,如肾小球疾病多由免疫介导的损伤引起,而肾小管和肾间质的病变常由中毒或感染引起,而有的损伤因素可引起多个部位的损伤。肾脏各部分在结构和功能方面相互关联和依赖,一个部位病变的发展可累及其他部位。各种原因引起的肾慢性病变最终均可引起慢性肾衰竭。

本章重点介绍肾小球疾病、肾小管-间质性肾炎及常见泌尿系统肿瘤。

第一节　肾小球疾病

学习要求

了解肾小球肾炎的病因、发病机制。熟悉肾小球肾炎的概念、分类、基本病理变化、临床表现;掌握肾小球肾炎的主要病理类型的形态学改变、临床病理联系及转归。

肾小球疾病(glomerular diseases),又称肾小球肾炎(glomerulonephritis,GN),是以肾小球损伤为主的一组疾病,主要临床表现为蛋白尿、血尿、水肿和高血压,是引起肾衰竭的常见原因。肾小球疾病分为原发性肾小球肾炎(primary glomerulonephritis)、继发性肾小球疾病(secondary glomerular diseases)和遗传性肾小球肾炎(hereditory nephritis)。原发性肾小球肾炎是指原发于肾的独立性疾病,肾为唯一或主要受累的脏器,大多数为抗原-抗体反应引起的免疫性疾病。继发性肾小球疾病主要是由免疫性、血管性或代谢性疾病引起的肾小球病变,即继发于其他疾病或作为全身性疾病的一部分,如系统性红斑狼疮等本身免疫性疾病,高血压病、过敏性紫癜和结节性多动脉炎等血管性疾病,糖尿病等代谢性疾病。遗传性肾小球肾炎是一组以肾小球损伤为主的遗传家族性疾病,例如 Alport 综合征,由于编码Ⅳ型胶原 a 链的基因突变导致肾小球基底膜变薄,出现血尿或蛋白尿等症状。本节主要讨论原发性肾小球肾炎。

一、病因及发病机制

目前关于肾小球肾炎的病因和发病机制尚未完全阐明。大量肾活检和实验性肾炎的病理研究表明肾小球肾炎大多数由免疫因素引起,其中抗原抗体复合物沉积性超敏反应或Ⅲ型超敏反应是最主要的发病机制,细胞介导的免疫机制则可能是某些类型的肾小球疾病常见的发病因素。

与肾小球肾炎发病有关的抗原分为内源性和外源性两大类。内源性抗原包括肾小球性抗原(肾小球基底膜抗原、内皮细胞和系膜细胞的细胞膜抗原、足细胞的足突抗原等)和非肾小球性抗原(DNA、核抗原、免疫球蛋白、肿瘤抗原和甲状腺球蛋白等);外源性抗原包括细菌、病毒、寄生虫、真菌和螺旋体等生物性病原体的成分,及药物、外源性凝集素和异种血清等。参与反应的抗体主要是 IgG,此外还有 IgA 以及 IgM。

抗原抗体反应是引起肾小球损伤的主要原因。这种损伤主要通过两种机制:①抗原和抗体在血液循环中形成循环免疫复合物并且在肾小球内沉积引起损伤;②抗体与肾小球内的抗原在原位结合,形成原位免疫复合物。此外,其他与肾炎发生有关的免疫机制包括细胞免疫、补体的激活和抗肾小球细胞抗体等。

大多数肾小球肾炎都会出现免疫复合物形成和沉积,因此肾小球肾炎病理诊断和研究的主要内容是检测免疫复合物,电子显微镜观察以及组织免疫荧光检测是目前常用的研究方法。不同类型的肾小球肾炎免疫复合物沉积或形成的部位不尽相同,组织免疫荧光检测显示在肾小球不同部位出现连续的线性荧光或不连续的颗粒性荧光,电子显微镜下表现为不同部位的电子致密物,并证实免疫复合物含有免疫球蛋白以及补体。

(一)循环免疫复合物沉积(circulating immune complex deposition)

免疫复合物引起的肾小球损伤,属Ⅲ型超敏反应。非肾小球性的内源性或外源性可溶性抗原刺激机体产生相应抗体,抗原和抗体在循环血液中形成循环免疫复合物(circulating immune complex),随血液循环流经肾时,沉积在肾小球,并常与补体结合,引起肾小球的病变。免疫复合物在电镜下表现为电子密度较高的沉积物,分别定位于:①系膜区;②内皮细胞与基底膜之间,构成内皮下沉积物(subendothelial deposits);③基底膜与足细胞之间,构成上皮下沉积物(subepithelial deposits);④基底膜内。有些沉积物可同时出现于一个以上的部位。荧光标记的抗免疫球蛋白或抗补体抗体可显示为不连续的颗粒状沉积物(图 9-4)。

循环免疫复合物中的抗原是非肾小球性的。抗原既可以是内源性,如 DNA、甲状腺球蛋

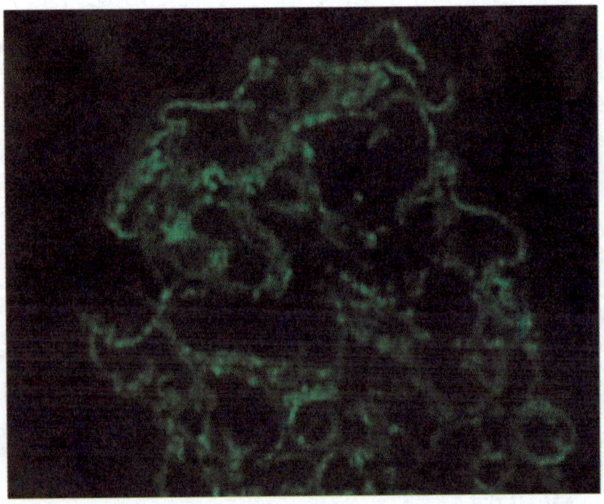
图 9-4 免疫荧光显示 IgG 呈颗粒状沿基底膜分布

白、肿瘤抗原等;也可以是外源性的,如细菌、病毒、异种蛋白、药物等的抗原成分。有些抗原已经清楚,有些则尚未明确。循环免疫复合物在肾小球沉积后,如抗原作用仅为暂时性的,免疫复合物可被系膜细胞和巨噬细胞吞噬和降解。如大量抗原持续存在,免疫复合物不断形成和沉积,则可引起肾小球的慢性炎症。

循环免疫复合物在肾小球内沉积与否、沉积的部位和数量受许多因素的影响,其中最重要的两个因素是复合物分子大小和所携带的电荷。一般来说,当抗原稍多于抗体或抗原与抗体等量时,所形成的免疫复合物在血液中能停留较长时间,随血液循环流经肾小球时,沉积下来引起肾小球的损伤。含阳离子的复合物可穿过基底膜,沉积于上皮下;含阴离子的复合物不易通过基膜,常沉积于内皮下,电荷中性的复合物易沉积于系膜区。但是当抗原明显多于抗体时,可形成小分子可溶性免疫复合物,不能与补体结合,易通过肾小球滤出,不会引起肾小球损伤。当抗体明显多于抗原时,可形成大分子不溶性免疫复合物,常被血液中的吞噬细胞清除,也不引起肾小球损伤。其他影响免疫复合物沉积的因素包括肾小球血流动力学、系膜细胞的功能和滤过膜电荷情况等。

要点提示 循环免疫复合物在肾小球内沉积与否、沉积的部位和数量受许多因素的影响,其中最重要的两个因素是复合物分子大小和所携带的电荷。

(二)原位免疫复合物沉积(in situ immune complex deposition)

在某种情况下,肾小球本身的固有成分变为抗原(原位抗原),或非肾小球抗原进入肾小球后,与其某一成分结合而形成植入性抗原,两者均可刺激机体产生相应抗体。抗原与抗体在肾小球原位结合,形成的免疫复合物称原位免疫复合物(immune complex in situ),可引起原位免疫复合物性肾小球肾炎(immune complex nephritis in situ)。由于抗原的性质不同,可能引起的抗体反应有差异,临床上表现为不同类型的肾炎。抗肾小球基底膜肾炎(anti-GBM nephritis)和 Heymann 肾炎(Heymann nephritis)这两个动物模型反映了原位免疫复合物形成的机制和特点,有助于阐明某些类型的肾小球肾炎的发病机制。

1. 抗肾小球基底膜肾炎　此类肾炎由抗体与肾小球基底膜本身的抗原成分反应引起。该模型又称 Masuqi 肾炎(Masuqi nephritis),用大鼠肾皮质匀浆免疫兔后提取兔抗大鼠肾小球基底膜抗体,将该抗体注入健康大鼠体内,抗体与大鼠基底膜成分反应,可引起肾小球肾炎。抗肾小球基底膜肾炎在人类肾炎中所占的比例不到 1%～5%。人类抗肾小球基底膜肾炎发病机制与该模型相似,但病变由抗基底膜的本身抗体引起。肾小球基底膜抗原性的形成可能是由于感染或其他因素使基底膜结构发生改变,也可能是某些病原微生物与肾小球基底膜具有共同抗原性,该抗原刺激机体产生的抗体可与肾小球基底膜起交叉反应。基底膜的抗原成分为Ⅳ型胶原 α_3 链羧基端的非胶原区(NC1)。免疫荧光检查显示沿基底膜呈现特征性的连续的线性荧光(图 9-5)。

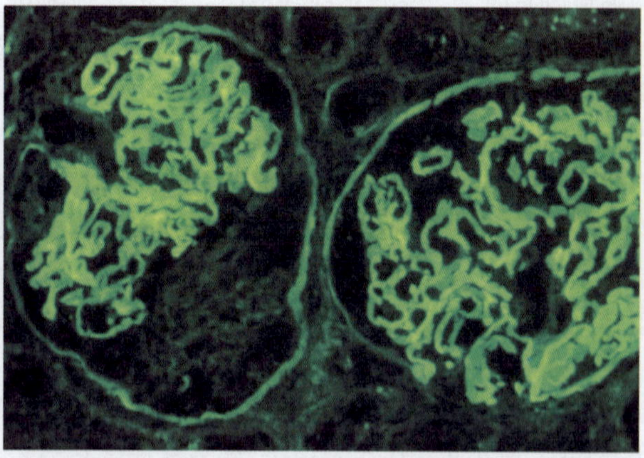

图 9-5 免疫荧光显示 IgG 沿毛细血管壁线性荧光

2. Heymann 肾炎　该模型用近曲小管刷状缘成分为抗原免疫大鼠，使大鼠产生抗体，诱发与人膜性肾小球肾炎相似的病变。肾病变是因肾小管刷状缘与位于脏层上皮细胞基底侧小凹细胞膜外表面的抗原复合物(megalin complex)具有共同抗原性，所以抗体与足细胞小凹上的抗原复合物结合，并激活补体引起损伤。免疫复合物自细胞表面脱落，形成典型的上皮下沉积物。免疫荧光检查显示不连续的颗粒状荧光。电镜检查显示足细胞与毛细血管基底膜之间有许多小块状电子致密物沉积。大鼠的 Heymann 抗原为 330KD 的糖蛋白，该蛋白与 44KD 的受体相关蛋白(receptor-associated protein，RAP)构成上述的抗原复合物。

人类抗肾小球基底膜肾炎与人类膜性肾小球肾炎是抗体与内源性组织成分反应引起的自身免疫性疾病。有关人的自身抗体形成的机制尚未阐明。实验研究显示免疫球蛋白、细菌、病毒和寄生虫等感染的产物和移植物抗宿主反应等均可导致自身免疫性肾小球肾炎。

(三)抗肾小球细胞的抗体在肾小球肾炎发生中的作用

有的肾炎病变中未发现免疫复合物的沉积，抗肾小球细胞的抗体引起的细胞损伤在此类肾炎中可能起主要作用。抗体直接与肾小球细胞的抗原成分反应，通过抗体依赖的细胞毒反应或其他机制诱发病变。抗系膜细胞抗原的抗体造成系膜溶解，并引起系膜细胞增生；抗内皮细胞抗原的抗体引起内皮细胞的损伤和血栓形成；抗脏层上皮细胞糖蛋白的抗体可引起蛋白尿。

(四)细胞免疫在肾小球肾炎发生中的作用

研究表明，抗体介导的免疫机制是引起肾小球肾炎的主要因素，但许多证据表明有些肾小球肾炎的发生和进展与细胞免疫(cell-mediated immunity)密切相关，因此认为未发现抗体反应的肾炎的发病机制主要与细胞免疫有关。在人类和实验动物肾小球肾炎均可见一些肾小球内存在激活的巨噬细胞、T 细胞，这些细胞的产物在疾病的发生和进展中起作用。人类和实验动物肾小球肾炎的体内和体外实验表明：在引起肾小球肾炎的抗原刺激下，淋巴细胞均可被激活；将淋巴细胞人为地去除后，肾小球的损伤可减轻或消退；将实验性肾小球肾炎动物体内的致敏 T 细胞输入另一个体，可引起受者肾小球发生与供者相同的组织学改变。实验性新月体性肾小球肾炎，抗肾小球基底膜抗体可通过激活淋巴细胞亚型启动或促进肾小球损伤。致敏 T 细胞和激活的巨噬细胞释放的淋巴因子和细胞因子可刺激系膜细胞的增生，使系膜基质增加，引起肾小球硬化。

(五)肾小球肾炎发生中的炎症介质

肾小球内出现免疫复合物或致敏 T 细胞后如何进一步引起肾小球损伤是肾小球肾炎发病机制中的一个重要课题。肾小球内免疫复合物形成或沉积仅是引起肾小球肾炎的致炎因子，真正的炎症改变以及肾小球的损伤主要是通过多种炎症介质(mediators of inflammation)

的释放引起的。引起肾小球肾炎的介质包括细胞和大分子可溶性生物活性物质两大类。

1. 补体的激活　补体-白细胞介导的机制是引起肾小球损伤的重要途径。沉积的免疫复合物可激活补体,激活的补体具有多种生物学活性,①具有趋化作用的补体成分如C5a引起中性粒细胞及单核巨噬细胞浸润。中性粒细胞可以释放蛋白酶、氧自由基和花生四烯酸代谢产物。蛋白酶使肾小球基底膜降解,氧自由基导致细胞损伤,花生四烯酸代谢产物使肾小球滤过率(glomerular filtration rate,GFR)降低。②C3a、C4a和C5a可刺激细胞释放组胺等血管活性物质,增加毛细血管的通透性。③C5b～9形成的膜攻击复合物可使细胞溶解破坏,并可以使细胞外基质过度合成从而引起肾小球基膜增厚。

2. 肾小球固有细胞及其产物　肾小球固有细胞(内皮细胞、系膜细胞和上皮细胞)受炎症刺激和活化后,可分泌多种炎症介质,如IL-1,IL-6,IL-8等细胞因子、转化生长因子、上皮细胞生长因子、血小板衍生生长因子、胰岛素样生长因子、氧自由基、花生酸衍生物、内皮素和一氧化氮等,它们在肾小球免疫介导性炎症中并非单纯的无辜受害者,而有时是主动参加者,肾小球自分泌、旁分泌在肾小球病变的发生、发展中具有重要意义。

3. 炎细胞及其产物　巨噬细胞、淋巴细胞、自然杀伤细胞等在肾炎时可渗出至肾小球内,细胞激活时可释放多种生物活性物质,如IL-1、蛋白酶、白三烯、前列腺素及其他细胞因子。

> **要点提示**　免疫损伤的各个途径并不是相互排斥的,不同的损伤机制可能共同作用而引起肾小球病变。

4. 其他引起肾小球损伤的介质　包括①血小板:肾小球毛细血管免疫性损伤可导致血小板集聚,并释放二十烷类花生酸衍生物(eicosanoids)和生长因子等,促进肾小球的炎症改变;②花生酸衍生物、内皮素和一氧化氮:与血流动力学改变有关;③细胞因子:IL-1、TNF具有促进白细胞黏附和其他多种功能;④趋化性细胞因子(chemokines)和生长因子:前者促进单核细胞和淋巴细胞在局部集聚,后者中PDGF引起系膜细胞增生,TGF-β在慢性肾炎时促进细胞外基质沉积和透明变性,在肾小球硬化的过程中起重要作用;⑤凝血系统:肾炎时肾小球内常有纤维素形成,肾球囊的纤维素可刺激壁层上皮细胞增生。

二、基本病理变化

由于经皮肾穿刺活检的广泛开展,肾组织的病理学检查在肾小球疾病的诊断方面具有不可替代的作用。肾穿刺组织的常规病理检查方法包括光镜、免疫荧光和透射电镜。光镜检查除用苏木素伊红染色外,还常规进行过碘酸－Schiff(periodic acid Shiff,PAS)染色、过碘酸六胺银(periodic acid-silver metheramine,PSAM)和Masson三色染色(Masson's trichrom stain)等特殊染色。PAS和PSAM染色可显示基底膜和系膜基质的改变。Masson三色染色可显示特殊蛋白性物质(包括免疫复合物),也可显示基底膜、系膜和胶原纤维等结构。此外,还可用Fibrin染色显示血栓和纤维素样坏死。免疫荧光通常检查肾组织内是否有免疫球蛋白(IgG、IgM和IgA)和补体成分。透射电镜检查观察超微结构改变和免疫复合物沉淀的状况及部位。

(一)肾小球的基本病变

1. 变质性变化　肾小球肾炎时,由于各种蛋白水解酶和细胞因子的作用,可导致基底膜通透性增加和肾小球固有细胞变性,毛细血管壁发生纤维素样坏死,可伴血栓形成。

2. 渗出性变化　肾小球肾炎时,常有以中性粒细胞和单核细胞为主的白细胞渗出,偶见少许嗜酸性粒细胞。渗出的中性粒细胞释放蛋白水解酶，可破坏内皮细胞、上皮细胞和基底膜。此外，红细胞也可漏出，其数量多少不等，大量漏出可见肉眼血尿，小量漏出时仅见镜下血尿。肾小球内有时可见纤维素渗出。渗出的液体成分多随尿排出，所以形态学表现不明显。

3. 增生性变化　主要有肾小球细胞增多和基膜增厚。①肾小球细胞增多：增生的细胞主要是肾小球系膜细胞、内皮细胞和上皮细胞（尤其是壁层上皮细胞）。同时有中性白细胞、单核细胞及淋巴细胞浸润，使肾小球内细胞数量增多。②基膜增厚：肾小球基底膜增厚，基底膜变化可以是基底膜本身的增厚，也可以是上皮下、内皮下或基底膜本身的蛋白性物质（如淀粉样物质、免疫复合物）的沉积引起基膜增生、增厚。增厚的基底膜理化性状改变，通透性增高，而且代谢转换率降低，免疫复合物不易被分解和清除，病变进展可导致血管襻或血管球硬化。

4. 玻璃样变（hyalinization）和硬化（sclerosis）　肾小球玻璃样变指光镜下 HE 染色显示均质的嗜酸性物质堆积。电镜下表现为细胞外出现无定形物质，其成分为沉积的血浆蛋白、增厚的基底膜和增多的系膜基质。进一步可导致肾小球的固有细胞减少甚至消失，毛细血管襻塌陷，管腔闭塞，胶原纤维增加，肾小球囊的脏层和壁层愈合，形成节段性或整个肾小球的硬化。镜下为均质红染的无结构小球，在 Masson 三色染色中显示为蓝色。肾小球玻璃样变和硬化为各种肾小球改变的最终结局。

（二）肾小管和肾间质的病变

1. 肾小管　由于肾小球血流和滤过性状的改变，肾小管上皮细胞常发生萎缩、变性或坏死。管腔内可出现由蛋白质、细胞或细胞碎片浓聚形成的管型。

2. 肾间质　炎症时，间质可发生充血、水肿和炎细胞浸润。当肾小球发生玻璃样变和硬化时，相应肾小管萎缩或消失，间质发生纤维化。

> **要点提示**　肾小球肾炎是以增生为主的炎症，主要为肾小球细胞增多和基膜增厚。

三、临床表现

（一）尿的变化

1. 少尿或无尿　24h 尿量少于 400ml，称少尿（oliguria）；少于 100ml，称无尿（anuria）。肾小球内细胞高度增生挤压毛细血管，肾小囊腔有形成分增多并形成新月体，肾小球结构破坏或硬化，均可造成肾小球滤过率下降，出现少尿或无尿。

2. 多尿、夜尿　24h 尿量超过 2500ml 称多尿（polyuria）。见于大部分肾单位破坏、有效肾单位减少时，肾单位浓缩、改造原尿功能下降，所以尿量增多、夜尿增多。

3. 血尿　尿沉渣检查，每 10 个高倍视野（400×）有 1～2 个以下红细胞为正常水平，每个视野超过 1 个红细胞则为血尿（hematuria）。尿中混有 0.1%以上的血液，尿呈红色，称为肉眼血尿（gross hematuria）；肉眼观尿未呈红色，光镜下见有血尿，称为镜下血尿（microscopic hematuria）。肾小球来源的血尿是由于毛细血管壁严重损伤和断裂造成的，由于通过裂口时受血管内压力挤压受损和肾小管中的不同渗透压和 PH 的影响，血细胞比容变小，甚至破裂，与非肾性血尿不同。

4. 蛋白尿　尿中蛋白量＞150mg/d 为蛋白尿。＞3.5g/d 则提示肾小球有严重损伤。尿蛋白如为白蛋白等低分子蛋白构成，说明肾小球对蛋白呈选择性滤过，因而称之为选择性蛋白尿（selective proteinuria），提示肾小球的电荷和大小选择屏障损伤较轻；如尿蛋白中含有球蛋白等大分子蛋白（主要是 IgG），称之为非选择性蛋白尿（non-selective proteinuria），提示肾小球的选择屏障损伤较重。蛋白尿是由于肾小球毛细血管壁屏障的损伤，足细胞的细胞骨架结构和它们的裂隙膜或 GBM 的损伤，使血浆中大量蛋白尿滤过并超过肾小管重吸收能力造成的。

5. 管型尿　管型(cast)由蛋白质、细胞或细胞碎片等在肾小管内凝聚而成，为肾小管铸型。管型的基质均为肾小管来源的 Tamm-Horsfall 蛋白，但所含其他成分不同，形态和性质不一。管型包括透明管型(白蛋白构成)、颗粒管型(细胞碎片构成)、上皮细胞管型、红细胞管型、白细胞管型、脂肪管型等。正常情况下，尿内可见少量透明管型，但如有大量透明管型或见其他管型，则称为管型尿，表明肾小球或肾小管有病变，肾小球病变时，透明管型和颗粒管型多见。

(二)系统性改变

1. 肾性水肿　肾性水肿(renal edema)是血浆渗透压下降和水钠潴留的结果，可表现为颜面水肿、腹水、胸腔积液等。见于尿蛋白长期大量流失或肾水调节功能下降。

2. 肾性高血压　由于肾功能异常导致的高血压，称肾性高血压(renal hypertension)。各种肾小球内皮细胞和系膜细胞严重增生，肾小球结构破坏和硬化，肾小球毛细血管挤压闭塞及至消失，导致肾小球缺血，肾素分泌增多，出现肾性高血压。另外，由于肾功能异常，体内水钠潴留，导致有效循环血量增多，也可出现肾性高血压。

3. 血肌酐值　肌酐(creatinine)主要从肾小球排出，血中肌酐值不受肾外因素影响，与肾小球滤过值密切相关，因而血肌酐浓度是了解肾功能损伤程度极为有用的指标。正常值 62～106μmol/L(0.7～1.2mg/dl)，＞221μmol/L (2.5mg/dl)则为肾功能不全。

4. 肾性贫血(renal anemia)和肾性骨病(renal osteopathia)　肾功能严重受损时，促红细胞生成素减少，电解质紊乱，钙磷代谢失调，从而导致贫血、骨质疏松。

(三)肾小球肾炎的临床综合征

肾小球肾炎病人临床上有不同的症状和体征，可形成具有结构和功能相互联系的症状组合，即综合征。肾小球肾炎的临床表现与病理类型有密切的联系，但并非完全相对应。不同的病变可引起相似的临床表现，同一病理类型的病变可引起不同的症状和体征。此外，肾小球肾炎的临床表现还与病变的程度和阶段等因素相关。肾炎的主要临床表现分以下几个综合征：

1. 急性肾炎综合征(acute nephritic syndrome)　起病急，常表现为血尿、轻到中度蛋白尿、少尿、水肿和高血压。严重者可出现氮质血症或肾功能不全。引起急性肾炎综合征的主要病理类型为急性弥漫性增生性肾小球肾炎。

2. 快速进行性肾炎综合征(rapidly progressive nephritic syndrome)　起病急，病情进展快，预后差。表现为血尿、蛋白尿，迅速出现少尿或无尿，伴氮质血症，导致急性肾衰竭。引起快速进行性肾炎综合征的主要病理类型为快速进行性肾小球肾炎。

3. 肾病综合征(nephrotic syndrome)　主要表现为①大量蛋白尿(尿中蛋白含量达到或超过 3.5g/d)；②高度水肿(severe edema)；③高脂血症(hyperlipidemia)和脂尿(lipiduria)；④低清蛋白血症(hypoalbuminemia)，即所谓的“三高一低”。临床上出现肾病综合征的肾炎有几种不同的病理类型，主要包括膜性肾小球肾炎、膜性增生性肾炎、系膜增生性肾小球肾炎、局灶性节段性肾小球硬化和微小病变性肾小球肾炎，这些类型的病因和发病机制不同，预后也不同。

4. 慢性肾炎综合征(chronic nephritic syndrome)　为各型肾炎终末阶段的表现。主要表现多尿、夜尿、低比重尿、贫血、高血压、氮质血症和尿毒症，缓慢发展为肾衰竭。常见于膜性肾小球肾炎、膜性增生性肾小球肾炎、局灶性节段性肾小球硬化等型肾炎的后期。

5. 无症状性血尿或蛋白尿(asymptomatic hematuria or proteinuria)　临床表现为持续或复发性镜下血尿或肉眼血尿，可伴有轻度蛋白尿。主要病理类型为 IgA 肾病。

6. 隐匿性肾炎综合征 (occult nephritis syndrome)　患者无症状，仅有镜下血尿或蛋白尿。病理类型主要是系膜增生性肾小球肾炎。

由于肾小球病变使肾小球滤过率下降，导致血尿素氮(blood urea nitrogen，BUN)和血浆肌酐水平增高，称氮质血症(azotemia)。尿毒症 (uremia)是肾衰竭晚期所出现的一系列自体中毒的症状和体征的总称。由于体内毒性物质的刺激和水电解质失衡，除了氮质血症的表现外，还可引起多系统出现病变，如毒性物质刺激使毛细血管通透性增加，导致脑水肿、心肌水肿、胃肠道水肿以及各部位水肿和积液；毒性物质刺激引起化学性炎，出现纤维素性小叶性肺炎、纤维素性心包炎、胸膜炎、腹膜炎、肠炎等。电解质紊乱和代谢紊乱导致肾性贫血和肾性骨病。

要点提示　急性肾炎综合征的主要病理类型为急性弥漫性增生性肾小球肾炎。快速进行性肾炎综合征的主要病理类型为快速进行性肾小球肾炎。

四、病理学分类

肾小球肾炎病理学分类的主要根据是肾小球病变分布的特点。肾小球的病变根据其分布特点描述为弥漫性(diffuse)、局灶性(focal)、球性(global)和节段性(segmental)。弥漫性和局灶性是指受病变累及的肾小球占全部肾小球的比例而言，病变累及全部或大多数(通常为50%以上)肾小球，称弥漫性；病变仅累及部分(50%以下)肾小球，称局灶性。球性和节段性是指病变对一个肾小球侵犯的程度而言，球性指病变累及整个或几乎整个肾小球；节段性指病变仅累及肾小球的一部分(不超过肾小球切面的 50%)。

肾小球肾炎的类型较多，临床表现较为复杂，近年来，由于肾组织活检技术的广泛应用，病理学分类对指导肾小球肾炎的治疗和预后具有重要的意义。原发性肾小球肾炎的主要病理类型包括：

急性弥漫性增生性肾小球肾炎(acute diffuse proliferativeglomerulonephritis)
快速进行性肾小球肾炎(rapidly progressive glomerulonephritis)
膜性肾小球肾炎(membranous glomerulonephritis)
轻微病变性肾小球肾炎(minimal change glomerulosclerosis)
局灶性节段性肾小球硬化(focal segmental glomerulosclerosis)
膜增生性肾小球肾炎(membranoproliferative glomerulonephritis)
系膜增生性肾小球肾炎(mesangial proliferative glomerulonephritis)
IgA 肾病(IgA nephropathy)
慢性肾小球肾炎(chronic glomerulonephritis)

要点提示 急性肾炎主要病变特点为内皮细胞和系膜细胞增生，肉眼上为大红肾或蚤咬肾。临床上常表现为急性肾炎综合征。

(一)急性弥漫性增生性肾小球肾炎

急性弥漫性增生性肾小球肾炎(acute diffuse proliferative glomerulonephritis)简称急性肾炎，多见于5－14岁儿童，但成人亦有发生，为临床常见的肾炎类型，临床上主要表现为急性肾炎综合征。本病的病变特点主要是毛细血管内皮细胞和系膜细胞增生，伴中性粒细胞和巨噬细胞浸润，故又称为毛细血管内增生性肾小球肾炎。由于大多数病例与感染有关，故又称感染后肾小球肾炎。根据感染病原体的类型，可分为：①链球菌感染后肾小球肾炎，与肺炎球菌、葡萄球菌等细菌感染有关，此型较为常见；②非链球菌感染性肾小球肾炎，与腮腺炎、麻疹、水痘和乙型肝炎等病毒感染有关。

1. *病因和发病机制* 引发该病的重要因素是病原微生物的感染。A族乙型溶血性链球菌中的致肾炎菌株(12、4和1型等)为最常见的病原体。肾炎发生前1～4周通常有咽部或皮肤链球菌感染病史，此间隔期与体内抗体形成所需时间相符。大部分病人血清抗链球菌溶血素"O"和抗链球菌其他抗原的抗体滴度升高，说明患者有近期链球菌感染病史。急性肾炎是由循环免疫复合物沉积引起的，链球菌或其他病原体的抗原成分导致相应抗体形成，在血液循环中形成抗原抗体复合物。在抗原抗体量大致相当，抗原稍过剩时形成大小适宜的可溶性免疫复合物，沉积于肾小球内。有研究显示C3先于IgG沉积于肾小球基膜，提示最初的损伤可能由补体引起。患者可出现低补体血症。

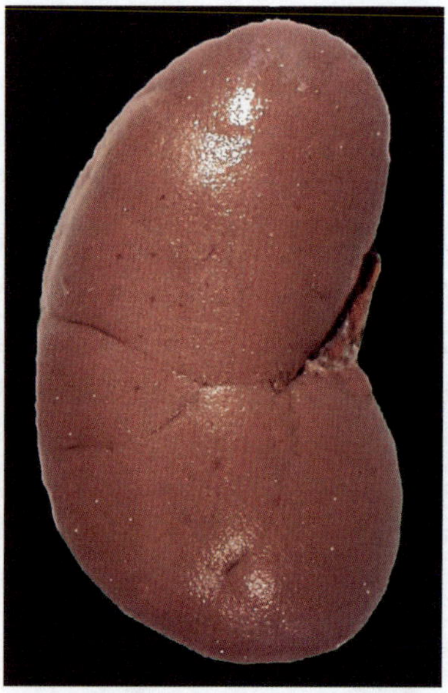

图9-6 急性弥漫性增生性肾小球肾炎(肉眼)(大红肾)

2. *病理变化* 肉眼观，双侧肾体积增大，被膜紧张，肾组织表面光滑。肾表面充血，色较红，称为大红肾(图9-6)。部分病例肾表面和切面可见散在粟粒大小的出血点，又称为蚤咬肾。肾切面皮质可增厚。光镜下，双侧肾大多数肾小球受累。肾小球体积增大，细胞数目显著增多(图9-7)，主要病变特点为内皮细胞和系膜细胞增生，急性期可伴有中性粒细胞、单核细胞浸润。增生和浸润的细胞使毛细血管腔狭窄甚至闭塞，流经肾小球的血流量减少。病变严重时毛细血管壁可发生节段性纤维素样坏死，血管破裂、出血。部分病例壁层上皮细胞增生明显形成月牙形的新月体，如病变广泛可发展为新月体性肾炎。由于肾小球缺血，肾小管上皮细胞可发生细胞水肿、脂肪变性及玻璃样变等。管腔内可出现各种管型，如透明管型、红细胞管型、白细胞管型及颗粒管型等。肾间质充血、水肿，少量淋巴细胞和中性白细胞浸润。

免疫荧光，显示肾小球基膜和系膜区有免疫球蛋白IgG、IgM和C3沉积，表现为颗粒状荧光。电子显微镜观察除证实肾小球内细胞的增生和渗出外，主要特点是上皮细胞下驼峰状的电子致密物沉积，通常位于脏层上皮细胞和基底膜之间(图9-8)，也可位于内皮细胞下、基底膜内或系膜区。沉积物在发病早期即可出现，通常在2个月左右被清除。

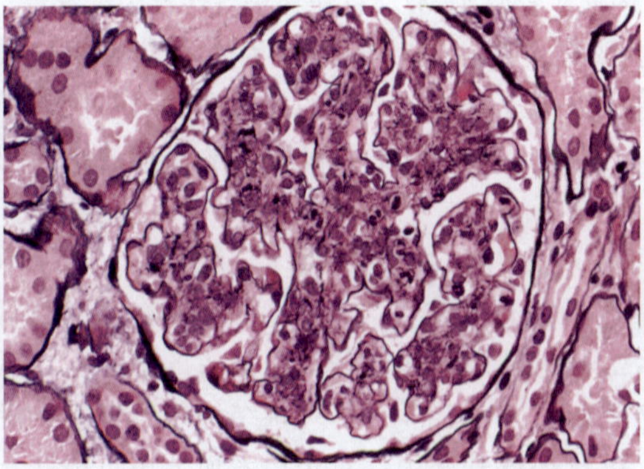

图 9-7　急性弥漫性增生性肾小球肾炎（PASM 染色）
肾小球内细胞数量增多，毛细血管腔狭窄

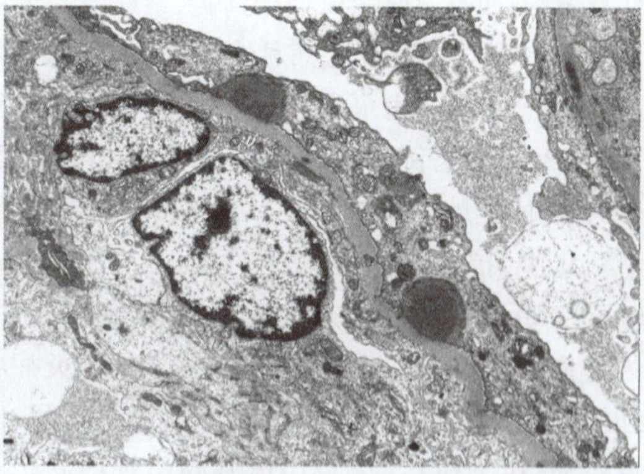

图 9-8　急性弥漫性增生性肾小球肾炎（电镜）
上皮下“驼峰”样电子致密物沉积

3. 临床病理联系　本型肾炎起病急骤，临床上常表现为急性肾炎综合征。

(1)尿的变化：血尿常为最早出现的症状，并伴有轻度蛋白尿及管型尿。由于肾小球毛细血管损伤、管壁通透性增高，红细胞漏出导致血尿，可表现为镜下血尿或肉眼血尿；蛋白质滤出形成蛋白尿；各种管型（如蛋白管型、细胞管型、颗粒管型）随尿液排出形成管型尿。

由于肾小球内皮细胞和系膜细胞的增生肿胀，压迫毛细血管使其管腔狭窄、闭塞，从而肾小球滤过率降低，但此时肾小管重吸收无明显变化，故引起少尿，一般于 2 周后逐渐恢复正常，少数病人可发展为无尿，出现氮质血症。

(2)水肿：水肿也是较早出现的症状，水肿一般为轻度至中度，常先发生于组织疏松的部位如眼睑，随后蔓延到整个面部，严重者时为全身性水肿。发生的主要原因是肾小球滤过率下降导致的钠、水潴留，超敏反应引起的毛细血管通透性增高可以加重水肿。

(3)高血压：主要原因可能是钠、水潴留，有效血容量增加，此时血浆肾素水平一般不增高。

4. 预后　预后与年龄有关，儿童患者大都能恢复，但有不到 1% 的患儿转变为快速进行性肾小球肾炎。另外有 1%～2% 的患儿病变进展缓慢，转化为慢性肾炎。持续大量蛋白尿和肾小球滤过率下降表明预后不佳。成人患者的症状不典型，预后较差，转变为慢性肾炎的比例较高。

问题讨论

患者，男性，6 岁。3 周前曾患扁桃体炎，因眼睑、双下肢水肿、尿少入院 3d。血压 130/90mmHg，实验室检查：尿常规示，红细胞（+），尿蛋白（++），红细胞管型 0～2/HP；24h 尿量 400ml；尿素氮 11.6mmol/L，（正常值<9mmol/L）；肌酐 190μmol/L（<178μmol/L），均高于正常。B 超检查示：双肾对称增大。请问该患儿的诊断是什么？为何出现上述临床表现？

（二）快速进行性肾小球肾炎（rapidly progressive glomerulonephritis，RPGN）

本组肾炎的病理学特征为肾小球壁层上皮细胞增生形成月牙形的新月体（cresent），故又称新月体性肾小球肾炎（cresentic glomerulonephritis），又因主要病变位于肾小球毛细血管丛之外而称为毛细血管外增生性肾小球肾炎（extracapillary glomerulonephritis）。快速进行性肾小球肾炎为一组病情急速发展的肾小球肾炎，临床上由血尿、蛋白尿等症状迅速发展为少尿和无尿，进行性肾衰竭，如不及时予以治疗，病人常在数周至数月内死于肾衰竭，故又称快速进行性肾小球肾炎。

1. 分类、病因和发病机制　快速进行性肾小球肾炎是一组由不同原因引起的肾小球疾病，可为原发性，也可为继发性。尽管不同类型快速进行性肾小球肾炎的病因和发病机制有所差异，大部分病例的肾小球损伤主要由免疫机制引起的。根据免疫学和病理学检查的结果可分为5个类型：

Ⅰ型，抗肾小球基底膜性肾炎。部分病例可表现为肺出血性肾炎综合征(Goodpasture syndrome)，原因是病人体内的抗肾小球基膜抗体与肺泡壁基底膜发生交叉反应，临床上表现为咯血，并有血尿、蛋白尿和高血压等肾炎症状，常发展为肾衰竭。肉眼上，患者的肺组织出现红褐色实变灶。镜下，病变部位肺泡壁坏死，肺泡腔出血，肺泡隔增宽，纤维结缔组织增生。免疫荧光，IgG和C3沿肾小球基膜呈现线状荧光。抗肾小球基底膜性肾炎患者血清中可检测出抗基底膜(GBM)抗体，血浆除去法(plamapheresis)可清除。

Ⅱ型，免疫复合物性肾炎。本型由链球菌感染后肾炎、系统性红斑狼疮和过敏性紫癜等不同原因的免疫复合物性肾炎发展而来，在我国较常见。部分病例虽能证明免疫复合物存在，但复合物形成机制不清。免疫荧光显示颗粒状荧光。电镜检查可见电子致密物沉积。在肾小球内有免疫复合物沉积和大量新月体形成是本型的特点。

Ⅲ型，免疫反应缺乏型(pauci-immune type)肾炎。免疫荧光和电镜检查均不能显示病变肾小球内有抗肾小球基膜抗体或抗原抗体复合物沉积。其发病可能由非免疫性机制或细胞免疫引起。抗中性白细胞胞质抗体(antineutrophil cytoplasmic antibody，ANCA)可在大部分患者血清内检出，该抗体与某些血管炎有关。部分免疫反应缺乏型肾炎为Wegener肉芽肿或结节性多动脉炎等系统性血管炎的组成部分。其他病例的病因和发病机制不清，为原发性病变。

Ⅳ型，抗基底膜和血管炎混合型。患者血液内ANCA和抗基底膜抗体均阳性。

Ⅴ型，特发型，所有抗体均阴性。

2. 病理变化　肉眼观，双侧肾体积增大，被膜紧张，颜色苍白，表面可有点状出血。切面可见肾皮质增厚。光镜下，特征性病变为多数(通常在50%以上)肾小球囊内有新月体形成。新月体主要是由增生的壁层上皮细胞和渗出的单核细胞构成，还可有中性白细胞和淋巴细胞浸润，以上成分附着于球囊壁层，在毛细血管球外侧呈新月状或环状分布(图9-9，图9-10)。一般认为刺激新月体形成的主要原因是肾小球毛细血管襻严重损伤引起纤维素渗出，纤维素

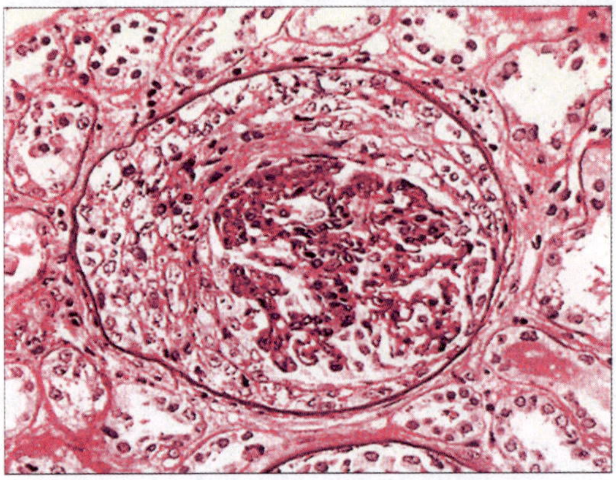

图 9-9　新月体性肾小球肾炎(镜下)(HE染色，×400)

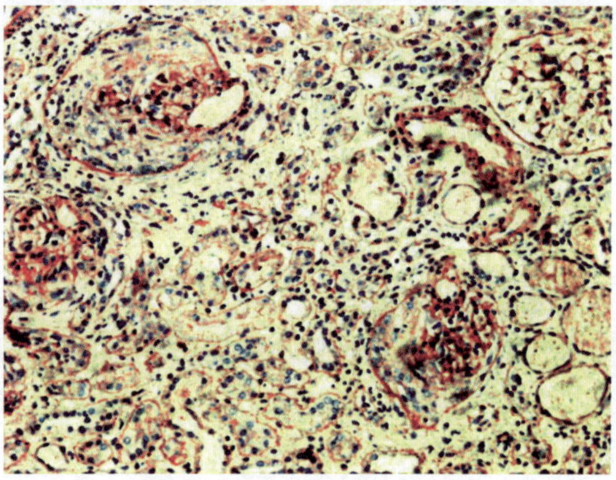

图 9-10　新月体性肾小球肾炎(PAS染色，×100)

可以刺激肾小囊壁层上皮细胞增生。早期新月体以细胞成分为主，为细胞性新月体（cellular crescent）。以后纤维成分增多，形成纤维-细胞性新月体。最终新月体纤维化，成为纤维性新月体。新月体形成使肾小球球囊腔变窄或闭塞，并压迫毛细血管丛，使肾小球功能丧失。肾小管上皮细胞发生变性，主要是由于蛋白质的重吸收导致细胞内玻璃样变性。病变肾单位所属肾小管上皮细胞萎缩消失。肾间质可出现水肿，炎细胞浸润，后期纤维化。免疫荧光，Ⅰ型和Ⅳ型显示 IgG 和 C3 沿肾小球毛细血管壁呈线状荧光；Ⅱ型可见不同的免疫球蛋白和 C3 在肾小球不同部位呈颗粒状荧光；Ⅲ型和Ⅴ型免疫荧光检查结果通常为阴性。电镜下，除见新月体形成外，部分病例可见电子致密物沉积（Ⅱ型快速进行性肾小球肾炎），几乎所有病例均可见肾小球基膜断裂缺损。

要点提示　快速进行性肾小球肾炎主要病变特点为肾小球壁层上皮细胞增生形成月牙形的新月体。临床上常表现为快速进行性肾炎综合征。

3. 临床病理联系　临床表现为快速进行性肾炎综合征，发病时可表现为血尿，常伴红细胞管型、中度蛋白尿，并有不同程度的高血压和水肿。由于大量肾小球内新月体形成，球囊腔阻塞，病人迅速出现少尿、无尿和氮质血症。随着病变发展，大量肾小球纤维化、玻璃样变，肾单位功能丧失，很快发展为不可逆转的肾衰竭。

4. 预后　快速进行性肾炎的预后较差，虽然血浆交换、激素治疗、细胞毒药物治疗可以使患者的肾病变有所逆转，最终需要血液透析和肾移植治疗。病人的预后与新月体形成的数量和比例有关，数量越多，预后越差。形成新月体的肾小球比例＜80％的患者预后稍好于比例更高者。

问题讨论　患者，男性，23 岁。因水肿、血尿、少尿 20d，恶心、呕吐 3d 入院。体格检查：血压 21.9/13.3kPa，面色苍白，颜面部及双下肢水肿。实验室检查：24h 尿量 150ml，尿色洗肉水样，尿蛋白（++），红细胞（+++），红细胞管型 1～3 个/HP；肌酐 426μmol/L，明显高于正常值。B 超检查示：双肾增大。请分析该患者可能的临床诊断及预后。

（三）可引起肾病综合征的病理类型

肾病综合征的发生主要是由于肾小球毛细血管壁的损伤，其通透性增高，血浆蛋白滤过增多，引起大量的蛋白尿。滤过膜损伤程度相对较轻时，蛋白尿是选择性的，主要因毛细血管的损伤较轻，尿中的蛋白质为低分子量的白蛋白和转铁蛋白；滤过膜损伤程度相对较重时，蛋白尿也可以是非选择性，尿中出现大分子量蛋白质。长期大量蛋白尿使血浆蛋白含量减少，形成低白蛋白血症。水肿的主要原因是低蛋白血症引起血浆胶体渗透压降低，组织间液增多，血容量下降，肾小球滤过减少，醛固酮和抗利尿激素分泌增加，致使钠水潴留，水肿明显。高脂血症的发生机制尚不明确，一般认为与低白蛋白血症刺激肝脏合成脂蛋白有关。脂尿表明肾小球基底膜通透性增高，脂蛋白滤过增加。

肾病综合征可由多种原发性肾小球肾炎和系统性疾病引起。儿童的肾病综合征主要由原发性肾小球肾炎引起，而成人肾病综合征可能与系统性疾病有关。成人和儿童肾病综合征最常见于膜性肾小球肾炎和微小病变性肾小球肾炎。膜增生性肾小球肾炎、局灶性节段性肾小球硬化和系膜增生性肾小球肾炎也可引起肾病综合征。常见的引起肾病综合征的系统性疾病有糖尿病、淀粉样物沉积症和系统性红斑狼疮。下面介绍引起肾病综合征的常见肾小球肾炎的常见病理类型。

1. 微小病变性肾小球肾炎(minimal change glomerulosclerosis) 本型肾炎是引起儿童肾病综合征最常见的发生原因。病变特点是电镜下见弥漫性肾小球脏层上皮细胞足突融合或消失，因此也称足突病(foot process disease)。光镜下肾小球基本正常，但肾小管上皮细胞内有大量脂质沉积，所以又称脂性肾病(lipoid nephrosis)。临床特点是大量蛋白尿或肾病综合征。

【病因与发病机制】

目前研究显示，本病的病因和发病机制不清。尽管病变中未发现免疫复合物或抗基底膜抗体，许多特点提示发病与免疫机制有关。目前认为本病发生与免疫功能失调，特别是 T 细胞功能异常有关，T 细胞功能异常导致细胞因子释放和脏层上皮细胞损伤，引起蛋白尿。超微结构观察显示原发性足细胞损伤。实验研究发现肾小球滤过膜阴离子丢失，提示电荷依赖性屏障功能的丧失与蛋白尿的形成有关。最近的研究显示编码 nephrin 等肾小球蛋白基因的突变与微小病变性肾小球肾炎的病变有关。

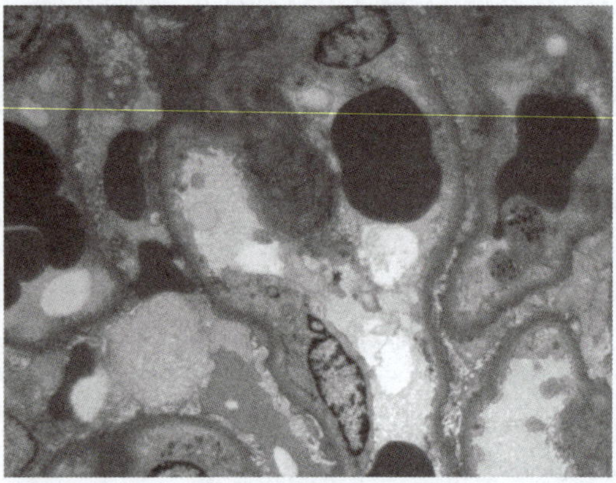

图 9-11 轻微病变性肾小球肾炎(电镜)
上皮细胞足突消失

【病理变化】

光镜下，肾小球结构基本正常或仅见局灶节段性轻度异常。近曲小管上皮细胞内出现大量脂质和蛋白小滴。肉眼观，肾脏体积增大，被膜紧张，颜色苍白，切面肾皮质呈现黄白色条纹主要是因肾小管上皮细胞内脂质沉着引起。免疫荧光，肾小球内不能发现免疫球蛋白和补体沉积。电镜下，肾小球基底膜和系膜无显著变化，肾小球内无电子致密沉积物，主要改变是弥漫性肾小球脏层上皮细胞足突消失，胞体肿胀，胞质内常有空泡形成，细胞表面微绒毛增多。原因是上皮细胞结构改变，足突收缩和肿胀，使之扁平或消失，而不是足突的融合(图 9-11)。足突消失也可见于膜性肾小球肾炎和糖尿病等疾病。光镜下肾小球结构正常和电镜下其足细胞足突消失是诊断微小病变性肾小球肾炎的主要病变特征。足细胞的改变用皮质类固醇治疗后可恢复正常。

【临床病理联系】

本病多发生于 2—8 岁的幼儿，临床上主要表现为肾病综合征。最早出现的症状常为水肿。蛋白尿多为选择性。由于肾小球病变轻微，故通常无血尿及高血压，肾功能损害轻微。

【预后】

儿童 90%以上患者中，皮质类固醇治疗有明显疗效，但部分患者病情反复，甚至出现皮质类固醇依赖或抵抗现象，但远期预后较好，患儿至青春期病情常可缓解。不到 5%的儿童最终可发展为慢性肾衰竭。成人患者皮质类固醇治疗反应缓慢或疗效不明显，慢性肾功能衰竭发生率较高。

要点提示　微小病变性肾小球肾炎是引起儿童肾病综合征最常见的发生原因。病变特点是电镜下见弥漫性肾小球脏层上皮细胞足突融合或消失，光镜下肾小管上皮细胞内有大量脂质沉积。

2. 膜性肾小球肾炎（membranous glomerulonephritis）　膜性肾小球肾炎是引起成人肾病综合征最常见的原因。患者以中老年人多见，40 岁以上为发病高峰期。病变特征是肾小球毛细血管基底膜弥漫性增厚，基膜上皮细胞下出现含有免疫复合物的电子致密物的沉积。由于本病早期肾小球炎性改变不明显，故又称膜性肾病（membranous nephropathy）。

【病因与发病机制】

本型肾炎是由慢性免疫复合物性介导的肾炎。其病因有两种：①原发性膜性肾炎，目前抗原仍未知，可能为某些抗肾小球抗原成分，类似大鼠 Heymann 肾炎发病机制。现认为原发性膜性肾小球肾炎是由抗肾小球抗原的本身抗体引起的本身免疫性疾病。本身抗体与肾小球上皮细胞膜抗原反应，在上皮细胞与基底膜间形成免疫复合物。肾小球内通常没有炎细胞浸润，但有补体成分出现。实验研究提示，病变的发生与由补体 C5b-C9 组成的膜攻击复合体的作用有关。C5b-C9 可激活肾小球上皮细胞和系膜细胞，使之释放蛋白酶和氧化剂，引起毛细血管壁损伤和蛋白漏出。②继发性膜性肾炎，由外源性抗原引起，如乙型肝炎病毒、血吸虫、梅毒螺旋体、青霉胺等，或内源性抗原如甲状腺球蛋白、DNA、肿瘤抗原等。

【病理变化】

肉眼观，双肾体积增大，颜色苍白，故有“大白肾”之称。切面皮质增厚。光镜下，早期肾小球基本正常，毛细血管管腔无显著变化，后期肾小球毛细血管基底膜弥漫性增厚，管腔变窄，最终导致肾小球硬化（图 9-12）。肾小管上皮细胞内常含有被吸收的蛋白小滴，间质有炎细胞浸润。免疫荧光，显示典型的颗粒状荧光，IgG 和 C3 沿毛细血管基底膜沉积。电镜下，以上皮下电子致密物沉积和电子致密物之间新生基底膜样物质形成钉状突起为特征。不同时期表现不同，可分为 4 期：Ⅰ期，上皮下可见散在小型电子致密物，上皮细胞足突融合消失，基底膜无明显变化。Ⅱ期，上皮下电子致密物较Ⅰ期增多，分布均匀，致密物之间出现新生的基底膜样物质，并形成钉状突起，分隔致密物，基底膜增厚。银染色显示钉突与基膜垂直相连，形如梳齿，其染色反应与基膜相同（图 9-13）。Ⅲ期，基底膜内可见电子致密物，基底膜样物质进一步增多，包绕电子致密物，基底膜进一步增厚。Ⅳ期，上述各期的电子致密物部分溶解消失，不规则增厚的基底膜呈虫蚀状（图 9-14）。以后虫蚀状空隙由基底膜物质充填。有的患者同时可见两期病变特点，以其中一期病变占优势。

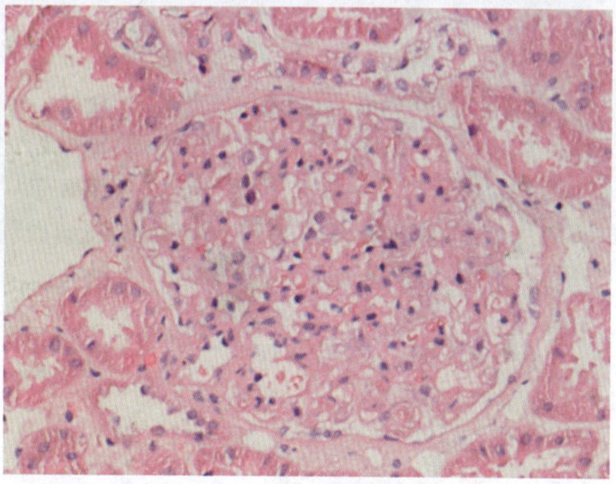

图 9-12　膜性肾小球肾炎（HE 染色，×400）
基膜弥漫性增厚，毛细血管管腔变狭窄

【临床病理联系】

膜性肾小球肾炎多见于成年人，起病隐匿，通常表现为肾病综合征，由于基底膜损伤严重，

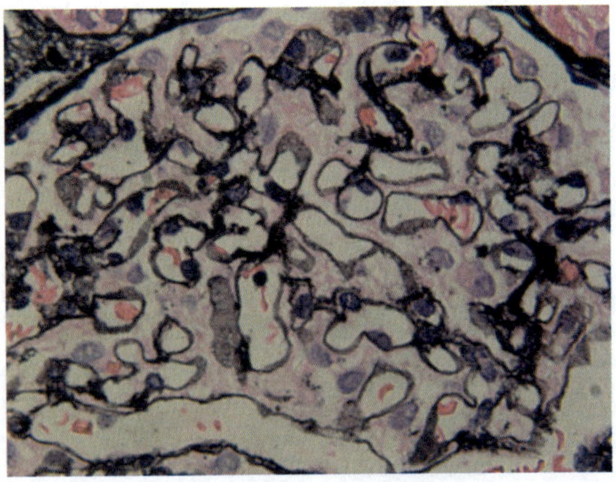

图 9-13　**膜性肾小球肾炎(PASM 染色，×400)**
基膜样物质形成钉状突起

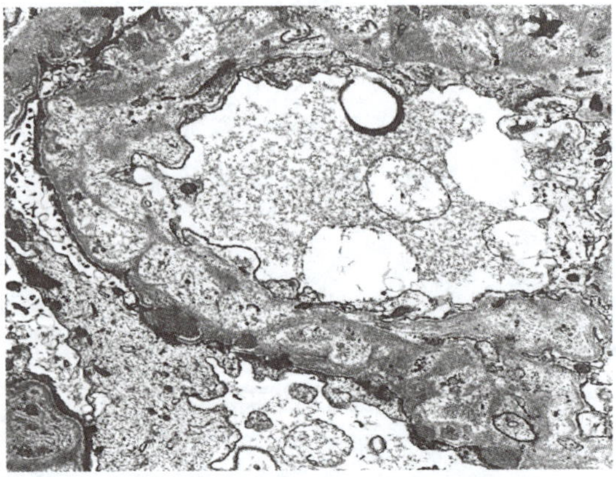

图 9-14　**膜性肾小球肾炎(电镜)**
不规则增厚的基底膜呈虫蚀状

滤过膜通透性显著增高，常表现为非选择性蛋白尿。约 15%的患者表现为非肾病性蛋白尿。部分病人出现镜下血尿和高血压。

【预后】

本病常为慢性进行性，对肾上腺皮质激素不敏感。部分病人病情可缓解或得到控制。多数病人蛋白尿持续存在，约半数患者发病后 10 年左右进展至慢性肾衰竭。

要点提示　膜性肾小球肾炎是引起成人肾病综合征最常见的原因。肉眼上为大白肾。病变特征是肾小球毛细血管基底膜弥漫性增厚，基膜上皮细胞下出现含有免疫复合物的电子致密物的沉积。

3. 局灶性节段性肾小球硬化(focal segmental glomerulosclerosis)　局灶性节段性肾小球硬化的病变特点是部分肾小球的部分小叶或毛细血管襻发生硬化。临床上主要表现为肾病综合征。

【病因与发病机制】

本病为非免疫复合物性肾炎，其发病机制尚未阐明。本病可分为继发性和原发性两种：①继发性可见于 HIV 感染、吸毒成瘾、镰状细胞病和 IgA 肾病等疾病。②原发性病因不明。一般认为脏层上皮细胞的改变是本病的主要环节。由于局部通透性的增高，血浆蛋白和脂质在细胞外沉积，并引起系膜细胞反应，最终导致肾小球局灶和节段性硬化。

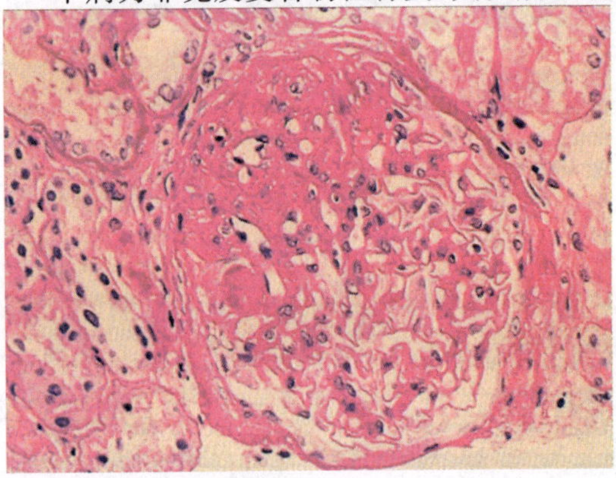

图 9-15　**局灶性节段性肾小球硬化(HE 染色，×400)**

【病理变化】

光镜下，病变呈局灶性分布，早期仅累及皮髓质交界处的肾小球，以后逐渐波及皮质全层。病变肾小球部分毛细血管襻内系膜基质增多，玻璃样物质沉积(图 9-15)，常伴有脂滴和泡沫细胞。随病变发展,受累的肾小球增多。肾小球内系膜基质增多,最终引起整个肾小球硬化,并伴有肾小管萎缩和间质纤维化。免疫荧光,肾小球硬化区有 IgM 和补体 C3 沉积。电镜下,主要特点是弥漫性脏层上皮细胞足突融合消失,可见上皮细胞从基底膜剥脱的现象。

【临床病理联系】

患者临床表现大部分为肾病综合征,少数表现为蛋白尿。由于本病的病程和预后与轻微病变性肾小球肾炎有显著差异,对两者的鉴别诊断非常重要。局灶性节段性肾小球硬化主要特点有:①肾小球滤过率降低,而血尿和高血压的比例较高;②蛋白尿常为非选择性;③对皮质类固醇治疗效果不佳。④免疫荧光显示硬化的血管球节段内有 IgM 和 C3 沉积。

【预后】

本型病变为进行性,预后差,约 50% 的病人在 10 年内发展至肾衰竭。儿童预后较好,成人预后差。

4. 系膜增生性肾小球肾炎(mesangial proliferative glomerulonephritis) 系膜增生性肾小球肾炎为一组以弥漫性肾小球系膜细胞增生及系膜基质增多为特点的肾小球肾炎。本病在我国和澳大利亚常见,欧美较少见。

【病因与发病机制】

原发性系膜增生性肾小球肾炎的病因和发病机制尚未明确,可能存在多种致病途径,如循环免疫复合物沉积或原位免疫复合物形成等。免疫反应通过有关介质的作用刺激系膜细胞,导致系膜细胞增生及系膜基质增多。

【病理变化】

光镜下,以弥漫性系膜细胞增生和系膜基质增多为特征。早期以系膜细胞增生为主,后期系膜基质逐渐增多。免疫荧光,在我国最常见的是 IgG 及 C3 在系膜区沉积,在西方国家则多表现为 IgM 和 C3 沉积(又称 IgM 肾病)。有的病例仅出现 C3 沉积,或免疫荧光检查为阴性。电镜下,肾小球系膜区系膜细胞增生(≥4 个细胞/每个系膜区)和系膜基质增多,部分病例系膜区有低密度电子致密物沉积。

【临床病理联系】

本病多见于儿童和青少年,男性多于女性。因病变主要累及系膜,因此临床早期症状不明显,仅有轻度蛋白尿或复发性血尿,容易被忽视。部分表现为肾病综合征,也可表现为慢性肾炎综合征。

【预后】

本病的预后取决于病变的严重程度,病变轻者,预后较好,但可复发。病变重者可伴节段性硬化,严重者出现肾功能障碍,预后较差。

5. 膜增生性肾小球肾炎(membranoproliferative glomerulonephritis) 膜增生性肾小球肾炎的病变特点是系膜细胞明显增生、系膜基质增多和肾小球毛细血管基底膜不规则增厚。本病另一常用的名称为系膜毛细血管性肾小球肾炎(mesangiocapillary glomerulonephritis)。

> **要点提示** 系膜增生性肾小球肾炎主要表现为系膜细胞和系膜基质增生。

【病因与发病机制】

膜增生性肾小球肾炎可以是原发性,也可以是继发性。原发性膜增生性肾小球肾炎根据超微结构和免疫荧光分Ⅰ型和Ⅱ型两个类型。Ⅰ型和Ⅱ型的发病机制不同。Ⅰ型较多见,约占原发性膜增生性肾小球肾炎的2/3，通常由免疫复合物沉积引起，并有补体的参与。但引起免疫反应的抗原成分不清。Ⅱ型病人常出现补体替代途径的异常激活，50%～60%的病人的血清C3水平明显降低，但C1和C4等补体早期激活成分水平正常或仅轻度降低。70%以上的Ⅱ型病人血清中具有被称为C3肾炎因子(C3 nephritic factor，C3NeF)的本身抗体。该抗体可与C3转化酶结合，使该酶不被降解，导致C3持续被分解为C3b。但C3NeF如何引起肾小球改变的机制尚不清楚。

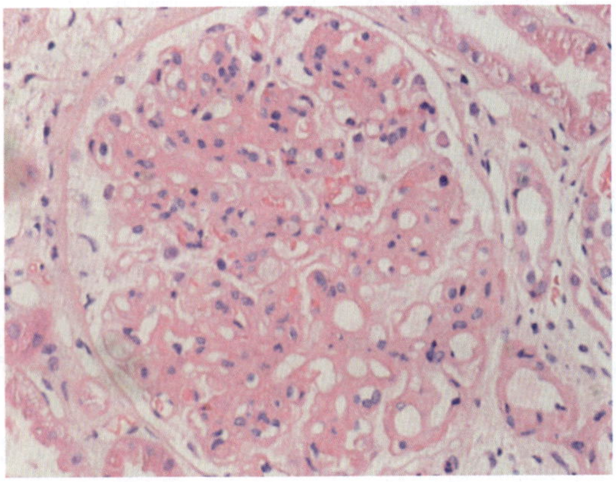

图 9-16 膜增生性肾小球肾炎(镜下)(HE染色，×400)

【病理变化】

光镜下，两个类型的病变相似。由于肾小球系膜细胞增生和系膜基质增多，系膜区增宽，增生的基质和细胞沿内皮细胞和基底膜之间长入或插入(即系膜插入，mesangial interposition)，使毛细血管壁呈现不规则增厚(图9-16)，镀银染色或PAS染色增厚基膜呈双轨状或多层状改变，这是由于系膜基质插入造成的。整个肾小球毛细血管襻形成以扩大的系膜区为中心的分叶状，故又称分叶状肾炎。电镜下，增生的系膜细胞和系膜基质插入到基底膜和内皮细胞之间。系膜基质和基底膜形态相似，因而看上去似有两层或多层基底膜，这就是光镜下所见的双层或多层形态，一层为原有基底膜，另几层为插入到内皮细胞和基底膜之间的系膜基质。肾小球内可见电子致密物。

要点提示 系膜增生性肾小球肾炎和膜增生性肾小球肾炎均表现为系膜细胞和基质增生，系膜区增宽，但前者一般无插入及毛细血管壁的变化，而后者系膜细胞增生并插入内皮细胞与基底膜之间，使管壁不规则增厚，出现“双轨”状结构。

根据免疫荧光及沉积物的部位的特点，将膜性增生性肾小球肾炎分为两型。①Ⅰ型，免疫荧光显示补体C3呈颗粒状和团块状沉积于内皮下和系膜区，并可出现IgG及C1q和C4等早期补体成分。电镜下大量电子致密物位于基底膜内皮侧及系膜区域，少量见于上皮下。②Ⅱ型，又称致密沉积物病(dense-deposit disease)，免疫荧光可见大量补体C3沉积，造成持续性血清补体降低，又称为低补体血症性肾小球肾炎(hypocomplementic glomerulonephritis)，通常无IgG和早期活化的补体成分C1q和C4出现。电子致密物的电子密度较Ⅰ型明显高，大量块状电子密度极高的致密物沿基底膜致密层呈带状分布。

【临床病理联系】

本病多见于青少年，女性稍多于男性。可仅表现为无症状性血尿，但多表现为肾病综合征或慢性肾炎综合征。

【预后】

本病呈慢性进行性，50%～70%的患者在10年内进展至慢性肾衰竭。Ⅱ型膜增生性肾小球肾炎患者预后较Ⅰ型差，在进行肾移植后有复发倾向。

问题讨论　临床上以肾病综合征为主要临床表现的肾小球肾炎有哪些？其区别是什么？

（四）IgA 肾病（IgA nephropathy）

IgA 肾病的主要病变特点是免疫荧光显示系膜区有 IgA 沉积。是引起反复发作的镜下或肉眼血尿的最常见的原因。患者发病前常有上呼吸道非特异性感染史。本病由 Berger 于 1968 年最先描述，又称 Berger 病（Berger disease）。IgA 肾病在全球范围内可能是最常见的肾炎类型，但在不同地区的发病率有很大差异，在亚洲和太平洋地区的发病率很高，据报道在我国的发病率约占原发性肾小球疾病的 30%左右。

1. 病因与发病机制　原发性 IgA 肾病的发病机制尚未完全清楚。有证据表明，IgA 的产生和清除异常均可引起本病的发生。患者的血清中聚合 IgA 水平增高，部分患者血液中出现含 IgA 的免疫复合物。IgA 包含 IgA1 和 IgA2 两种亚型，只有 IgA1 可致肾内免疫复合物沉积。由于病毒、细菌以及食物蛋白等因子对呼吸道或消化道黏膜的刺激，使黏膜 IgA 的合成增多。IgA 或含 IgA 的免疫复合物在肾小球系膜区沉积并激活补体替代途径，引起肾小球损伤。有报道证明 IgA 肾病的发生与某些 HLA 表型相关，说明遗传因素在 IgA 肾病的发病过程中也发挥了一定作用。

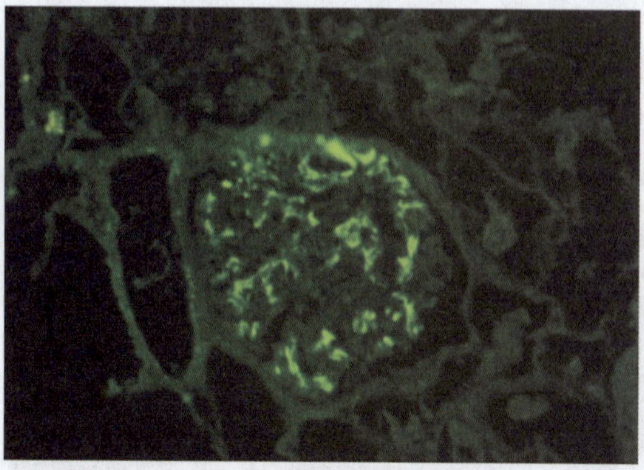
图 9-17　IgA 肾病免疫荧光

2. 病理学变化　IgA 肾病的组织学改变差异很大，最常见的为系膜增生性改变，表现为系膜细胞增生和系膜基质增多，系膜增宽，也可表现为局灶性节段性增生或硬化性改变，偶可有较多新月体形成。少数病例 HE 染色切片中肾小球无明显改变。免疫荧光，为诊断 IgA 肾病的必要依据，特征为系膜区单纯性 IgA 或以 IgA 为主的免疫球蛋白沉积（图 9-17），可伴有 C3 和备解素，也可出现 IgG 和 IgM。电镜下，系膜区有块状电子致密沉积物沉积。

3. 临床病理联系　本病多见于儿童和青少年，发病前常有上呼吸道、泌尿道或消化道感染史。最常见的症状为血尿，大部分病人表现为肉眼血尿，少数病人仅出现镜下血尿，或伴有轻度蛋白尿。少数病人出现肾病综合征或急性肾炎综合征。虽然病情开始多表现为良性经过，但可缓慢进展。血尿一般持续数天，随后消失，但每隔数月复发。

4. 预后　本病25%～50%的患者在20年内出现慢性肾衰竭。如发病年龄大、出现大量蛋白尿、高血压、血管硬化或新月体形成提示预后不佳。

（五）慢性肾小球肾炎（chronic glomerulonephritis）

慢性肾小球肾炎，是多种病理类型肾小球肾炎发展的终末阶段，又称终末期肾（end-stage kidney）。病变特点是大量肾小球发生玻璃样变和硬化，又有慢性硬化性肾炎（chronic sclerosing glomerulonephritis）之称。本病成人多见，常引起慢性肾衰竭，预后差。

要点提示　IgA 肾病的主要病变特点是免疫荧光显示系膜区有 IgA 沉积。是引起反复发作的镜下或肉眼血尿的最常见的原因。

1. 病因与发病机制　慢性肾小球肾炎不是一个独立的疾病，通常由不同类型的肾小球肾炎发展而来，因而发病机制各不相同。链球菌感染后肾小球肾炎中有1%～2%的儿童患者可发展为慢性肾小球肾炎，成人患者发展为慢性肾炎的比例较高。能度过急性期的快速进行性肾小球肾炎患者绝大部分转为慢性肾小球肾炎。膜性肾小球肾炎、局灶性节段性肾小球硬化、系膜增生性肾小球肾炎、膜增生性肾小球肾炎和IgA肾病均可发展为慢性肾小球肾炎。有的慢性肾炎患者起病隐匿，无急性或其他类型肾炎病史，就诊时已进入慢性阶段。各种原因引起的肾小球损伤最终都可能发展为肾小球的纤维化和硬化，但到了终末阶段，原肾小球肾炎病变的特点则很难分辨。

2. 病理变化　肉眼观，双侧肾体积缩小，表面呈均匀地细颗粒状(因硬化、纤维化而收缩的肾单位与代偿扩张的肾单位相互交错，使肾呈颗粒状)。肾盂周围脂肪增多。肾切面皮质变薄，皮髓质界限不清。近肾门处可见小动脉壁增厚、变硬，血管断面呈哆开状。慢性肾炎的大体病变又称为继发性颗粒性固缩肾(图9-18)，以区别于高血压的原发性颗粒性固缩肾。镜下，多数肾小球(超过全部肾小球的50%)发生纤维化及玻璃样变，形成无结构的玻璃样小体(图9-19)。玻璃样小体中嗜酸性PAS阳性物质包括血浆蛋白、系膜基质、基底膜样物质和胶原等成分。由于肾小球的损伤导致毛细血管血流阻断，硬化肾小球所属的肾小管萎缩、消失，使玻璃样变的肾小球相互靠拢，形成“硬化小球集中”现象。残留的肾单位常发生代偿性肥大，肾小管代偿性扩张，扩张的肾小管管腔内常有各种管型。间质纤维组织增生并有大量淋巴细胞及浆细胞浸润。间质内小动脉硬化，管壁增厚，管腔狭窄。免疫荧光和电镜下多无特异性发现。

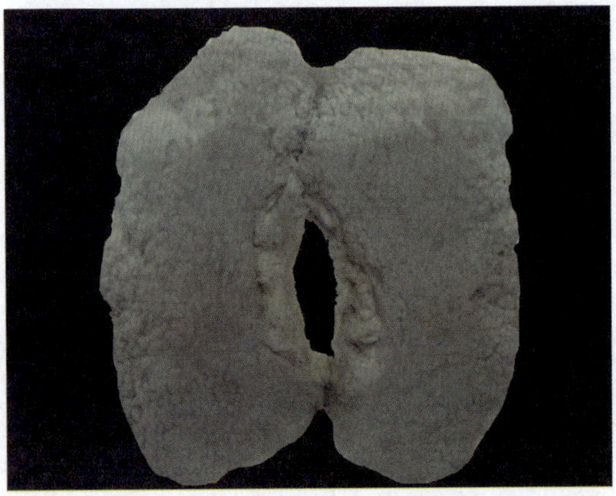

图 9-18　慢性肾小球肾炎(肉眼)
肾体积缩小，表面呈弥漫性细颗粒状

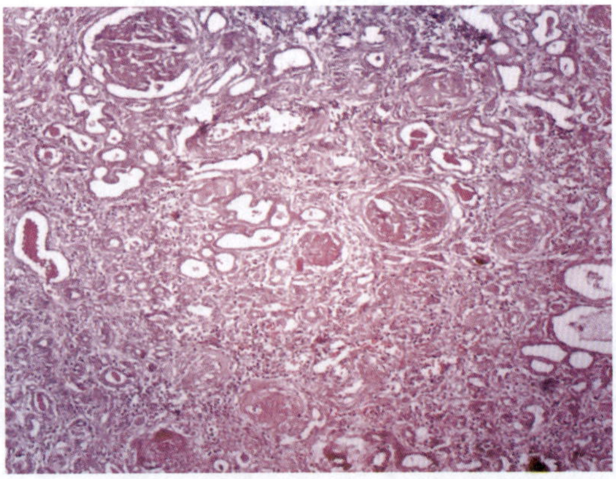

图 9-19　慢性肾小球肾炎(HE染色，×100)
肾小球纤维化，间质纤维组织增生，慢性炎症细胞浸润

> **要点提示**　慢性肾炎主要表现为大量肾小球发生玻变和硬化，肉眼为继发性颗粒性固缩肾。

3. 临床病理联系　慢性肾小球肾炎部分患者有其他类型肾炎的病史。但有的患者起病隐匿，早期可出现倦怠、乏力和贫血等症状。晚期患者主要临床表现为慢性肾炎综合征，出现多尿、夜尿、低比重尿、高血压、贫血、氮质血症和尿毒症。多尿、夜尿和低比重尿是由于大量肾单位结构破坏，功能丧失，血液在通过残存的肾单位时血流加速，滤过率增加，但肾小管重吸收功能有限，浓缩功能降低引起的。高血压是由于肾小球硬化导致肾单位严重缺血，刺激分泌肾素增多，引起高血压。高血压可引起全身细、小动脉硬化，使肾小球缺血加剧，血压出现恶性循环。贫血是因为肾组织严重受损，促红细胞生成素分泌减少，同时机体的代谢产物大量蓄积，抑制骨髓造血功能。氮质血症是由于大量肾单位破坏，肾小球滤过率下降，血尿素氮升高。尿毒症是因肾功能不全，代谢产物在体内潴留，引起本身中毒症状并由此产生的综合征，患者不仅表现为肾功能不全，而且伴有代谢和内分泌异常，继发心血管、呼吸、消化和中枢神经系统等多系统病变。

4. 预后　慢性肾炎病程进展的速度差异很大，但预后均极差。患者如不能及时进行血液透析或肾移植，病人常因尿毒症或高血压引起的心力衰竭或脑出血而死亡。

问题讨论

患者，男性，45 岁。因反复水肿、蛋白尿 3 年。患者主诉夜间尿量明显多于白天。体格检查：面色苍白，颜面部、双下肢水肿。血压 22/13kPa。实验室检查：血红蛋白 60g/L；尿常规示，颗粒管型 1～3 个/HP，蛋白(++)，白细胞 0～1 个/HP；24h 尿量 2600ml，比重 1.010；血肌酐 670μmol/L。B 超检查示：双肾对称性缩小。请问该患者的诊断是什么？为何出现上述临床表现？

第二节　肾小管-间质性肾炎

学习要求

掌握急、慢性肾盂肾炎的病变特点及临床病理联系。熟悉肾盂肾炎的病因和感染途径。

肾小管-间质性肾炎是一组病变主要累及肾小管和肾间质的炎性疾病。本病可以继发于肾小球、肾血管、多囊肾等疾病。原发性肾小管-间质性肾炎根据病因分为感染性和非感染性两类。感染性肾小管-间质性肾炎主要由细菌感染引起，大多数肾盂病变明显，故常称肾盂肾炎。非感染性肾小管-间质性肾炎主要由药物、钾等代谢性疾病、免疫反应和放射等物理因素引起。

肾小管-间质性肾炎可分为急性和慢性两种。急性肾小管-间质性肾炎主要表现为局灶性肾小管坏死，间质水肿，中性白细胞等炎细胞浸润。慢性间质性肾炎主要为肾小管萎缩，肾间质纤维化，淋巴细胞、单核细胞浸润。本节主要讨论肾盂肾炎和药物引起的肾小管-间质性肾炎。

一、肾盂肾炎

肾盂肾炎(pyelonephritis)是一种因细菌感染引起，主要累及肾盂、肾间质和肾小管的化脓性炎症。肾盂肾炎分为急性和慢性两类。急性肾盂肾炎通常由细菌感染引起，常与尿路感染有关。慢性肾盂肾炎除与细菌感染外，膀胱输尿管反流和尿路阻塞等因素促进病变的发展。本病女性多于男性，女性是男性发病率的 9～10 倍。临床上主要表现有发热、腰痛及肾区叩痛、脓尿、血尿、蛋白尿和管型尿等症状，并可出现尿频、尿急和尿痛等膀胱刺激症状。晚期可出现肾功能不全和高血压，甚至发展为尿毒症。

【病因和发病机制】

肾盂肾炎通常由细菌感染引起。急性肾盂肾炎多由一种细菌引起，慢性肾盂肾炎则可为2种或2种以上细菌混合感染。肾盂肾炎时细菌感染常通过以下两种途径发生：

1. 下行性(血源性)感染(hematogenous or descending infection) 为较少见的途径。当机体出现败血症或感染性心内膜炎时，细菌随血流进入肾，在肾小球或肾小管周围毛细血管网停留，造成局部组织发生化脓性炎症，随后逐步可以累及肾小管、肾盏和肾盂。病变常为双侧性。金黄色葡萄球菌为最常见的致病菌。

2. 上行性感染(ascending infection) 为主要的感染途径。致病菌以革兰阴性杆菌为主，其中主要是大肠杆菌，其次是变形杆菌、产气杆菌、肠杆菌和葡萄球菌等。病变可为单侧或双侧性。尿道炎或膀胱炎等下尿路感染时，细菌沿输尿管或输尿管周围淋巴管上行到肾盂、肾盏和肾间质。临床上，上行性感染的患者中年女性远较男性多见，这与女性尿道短、缺乏前列腺分泌液中的抗菌物质、激素水平的变化有利于细菌的黏附等因素有关。引起上行性感染的诱发因素常见有。

(1)尿道黏膜损伤：临床上对泌尿道疾病检查和治疗时，如尿道插管、膀胱镜检查及其他尿道手术可能引起泌尿道黏膜损伤，为细菌入侵、繁殖提供了条件。

(2)尿液排出受阻、尿液潴留：正常情况下，排尿对泌尿道有冲洗自净的作用，膀胱壁可以分泌有机酸和分泌型IgA，这些成分具有的抗菌作用，细菌不易在泌尿道繁殖，因此正常膀胱和膀胱内尿液是无菌的。当正常的防御机制削弱时，细菌才可感染泌尿道，引起急性肾盂肾炎。如前列腺增生、泌尿道结石、妊娠子宫和盆腔肿瘤的压迫等引起的尿道阻塞，可致尿液排出受阻、尿液潴留，不仅影响尿液对泌尿道的冲洗自净作用，而且潴留的尿液可成为细菌生长繁殖的培养基。

(3)膀胱输尿管反流：正常情况下，输尿管斜行穿过膀胱壁，形成单向的活瓣结构，可防止膀胱充盈或内压增高时尿液自膀胱反流到输尿管，从而阻止细菌自膀胱进入输尿管和肾盂。造成膀胱输尿管反流的最常见的原因是膀胱输尿管瓣膜功能丧失，常见原因包括先天性输尿管膀胱开口发育异常、后天性病变导致的局部解剖结构的损伤和破坏、膀胱功能紊乱等引起的膀胱输尿管反流，是细菌由膀胱到达单侧或双侧输尿管及肾盂的重要途径。

此外，慢性消耗性疾病、长期使用激素和免疫抑制剂等可使机体抵抗力下降，也和肾盂肾炎的发生有关。

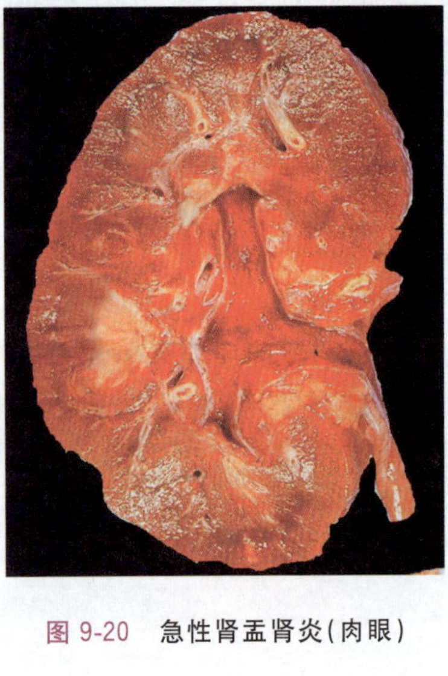

图 9-20 急性肾盂肾炎(肉眼)

(一)急性肾盂肾炎(acute pyelonephritis)

急性肾盂肾炎是发生在肾盂、肾小管和肾间质的急性化脓性炎症，为泌尿系统常见的感染性疾病。常由上行性感染引起。本病多见于儿童、妊娠期妇女和前列腺增生患者。

1. 病理变化 血源性感染多为双侧性，上行性感染可为单侧，也可为双侧。肉眼观，肾体积增大，充血，质软，表面散在大小不等的黄白色隆起的脓肿，病灶可局限于肾的某一区域或弥漫性分布。有时多个病灶相互融合，形成大的脓肿，脓肿周围可见充血带或出血带。切面脓肿不规则地分布于肾皮质和髓质各处，并且可见黄色条纹自髓质向皮质延伸，或呈楔形分布(图 9-20)。肾盂黏膜充血水肿，表面有脓性渗出物覆盖，可见小出血点。严重时，肾盂内有脓液蓄积。

镜下，肾间质灶性化脓性炎症并伴脓肿形成、肾小管内常充满中性粒细胞，严重时发生坏死。上行性感染时，病变首先累及肾盂并逐渐向肾实质蔓延。早期肾间质发生化脓性炎症，最后肾小管受累。表现为肾盂黏膜充血、水肿、大量中性粒细胞浸润。肾间质水肿，大量中性粒细胞浸润，形成脓肿或条索状化脓病灶。肾小管为炎症扩散的通道，管腔内可出现中性粒细胞管型，其上皮细胞病变坏死，形成含有坏死肾小管的脓肿。上行性感染引起的病变中肾小球通常很少受累。血源性感染常先累及肾皮质，病变发生于肾小球及其周围的肾间质，逐渐扩展，破坏周围组织，并向肾盂延伸。上行性感染和血源性感染病理变化特点不同，前者肾盂炎症明显，从肾乳头部向皮质形成索状或不规则脓肿；后者主要在皮质内形成小脓肿。

急性期过后，中性粒细胞减少，巨噬细胞、淋巴细胞及浆细胞增多，间质纤维化瘢痕形成。上行性感染引起的病例多伴有肾盂及肾盏的变形。

2. 合并症　在某些情况下，急性肾盂肾炎可出现以下合并症。

> **要点提示**　急性肾盂肾炎是发生在肾盂、肾小管和肾间质的急性化脓性炎症，常由上行性感染引起。

(1)急性坏死性乳头炎(肾乳头坏死，papillary necrosis)：常见于糖尿病患者或伴有尿路阻塞的病人。肾乳头因缺血和化脓而发生坏死。镜下见肾乳头发生凝固性坏死，正常组织与坏死交界处可见大量中性白细胞浸润。肉眼所见的特征是在肾锥体乳头侧 2/3 区域内有境界清楚的灰白或灰黄色的坏死灶，病变可累及单个、数个或所有的乳头。

(2)肾盂积脓(pyonephrosis)：严重尿路阻塞，特别是高位尿路阻塞时，脓性渗出物无法排出，蓄积于肾盂、肾盏及输尿管内，形成肾盂积脓。

(3)肾周围脓肿(perinephric abscess)：当病变严重时，肾内化脓灶可穿破肾被膜，在肾周围形成脓肿。

3. 临床病理联系　急性肾盂肾炎发病急骤，患者常有发热、寒战、白细胞增多等全身症状。检体时出现腰痛和肾区叩痛是由于肾肿大，被膜紧张引起。尿液检查有脓尿、蛋白尿、菌尿和管型尿等，是因化脓性病灶破入肾小管，也可出现血尿。特别是白细胞管型的出现，有利于肾盂肾炎的临床诊断。因炎症对膀胱和尿道黏膜的刺激，患者还出现尿频、尿急、尿痛等膀胱刺激症状。尿液中病原体的培养有助于明确诊断。

4. 预后　绝大多数患者如不出现并发症，预后一般较好。如并发肾乳头坏死则可引起急性肾衰竭。如伴有糖尿病、尿路阻塞、免疫障碍，病情常较严重，并导致败血症。

(二)慢性肾盂肾炎(chronic pyelonephritis)

慢性肾盂肾炎的病变特点是慢性肾间质性炎，间质纤维化及瘢痕形成，并伴肾盂和肾盏的纤维化和变形。本病可为急性肾盂肾炎反复发作发展而来，也可为起病时呈慢性经过，是引起慢性肾功衰竭的常见原因之一。

1. 病理变化　肉眼观，一侧或双侧肾体积缩小，质地变硬，表面凹凸不平，可见不规则凹陷性瘢痕，故又称“瘢痕肾”。切面可见肾被膜增厚，皮、髓质界限模糊，肾乳头萎缩变钝，肾盂和肾盏变形，肾盂黏膜增厚、表面粗糙。肾瘢痕数量多少不等，多见于肾的上下极，原因是这些部位易发生肾内反流。病变可单侧亦可双侧，如为双侧性，两侧改变不对称(图 9-21)。这一特征与慢性肾小球肾炎不同，肾小球肾炎的病变常为弥漫性，颗粒均匀分布，两肾病变对称。镜下，肾小管和肾间质出现慢性非特异性炎症。肾盂、肾盏黏膜固有层纤维性增厚，伴淋巴细胞、浆细胞和巨噬细胞浸润，部分上皮细胞坏死脱落、增生或伴有鳞化。肾实质病变呈不规则灶性分布，表现为间质纤维化，淋巴细胞、浆细胞浸润，淋巴滤泡形成。部分肾小管萎缩消失，部分肾小管代偿性扩张，扩张的肾小管的管腔内可见均质红染的胶样管型(图 9-22)。瘢痕内小动脉发生闭塞性动脉内膜炎，其他部位细、小动脉因继发性高血压而出现玻璃样变和硬化。早期肾小球很少受累，但肾小囊周围可发生纤维化。后期部分肾小球可发生纤维化和玻璃样变。非病变部位的肾小球则发生代偿性改变。慢性肾盂肾炎急性发作时，可见大量中性白细胞浸润，甚至有小脓肿形成。

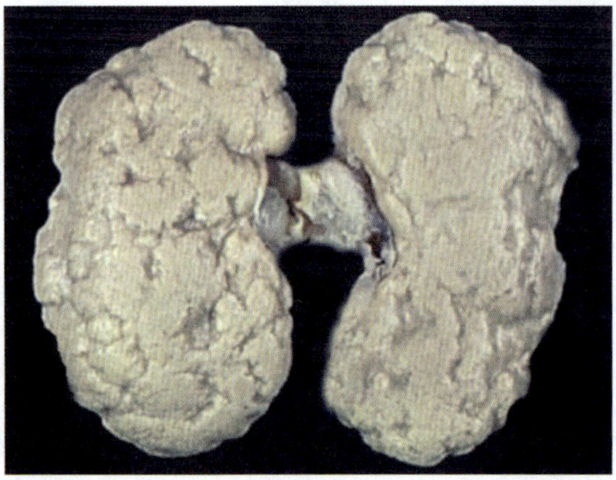

图 9-21 慢性肾盂肾炎(肉眼)

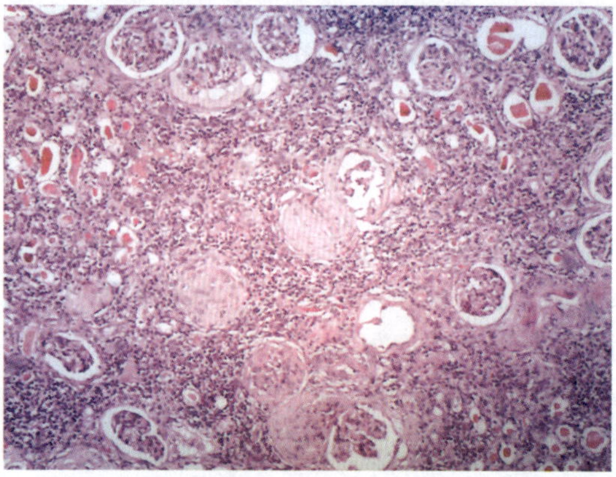

图 9-22 慢性肾盂肾炎(HE 染色，×100)

2. 临床病理联系 慢性肾盂肾炎病程较长，常表现为急性肾盂肾炎症状反复发作，或间歇性无症状性菌尿。部分病人起病较隐匿，常表现为缓慢发生的高血压和肾功能不全，有时常规检查时发现脓尿或菌尿。因慢性肾盂肾炎患者肾小管病变明显，尿浓缩功能降低可导致多尿、夜尿。因肾小管重吸收功能降低，电解质丧失过多引起低钾血症、低钠血症和代谢性酸中毒。由于肾组织纤维化和小血管硬化引起肾组织缺血、肾素分泌增加而致高血压。晚期肾单位破坏严重，可引起氮质血症和尿毒症。

> **要点提示** 慢性肾盂肾炎是发生在肾盂、肾小管和肾间质的慢性非特异性炎症。

肾盂造影及 X 线摄片检查显示肾体积不对称缩小，伴有局灶性粗大瘢痕和肾盂肾盏变形，有助于临床诊断。

3. 预后 慢性肾盂肾炎病程较长，常反复发作。如能及时治疗消除诱发因素，病情可被控制。有的病人发病数年后出现局灶性节段性肾小球硬化，伴有严重的蛋白尿，此类病人预后不佳。如病变严重且广泛，病人可因高血压导致心力衰竭，或发生尿毒症而危及生命。

二、药物和中毒引起的肾小管－间质性肾炎

因药物和中毒诱发肾间质的免疫反应，引起急性过敏性间质性肾炎(acute hypersensitivity interstitial nephritis)，导致肾小管慢性损伤，最终使肾功能不全。

(一)急性药物性间质性肾炎

1. 病因与发病机制 引起急性药物性间质性肾炎(acute drug-induced interstitial nephritis)的药物种类甚多，包括非甾体抗炎药(nonsteroidal anti-inflammatory drugs，NSAIDs)、抗

生素、利尿药及其他药物。此类间质性肾炎主要由免疫机制引起。药物可作为半抗原与肾小管上皮细胞胞质或细胞外成分结合，产生抗原性，通过细胞介质的迟发性过敏性反应和IgE的形成引起肾小管上皮细胞和基底膜的免疫损伤。

2. 病理变化　镜下，肾小管出现不同程度的变性和坏死。肾小球病变不明显。间质水肿严重，可见淋巴细胞、巨噬细胞、嗜酸性粒细胞、嗜中性粒细胞、浆细胞和嗜碱性粒细胞等。NSAIDs引起的间质性肾炎可伴有膜性肾炎的改变。新型青霉素Ⅰ(methicillin)和噻嗪类(thiazides)利尿药可引起间质肉芽肿性改变。

3. 临床病理联系　患者在用药2～40d出现发热、一过性嗜酸性粒细胞增高。25%～50%的病人出现皮疹。尿液改变可表现为白细胞尿、血尿和轻度蛋白尿。约半数病人出现少尿或血清肌酐水平增高等症状。严重者可出现肾功能不全表现。确诊后应停用相关药物。

(二)镇痛药性肾炎

镇痛药性肾炎(analgesic abuse nephritis)，又称镇痛药性肾病(analgesic abuse nephropathy)，病变特点为肾乳头坏死和慢性肾小管-间质性炎症。

1. 病因与发病机制　镇痛药性肾炎患者长期大量服用至少两种镇痛药。阿司匹林和非那西丁合剂使用不当可引起本病发生。阿司匹林抑制前列腺素对血管扩张作用导致间质缺血性损伤，非那西丁在机体的代谢产物通过共价键结合和氧化作用引起细胞损伤。药物导致的缺血和毒性作用，两者作用的共同结果是一般先引起肾乳头坏死，后出现肾皮质的肾小管和间质的炎症。

2. 病理变化　肉眼观，双肾体积轻度缩小，部分皮质变薄，肾乳头不同程度的坏死、钙化和脱落。镜下，肾乳头出现灶状或整个乳头的坏死，可见肾小管残存轮廓。皮质肾小管萎缩。

3. 临床病理联系　患者主要有慢性肾衰竭、高血压和贫血等临床表现。皮质肾小管萎缩、变性可致尿浓缩功能减退。肾乳头坏死可引起肉眼血尿和肾绞痛。影像学检查可显示肾乳头坏死和钙化。应立即停用相关镇痛药，以免发展为肾衰竭。

> **要点提示**　药物和中毒引起的肾小管-间质性肾炎主要病变是肾小管出现不同程度的萎缩、变性和坏死，间质纤维化、淋巴细胞和巨噬细胞浸润。

> **问题讨论**　患者，女性，43岁。反复尿急、尿频、尿痛15年，夜尿增多10年，阵发性腰痛伴间歇性眼睑水肿6年，复发加重8d入院。体格检查：血压22/14kPa。双肾区叩痛。实验室检查：尿白细胞(卌)，尿比重1.014，尿蛋白(++)，血肌酐530μmol/L，尿培养大肠埃希菌阳性。B超检查示：双肾不对称性缩小。请问该患者的诊断是什么？为何出现上述临床表现？

第三节　肾和膀胱常见肿瘤

学习要求

熟悉肾和膀胱的常见肿瘤的组织学类型及主要临床表现。

一、肾细胞癌

肾细胞癌(renal cell carcinoma),又称肾癌,多发生于40岁以上人群,男女发病之比为2～3∶1。肾细胞癌是最常见的肾恶性肿瘤,在成人肾恶性肿瘤中占80%～85%。肿瘤起源于肾小管上皮细胞,故又称肾腺癌(renal adenocarcinoma)。

1. 病因与发病机制　目前研究认为,吸烟是引起肾癌的最重要危险因素,吸烟者肾癌的发生率是非吸烟者的2倍。患有高血压和肥胖(特别是女性),接触石油产品、重金属和石棉的人群比普通人群发病率高。肾细胞癌有散发性和遗传性两种类型。散发性肾细胞癌占绝大多数,发病年龄60岁左右,多发生于一侧肾。遗传性肾细胞癌有常染色体显性遗传,发病年龄小,多为双侧性多灶性。研究表明遗传性肾细胞癌与抑癌基因VHL和原癌基因MET的突变有关。

2. 病理变化　肾细胞癌多发生于肾的上、下极,上极更常见。肉眼观,肾透明细胞癌的直径3～15cm不等,呈实性肿物。切面淡黄色或灰白色,常有灶状出血、坏死、软化和钙化等病变,因红、黄、灰、白多种颜色相互交错呈多彩状的特征。因肿瘤压迫周围组织使其萎缩,可形成假包膜(图9-23)。乳头状癌可为双侧和多灶性,常伴出血和囊性变,有时肉眼可见乳头状结构。光镜下,癌细胞可排列成实性癌巢,少数呈囊状,亦可排列为腺泡状、腺管状或乳头状。癌巢之间的间质纤维成分少,富于毛细血管。根据对散发性和家族性肾细胞癌的组织病理学和遗传学的研究,主要分类有:

(1)透明细胞癌(clear cell renal carcinoma)　为最常见的类型,占肾细胞癌的70%～80%。镜下,肿瘤细胞呈圆形或多边形,胞质透明或颗粒状,呈片状、梁状或管状排列,无乳头状结构形成。肿瘤间质血管丰富。95%患者为散发性,少数患者为遗传性并伴有VHL综合征(图9-24)。

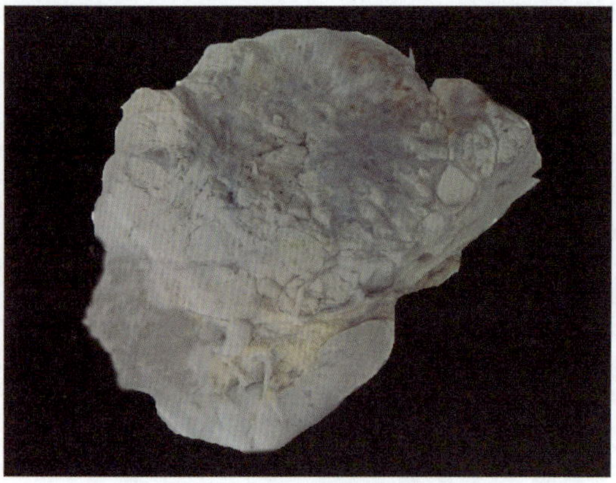

图9-23　肾细胞癌(肉眼)
切面多彩性,有假包膜形成

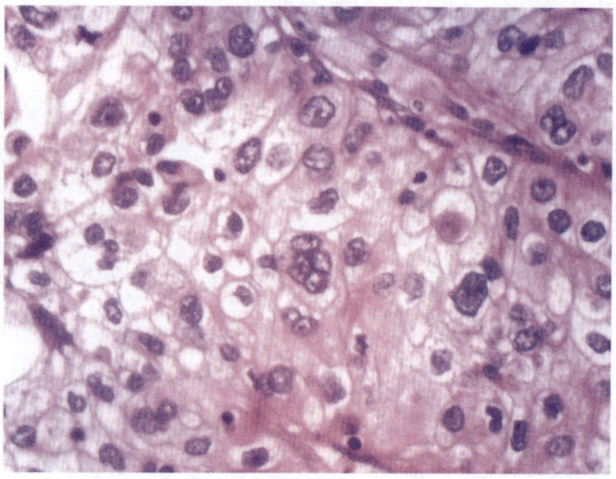

图9-24　肾透明细胞癌(HE染色,×400)
癌细胞多角形,胞质透明,细胞核小而深染

(2)乳头状癌(papillary renal cell carcinoma)　占肾细胞癌的10%～15%。镜下,立方或矮柱状瘤细胞呈乳头状排列,细胞乳头中轴间质内可见泡沫细胞核砂粒体。散发性乳头状癌发生与PRCC基因改变有关,定于1号染色体;遗传性乳头状癌发生与定位于7号染色体的

MET 基因突变相关。

(3)嫌色细胞癌(chromophobe renal carcinoma)　约占肾细胞癌的 5%。镜下,肿瘤细胞排列成实性片灶状,大小不一,细胞膜明显,胞质淡染或弱嗜酸性,核周常有空晕。细胞遗传学检查可存在多个染色体缺失和亚二倍体形成。此型肿瘤可能起源于集合小管上皮细胞,预后较透明细胞癌或乳头状癌好。

肾细胞癌其他类型包括未分类型肾癌和集合管癌,约占肾细胞癌不到 5%。

3. 临床病理联系　肾癌早期症状多不明显,可出现发热、乏力和体重减轻等全身症状,常当肿瘤体积常已很大时发现。腰痛、肾区肿块和血尿是具有诊断意义,其中最具有意义的症状是无痛性血尿,但常为间歇性,早期可能仅为镜下血尿。因肿瘤可产生多种异位激素和激素样物质,患者可出现多种副肿瘤综合征,如高钙血症、红细胞增多症、高血压和 Cushing 综合征等。

> **要点提示**　肾细胞癌起源于肾小管上皮细胞,又称肾腺癌。以上下两极多见,透明细胞癌切面常为红、黄、灰、白等多种颜色交错呈多彩状。

4. 转移及预后　肾细胞癌具有广泛转移的特点。早期可发生血道转移,最常发生于肺和骨,也可发生局部淋巴结、肝、脑和肾上腺的转移。如肾细胞癌可直接蔓延到肾盏、肾盂及输尿管,并常侵犯肾静脉,形成柱状的瘤栓,有的可延伸至下腔静脉,甚至右心。

肾细胞癌的预后较差,平均 5 年生存率约为 45%。如肿瘤侵入肾静脉和肾周组织,5 年生存率仅为 15%～20%。治疗的关键是早期诊断并及时进行手术切除。

二、肾母细胞瘤

肾母细胞瘤(nephroblastoma),又称 Wilms 瘤,是儿童肾最常见的原发性恶性肿瘤,多发生于 7 岁以下儿童,尤其是 1－4 岁,偶可见于成人。起源于肾内残留的后肾胚基组织。肿瘤的组织学结构与起源组织胚胎期的结构有相似之处。肿瘤的发生与先天性畸形有一定的关系。

1. 病因与发病机制　多数病例为散发性,病人仅出现肾母细胞瘤。部分病人伴有不同的畸形,并与位于 11p13 的 WT-1 基因(Wilms, tumor-associated gene-1)的丢失或突变有关。研究认为,肾母细胞瘤的发生可能是因间叶胚基细胞向后肾组织分化障碍且持续增生形成的。

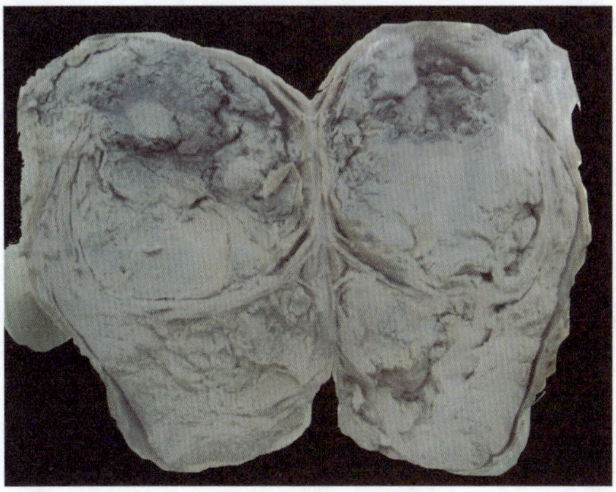

图 9-25　肾母细胞瘤

2. 病理变化　肉眼观,肾母细胞瘤多表现为单个实性肿物,边界清楚,可有假包膜形成,体积常较大(图 9-25)。少数患者为双侧和多灶性。肿瘤质软,切面鱼肉状、灰红或灰白色、可有灶状出血、坏死、囊性变,有的可见少量骨或软骨。镜下,肾母细胞瘤的特征是具有胚胎发育过程不同阶段的幼稚的肾小球或肾小管样结构。细胞成分包括间叶组织细胞、上皮样细胞和胚基的幼稚细胞。间叶组织细胞多为黏液性或纤维性,细胞较小,星状或梭形,可向软骨、骨、横纹肌或脂肪等方向分化。这些间叶组织的分化程度越高,预后越好。上皮样细胞体积较小，立方形、多边或圆形，可形成小球或小管样结构，并可发生鳞化。胚基幼稚细胞为卵圆形或小圆形原始细胞，胞质少。

要点提示 肾母细胞瘤起源于肾内残留的后肾胚芽组织，儿童多见，和先天畸形有关。镜下可见具有胚胎发育过程不同阶段的幼稚的肾小球或肾小管样结构，主要症状是腹部肿块，具有广泛转移特点，转移最常发生于肺和骨。

3. 临床病理联系　肾母细胞瘤的主要症状是腹部肿块。也可出现血尿、高血压、肠梗阻或腹痛。肿瘤生长迅速，可侵犯肾周脂肪组织或肾静脉，部分患者在初诊已出现肺等脏器的转移。手术切除、放疗和化疗的综合应用，效果良好。

三、膀胱尿路上皮肿瘤

膀胱肿瘤绝大多数起源于上皮组织。上皮性肿瘤起源于尿路上皮(urothelium．即移行上皮)，称尿路上皮肿瘤(urothelial tumor)或移行上皮肿瘤(transitional cell tumor)。膀胱也可发生腺癌、鳞状上皮细胞癌和间叶起源的肿瘤，但均较少见。

膀胱癌大多数发生在50岁以后，男性多于女性(男性是女性的3倍)。发达国家发病率高于发展中国家，城市人口高于农村居民。

1. 病因与发病机制　膀胱癌的发生与吸烟、埃及血吸虫感染、接触芳香胺、辐射和慢性膀胱炎等有关。研究表明，吸烟是膀胱癌发病最危险的因素。目前研究提出膀胱癌发生的分子模式。该模式包括两条途径：① 先通过位于9p和9q的抑癌基因的缺失，引起患者浅表的乳头状肿瘤，若再发生p53缺失或突变，肿瘤发生浸润；② 先通过p53突变导致原位癌，再发生9号染色体的缺失，发展为浸润癌。

2. 病理变化　尿路上皮癌好发于膀胱三角区近输尿管开口处和膀胱侧壁。肿瘤可为单个，也可为多灶性，大小不等。可呈乳头状、息肉状或珊瑚状(图9-25)，也可呈扁平斑块状。肿瘤可为非浸润性或浸润性。根据国际泌尿病理学会(ISUP)和世界卫生组织(WHO)分类，尿路(移行)上皮肿瘤分为6个类型。

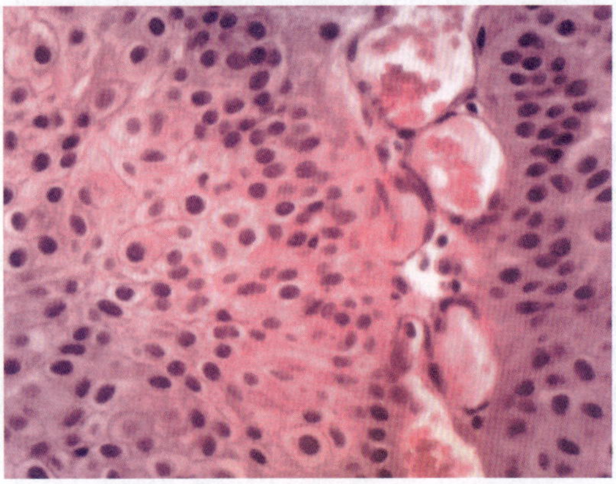

图9-26　非浸润性乳头状尿路上皮癌 低级别(HE染色，×400)

(1) 尿路上皮乳头状瘤(urothelial papilloma)：占膀胱肿瘤的1%或更少。多见于青年。肿瘤呈乳头状，细胞分化好。

(2) 低度恶性潜能的乳头状尿路上皮瘤(papillary urothelial neoplasm of low malignant potential)：组织学特征与乳头状瘤相似，区别是前者乳头粗大，上皮细胞层次增多或细胞核普遍增大。

(3) 低级别非浸润性尿路上皮乳头状癌(no-invasive papillary urothelial carcinoma, low grade)：细胞排列密集，极性尚存，但小灶状核异型性改变明显，表现为轻度核多形性、核深染和少量核分裂象(多见于底层)(图9-26)。

(4)高级别非浸润性尿路上皮乳头状癌(no-invasive papillary urothelial carcinorna, high grade):细胞排列紊乱,极性消失。部分细胞异型性明显,细胞核深染,核分裂象较多,可出现病理性核分裂象。

(5)尿路上皮原位癌(urothelial carcinoma in situ):上皮细胞异型性明显,但基底膜完整,瘤细胞尚未浸润。

(6)浸润性尿路上皮癌(invasive urothelial carcinoma):肿瘤细胞上皮异型性明显,突破基底膜向下浸润。

3. 临床病理联系　无痛性血尿是尿膀胱肿瘤最常见的症状。血尿是因肿瘤乳头的断裂、肿瘤表面溃疡和坏死均可引起。患者出现尿频、尿急和尿痛等膀胱刺激症状是因肿瘤侵犯膀胱壁,刺激膀胱黏膜或并发感染造成的。出现肾盂积水、肾盂肾炎甚至肾盂积脓是因为肿瘤阻塞输尿管开口的结果。

> **要点提示**　膀胱癌主要组织学类型是移行细胞癌,好发于膀胱侧壁和膀胱三角近输尿管开口处。常见症状是无痛性血尿。

4. 转移及预后　膀胱癌主要经淋巴道转移到局部淋巴结,并可侵犯子宫旁、髂动脉旁和主动脉旁淋巴结。晚期可发生血道转移,转移至肺、肝、骨髓、肾和肾上腺等处。

尿路上皮肿瘤手术后易复发,复发肿瘤的分化可能会变差。尿路上皮肿瘤患者的预后与肿瘤的分级和浸润关系密切。乳头状瘤、低度恶性潜能乳头状尿路上皮肿瘤和低级别乳头状尿路上皮癌的 10 年生存率可达 90%以上。少数病人(＜10%)进展为高级别肿瘤。而高级别乳头状癌病人的 10 年生存率仅为 40%左右。

早期诊断、早期治疗及密切随访是本病诊断和治疗的关键。诊断的主要方法是膀胱镜检查和活检。对原位癌等早期病变运用流式细胞术,区分非整倍体的高分化癌和良性病变可进行尿沉淀细胞的 DNA 含量测定,有助于提高诊断的可靠性。

> **问题讨论**　患者,男性,59 岁。因发热乏力,体重减轻半年,右侧腰痛,血尿 5d 入院。有吸烟史。体格检查:体温 38.3℃,肾区可触及一质硬不活动肿块,约7cm×6cm×5cm。B 超检查示:肿块位于右肾上极。请问该患者的诊断是什么?为何出现上述临床表现?

复习指导

1. 急性弥漫性增生性肾小球肾炎增生的细胞以毛细血管丛的系膜细胞和内皮细胞为主,大多数与感染有关(A 族乙型溶血性链球菌中的致肾炎株)由循环免疫复合物沉积引起,又称感染后肾炎。病理上肉眼可见“蚤咬肾”“大红肾”,镜下见肾小球体积增大,细胞数量增多,内皮细胞和系膜细胞增生及嗜中性粒细胞、单核细胞浸润,毛细血管管腔狭窄或闭塞。电镜下可见:肾小球基底膜有致密物沉积,呈驼峰状。临床表现为急性肾炎综合征。多数预后良好。

2. 新月体性肾小球肾炎病理学特征为多数肾小球球囊壁层上皮细胞增生形成新月体,又称毛细血管外增生性肾小球肾炎。分为抗肾小球基底膜性疾病、免疫复合物性疾病、免疫反应不明显型三种类型。病理变化可见双侧肾肿大，色苍白，皮质表面常有点状出血。镜下肾小球可出现坏死、增生或其他改变，特征性病理改变为肾小球内新月体形成。临床上表现为急性肾炎综合征，进展迅速，预后较差。

3. 膜性肾小球肾炎引起成人肾病综合征，早期光镜下改变不明显，后期出现弥漫性毛细血管壁增厚，并在上皮下出现含有免疫球蛋白的电子致密物质。多数病因不明。为慢性免疫复合物性肾炎，肉眼上为“大白肾”，镜下见上皮下出现免疫复合物。沉积物之间基底膜物质形成钉状突起，银染色显示钉突与基底膜垂直相连，形成梳齿。

4. 轻微病变性肾小球肾炎(脂性肾病)是小儿肾病综合征常见的原因。肾小管上皮细胞内常有大量脂质沉积，故又称脂性肾病。本病对皮质激素敏感，治疗效果好，病变可完全恢复。病理变化：光学显微镜下无明显变化，电镜下可有弥漫性肾小球脏层上皮细胞足突消失。临床病理联系：蛋白质为高选择性，这与膜性肾小球肾炎不同。

5. 慢性肾小球肾炎为各种不同类型肾炎发展的最后阶段，大量肾小球发生玻璃样变和硬化。“继发性颗粒性固缩肾”，区别于高血压时的原发性颗粒性固缩肾。临床表现为慢性肾炎，肾功能渐进性衰竭。

6. 肾盂肾炎主要累及肾盂、肾间质和肾小管、分为急性和慢性两种。急性由细菌上行途径感染引起，常和尿路感染有关，慢性除和细菌感染有关外，还和膀胱、输尿管反流等因素有关。急性肾盂肾炎肾脏体积增大，表面可见散在隆起的黄白色脓肿，周围有紫红色充血带环绕。镜下见肾组织化脓性改变。合并症常见急性坏死性乳头炎、肾盂积脓、肾周围脓肿。慢性肾盂肾炎病理特征是肾间质炎症，肾组织瘢痕形成，其特点是两侧肾不对称，区别于慢性肾小球肾炎，伴有明显的肾盂和肾盏的纤维化和变形。可导致肾衰竭。

7. 肾细胞癌起源于肾小管上皮细胞，又称肾腺癌，分为透明细胞型和颗粒细胞型。以上下两极多见，透明细胞癌切面常为红、黄、灰、白等多种颜色交错。乳头状癌可多灶。肾母细胞瘤起源于肾内残留的后肾胚芽组织，儿童多见，和先天畸形有关。边界清楚，有假包膜。镜下可见具有胚胎发育过程不同阶段的幼稚的肾小球或肾小管样结构，主要症状是腹部肿块，具有广泛转移特点，转移最常发生于肺和骨。

8. 膀胱癌主要组织学类型是移行细胞癌，好发于膀胱侧壁和膀胱三角近输尿管开口处，分三级。常见症状是无痛性菌尿。

(陈振文)

第10章 淋巴造血系统疾病

chapter 10

学习要求

1. 熟悉淋巴组织肿瘤的类型。
2. 熟悉霍奇金淋巴瘤的病理变化、组织学类型和免疫表型。
3. 了解非霍奇金淋巴瘤的分类及主要组织学类型、病理变化和免疫表型。
4. 了解淋巴结良性增生、髓系肿瘤的主要分类及临床病理特征。
5. 了解朗格汉斯细胞组织细胞增生症的病理变化和免疫表型。
6. 了解类白血病反应的概念及鉴别诊断。

淋巴造血组织包括髓性组织(myeloid)和淋巴组织(lymphoid tissue),胚胎时期肝、脾、骨髓和淋巴结等均参与造血过程,而出生后骨髓成为主要的造血器官,在疾病或骨髓代偿功能不全时,其他一些组织器官恢复胚胎时期的造血功能,成为髓外造血。机体髓样组织包括骨髓和血液中各种血细胞成分,例如红细胞、血小板、粒细胞和单核细胞等。淋巴组织是机体进行免疫应答功能的重要结构,由淋巴细胞和网状细胞构成,包括胸腺、脾、扁桃体和淋巴结,以及散在全身的淋巴网状组织,例如消化道黏膜固有层的淋巴小结、呼吸道黏膜和皮肤等处的淋巴组织等。实际上髓样组织和淋巴组织在组成成分和功能上是紧密联系的,存在着造血细胞的交流和互相影响,如骨髓产生造血干细胞,但生理情况下骨髓内很少见淋巴细胞,而骨髓源性的各种肿瘤性疾病和异常增生均可累及淋巴结和脾等淋巴器官。

淋巴结是机体内数量最多且分布最广泛的淋巴组织,由淋巴网状组织构成,成群的散在于周身浅表部位(如人体颈部、腋下、腹股沟等处)和机体深部(如纵隔、肺门、肠系膜等处)。淋巴结主要分为皮质、副皮质和髓质三部分,皮质位于被膜下方,由淋巴滤泡(B细胞区)和薄层弥散淋巴组织(滤泡间区,T细胞区)组成;副皮质区主要为T细胞区,含有衬覆立方上皮的毛细血管后小静脉;髓质髓索及其间的髓窦组成,髓索是相互连接的索状淋巴组织,其中含B细胞、成熟浆细胞和巨噬细胞等,髓窦内含窦性组织细胞和不定量的淋巴细胞。

淋巴造血系统具有十分重要的功能,是机体免疫防御系统的重要组成部分,所以机体内外环境中刺激因素均能引起这些组织和细胞的改变,产生相应的疾病。淋巴造血系统疾病可以是良性反应性的,也可以是肿瘤性的,其中反应性增生最为常见。本章简要介绍淋巴结的常见良性反应性病变,重点讨论淋巴组织的肿瘤性疾病,尤其是霍奇金淋巴瘤的病变特征和病理变化，并按照2008年世界卫生组织（WHO）关于淋巴造血组织肿瘤的分类，分别介绍淋巴组织肿瘤、髓系肿瘤、组织细胞和树突状细胞肿瘤。

第一节　淋巴结良性增生

学习要求

了解淋巴结良性增生的主要类型及临床病理特征。

一、淋巴结反应性增生

淋巴结是机体重要的免疫器官，各种刺激因素，例如病原微生物感染、外源性毒物、化学药物、机体自身代谢产物、异物等，均可引起淋巴结内的细胞成分（包括淋巴细胞、组织细胞和树突状细胞）的增生，使淋巴结肿大。组织学上，淋巴结反应性改变模式分为3类：①淋巴滤泡B细胞区增生；②副皮质区T细胞区增生；③窦组织细胞增生和髓索病变，实际上常常表现为几种改变同时或顺序出现。

【淋巴滤泡增生】

在炎症病变部位的邻近淋巴结（如扁桃体炎、牙髓炎的颈淋巴结）、类风湿关节炎、系统性红斑狼疮、人类免疫缺陷病毒（human immunodeficiency virus，HIV）感染的早期，常有明显的淋巴滤泡增生。临床特征为局部性淋巴结肿大，直径多＜2cm，质软，偶有轻度压痛。组织学观察淋巴结滤泡数量增加，大小不一，生发中心扩大，中心细胞和中心母细胞按不同比例存在，核分裂象多见，少数胞质丰富、淡染、含有核碎片的组织细胞散布其间。

形态学上，旺盛的反应性淋巴滤泡增生应注意与滤泡性淋巴瘤区别，偏向于良性增生的形态学特点如下：①淋巴结结构保存，滤泡树突细胞数量较多且形成完整的网络结构；②滤泡主要分布于皮质区，其大小形态不一，滤泡间为正常的淋巴组织；③生发中心细胞成分的多样性，核分裂象多；④外套层清晰。对淋巴滤泡良性增生进行检测，免疫表型Bcl-2蛋白生发中心细胞不表达，基因重排阴性，无克隆性增生。

【副皮质区增生】

常见于活跃的病毒感染（如传染性单核细胞增多症）、组织细胞坏死性淋巴结炎、药物（抗惊厥药、青霉素等）所致的免疫反应和某些疫苗接种后淋巴结炎。组织学表现为滤泡减少而副皮质区T细胞区境界不清的增生、扩大，可见活化的T免疫母细胞，体积较大、中等量淡染胞质、有数个核仁，可伴有小淋巴细胞和高内皮小血管增生。

> **要点提示**　淋巴结增生包括滤泡增生、副皮质区增生和窦组织细胞增生，多数属于反应性增生。

【窦组织细胞增生】

多见于炎症和肿瘤的引流区淋巴结（如乳腺癌的腋窝淋巴结）、良性窦组织细胞增生、淋巴结窦组织细胞增生伴巨淋巴结病等。表现为淋巴结窦腔明显扩张，窦组织细胞肥大、增生。

二、细菌性淋巴结炎

【非特异性淋巴结炎】

病原微生物及其毒性产物通过伤口进入人体而导致引流淋巴结的反应。常见于颈部，感染的牙齿或扁桃体产生的病原体被引流入颈部淋巴结，或继发于四肢感染的腋窝和腹股沟区淋巴结，内脏炎症时，其引流淋巴结也会受累，例如急性阑尾炎时的肠系膜淋巴结。

1. 临床特征　病变的淋巴结肿大，被膜受到牵拉，常伴有疼痛和触痛，当有脓肿形成时，则有波动感。被覆表面皮肤红肿，伴脓性坏死时可穿破皮肤形成窦道。全身反应明显者可伴有发热、白细胞升高等症状。

2. 病理变化　大体上淋巴结肿大、充血水肿、包膜紧张。镜下可见淋巴滤泡增生，生发中心扩大，含有大量核分裂象，窦组织细胞增生。实质内及窦内多数中性粒细胞浸润，如为化脓菌感染，则常发生坏死，形成脓肿。

【猫抓病】

1. 临床特征　本病是因“猫抓伤”后引起的一种淋巴结炎症，但实际上除了猫抓伤外，其他动物如狗、兔、猴、猪的抓咬，甚至木片、鱼骨等刺伤也可引起本病。目前病因尚未完全清楚，曾考虑为病毒、分枝杆菌、立克次体感染等，最近有学者提出是一种细胞外多形的球杆菌所致。90%的病人为青少年，损伤后约数日至数周出现淋巴结肿大，主要累及颈部和腋下淋巴结，具有自限性，多数病人的淋巴结肿大在 2～4 个月消退。

2. 病理变化　本病是一种特殊的肉芽肿性炎，肉芽肿形状呈“裂隙状”，病变中心为急性炎，大量中性粒细胞浸润、脓肿形成，周围为慢性炎，栅栏状排列的上皮样细胞，一般没有多核的朗格汉斯巨细胞（图 10-1）。结合宠物抓伤病史、典型的病理改变和皮肤抗原敏感试验，可以明确诊断。

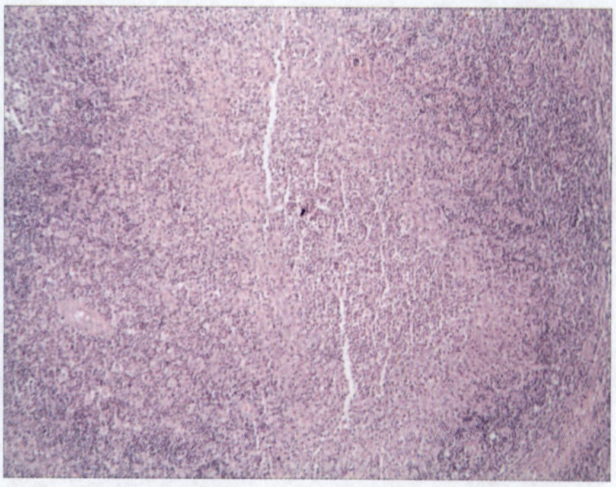

图 10-1　猫抓病，微脓肿形成，周围组织细胞增生（HE 染色，×100）

要点提示　猫抓病是一种具有特殊临床病因和病理变化的淋巴结反应性炎症。

三、肉芽肿性淋巴结炎

【结核性淋巴结炎】

淋巴结结核是淋巴结最常见的感染类型之一，近年来全球范围内发病率呈回升趋势，可发生在任何年龄人群，以青年女性多见。淋巴结结核可以是局限性结核，单独存在，也可与肺结核同时存在，或作为全身性播散性结核的一部分。临床常表现为一组淋巴结肿大，切面呈孤立性结节或互相融合成团，灰黄、灰白色，伴大片干酪样坏死或液化。组织学基本病变是特征性的结核性肉芽肿性炎，随机体免疫反应性和结核杆菌的数量、毒力差异，可表现为结核结节形成或干酪样坏死，抗酸染色显示结核杆菌阳性具有诊断意义。具体病变详见传染病章节。

要点提示 淋巴结结核十分常见，干酪样坏死和结核结节形成具有诊断意义。

【结节病】

结节病是一种系统性疾病，其病因及机制尚不清楚。可累及任何器官，以肺、肺门部淋巴结、眼和皮肤最为常见，临床症状不明显，部分患者是以影像学胸片发现对称性肺门淋巴结肿大而诊断。

病理变化　淋巴结呈无干酪样坏死的肉芽肿，体积较小，大小一致，边界较清楚，即使病变发展，肉芽肿也很少互相融合，周围上皮样细胞呈同心圆状排列，而朗格汉斯巨细胞较少，有时可见坏死，但只是肉芽肿里的小部分细胞或小灶性的纤维素样坏死。结节病病变具有愈合倾向，外周为致密的网状纤维，伴胶原化及透明变性，肉芽肿从而成为玻璃样变的硬化灶。由于结节病和结核的临床过程及诊治方案完全不同，两者鉴别具有重要的临床意义。

四、病毒性淋巴结炎

【组织细胞坏死性淋巴结炎】

组织细胞坏死性淋巴结炎（histiocytic necrotizing lymphadenitis，HNL）1972 年由日本学者 Kikuchi 首先报道，故又称为 Kikuchi（菊池）病，现认为与第 6 型人类疱疹病毒感染有关，多发于年轻女性，淋巴结以灶性坏死，富含组织细胞与核碎片为特征的自限性淋巴结病。

1. 临床特征　本病具有鲜明的临床特点，呈现单侧或双侧颈部淋巴结肿大，可伴发热、咽痛、皮疹、白细胞减少和血沉加快等症状，应用抗生素治疗无效。大多数患者可自愈，但病程长短不一。

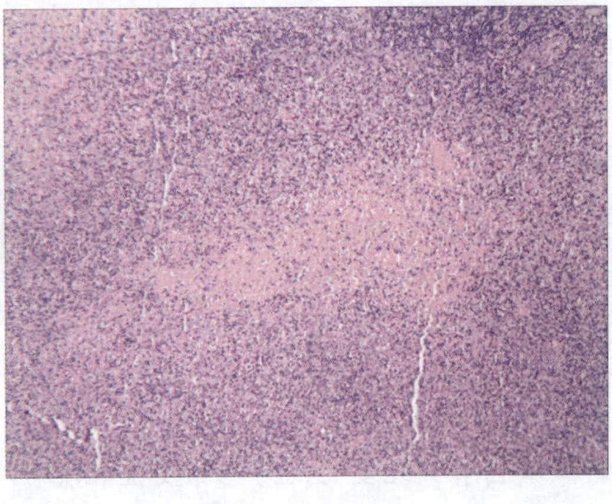

图 10-2　组织细胞坏死性淋巴结炎，出现富于核碎片的凝固性坏死，无中性粒细胞浸润（HE 染色，×100）

2. 病理变化　病变淋巴结境界清楚，易剥离，直径多＜3cm。镜下病变累及淋巴结的一部或全部，病变区结构不同程度破坏，以富于核碎屑的凝固性坏死为特点，坏死灶常呈三角形或不规则，其基底位于包膜下。在坏死灶周边有大量核型不规则、吞噬有细胞碎屑的组织细胞，其间可见少数异型免疫母细胞、浆细胞样单核细胞和淋巴细胞等，但几乎不见中性粒细胞、嗜酸性粒细胞浸润（图 10-2）。这种形态学表现可能导致本病被误诊为恶性淋巴瘤，全面认识该病变的病理学特点，并结合临床病史及淋巴结大小等就能够做出正确诊断。

【传染性单核细胞增多症】

传染性单核细胞增多症（infectious mononucleosis，IM）是由 EB 病毒（疱疹病毒的一种）感染，以发热、淋巴结肿大、血液中出现非典型性淋巴细胞为特点的全身性疾病。

1. 临床特征　发病年龄广泛，但好发于儿童、青少年，患者发热、咽痛和淋巴结肿大，是临床诊断本病具有重要意义的“三联征”，可伴有肝脾大，外周血淋巴细胞增高，其中非典型性淋巴细胞占 60%，血清学 EB 病毒嗜异性凝集试验阳性。大多数患者呈良性、自限性经过，病变 4～6 周消退，偶尔并发肝功能不全、脾破裂、脑膜炎等严重并发症。

2. 病理变化　全身淋巴结肿大，尤以颈部、腋下和腹股沟淋巴结明显。组织学上免疫母细胞增生，浸润皮髓质、淋巴窦及包膜内外，淋巴结结构模糊不清但淋巴窦可见，免疫母细胞核仁明显，核周有空晕，偶尔双核，类似霍奇金淋巴瘤标志性的 R-S 细胞（Reed-Sternberg cells），这时须进行免疫组化染色等特殊检查以排除霍奇金淋巴瘤可能。病变累及脾时，免疫母细胞浸润红髓血窦，脾小梁和血管壁亦受累，易导致脾破裂而切除；免疫母细胞浸润扁桃体实质时，通常伴坏死和溃疡，易误诊为淋巴瘤。淋巴结活检只能提示本病的可能性或是符合临床诊断，确诊 IM 应结合患者临床资料、血涂片检查、血清嗜异性凝集试验和 EB 病毒抗体阳性等。

> **要点提示**　传染性单核细胞增多症容易误诊为淋巴瘤，诊断时应结合临床表现、病理变化和实验室检查。

五、特殊的淋巴结增生性疾病

【Castleman 病】

Castleman 病（castleman disease，CD）是一种与免疫调节障碍有关的病变，以淋巴结血管滤泡特殊性增生为特点的淋巴结病，又称为血管滤泡性淋巴结增生或巨大淋巴结增生。

1. 临床特征　组织学分为 3 型：①透明血管型。约占所有病例的 90%，好发于纵隔、颈部、腋下等处，临床症状轻微或仅有轻度的压迫气管症状。②浆细胞型。约占 10%，不一定限于纵隔，可见于肠系膜、腹膜后淋巴结及鼻咽部等处，常伴发热、贫血、高丙球蛋白血症、低蛋白血症等症状。③多中心型。最为少见，预后不良，有报道认为其与特殊病毒感染有关。

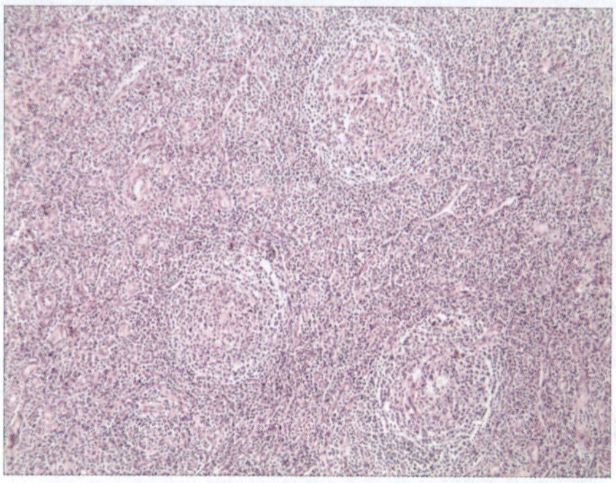

图 10-3　Castleman 病，透明血管型，淋巴滤泡内小血管透明变性（HE 染色，×100）

2. 病理变化　透明血管型病变要点包括，淋巴滤泡增生，均匀散布于皮质和髓质，滤泡小，典型生发中心不清，淋巴滤泡见小血管长入、透明变性，生发中心内小动脉内皮细胞增生成胸腺小体样改变，周围外套层淋巴细胞层次增多、呈洋葱皮样排列，滤泡间小血管增多，伴浆细胞、免疫母细胞增生（图 10-3）。浆细胞型的特点是滤泡间有大量成片的成熟浆细胞浸润，淋巴滤泡血管透明变性不明显。多中心型以浆细胞型表现多见，也可与透明血管型混和出现，病程可进展为恶性淋巴瘤。

【淋巴窦组织细胞增生伴巨淋巴结病】

淋巴窦组织细胞增生伴巨淋巴结病（sinus histiocytosis with massive lymphadenopathy）是原因不明的局部或系统性淋巴结病或结外病变，以明显的窦扩张、窦内组织细胞增生和胞质内含多数淋巴细胞为特征。由于部分病例可以发生在淋巴结外，而结外不存在淋巴窦，所以目前多命名为 Rosai-Dorfman 病。

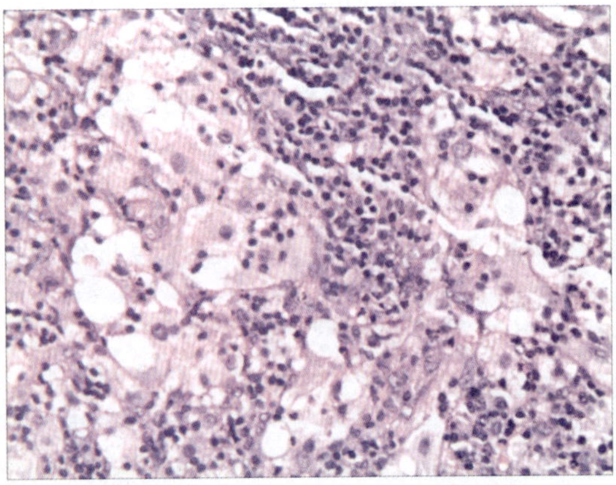

图 10-4 Rosai-Dorfman 病，嗜淋巴细胞现象（HE 染色，×400）

1. 临床特征 年轻人比较常见，平均年龄约 20.4 岁，男性多见。患者常双侧颈部淋巴结无痛性肿大，其他部位浅淋巴结及结外组织均可发生。患者可有发热、淋巴细胞升高、血沉上升、多克隆性高丙种球蛋白血症等，如累犯器官则有相应的器官功能障碍。本病具有自愈性，肿大淋巴结可消退或切除后缓解，少数病例因侵犯重要脏器而致命。

2. 病理变化 淋巴结淋巴窦明显扩张，其内充满增生的组织细胞，体积较大，胞质丰富淡染，其内可见多个或数十个小淋巴细胞以及红细胞、中性粒细胞和核碎片等，称为嗜淋巴细胞现象或淋巴细胞进入现象，这种大吞噬细胞具有诊断意义（图 10-4）。结外病变与淋巴结窦内病变相似，低倍镜观察深染区为淋巴细胞和浆细胞浸润，浅染区为大组织细胞，部分病例组织细胞表现为梭形，吞噬不明显，慢性病变伴纤维化。

问题讨论 患者女性，17 岁。右侧腋窝疼痛伴低热就诊，体检触及右侧腋窝多个肿大淋巴结，轻微压痛，活动度好，实验室及辅助检查无明显异常。镜下淋巴结结构存在，见多个大小不一、局灶性坏死，中央为中性粒细胞和微脓肿，询问病史患者 2 周前有猫密切接触史，结合学习的知识，分析本例病理诊断是什么？相关诊断依据是什么？

第二节 淋巴组织肿瘤

学习要求

熟悉淋巴组织肿瘤的类型；熟悉霍奇金淋巴瘤的病理变化、组织学类型和免疫表型；了解非霍奇金淋巴瘤的分类及主要组织学类型、病理变化和免疫表型。

一、淋巴组织肿瘤概念及分类

【淋巴组织肿瘤概念】

淋巴组织肿瘤指来源于淋巴细胞及其前体细胞的恶性肿瘤，包括恶性淋巴瘤、淋巴细胞白血病、毛细胞白血病和浆细胞肿瘤等，由于实体期（淋巴瘤）及循环期（白血病）同时存在于很多淋巴组织肿瘤，故二者存在重叠性，共同组成一个连续的谱系。淋巴组织肿瘤是较为常见的肿瘤，占我国所有恶性肿瘤的 3%～4%，在儿童和青少年是最常见的恶性肿瘤之一。由于人均寿命的延长、艾滋病的广泛传播、治疗性免疫抑制剂的大量使用，导致近年来全球范围内，淋巴组织肿瘤的发病率呈增高趋势。

恶性淋巴瘤(malignant lymphoma,ML)是原发于淋巴结和结外淋巴组织的恶性肿瘤，简称淋巴瘤，分为霍奇金淋巴瘤和非霍奇金淋巴瘤两大类，后者包括前体 B 和 T 细胞肿瘤、成熟 B 细胞肿瘤、成熟 T 和 NK 细胞肿瘤等，有研究报道：绝大多数淋巴组织肿瘤是 B 细胞源性，其次为 T/NK 细胞源性，而组织细胞肿瘤罕见。

【淋巴组织肿瘤的分类】

> **要点提示**　淋巴组织肿瘤主要包括淋巴瘤和白血病，两者是同一疾病谱系的不同阶段。

由于不同类型或亚型淋巴瘤的临床特征、治疗和预后各不相同，即使同一类型淋巴瘤的不同形态学变型，其生物学行为也存在差异。因此，恶性淋巴瘤的诊断和正确分类具有重要的临床意义。淋巴细胞是机体免疫系统的主要成分，所以可认为淋巴瘤是来自免疫系统的免疫细胞发生的肿瘤，即 B 细胞、T 细胞和 NK 细胞及其前体细胞分化过程中某一阶段淋巴细胞的单克隆性增殖所致。由于肿瘤性增殖的淋巴细胞在组织形态学、免疫表型和遗传基因学上，都部分类似于其来源的相应正常细胞，因此可以从以上几方面帮助淋巴组织肿瘤的诊断和鉴别诊断。

但是，淋巴瘤的病理分类复杂，涉及多个学科领域，常使人困惑，英国著名病理学家 Wills 曾指出："像淋巴组织肿瘤命名面临概念如此模糊、混沌者，在病理学领域绝无仅有(nowhere in pathology has a clouded clear concepts in the subject of lymphoid tumors)。影响较大的分类有：Kiel 分类(Lennert 1978 年提出，1989、1992 年两度修改)、Working Formulation 分类(美国国立癌症研究所，1982、1992 年)、修改的欧美淋巴瘤分类(REAL,1994 年)。目前，在全世界范围内被临床与病理医师广泛采用的是新版世界卫生组织(WHO,2008)的淋巴造血组织肿瘤分类。根据肿瘤细胞的起源，分为前体 B 细胞肿瘤、前体 T 细胞肿瘤、外周 B 细胞肿瘤(成熟 B 细胞肿瘤)、外周 T 细胞肿瘤(成熟 T 和 NK 细胞肿瘤)、霍奇金淋巴瘤、组织细胞和树突细胞肿瘤、移植后淋巴组织增生性疾病(表 10-1)。WHO 分类特点包括：①每一种类型淋巴瘤都是独立病种，定义每一种淋巴瘤都按形态学、免疫表型、遗传学和临床特点来确定，形态学处于关键的地位；②强调病理类型和临床的关系，某些有特殊临床病理表现、免疫特点和遗传学改变的淋巴组织肿瘤被单独列出或作为新亚型提出；③根据病变特征、生物学行为和对患者预后的影响，分为惰性、侵袭性和高度侵袭性淋巴瘤；④明确了淋巴瘤和淋巴细胞白血病的关系，两者是同一疾病谱系的不同病变阶段。

【淋巴细胞的表型和临床分期】

> **要点提示**　恶性淋巴瘤包括霍奇金淋巴瘤和非霍奇金淋巴瘤两大类。

正常 B 和 T 淋巴细胞在个体发育中，其抗原受体(Ig 和 TCR)基因不断发生重排，从而保证每一个分化成熟的淋巴细胞具有独特的抗原受体。在正常人和良性反应性淋巴组织增生等疾病中，其组成的淋巴细胞表达多种多样的抗原受体，免疫反应和重排产物呈多克隆性，而淋巴组织肿瘤一般是由同一突变细胞克隆性增生而形成，肿瘤细胞具有相同的抗原受体基因构型和序列，可合成相同类型的免疫球蛋白和 T 细胞受体，呈单克隆性。因此，采用抗原抗体的基因重排或者免疫组化染色对其蛋白产物进行分析，能够鉴别良性反应性和肿瘤性淋巴组织增生。在免疫表型方面，抗体 CD(cluster of differentiation)系列广泛应用于临床病理的淋巴瘤诊断。CD45 是全淋巴细胞标记物，CD20、CD79a、CD10、PAX-5 等是 B 细胞及其肿瘤的标记物；CD3、CD4、CD8、CD45RO 等是 T 细胞

表 10-1 2008 年淋巴组织肿瘤 WHO 分类

- 霍奇金淋巴瘤
  - 结节性淋巴细胞为主型霍奇金淋巴瘤
  - 经典型霍奇金淋巴瘤
    - 结节硬化经典型霍奇金淋巴瘤
    - 富于淋巴细胞经典型霍奇金淋巴瘤
    - 混合细胞经典型霍奇金淋巴瘤
    - 淋巴相比消减经典型霍奇金淋巴瘤
- 前驱淋巴组织肿瘤
  - B 淋巴母细胞性白血病/淋巴瘤
  - T 淋巴母细胞性白血病/淋巴瘤
- 成熟 B 淋巴细胞肿瘤
  - 慢性淋巴细胞性白血病/小淋巴细胞性淋巴瘤
  - B 细胞幼前淋巴细胞性白血病
  - 脾 B 细胞边缘区淋巴瘤
  - 毛细胞白血病
  - 脾 B 细胞淋巴瘤/白血病
  - 淋巴浆细胞性淋巴瘤
  - 重链病
  - 浆细胞骨髓瘤
  - 骨的孤立性浆细胞瘤
  - 骨外浆细胞瘤
  - 结外黏膜相关组织边缘区淋巴瘤(MALT 淋巴瘤)
  - 淋巴结边缘区淋巴瘤
  - 滤泡性淋巴瘤
  - 原发性皮肤滤泡中心淋巴瘤
  - 套细胞淋巴瘤
  - 弥漫性大 B 细胞淋巴瘤,非特殊性
  - 弥漫性大 B 细胞淋巴瘤伴慢性炎症
  - 淋巴瘤样肉芽肿病
  - 原发性纵隔大 B 细胞淋巴瘤
  - 血管内大 B 细胞淋巴瘤
  - ALK 阳性大 B 细胞淋巴瘤
  - 浆母细胞性淋巴瘤
  - 起自多中心性 Castleman 病的大 B 细胞淋巴瘤
  - 原发性渗出性淋巴瘤
  - Burkitt 淋巴瘤
  - B 细胞淋巴瘤,未能分类
- 成熟 T 淋巴细胞和 NK 细胞肿瘤
  - T 细胞幼淋巴瘤性白血病
  - T 细胞大颗粒淋巴细胞性白血病
  - 慢性 NK 细胞白血病
  - 侵袭性 NK 细胞白血病
  - 儿童系统性 EBV 阳性 T 细胞淋巴组织增生性疾病
  - 牛痘疱疹样淋巴瘤
  - 成人 T 细胞白血病/淋巴瘤
  - 结外 NK/T 细胞淋巴瘤,鼻型
  - 肠病相关性 T 细胞淋巴瘤
  - 肝脾 T 细胞淋巴瘤
  - 皮肤脂膜炎样 T 细胞淋巴瘤
  - 蕈样肉芽肿
  - Sezary 综合征
  - 原发性皮肤 CD30 阳性 T 细胞淋巴组织增生性疾病
  - 淋巴瘤样丘疹病
  - 原发性皮肤间变性大细胞淋巴瘤
  - 原发性皮肤 γδ 细胞淋巴瘤
  - 原发性皮肤 CD8 阳性侵袭性亲表皮细胞毒性 T 细胞淋巴瘤
  - 原发性皮肤小至中等大 CD4 阳性 T 细胞淋巴瘤
  - 周围 T 细胞淋巴瘤,非特殊性
  - 血管免疫母细胞性 T 细胞淋巴瘤
  - 间变性大细胞淋巴瘤,ALK 阳性和阴性
- 组织细胞和树突细胞肿瘤
  - 组织细胞肉瘤
  - 朗格汉斯细胞组织细胞增生症
  - 朗格汉斯细胞肉瘤
  - 指状突细胞肉瘤
  - 滤泡树突细胞肉瘤
  - 纤维母细胞性网状肿瘤
  - 中间性树突细胞肿瘤
  - 播散性幼年性黄色肉芽肿
- 移植后淋巴组织增生性疾病

及其肿瘤的标记物，CD56 是 NK 细胞及其肿瘤的标记物；MPO（髓过氧化物酶）、CD68、lysozyme（溶菌酶）等是粒细胞/组织细胞标记物；CD21、CD23 等是滤泡树突细胞标记物；TdT（末端脱氧核苷酸转移酶）是幼稚的 B 和 T 细胞的标记物。

分类和临床分期是不同的概念，前者是病变的不同类型，而后者是某一特定类型肿瘤在特定时相累及的范围，两者不是完全平行关系，例如某种高度恶性肿瘤，如处于病变早期仍可能治愈；反之某种低度恶性肿瘤若已广泛转移，则进入临床晚期仍可能致命。淋巴组织肿瘤的临床分期，目前仍使用 1971 年在美国 Ann Arbor 制定的关于霍奇金淋巴瘤的 Costwolds 修改的临床分期，对于霍奇金淋巴瘤有非常重要的预后判断价值，此分期同样适用于非霍奇金淋巴瘤，但是临床意义较小，非霍奇金淋巴瘤的预后主要取决于病理类型。

二、霍奇金淋巴瘤

霍奇金淋巴瘤（Hodgkin lymphoma，HL）是一种特殊类型的淋巴瘤，约占淋巴瘤的 30%，其特征是少数肿瘤性诊断性的 R-S（Reed-sternberg 细胞）或变异性细胞，散在分布于一个异质性的反应性炎细胞背景中，瘤细胞和间质小淋巴细胞具有相对特异性免疫表型。

本病首先在 1832 年由 Thomas Hodgkin 医师报道 7 例淋巴结病变，但其细胞起源一直未明，直至 1993 年有学者采用 R-S 单个细胞分离技术，进行 IgH 基因重排才确定其绝大多数是 B 细胞淋巴细胞肿瘤。HL 具有如下特征：①主要发生于颈部和锁骨上淋巴结，病变往往从一个或一组淋巴结开始，依次波及各组淋巴结，而原发于结外部位者少见；②多见于青少年，发病高峰为 15－27 岁，部分患者在 50 岁以后；③肿瘤成分包括大的单核和多核肿瘤细胞（R-S 细胞和 Hodgkin 细胞），数量少，散在分布，周围为大量异质性的非肿瘤性炎细胞和伴随细胞；④肿瘤细胞通常为 T 淋巴细胞包绕，形成花环状。

【病理改变】

浅表淋巴结肿大，沿淋巴路扩展，最常累犯颈部淋巴结，其次为锁骨上、纵隔、腋窝和主动脉旁淋巴结等。晚期可累及肝、脾和骨髓等器官，随着放、化疗技术的提高，HL 成为临床能够治愈的疾病，而其临床分期和症状以及组织学类型更有预后意义。形态学上病理变化中最为特征的是 R-S 细胞及其变异型细胞。

（一）肿瘤细胞学

1. *诊断性 R-S 细胞*　又称为经典型 R-S 细胞，体积较大，直径 20～60μm（>3 个小淋巴细胞），胞质丰富，弱嗜酸性或嗜双色性，双核或多核，核大圆形，核膜清楚，染色质细，常有一个大而醒目、嗜酸性中位包涵体样大核仁，周围有空晕，直径相当于红细胞或小淋巴细胞，典型的双核 R-S 细胞面对面排列，形成所谓的“镜影细胞”（mirror image cell），其在诊断 HL 上具有重要意义（图 10-5）。霍奇金细胞，又称为单核 R-S 细胞，体积较大，卵圆形，有大而圆形核及中位包涵体样核仁，霍奇金细胞和诊断性 R-S 细胞（合称为 HRS 瘤细胞）是经典型 HL 的特征性肿瘤细胞。

2. *变异型肿瘤细胞*　陷窝细胞：属于变异型的 R-S 细胞，体积大，胞质宽而空亮，圆形或分叶状核，染色质稀疏，核仁小（图 10-6），多见于结节硬化型 HL；间变型细胞：又称为多形型或未分化 R-S 细胞，体积大，形态不规则，高度多形性，具有增粗的染色质和深染的核，分裂象多见，有明显的嗜酸性大核仁，多见于淋巴细胞减少型 HL；L&H 型细胞：又称为爆米花细胞，体积大，细胞核皱褶、多叶核，核仁小而嗜碱，状如爆米花，常见于淋巴细胞为主型 HL；木乃伊细胞：是变性或凋亡的 R-S 细胞，大细胞内出现深染嗜酸性胞质，核固缩。

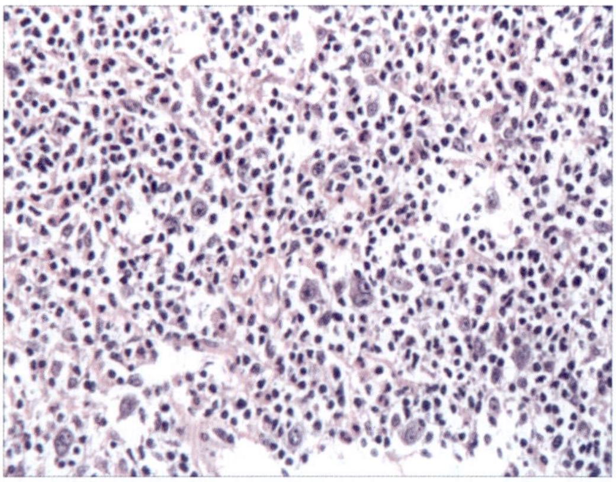

图 10-5 **经典霍奇金淋巴瘤，R-S 细胞（HE 染色，×400）**

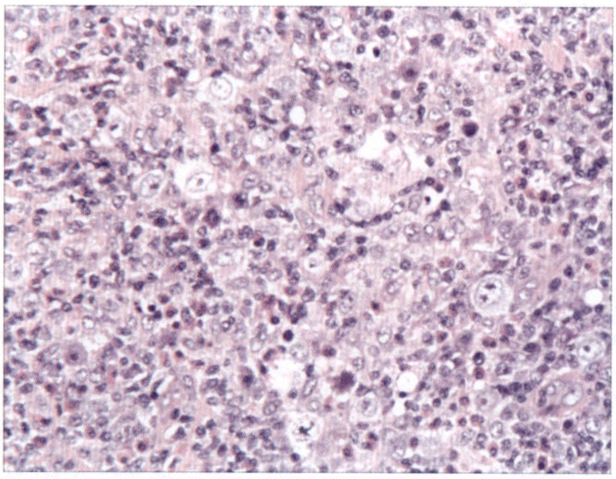

图 10-6 **经典霍奇金淋巴瘤，陷窝细胞（HE 染色，×400）**

（二）背景细胞

HL 的背景细胞所占比例及其构成的多样是极具特征性的，炎症性的反应性细胞包括小淋巴细胞、浆细胞、嗜酸性粒细胞、组织细胞、成纤维细胞等，可占到肿瘤所有细胞的绝大部分，其中嗜酸性粒细胞的出现可对 HL 的诊断有提示作用。随着病程进展，反应性成分的数量和比例逐渐减少，而纤维间质和玻璃样变等逐渐增多，反映了机体对肿瘤的免疫状态。

> **要点提示** 霍奇金淋巴瘤具有诊断意义的病理变化是出现 R-S 肿瘤细胞，也称为“镜影”细胞。

【组织学分型】

在 WHO 的 HL 分类中，将结节性淋巴细胞为主型（nodular lymphocyte predominant Hodgkin lymphoma，NLPHL）单独列出，而将另外四种亚型富于淋巴细胞型、结节硬化型、混合细胞型和淋巴细胞消减型归属于经典霍奇金淋巴瘤（classic Hodgkin lymphoma，CHL）。

（一）结节性淋巴细胞为主型霍奇金淋巴瘤

具有 HL 和低度恶性 B 细胞淋巴瘤的临床病理特征，呈结节性或弥漫性淋巴细胞增生性肿瘤，在反应性的背景中散在分布少数变异型 R-S 细胞，主要为 L&H 型细胞。

1. *临床特征* 约占所有 HL 的 5%，男性多发，常见于 30－50 岁年龄组，常累及颈部、腋窝或腹股沟淋巴结，而脾和骨髓很少受累。多数患者以局限性外周淋巴结肿大而就诊，病程缓慢，容易复发，对治疗反应良好，很少致死。

2. *病理变化* 淋巴结结构可完全或部分由大的结节状病灶取代，可伴有弥漫性区域，瘤细胞是 L&H 型细胞为主，而罕见典型的 R-S 细胞，背景细胞为小淋巴细胞，混有少量组织细胞。

3. *免疫表型* 肿瘤性 L&H 型细胞表达 B 细胞标志，CD20、CD79a、CD45 等阳性，CD15、CD30 阴性。背景小淋巴细胞主要是 B 细胞，被滤泡树突细胞网状结构包绕。通过免疫球蛋白基因重排研究发现，本类霍奇金淋巴瘤实际上是一种 B 细胞性肿瘤，3%～5%的病例可转化为高度恶性的弥漫大 B 性淋巴瘤。

(二)经典霍奇金淋巴瘤

约占所有 HL 的 95%，根据肿瘤细胞的形态和非肿瘤性背景细胞的成分、数量的不同，经典霍奇金淋巴瘤可进一步分为 4 种组织学亚型。

1. 富于淋巴细胞的经典霍奇金淋巴瘤(lymphocyte-rich，LR)　少见，约占 HL 的 5%。呈结节性增生或弥漫性增生，结节内可见偏位萎缩的淋巴滤泡，诊断性 R-S 细胞或霍奇金细胞散在分布于大量的小淋巴细胞、组织细胞中，而嗜酸性粒细胞缺乏。CD30 是一种活化淋巴细胞抗原，89%～100%的经典 HL 病例瘤细胞表达阳性，CD15 是髓-单核细胞分化抗原，约 75%的病例瘤细胞表达阳性，故 CD15 和 CD30 是具有诊断意义的 HL 抗原标记。本型免疫表型为 CD30、CD15 阳性(图 10-7)，而 CD20、CD45 多为阴性，从而与结节性淋巴细胞为主型 HL 相区别。

2. 结节硬化型霍奇金淋巴瘤(nodular sclerosis，NS)　较为常见，约占 HL 的 60%。主要累及纵隔或颈部淋巴结，预后较好。淋巴结结构破坏，广泛纤维化，淋巴结被膜增厚，宽大的胶原条索至少包绕一个结节，肿瘤细胞主要为陷窝细胞，散在分布，背景中嗜酸性粒细胞、组织细胞和小淋巴细胞，多见图 10-8。免疫表型肿瘤细胞特征性表达 CD30、CD15，不表达 B 或 T 细胞分化抗原。

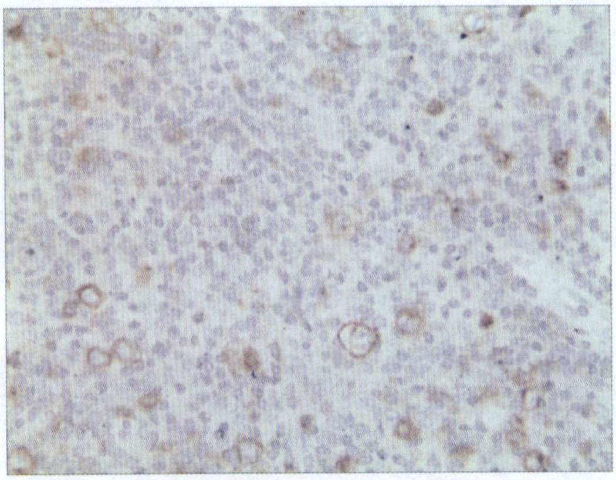

图 10-7　经典型霍奇金淋巴瘤免疫组化标记 CD30 阳性(HE 染色，×400)

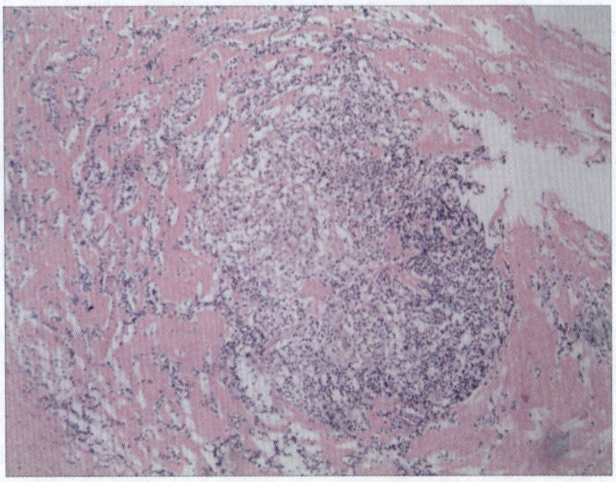

图 10-8　结节硬化型霍奇金淋巴瘤，广泛纤维化，包绕结节(HE 染色，×100)

3. 混合细胞型霍奇金淋巴瘤(mixed cellularity，MC)　占 HL 的 20%～25%。淋巴结结构完全或部分破坏，诊断性 R-S 细胞和霍奇金细胞多见，背景细胞成分多样，包括嗜酸性粒细胞、中性粒细胞、组织细胞和淋巴细胞，上皮样组织细胞散在，可形成肉芽肿病变。免疫表型同其他类型的经典霍奇金淋巴瘤，但 EB 病毒感染阳性率明显升高，约占 75%病例。

4. 淋巴细胞减少型霍奇金淋巴瘤(lymphocyte depletion，LD)　是最为少见的 HL 类型，<5%，多发于中年人、HIV 病毒阳性者，预后相对较差。包括弥漫纤维化型和肉瘤样型，形态高度可变，但诊断性 R-S 细胞和霍奇金细胞增多，而背景淋巴细胞明显较少。免疫表型同其他类型的经典霍奇金淋巴瘤。

要点提示　经典霍奇金淋巴瘤主要包括 4 种类型，结节硬化型、富于淋巴细胞型、混合细胞型和淋巴细胞减少型。

【临床分期和预后】

多数 HL 患者表现为局限性淋巴结肿大而就诊，属于临床Ⅰ期或Ⅱ期，常无全身系统症状，而 HL 的扩散是依次累及各组淋巴结，然后是脾，最后是骨髓组织和结外器官，所以临床分期对于治疗方案的选择和预后判断具有重要作用，目前广泛采用修改的 Ann Arbor 分期方案(Costwolds 会议，1989)(表 10-2)。近年来，随着诊疗技术的提高，尤其是精度放疗和高效化疗的广泛开展，导致 HL 的预后明显改善，5 年生存期达到约 75%，部分患者可以获得治愈。

表 10-2 Cotswolds 会议(1989)修改的霍奇金淋巴瘤 Ann Arbor 分期

分期	
Ⅰ期	累及一个淋巴结或结外单一器官或部位(如脾、胸腺、韦氏咽淋巴环)
Ⅱ期	累及横膈一侧的 2 个或 2 个以上淋巴结区，或局限性累及结外器官或组织部位，累及的部位数量用标注表明(如$Ⅱ_3$)
Ⅲ期	累及横膈两侧淋巴结区或局限性累及结外器官或组织，或脾，或两者都累及 Ⅲ-1：伴有或不伴有脾门、肺门、腹腔或肝门淋巴结累及 Ⅲ-2：伴有主动脉旁、髂部，或肠系膜淋巴累及
Ⅳ期	弥漫或广泛累及多个结外器官，淋巴结肿大或不肿大

根据有无全身症状，包括发热反复超过 38.3℃、盗汗和体重减轻 10%(6 个月内)，再分为 A(无 3 项临床症状)、B(有 3 项临床症状)

问题讨论 患者男性，34 岁。无痛性颈部淋巴结肿大 3 个月，伴间歇性低热 38℃左右及盗汗、消瘦、乏力 2 个月，抗炎治疗无效。镜下观察为淋巴结，正常结构消失，见大量小淋巴细胞、嗜酸性粒细胞、浆细胞等，散在分布少数双核大细胞，核仁大，对称分布，呈"镜影"细胞样，免疫表型瘤细胞表达 CD15、CD30。运用所学过的知识，分析本例病理诊断是什么？并举出诊断依据。

三、非霍奇金淋巴瘤

非霍奇金淋巴瘤(non-Hodgkin's lymphoma，NHL)占所有淋巴瘤的 80%～90%，WHO 分类中包括 B 细胞肿瘤 T 和 NK 细胞肿瘤，其中又分为前体(淋巴母细胞)和成熟(外周)细胞两大类，2/3肿瘤原发于淋巴结，1/3原发于淋巴结外器官或组织，如皮肤、甲状腺、消化道、涎腺、肺和中枢神经系统等。在某些情况下，淋巴瘤和淋巴细胞白血病是同一种生物学实体，属于疾病的两种不同临床特征，共同形成一个连续的谱系：只表现为瘤块不伴或仅伴有轻微的血液和骨髓受累时，诊断为淋巴瘤，表现为广泛骨髓内肿瘤性淋巴细胞弥漫性增生，并累及外周血时，诊断为淋巴细胞白血病。

要点提示 非霍奇金淋巴瘤分类复杂，主要包括 B 细胞淋巴瘤和 T/NK 细胞淋巴瘤。

非霍奇金淋巴瘤的病理类型和临床特征具有高度复杂性和多样性，其诊断需要多方面技术和方法，例如组织形态学和肿瘤免疫表型，必要时结合免疫球蛋白和 T 细胞受体的基因重排分析，以及遗传生物学方面的检查。以下简要介绍几种具有代表性的非霍奇金淋巴瘤。

【前驱淋巴组织肿瘤】

(一)B 淋巴母细胞性白血病/B 淋巴母细胞淋巴瘤

B 淋巴母细胞性白血病(B-lymphoblastic leukemia，B-ALL)/B 淋巴母细胞淋巴瘤(B-lymphoblastic lymphoma，B-LBL)是一种定向于 B 淋巴细胞系的淋巴母细胞肿瘤，表现为小至中等大小的细胞，染色质颗粒细腻，胞质少而核仁不明显。B-ALL 和 B-LBL 是同一肿瘤的不同发展阶段。

1. 临床特征　B-ALL 主要是儿童疾病，75％发生在 6 岁以下儿童，约占儿童白血病的 80％，但是 B-LBL 是少见的淋巴瘤，约占淋巴母细胞淋巴瘤的 10％。以淋巴瘤为主要表现者，最常累及淋巴结、皮肤和骨组织，皮肤受累时多表现为多结节，而纵隔肿块少见，骨髓和血液也可能受累，但原始淋巴细胞所占比例＜25％；以白血病为主者，多有骨髓衰竭，表现为血小板减少、贫血、中性粒细胞减少，骨髓外器官累犯常见。该类疾病发展快，但治疗反应敏感，预后良好，儿童完全缓解率＞95％，无病存活率达到 70％。

2. 病理变化　肿瘤细胞形态较一致，呈原始淋巴细胞样特征，体积中等大小，染色质细腻，和圆形或椭圆形，核仁不明显，核分裂象易查见，瘤细胞弥漫分布，受累淋巴结结构部分或完全破坏。

3. 免疫表型和细胞遗传学　末端脱氧核苷酸转移酶(TdT)是原始淋巴细胞的特征性标记，95％的 B-ALL/LBL 阳性表达，此外部分病例表达 CD19、CD10 以及 B 细胞标记物 CD79a、PAX-5 等。细胞遗传学检测绝大多数 B-ALL/LBL 存在染色体数目或结构的异常，包括非特殊性和伴重现性遗传学异常。

(二)T 淋巴母细胞性白血病/T 淋巴母细胞淋巴瘤

T 淋巴母细胞性白血病(T-lymphoblastic leukemia，T-ALL)/T 淋巴母细胞淋巴瘤(T-lymphoblastic lymphoma，T-LBL)是一种定向于 T 淋巴细胞系的淋巴母细胞肿瘤，原发于淋巴结或结外部分时称为 T 淋巴母细胞淋巴瘤，而累及骨髓和外周血时，表现为 T 淋巴母细胞白血病。

1. 临床特征　T-ALL/LBL 主要累及青少年和儿童，男性多发。T-LBL 常见，占淋巴母细胞淋巴瘤的 85％～90％，而 T-ALL 相对少见，占儿童急性淋巴细胞性白血病的 15％。以淋巴瘤为主要表现者，常表现为生长迅速的纵隔肿块，伴明显胸水，也可以累犯外周淋巴结、皮肤、口咽淋巴结环、肝、中枢神经系统和性腺；以白血病为主者，有骨髓、外周血累及，白细胞计数升高，常伴有纵隔肿块形成。该类疾病发展快，预后较 B-ALL/LBL 差，但近年来存活率明显改善。

2. 病理变化　与 B-LBL 基本相同。肿瘤细胞形态较一致，小到中等大小，胞质较少，核染色质纤细分散，似粉尘状，核仁小，淋巴结结构为弥漫性肿瘤浸润取代，伴有被膜累及，可见到“星空”现象，核型多为扭曲核，核分裂象多见。

> **要点提示**　B 淋巴母细胞和 T 淋巴母细胞性淋巴瘤主要发生于儿童，多伴有骨髓受累。

3. 免疫表型和细胞遗传学　在 T-ALL/LBL 中淋巴母细胞表达 TdT，CD10 可能阳性，也表达 T 细胞标记物胞质 CD3ε、CD7、CD4、CD8 等，而 B 细胞标记物阴性。细胞遗传学检测部分病例存在 T 细胞受体基因及配对基因的变化，但未发现特征性的遗传学改变。

【成熟B淋巴细胞肿瘤】

全世界范围内，90%的淋巴瘤是成熟B细胞淋巴瘤，最常见的类型包括弥漫大B细胞淋巴瘤和滤泡性淋巴瘤，占所有非霍奇金淋巴瘤的50%，但随着地域和种族差异，各类型的构成比例亦不同，在我国成人淋巴结好发弥漫大B细胞淋巴瘤，儿童和青少年好发Burkitt淋巴瘤和急性淋巴母细胞淋巴瘤，在淋巴结外组织，如胃肠道、甲状腺和涎腺常发生黏膜相关淋巴瘤，在鼻腔和中线面部组织常发生NK/T细胞淋巴瘤。

(一)慢性淋巴细胞性白血病/小淋巴细胞性淋巴瘤

慢性淋巴细胞性白血病/小淋巴细胞性淋巴瘤(chronic lymphocytic leukemia/small lymphocytic lymphoma，CLL/SLL)是一种成熟B淋巴细胞来源的惰性肿瘤，在淋巴结、外周血和骨髓组织中均可见单克隆性增生的小淋巴细胞浸润。CLL和SLL组织学、免疫表型和细胞遗传学等方面相似，属于同一病变谱系，两者的区别在于原发部位不同，SLL原发于外周淋巴组织，而CLL累及外周血和骨髓，患者外周血淋巴细胞数量显著升高$>5\times10^9/L$。

1. 临床特征　CLL是成人最常见的白血病类型，占发达国家慢性淋巴细胞白血病的90%，CLL/SLL约占非霍奇金淋巴瘤的6.7%，多见于中老年人，中位年龄65岁，男性明显多于女性。临床进展缓慢，患者多无明显症状，部分病例可表现为疲乏、全身淋巴结肿大和肝脾大、自身免疫性溶血性贫血等，多数患者生存时间较长，总的中位生存期7年，约3.5%的患者可转化为高级别淋巴瘤，包括弥漫大B细胞淋巴瘤和霍奇金淋巴瘤。

2. 病理变化　淋巴结正常结构消失，瘤细胞弥漫浸润，瘤细胞体积较正常小淋巴细胞稍大，核圆形、深染，胞质较少。小细胞间可见数量不等的前淋巴细胞和副免疫母细胞，体积较大，胞质丰富，染色质细腻，呈小片状聚集，形成增殖中心假滤泡样结构，是CLL/SLL中具有特征性的结构。肿瘤细胞累及脾时以白髓累犯显著，红髓也可受累，但假滤泡结构不明显。所有的CLL和多数SLL患者都伴有骨髓累及。

3. 免疫表型和细胞遗传学　肿瘤细胞表达B细胞抗原，CD19、CD20、CD43、CD79a、CD5阳性，CD10和Cyclin D1阴性。肿瘤细胞IgH基因重排阳性，部分伴12号染色体三体，13q14缺失和11q22-23缺失。

(二)滤泡性淋巴瘤

滤泡性淋巴瘤(follicular lymphoma，FL)是滤泡中心B细胞肿瘤，至少有部分滤泡性结构，肿瘤细胞主要有中心细胞和中心母细胞混和组成。全球范围内本病占非霍奇金淋巴瘤的22%，但不同国家和地区发表差别较大，在美国占35%，在我国占5%～10%。

1. 临床特征　主要发生于成年人，中位发病年龄为59岁，20岁以下者少见。患者一般表现为多个淋巴结无痛性肿大，最常见为颈部、腋窝和腹股沟淋巴结，临床可无明显症状，大部分患者就诊时已有播散，属于临床Ⅲ期或Ⅳ期，约40%病例有骨髓受累，但不影响预后。FL临床呈惰性过程，早期患者可获得长期生存，10年总生存率超过50%，但有30%～40%的病人可转化为高度恶性的弥漫性大B细胞淋巴瘤。

2. 病理变化　肿瘤多形成滤泡状结构，肿瘤性滤泡境界不清、排列紧密，甚至出现背靠背现象，缺乏套区结构和极性排列(图10-9)。肿瘤细胞主要包括两种细胞：中心细胞(centrocyte，CC)和中心母细胞(centroblast，CB)以不同比例混合组成。中心细胞小至中等大，胞质少，核不规则形，有核裂，核仁不明显；中心母细胞体积较大，核圆形，染色质空泡状，有1～3个贴边小核仁。滤泡内常以中心细胞为主，中心母细胞散在分布，按照10个肿瘤性滤泡内中心母细胞的平均数量，滤泡性淋巴瘤组织学分级为：Ⅰ级 0～5 个中心母细胞/HPF、Ⅱ级 6～15 个中心母细胞/HPF、Ⅲ级＞15 个中心母细胞/HPF，随着病程进展，中心母细胞数量增多，肿瘤恶性程度增高。

3. 免疫表型和细胞遗传学　肿瘤细胞具有正常生发中心细胞的免疫表型，阳性表达 CD10、CD19、CD20、CD79a、Bcl-6，大多数病例有 Bcl-2 表达（图 10-10），对于鉴别肿瘤性滤泡与良性反应性滤泡具有重要意义，但与其他低度恶性 B 细胞淋巴瘤的鉴别没有太多价值，因为后者也大多表达 Bcl-2。70%～95%的病例有 t(14；18)(q32；q21)易位，是滤泡性淋巴瘤特征性的遗传学改变，Bcl-2 基因易位至 14 号染色体重链基因旁，导致 Bcl-2 基因活化和高表达。

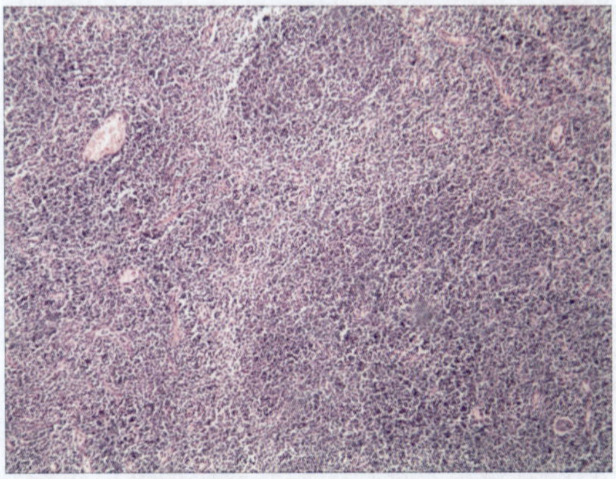

图 10-9　滤泡性淋巴瘤，肿瘤性滤泡结节状生长方式（HE 染色，×100）

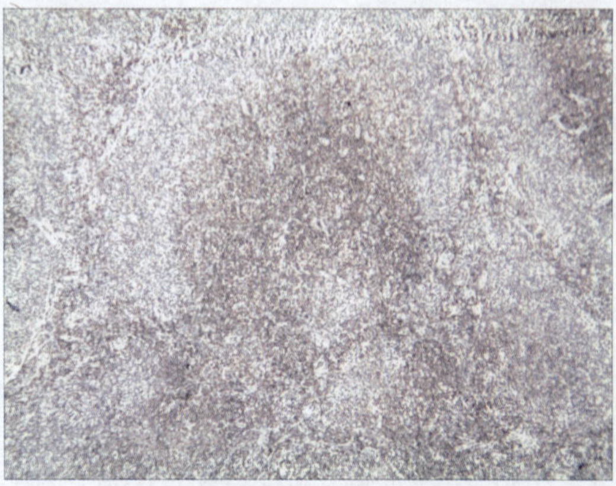

图 10-10　免疫组化染色肿瘤性滤泡 Bcl-2 阳性（IHC 染色，×100）

（三）套细胞淋巴瘤

套细胞淋巴瘤（mantle cell lymphoma，MCL）主要由形态一致的小到中等淋巴样细胞组成，高度恶性，提高对于套细胞淋巴瘤的认识，重要性在于避免临床漏诊。

1. 临床特征　占非霍奇金淋巴瘤的 3%～10%，好发于中老年人，中位年龄约 60 岁，男性多见。患者最常累及全身淋巴结肿大，部分表现为肝脾大、骨髓累及，其他淋巴结外组织如胃肠道、口咽淋巴环也常发生。大多数患者就诊时已属疾病进展期，半数以上有巨块状脾肿大和骨髓累犯，预后不良，中位生存期为 3～5 年。

> **要点提示**　滤泡性淋巴瘤和淋巴滤泡反应性增生的鉴别在临床工作中具有重要意义。

2. 病理变化　淋巴结原有组织结构消失，单形性肿瘤细胞增生，形态一致，小至中等大，核膜有不规则皱褶，核仁不明显，似中心细胞，而肿瘤性转化细胞如中心母细胞、免疫母细胞、副免疫母细胞等缺如，血管壁玻璃样变为套细胞淋巴瘤的常见改变（图 10-11）。肿瘤生长方式呈弥漫型、模糊结节型和套区增宽型 3 种结构，可同时出现，以某一种为主。

3. 免疫表型和细胞遗传学　CD20、CD79a、Bcl-2、Cyclin D1（图 10-12）、CD5 阳性表达，CD10、Bcl-6 阴性表达。肿瘤细胞 IgH 基因重排阳性，体细胞突变缺如，提示该肿瘤起源于生发中心前 B 细胞，绝大多数病例存在 t(11；14)(q13；q32)，易位点发生于 cyclin D1 基因 5’端上游，引起 cyclin D1 的过度表达。

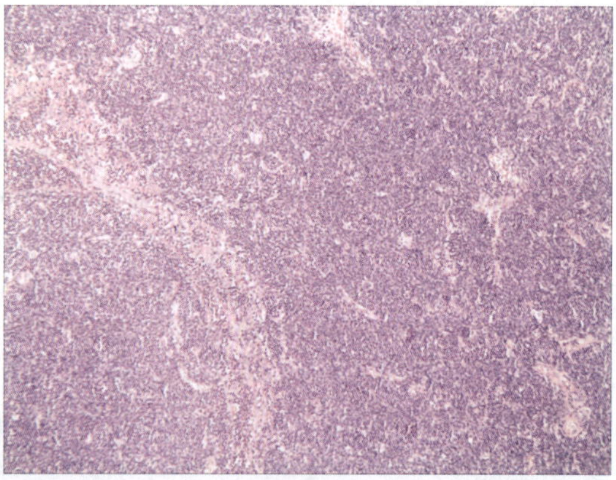

图 10-11 套细胞淋巴瘤，细胞形态一致，弥漫浸润生长(HE 染色，×100)

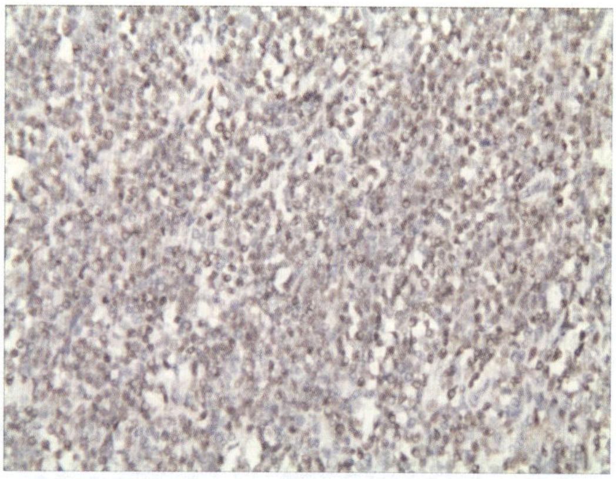

图 10-12 免疫组化染色 Cyclin D1 阳性(IHC 染色，×400)

(四)淋巴结外边缘区 B 细胞淋巴瘤

淋巴结外边缘区 B 细胞淋巴瘤(extra-nodal marginal zone B cell lymphoma of mucosa-associated lymphoid tissue，MALT lymphoma)是起源于黏膜相关淋巴组织的低度恶性的 B 细胞淋巴瘤，又称为黏膜相关淋巴组织淋巴瘤。黏膜相关淋巴组织是指淋巴结外器官的附属淋巴组织，包括小肠 Peyer 板和胃肠道、呼吸道、甲状腺、涎腺等处后天发育形成的淋巴组织结构。MALT 淋巴瘤发病率较高，占所有 B 细胞淋巴瘤的 7%～8%，其受到广泛关注的另一重要原因是 MALT 淋巴瘤常有基础病变，例如幽门螺杆菌相关性慢性胃炎、自身免疫性疾病涎腺的干燥综合征、桥本甲状腺炎等，引起淋巴结外淋巴样组织增生，并经历了从反应性增生逐渐到 B 细胞淋巴瘤这一发展过程，因此前驱病因被根除后，该肿瘤多能得到控制甚至消退，如通过抗幽门螺杆菌治疗，胃 MALT 淋巴瘤可获得长期缓解。

1. 临床特征　大多发生于中老年人，中位年龄 61 岁，男女发病率相似，大部分患者为临床Ⅰ期和Ⅱ期，少数病例累及骨髓，临床进展缓慢，总体预后较好，临床Ⅰ期患者 5 年生存率可达 90%，临床Ⅱ期患者为 74%，少数病例最终可发展成高度恶性的弥漫大 B 细胞淋巴瘤。

2. 病理变化　肿瘤细胞由形态学异质性的小 B 细胞组成，小至中等大，包括中心细胞样细胞，核型不规则、染色质细腻，核仁不明显；单核样细胞，胞质淡染丰富；小淋巴细胞样细胞。病变早期肿瘤细胞围绕淋巴滤泡浸润于边缘区，最后互相融合成片，并取代部分或全部滤泡，称为滤泡植入现象。肿瘤细胞也常侵入或破坏腺上皮，形成淋巴上皮病变，此时浸润的瘤细胞灶内至少含 3 个以上瘤细胞聚集，引起组织破坏或变形，具有特征性诊断意义(图 10-13)。1/3 肿瘤细胞可伴有浆细胞样分化，也有

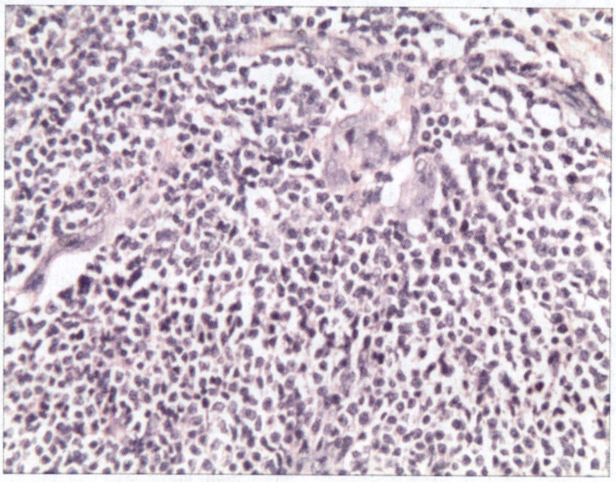

图 10-13 MALT 淋巴瘤，形成淋巴上皮病变(HE 染色，×400)

少量转化的大细胞，如中心母细胞和免疫母细胞散在分布，如形成实片状或弥漫浸润，应诊断为 MALT 淋巴瘤弥漫大 B 细胞淋巴瘤转化。

3. 免疫表型和细胞遗传学　肿瘤细胞表达表面免疫球蛋白 IgM 和 IgA，CD20、CD79a 阳性，CD5、CD10、Cyclin D1、CD23 阴性，可通过 CD21 显示植入滤泡现象，表现为滤泡树突网状结构破碎、减少，而 CK 标记能够清楚显示淋巴上皮病变。部分病例可检测出染色体 3 倍体异常，少量病例有 t(11；18)(q21；q21)易位。

要点提示　结外边缘区 B 细胞淋巴瘤多具有基础病变，前驱病因消除后可得到有效控制。

(五)伯基特淋巴瘤

伯基特淋巴瘤(Burkitt lymphoma，BL)是淋巴滤泡生发中心源性的高度侵袭性淋巴瘤，常发生于淋巴结外部位，少数表现为急性白血病，其最常见的基因特征是 MYC 基因易位，也和 EB 病毒感染有关。

1. 临床特征　伯基特淋巴瘤包括 3 种临床类型：地方性 BL、散发性 BL 和免疫缺陷相关性 BL，地方性 BL 多见于非洲地区，儿童和青少年好发，男性多见。肿瘤最常累及颌骨、颅面骨，表现为颌面部巨大肿块，其次腹部脏器、乳腺组织也常受累，患者多伴有 EB 病毒感染。散发性 BL 常表现为腹部肿块，累及回盲部和腹膜，尤其多见于青春期和妊娠期。免疫缺陷相关性 BL 常见于艾滋病毒 HIV 感染患者，淋巴结和骨髓常受累。肿瘤属于高侵袭性肿瘤，但对大剂量联合化疗反应敏感，儿童疗效好，患者生存率可达 80%～90%，年长患者预后相对较差。

2. 病理变化　伯基特淋巴瘤的组织学特点是形态单一的肿瘤细胞弥漫性浸润，淋巴结结构破坏，瘤细胞中等大小，胞质较少、深嗜碱性，含多个中位核仁，有时细胞固定收缩呈铺路石样排列，核分裂象多见。瘤细胞间散在巨噬细胞吞噬核碎片，形成满天星(starry sky)现象(图 10-14)。此外，部分病例可有浆细胞样分化及不典型肿瘤细胞。

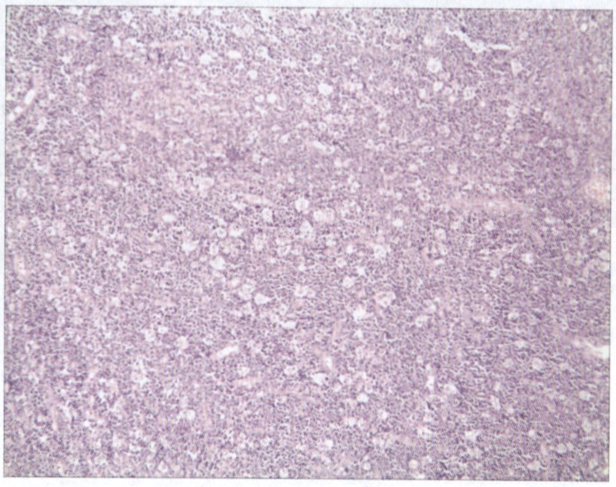

图 10-14　伯基特淋巴瘤，满天星现象(HE 染色，×100)

3. 免疫表型及细胞遗传学　瘤细胞为相对成熟的 B 细胞，表达 B 细胞抗原和生发中心细胞标记物，如 CD19、CD20、CD79a、CD10、Bcl-6，Bcl-2、CD5 等阴性，增殖指数 Ki-67 高度表达，几乎 100%阳性。所有病例具有 MYC 具有易位，大部分为 t(8；14)(q24；q32)，MYC 基因易位至免疫球蛋白重链基因内，与肿瘤进展相关。

(六)弥漫性大 B 细胞淋巴瘤

弥漫性大 B 细胞淋巴瘤(diffuse large B cell lymphoma，DLBCL)是一种大的肿瘤性 B 淋巴细胞弥漫性增生形成的一组异质性肿瘤，瘤细胞核直径为小淋巴细胞的 2 倍以上，属于侵袭性淋巴瘤。根据临床特征、组织形态学、免疫表型和遗传学的不同，又分为多种变异型和亚型，包括中心母细胞型、免疫母细胞型、间变型、富于 T 细胞/组织细胞大 B 细胞淋巴瘤等。

1. 临床特征　DLBCL 是最常见的非霍奇金淋巴瘤类型，占发达国家 30%～40%，在我国约占40%以上，常为原发性，也可由其他低侵袭性淋巴瘤转化而来。各年龄均可发病，老年男性患者好发，平均年龄60岁，淋巴结和结外组织均可发生，包括原发性中枢神经系统大B细胞淋巴瘤、原发性纵隔大B细胞淋巴瘤、血管内大B细胞淋巴瘤、原发性皮肤大B细胞淋巴瘤等。多数患者表现为淋巴结内或结外快速生长的肿块，可伴有发热、体重减轻，患者预后较差，但对强化化疗敏感，60%～80%患者可完全缓解，半数病例可达临床痊愈，此外，生发中心源性者比中心外活化B细胞来源者预后要好。

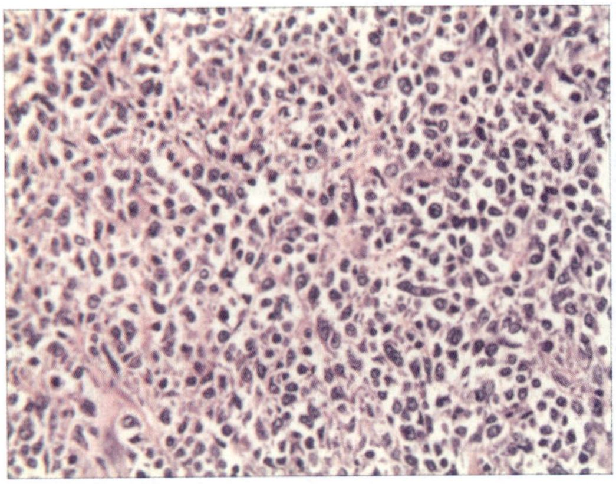

图 10-15 弥漫大B细胞淋巴瘤，瘤细胞体积较大，弥漫浸润(HE染色，×400)

2. 病理变化 淋巴结结构部分或全部破坏，肿瘤细胞弥漫浸润，形态多样，细胞核直径等于或大于正常巨噬细胞的核，或超过淋巴细胞的2倍以上(图10-15)，类似中心母细胞、免疫母细胞及间变型大B细胞或浆母细胞，但不同病例甚至同一病例中肿瘤细胞大小、形态差异较大，可出现高度异型的细胞和多叶核肿瘤细胞，核分裂象多见。部分病例伴有明显的纤维胶原化，肿瘤细胞被分隔为结节状或单行排列状。

3. 免疫表型和细胞遗传学 肿瘤细胞表达全B细胞抗原，如CD19、CD20、CD22、CD79a、PAX-5等，但可能其中一项或几项不表达，大部分病例表达CD30和Bcl-6，增殖指数Ki-67较高>40%。近年来研究发现，生发中心源性B细胞标记CD10、Bcl-6阳性者预后较好，MUM1蛋白阳性提示肿瘤细胞源于生发中心后的B淋巴细胞，患者预后较差。弥漫性大B细胞淋巴瘤表现为明显异质性，可检测到多种复杂的细胞遗传学改变，大多数病例有免疫球蛋白重链、轻链基因重排和可变区体细胞突变，少数病例有Bcl-2基因易位和Bcl-6相关的3q27区异常。

> **要点提示** 弥漫性大B细胞淋巴瘤是最常见的非霍奇金淋巴瘤的类型。

【成熟T淋巴细胞和NK细胞肿瘤】

成熟T细胞肿瘤源自成熟T细胞或胸腺后T细胞，和自然杀伤细胞NK细胞关系密切，并具有相似的生物学特性和免疫表型。成熟NK/T细胞肿瘤发生率较低，占所有非霍奇金淋巴瘤的12%，最常见的组织学类型是外周T细胞淋巴瘤和间变性大细胞淋巴瘤。

(一)外周T细胞淋巴瘤，非特殊性

外周T细胞淋巴瘤，非特殊性(peripheral T cell lymphoma, unspecified, U-PTL)WHO分类中指目前无法归类为任何一种明确的特殊类型的成熟T细胞淋巴瘤，因此U-PTL是一组异质性的侵袭性肿瘤。

1. 临床特征 是外周T细胞淋巴瘤中最常见的类型，占30%～40%。成年男性多见，儿童罕见，发病高峰年龄为60—70岁。发病部位以淋巴结常见，骨髓、肝、脾、皮肤也可受累，临床症状复杂，进展期患者可出现肿瘤相关表现，如多克隆高γ球蛋白血症、瘙痒、嗜酸性粒细胞增多等。患者一般全身状况差，属于高侵袭性的T细胞淋巴瘤，对治疗反应不敏感，5年生存率为20%～30%。

2. 病理变化 淋巴结结构完全或部分破坏，肿瘤细胞在副皮质区或全层弥漫浸润，细胞大小不等、形态多样，核形态不规则，呈圆形、扭曲形或奇异形，核膜厚，染色质细腻如粉尘状，胞质淡然透明（图 10-16）。部分病例以小淋巴细胞为主，核扭曲不规则。间质炎性反应性成分多样，包括小淋巴细胞、嗜酸性粒细胞、浆细胞和成簇的上皮样组织细胞，有较多的高内皮小静脉分支状增生，瘤细胞常浸润血管壁。

3. 免疫表型和细胞遗传学　肿瘤细胞表达 T 细胞相关抗原，但也常见部分 T 细胞异常表型。CD2、CD3、CD45RO 阳性，多数淋巴结内病例 CD4 阳性而 CD8 阴性，变异型大肿瘤细胞常 CD30 阳性，但很少表达细胞毒性颗粒蛋白。多数患者 TCR 基因呈克隆性重排，常可见染色体结构的异常和复杂核型。

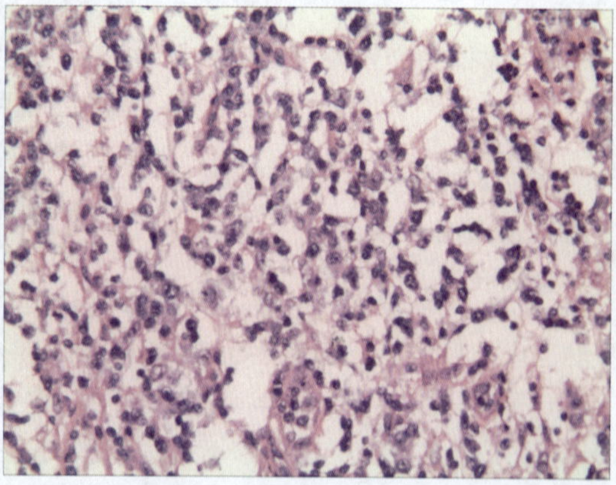

图 10-16　外周 T 细胞淋巴瘤，非特殊性，瘤细胞核型多样，胞质淡然，染色质细腻（HE 染色，×400）

（二）结外 NK/T 细胞淋巴瘤

结外 NK/T 细胞淋巴瘤（nature killer/Tcell lymphoma）来源于自然杀伤细胞的高度侵袭性肿瘤，绝大多数发生在淋巴结外器官，2/3 病例发生在中线面部，尤其是鼻腔，1/3 发生在其他器官和组织，发生在鼻部的该肿瘤，以往也称为中线恶性肉芽肿，中线恶性组织细胞增生症，目前改称为鼻 NK/T 细胞淋巴瘤；发生在中线面部以外的任何部位，如皮肤、睾丸、胃肠道和软组织等，统称为结外 NK/T 细胞淋巴瘤，鼻型。

1. 临床特征　该肿瘤多发生在成年男性，在我国占所有非霍奇金淋巴瘤的 15%，是淋巴结外常见的淋巴瘤之一，属于 EB 病毒相关淋巴瘤。主要病变部位在鼻腔、鼻咽部及腭部，也可累及皮肤、软组织、胃肠道等，淋巴结如有病变，多是该疾病播散的一部分。患者呈鼻塞、鼻出血，病变部位黏膜坏死、溃疡形成，骨质破坏可导致鼻中隔或硬腭穿孔，如有骨髓或外周血累犯，常提示晚期。部分病例可伴噬血细胞综合征。该肿瘤呈高度侵袭性，患者对治疗反应差，预后与临床分期关系密切，Ⅰ期和Ⅱ期患者放射治疗是首选治疗方法，结合化疗可减少或延缓复发。

2. 病理变化　肿瘤细胞弥漫浸润，常见以血管为中心浸润和血管破坏现象，导致血管腔狭窄或闭塞。肿瘤细胞常见凝固性坏死和凋亡，瘤细胞形态多样，多为中等细胞或大小混合细胞，核型不规则、深染，胞质中等淡染，核分裂象易见（图 10-17）。背景可见黏膜广泛性坏死，有多种反应性炎细胞浸润，如小淋巴细胞、组织细胞、嗜酸性粒细胞、浆细胞等，造成临床诊断困难。

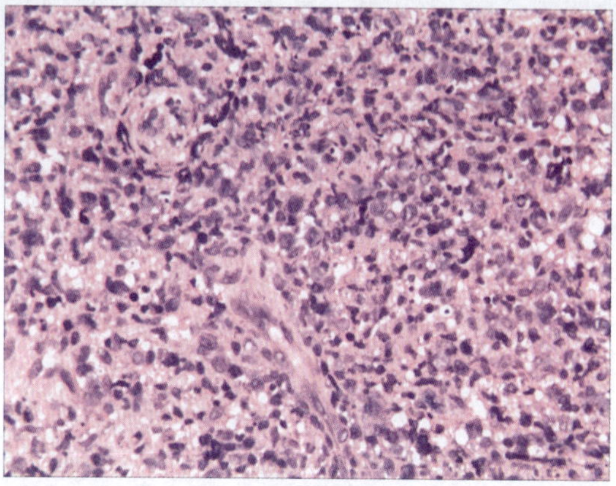

图 10-17　结外 NK/T 细胞淋巴瘤，瘤细胞弥漫浸润，破坏血管壁，常见凋亡和坏死碎片（HE 染色，×400）

3. 免疫表型和细胞遗传学　肿瘤细胞特异性表达 CD2、CD56，表面 CD3 阴性而胞质 CD3ε 阳性，绝大多数瘤细胞表达细胞毒性颗粒相关抗原，如粒酶 B、穿孔素和 T 细胞内抗原 1

(TIA-1),几乎所有病例均可查到EB病毒感染,组织学上EB病毒编码的小分子量RNA(EBER)原位杂交检测呈细胞核阳性,其他T和NK细胞相关抗原基本阴性表达。NK/T细胞淋巴瘤可出现多种染色体畸变并呈胚系构型,最常见的细胞遗传学异常是6q21q25缺失或6p10插入。

> **要点提示** 结外NK/T细胞淋巴瘤多发生在鼻部,高度侵袭性。

(三)间变性大细胞淋巴瘤

间变性大细胞淋巴瘤(anaplastic large cell lymphoma,ALCL)是一种具有ALK基因易位及表达ALK蛋白的T细胞淋巴瘤,但少数ALK阴性而具有相同细胞形态和免疫表型的病例也包括在该肿瘤内。

1. 临床特征　发病年龄呈双峰性,多发生在30岁以内,男性多见,占儿童淋巴瘤的10%～20%,也可发生在中老年人,占成人非霍奇金淋巴瘤的3%。主要累及外周淋巴结,较少侵犯纵隔,半数病例有淋巴结外病变,以皮肤、骨、软组织和肺等常见。70%多数患者就诊时已进展为Ⅲ期/Ⅳ期,预后较好,5年存活率达到80%,但ALK阴性者和变异小细胞型者预后不良。

2. 病理变化　病变早期肿瘤细胞呈典型的窦内生长,也在副皮质区黏着性生长,瘤细胞具有宽广的细胞组织学形态,体积常较大,多形性,不同大小的瘤细胞混合,可有单核或多核瘤巨细胞,胞膜清楚,胞质丰富、淡染,细胞核呈偏位,形态不规则,马蹄铁形、肾形、分叶状或胚胎样,核仁显著,一个或多个,核旁可见嗜酸性区域,核分裂象多见(图10-18)。部分病例包括少见的细胞形态变异型,如普通型、小细胞型、淋巴组织细胞型等。

3. 免疫表型和细胞遗传学　绝大多数肿瘤细胞表达ALK蛋白(图10-19),胞质和胞核同时阳性,CD30也阳性表达,定位于胞膜和胞质高尔基区,大部分瘤细胞表达T抗原,CD2、CD4阳性,CD3和CD8常阴性,10%～30%少数病例呈裸细胞样表达,即失去多数全T抗原和B抗原,但TCR基因重排阳性。大部分病例还表达细胞毒相关抗原TIA-1、粒酶B和穿孔素,上皮性标记物EMA也特异性阳性表达。最常见的遗传学改变是t(2; 5)(p23;25)易位,2号染色体的ALK基因和5号染色体的NPM基因发生异位,导致ALK的过度表达。大约90%的ALCL病例呈克隆性的TCR基因重排阳性,而无EB病毒序列。

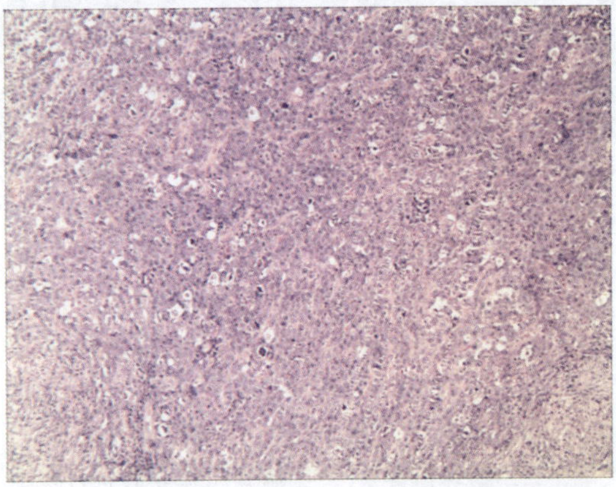

图10-18　间变性大细胞淋巴瘤,瘤细胞体积较大,异型明显(HE染色,×100)

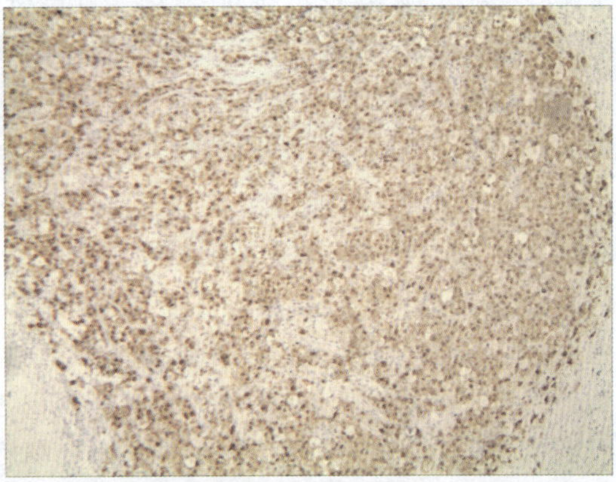

图10-19　免疫组化染色ALK-1蛋白阳性(IHC染色,×100)

第三节　髓系肿瘤

学习要求

了解髓系肿瘤的主要分类和临床病理特征；了解类白血病反应的概念和鉴别诊断。

髓系肿瘤(myeloid neoplasms)是一种来源于多向分化潜能的造血干细胞克隆性增生，可以向粒细胞、单核细胞、巨细胞和红细胞系统分化。髓系肿瘤干细胞位于骨髓内，故多表现为白血病，可伴脾、肝或淋巴结的累及，出现髓外造血。白血病(leukemia)是造血系统恶性肿瘤，表现为骨髓内异常的白细胞弥漫性增生，并累及外周血系统和髓外组织器官浸润生长，抑制正常造血，导致正常血细胞减少而出现贫血、出血和感染等相应症状和体征。WHO以形态学、临床特点、免疫表型和细胞遗传学相结合，并强调疾病的独特性的方式对髓系肿瘤进行分类，包括4组疾病：①急性髓性白血病(acute myelogenous leukemia，AML)，以原始髓系细胞在骨髓内聚集并抑制骨髓造血功能为特征；②慢性骨髓增殖性疾病(chronic myeloproliferative disorders，CMPD)，以过度有效造血导致终末分化的髓细胞数量增加、骨髓增生活跃、外周血细胞数量明显增加为特征；③骨髓异常增生综合征(myelodysplastic syndrome，MDS)，其特征为无效造血导致外周血细胞减少和一系或多系细胞发育异常；④骨髓增生异常/骨髓增殖性疾病(myelodysplastic/myeloproliferative disease，MDS/MPD)，表现为骨髓无效造血和髓系细胞发育异常，具有骨髓增生异常综合征与慢性骨髓增殖性疾病重叠的特点。本节简要介绍急性髓性白血病、髓细胞肉瘤和类白血病反应。

要点提示　髓系肿瘤是造血干细胞的肿瘤性、克隆性增生，多表现为白血病。

一、急性髓性白血病

急性髓性白血病(AML)又称为急性非淋巴细胞白血病，是一组异质性肿瘤，表现为骨髓、外周血或其他组织中髓系原始细胞克隆性增殖性疾病，通常骨髓涂片中原始细胞数量＞30％。1976年法国、美国、英国血液病专家提出白血病FAB分型方案，我国目前临床广泛使用的仍是该分类，根据肿瘤细胞分化程度和细胞特性，将AML分为八型(表10-3)。

表10-3　FAB急性髓性白血病分类

类型	占AML的比例	细胞特点
M0　急性髓系白血病，微分化	2％～3％	原始细胞无原粒细胞的免疫学和形态学特点，但表达粒细胞系抗原
M1　急性髓系白血病，未成熟	20％	少于3％的原始细胞表达过氧化酶，或有胞浆颗粒或Auer小体
M2　急性髓系白血病，成熟型	30％～40％	由原始粒细胞到中幼粒细胞不同阶段细胞构成
M3　急性早幼粒细胞白血病	5％～10％	以早幼粒细胞为主，胞浆充满粗大颗粒，多见Auer小体

（续 表）

类型	占 AML 的比例	细胞特点
M4 急性粒-单核细胞白血病	15%～20%	肿瘤细胞向粒细胞和单核细胞两种方向分化
M5 急性单核细胞白血病	10%	M5a：以原始单核细胞为主；M5b：以幼单核细胞为主
M6 急性红白血病	5%	以巨幼样、巨核和多核原红细胞为主，非红细胞系的细胞中，原粒细胞＞30%
M7 急性原始巨核细胞白血病	1%	多形性的原核细胞为主，常有骨髓纤维化

1. 临床特征　全球范围内，急性髓性白血病发病率占所有急性白血病的 70%，多见于成年人，中位年龄 60 岁，儿童少见。患者主要临床症状是由于血小板减少导致的出血倾向和骨髓衰竭表现，包括贫血、中性粒细胞减少、血小板减少、皮肤或黏膜自发性出血、体腔和牙龈出血、发热、肝脾大等，并可出现骨痛症状。晚期患者会出现恶病质，多由于继发感染、器官衰竭而致死。通过骨髓穿刺、外周血涂片，观察白细胞数量和发育程度，即可对 AML 做出诊断，必要时结合病理活检和骨髓活检，对病变程度、治疗效果和临床分类具有重要意义。目前 AML 多采用联合化疗，多数患者能够达到完全缓解，但预后并不理想，5 年无病生存率仅为 15%～30%，对于复发或化疗不敏感的病例，可采用异体造血干细胞移植进行治疗，而骨髓移植还是目前唯一能够根治 AML 的方法。

2. 病理变化　骨髓内大量原始细胞肿瘤性增生，取代原来正常骨髓组织，进入周围血并在全身器官、组织内广泛浸润，并抑制正常的骨髓造血细胞，多不形成肿块。外周血象出现“三联征”：①白细胞总数升高，可达 100×10^9/L 以上，但部分病例在 100×10^9/L 以下；②增生白血病以原始粒细胞为主，＞30%，少数病例骨髓增生程度＜20%，可能属于低增生性急性髓性白血病；③伴有贫血和血小板减少。AML 也可累及淋巴结和肝脾等脏器，在淋巴结内成片原始细胞浸润，在脾红髓浸润以及在肝脏肝血窦内增生，而急性粒-单核细胞白血病（M4）和急性单核细胞白血病（M5）还常累及皮肤和牙龈。原始粒细胞的形态大小不定，可近似于成熟淋巴细胞到大于单核细胞，Auer 小体是粒系细胞的特殊性染色颗粒，原始淋巴细胞形态可从成熟小淋巴细胞大小到大于中性粒细胞。

3. 免疫表型和细胞遗传学　免疫表型分析对于急性白血病的分型及鉴别诊断有重要作用，如髓系细胞表达 CD13、CD33、髓过氧化物酶（MPO）、CD117 等，原始巨核细胞表达 CD61，造血前体细胞表达 CD34、TdT、CD45、HLA-Dr 等。多数 AML 伴有获得性遗传学异常和染色体异常，如 t(8; 21)(q22;q22)重现性易位，提示疗效和临床过程相关较好，或伴有多系发育异常，如-7/del (7q)，提示疗效差，这种遗传学变化阻止了造血干细胞的正常发育成熟，使瘤细胞停滞在早期髓性分化阶段，而幼稚的原始母细胞增生并取代正常骨髓组织。

二、髓细胞肉瘤

髓细胞肉瘤（myeloidsarcoma）　是白血病的原始粒细胞在骨髓以外的组织器官内异常增生形成的肿块，其最常见的类型是粒细胞肉瘤（granulocytic sarcoma），由于瘤组织在新鲜时大体呈绿色，暴露于空气后，绿色很快消退，使用还原剂例如过氧化氢处理，可使绿色重现，故也称为绿色瘤。粒细胞肉瘤多见于 AML 患者，也可见于其他类型髓性增生性病变或骨髓异常增生症，最常累及

> **要点提示**　粒细胞肉瘤也称为绿色瘤，其本质属于髓细胞肉瘤。

颅骨、鼻窦、肋骨等扁骨和不规则骨，淋巴结、皮肤、胃肠道、乳腺等处也可发生。组织学主要由原始粒细胞、粒系前体细胞和中性粒细胞聚集性增生和浸润，按照成熟程度分为母细胞型、未成熟型和分化型三类。粒细胞肉瘤的本质是骨髓外的局限性的原始粒细胞肿瘤，与AML属于同一病变的不同发生阶段。MPO、溶菌酶和CD61等是粒细胞肉瘤的特异性标记物。

附：类白血病反应

类白血病反应(leukemoid reaction) 由于严重感染、药物中毒、大量溶血和出血反应、某些恶性肿瘤等有害因素刺激，导致造血组织产生异常反应，常表现为外周血中白细胞数量明显增加，伴幼稚细胞形成。类白血病反应和粒细胞白血病是截然不同的两种病变，前者属于应激性机体反应，后者是原始粒细胞的克隆性肿瘤增生，两者的临床行为和治疗预后有本质区别。类白血病反应具有相应特点，可帮助鉴别：①有害诱因去除后，外周血常规可恢复正常；②一般无明显的贫血和血小板减少；③细胞形态学可观察到粒细胞有严重中毒改变，如胞质内空泡和中毒性颗粒；④粒细胞白血病时中性粒细胞的碱性磷酸酶活性和糖原均显著降低，类白血病反应时两项指标明显升高；⑤类白血病反应时无细胞遗传学改变，而慢性粒细胞白血病存在特征性的Ph[1]染色体。

> **要点提示** 类白血病反应是造血组织对有害刺激的异常反应，本质上属于应激性机体反应。

第四节 组织细胞与树突细胞肿瘤

> **学习要求**
>
> 了解朗格汉斯细胞组织细胞增生症的病理变化、免疫表型和主要类型。

组织细胞增生症是各种组织细胞和巨噬细胞增生性疾病的统称，一部分属于反应性疾病，如感染引起的嗜血细胞性增殖细胞增生症；另一部分是肿瘤性疾病，两者鉴别困难。组织细胞与树突细胞肿瘤是来源于组织细胞、吞噬细胞及相关细胞系的肿瘤，本组病变在淋巴组织肿瘤中最少见<1%，具有异质性，临床生物学行为差异较大。

组织细胞来源于骨髓干细胞，主要作用是处理和递呈抗原给T细胞和B细胞，分化成熟进入血液系统称为单核细胞，进入机体组织器官后称为组织细胞、巨噬细胞等，具有吞噬异物、坏死细胞、凋亡小体的作用，组织细胞产生的肿瘤称组织细胞肉瘤，十分罕见。树突细胞包括朗格汉斯细胞(langerhans cell)、滤泡树突细胞、指状突细胞，这些细胞无吞噬功能，但具有抗原递呈的免疫辅助性功能。树突性细胞肿瘤少见，包括朗格汉斯细胞组织细胞增生症、朗格汉斯组织细胞肉瘤、滤泡树突细胞肉瘤、指状突树突细胞肿瘤/肉瘤等。既往所诊断的所谓“恶性组织细胞增生症”，经临床病理研究和基因重排分析，证明其实是一组可伴有或不伴有嗜血细胞综合征的系统性大细胞淋巴瘤、NK/T细胞淋巴瘤、间变性大细胞淋巴瘤等，在新的WHO淋巴造血组织肿瘤分类中未再列入。

一、组织细胞肉瘤

组织细胞肉瘤(histiocytic sarcoma，HS) 是一种细胞形态学和免疫表型相似于成熟组织细胞的恶性肿瘤，表达一种或多种组织细胞标记，不表达树突状细胞标记物，肿瘤具有高度侵袭性和进展性，占非霍奇金淋巴瘤的 0.5%以下。

1. 临床特征　发病年龄广泛，多数见于成人，中位年龄 52 岁，发病部位有淋巴结、皮肤和肠道等，临床可表现为孤立性肿块，也可全身症状明显，发热、体重减轻、血象下降、肝脾大、肠梗阻等。患者晚期可多部位系统性扩散，高度侵袭性，对治疗反应差，多在 2 年内死亡。

2. 病理变化　组织正常结构被弥漫性增生的肿瘤细胞破坏，累及内脏或淋巴结时，可见窦性浸润方式。肿瘤细胞彼此缺乏黏附性，可单形性或多形性，呈圆形、卵圆形，胞质丰富、嗜酸，偶见红细胞吞噬现象。细胞核大，常偏位，核型不规则，核仁明显，多核易见。细胞异型性从轻度到多形性，分裂象可少到多见。肿瘤伴有数量不一的反应性细胞，包括小淋巴细胞、浆细胞、成熟组织细胞和嗜酸性粒细胞。

3. 免疫表现和细胞遗传学　肿瘤表达组织细胞标记物，CD163、CD68 是较为特异的抗体，其他溶菌酶、抗糜蛋白酶、S-100 蛋白灶性阳性，缺乏特异性的 T 细胞和 B 细胞抗原表达，也无树突细胞性标记物和 EMA 表达。多数病例无免疫球蛋白和 TCR 基因重排。

二、朗格汉斯细胞组织细胞增生症

朗格汉斯细胞组织细胞增生症(langerhans cell histiocytosis，LCH)　是朗格汉斯细胞的肿瘤性增生，临床生物学行为谱系较宽，与受累器官范围和临床进展有关，为低度恶性或恶性潜能未定肿瘤，特征性的表达 S-100 蛋白、CD1a 及 Langerin。包括三种综合征：单灶性(孤立性嗜酸性粒细胞肉芽肿)、多灶性、单系统(Hand-Schuller-Chrisian 病)和多灶性、多系统(Letterer-Siwe 病)，现多认为三者是同一种疾病的不同表现形式，彼此间有部分重叠。

1. 临床特征　单灶性常见于头骨、股骨和肋骨，少见于淋巴结、皮肤，多为少儿或成人发病，临床症状不明显；多灶性、单系统为系统性疾病，可多部位累及，以颅骨组织为主，多见于幼儿，可发生突眼症、尿崩症和牙齿脱落；多灶性、多系统为多器官联合受累，包括皮肤、骨、肺、淋巴结等，常见于婴儿，出现发热、皮疹、肝脾大和全血减少。患者预后与就诊时累犯器官、部位的数量呈负相关，单灶性病变总生存率高，>95%，但少数患者可进展为多系统病变，如为 2 个器官受累则总生存率降为 75%，随着累犯器官的增加，生存率还会持续降低。

2. 病理变化　朗格汉斯细胞弥漫性增生，具有特异的细胞学形态，细胞大小为 10～15μm，圆形或卵圆形，具有折叠、凹陷的核沟或分叶核，胞质中等，略为嗜酸性，染色质细腻，核仁不明显，异型性较小，核分裂象少见(图 10-20)。特征性背景包括不等量的嗜酸性粒细胞浸润，甚至产生嗜酸性脓肿，也可见组织细胞、破骨细胞样巨细胞、小淋巴细胞等，晚期病变时显示较大程度的纤维化，泡沫细胞增多。淋巴结受累时先出现于淋巴窦，继而浸润副皮质区，脾受累时先浸润红髓。

> **要点提示**　朗格汉斯细胞组织细胞增生症包括 3 种不同临床综合征，具有特征性的病理变化和免疫表型。

3. 免疫表型和细胞遗传学　肿瘤细胞恒定表达 S-100 蛋白(图 10-21)、CD1a 和 Langerin 阳性，大多数 B 细胞和 T 细胞系标记物阴性，髓过氧化物酶 MPO、EMA 和滤泡树突细胞系标记物也为阴性。电镜观察可看到最具特征性的 Birbeck 颗粒，呈杆状的管状小体，中央有一纵形条纹和平行排列的重复性条纹，一端泡状膨大呈“网球拍样”。细胞遗传学对 X 染色体连锁的雄激素受体基因研究发现，主要表现为朗格汉斯细胞单克隆性肿瘤性增生。

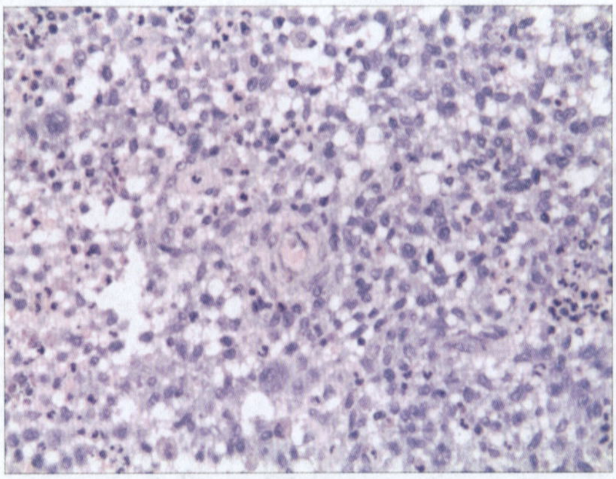

图 10-20　朗格汉斯细胞组织细胞增生症，瘤细胞中等大小，可见核沟，背景中较多反应性炎细胞浸润（HE 染色，×400）

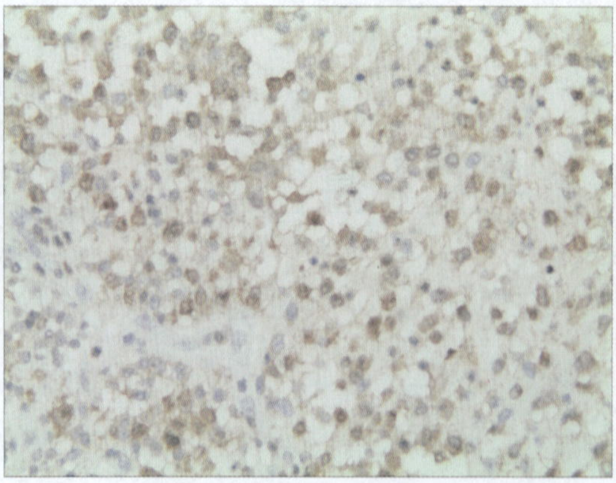

图 10-21　免疫组化染色 S-100 蛋白阳性（IHC 染色，×400）

复习指导

1. 恶性淋巴瘤是指原发于淋巴结和结外淋巴组织的恶性肿瘤，简称淋巴瘤，包括霍奇金淋巴瘤和非霍奇金淋巴瘤两大类。

2. 霍奇金淋巴瘤是具有特殊临床表现和病理改变的淋巴瘤，镜下特征是少数诊断性的 R-S 肿瘤细胞散在分布于反应性炎细胞背景中，预后较好。

3. 霍奇金淋巴瘤分为结节性淋巴细胞为主型和经典型两大类，后者又包括 4 种亚型：富于淋巴细胞型、结节硬化型、混合细胞型和淋巴细胞消减型。

4. R-S 细胞是经典霍奇金淋巴瘤具有诊断意义的肿瘤细胞，体积较大，具有双核，大而嗜酸性核仁，常面对面排列，也称为“镜影细胞”。

5. 非霍奇金淋巴瘤主要包括：前体 B 和 T 细胞肿瘤、成熟 B 细胞肿瘤、成熟 T 和 NK 细胞肿瘤等，其中以 B 细胞源性淋巴瘤最为常见。

6. 绿色瘤也称为粒细胞肉瘤，是原始粒细胞在骨髓以外的组织器官内异常增生形成的肿块，由于瘤组织在新鲜时大体呈绿色，暴露于空气后绿色消退，如使用还原剂处理，可使绿色重现。

7. 类白血病反应是由于某些严重有害因素刺激，导致造血组织产生异常反应，常表现为外周血中白细胞数量明显增加，伴幼稚细胞形成，属于应激性机体反应，与白血病的临床行为和治疗预后有本质区别。

（冯振中）

第11章 生殖系统和乳腺疾病

chapter 11

学习要求

1. 掌握子宫颈炎、子宫颈上皮内瘤变、子宫颈癌的临床特点和病理变化。
2. 掌握平滑肌瘤的临床特点和基本病变。
3. 掌握子宫内膜异位症的临床特点和病理诊断。
4. 掌握葡萄胎的大体变化和组织学改变。
5. 掌握乳腺纤维腺瘤的临床特点和病理变化。
6. 掌握乳腺癌的形态特征,了解其临床病理联系。

女性生殖系统由外生殖器、阴道、子宫、输卵管和卵巢组成。卵巢产生卵细胞,分泌女性激素,其表面被覆立方或扁平上皮,上皮下方为白膜(薄层致密结缔组织),卵巢实质分为周围的皮质和中央的髓质,皮质含不同阶段的卵泡、黄体和白体,髓质内有许多血管和淋巴管;输卵管输送生殖细胞,是受精的部位,管壁由内向外依次为黏膜(单层柱状上皮和固有层)、肌层和浆膜;子宫是产生月经和孕育胎儿的器官,分底部、体部和颈部三部分,子宫壁由外向内为浆膜、肌层和内膜(功能层和基底层)。

乳腺产生乳汁,哺育胎儿。乳腺被分隔成15～25个叶,每叶又分为若干小叶,每个小叶是一个复管泡状腺。腺泡上皮为单层立方或柱状,有肌上皮细胞。导管包括小叶内导管、小叶间导管和总导管,分别为单层柱状上皮、复层柱状上皮和复层扁平上皮。总导管开口于乳头。

男性生殖系统由睾丸、生殖管道、附属腺及外生殖器组成。睾丸产生精子并分泌雄性激素,表面覆以浆膜,深面为白膜,白膜在睾丸后缘形成睾丸纵隔,放射状伸入睾丸实质,将睾丸分成很多小叶,每个小叶内有1～4条弯曲的生精小管,在近纵隔处变为直精小管,直精小管进入睾丸纵隔形成睾丸网;生殖管道促进精子成熟,营养、储存和运输精子;附属腺的分泌物参与精液的组成。

第一节　子宫颈疾病

学习要求

掌握宫颈上皮内肿瘤、宫颈癌的形态学特征；熟悉宫颈癌的临床病理联系及分期。

一、慢性子宫颈炎

要点提示　慢性宫颈炎除炎细胞浸润外，可同时伴有上皮增生和鳞状上皮化生。

慢性子宫颈炎(chronic cervicitis)是妇科最常见的疾病，常由链球菌、葡萄球菌、大肠埃希菌和肠球菌引起，特殊的包括淋球菌、单纯疱疹病毒和人类乳头状瘤病毒。随着社会的开放搞活，特殊病原微生物引起的疾病逐渐增加。另外，分娩、机械损伤也是慢性宫颈炎的诱因。临床上主要表现为白带增多。镜下，子宫颈间质内有淋巴细胞、浆细胞和单核细胞等慢性炎症细胞浸润。子宫颈腺上皮可增生或鳞状上皮化生累及腺体。如果子宫颈管腺体被增生的鳞状上皮覆盖，使管腔受阻，黏液潴留，腺体逐渐扩大呈囊，形成纳博特囊肿(Nabothian cyst)；如果子宫颈黏膜上皮、腺体及间质纤维组织、血管局限性增生，可形成子宫颈息肉(cervical polyp)(图 11-1)。覆盖在子宫颈阴道部的鳞状上皮坏死、脱落，形成浅表的缺损称为子宫颈真性糜烂，很快即被向外生长的宫颈管内膜所覆盖，很少能见到。临床上常见的宫颈糜烂即假性糜烂，是宫颈损伤的鳞状上皮被颈管黏膜柱状上皮增生下移取代所致，由于该处柱状上皮较薄，上皮下血管易显露而呈红色，看上去像糜烂。

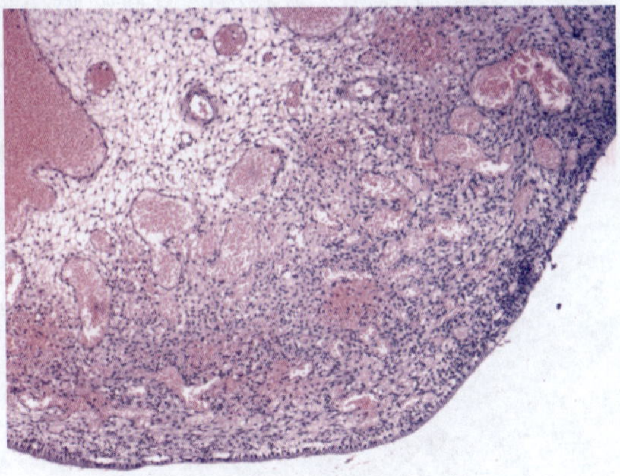

图 11-1　**子宫颈息肉(HE 染色，×100)**

子宫颈间质炎细胞浸润，纤维组织和血管增生、充血

问题讨论　女性，53 岁。无症状，常规体检时发现宫颈口有一赘生物脱出，取下送病理。镜下被覆单层黏液柱状上皮的内膜组织，局部柱状上皮鳞状上皮化生，间质纤维和血管增生，伴淋巴细胞、浆细胞、中性粒细胞浸润。请问该患者的诊断是什么？可能出现哪些临床表现？

二、子宫颈上皮内肿瘤

子宫颈上皮内肿瘤（cervical intraepithelial neoplasia，CIN）是宫颈鳞状细胞癌的癌前病变，其发生与 HPV 感染密切相关。CIN 病变可消退、保持稳定或进展。

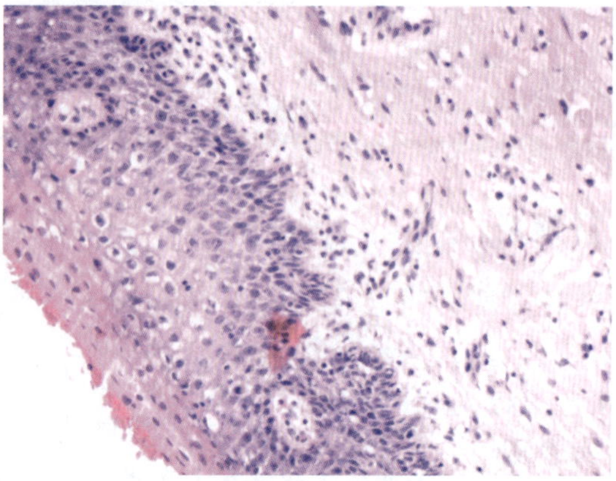

图 11-2 宫颈 CINⅠ级（HE 染色，×400）

子宫颈鳞状上皮空泡变性，细胞异型增生达上皮下 1/3

CIN 是子宫颈上皮非典型增生至原位癌一系列癌前病变的连续过程的统称。非典型增生是宫颈上皮部分被异型增生的细胞取代。这些异型细胞大小形态不一，核增大深染，核浆比例增大，核分裂象增多，细胞极性紊乱。根据非典型增生的程度和范围，CIN 分为Ⅰ、Ⅱ、Ⅲ级。CINⅠ级：上述异型细胞局限于上皮层的下 1/3，要与不成熟化生的鳞状上皮相鉴别，相当于不典型增生Ⅰ级（图 11-2）；CINⅡ级：异型细胞累及上皮层的下 1/3 至 2/3，相当于不典型增生Ⅱ级；CINⅢ级，增生的异型细胞超过全层的 2/3，以至于达到全层（图 11-3），相当于不典型增生Ⅲ级和原位癌。当增生的异型细胞达到全层，但病变局限于上皮层内，未突破基底膜时，称之为原位癌。原位癌的癌细胞可由表面沿基底膜通过宫颈腺口蔓延进入子宫颈腺体内，取代腺上皮的部分或全部，但仍未突破腺体的基底膜，称为原位癌累及腺体（图 11-4），仍然属于原位癌的范畴。各级别 CIN 均可累及腺体。

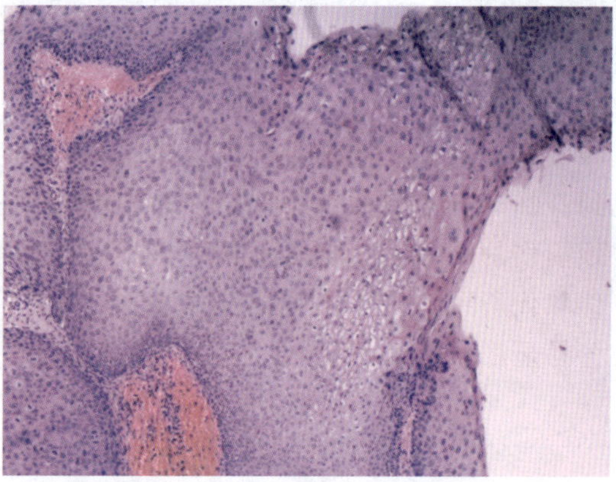

图 11-3 宫颈 CINⅢ级（HE 染色，×100）

子宫颈鳞状上皮异型增生达全层

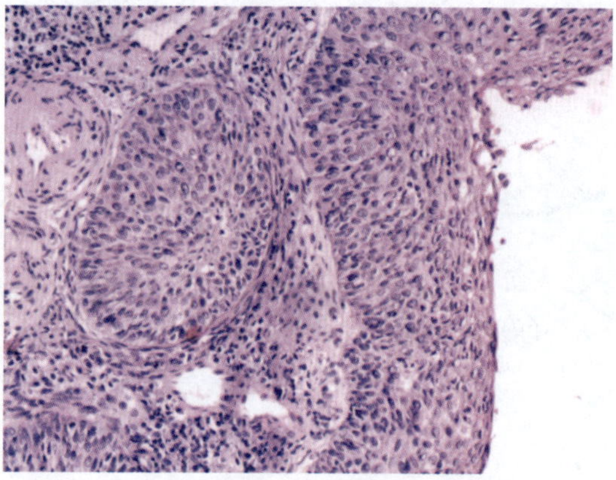

图 11-4 宫颈原位癌累及腺体（HE 染色，×400）

子宫颈鳞状上皮异型增生达全层，累及腺体

> **要点提示** CIN 级别的划分要从细胞形态和累及范围两个方面来衡量。

子宫颈上皮内肿瘤的好发部位是子宫颈鳞状上皮与柱状上皮交界处，可涂碘液查找病变。正常子宫颈鳞状上皮对碘着色，如对碘不着色，提示有病变。此外，可做醋酸白试验，病变区域呈白色斑片状。对可疑病变区域取活检，进行组织病理学检查可确诊。

问题讨论 女性，32 岁。间断接触性出血，宫颈脱落细胞学检查发现意义不明确的非典型鳞状细胞，宫颈活检：鳞状上皮空泡变性，部分细胞异型增生达上皮下 1/2～2/3，极性紊乱，局部腺体上皮鳞状上皮化生，细胞轻中度不典型增生。请问该患者的诊断是什么？为何出现哪些临床表现？

三、子宫颈癌

子宫颈癌(cervical carcinoma)是女性生殖系统常见恶性肿瘤之一。发病年龄以 40－60 岁居多。近年来随着子宫颈脱落细胞学检查手段的提高和人乳头瘤病毒检测手段的出现、推广及普及，使许多癌前病变和早期癌得到诊治，晚期癌较过去显著减少，5 年生存率和治愈率明显提高。

子宫颈癌的病因和发病机制目前还不十分清楚，一般认为与早婚、多产、宫颈裂伤、性生活紊乱及感染等因素有关。尤其是人乳头瘤病毒 16、18 型与子宫颈癌发生密切相关，大约可引起 95％宫颈癌的发生。

子宫颈癌临床表现与病变范围和肿瘤的生长特性有关。早期浸润癌可全无症状。当出现外生性肿物和溃疡性病变时，最常见的症状是阴道不规则流血、阴道排泄物带血以及接触性出血。

【病理变化】

(一)肉眼观 分为四型

1. 糜烂型 病变处黏膜暗红色、颗粒状，质脆，触之易出血。在组织学上多为原位癌和早期浸润癌。

2. 外生菜花型 癌组织主要向子宫颈表面生长，形成乳头状或菜花状肿物，表面常有坏死和浅表溃疡形成。

3. 内生浸润型 癌组织主要向深部浸润性生长，使宫颈前后唇增厚变硬，表面常较光滑。妇科检查时容易漏诊。

4. 溃疡型 癌组织在向深部浸润的同时，表面有大块组织坏死脱落，形成溃疡，似火山口状。

子宫颈癌以鳞状细胞癌居多，为 80％～95％，其次为腺癌，其他类型的癌少见。

(二)光镜下

1. 子宫颈鳞状细胞癌 依其发展进程，分为早期浸润癌和浸润癌。

早期浸润癌或微灶浸润型鳞状细胞癌(microinvasive squamous cell carcinoma) 是指少数癌细胞突破基底膜，向固有膜内浸润，形成瘤细胞巢或条索，但浸润深度不超过基底膜下 5mm，无血管浸润也无淋巴结转移者。早期浸润癌只有在镜下才能确诊。

浸润癌(invasive carcinoma)是癌组织向间质内浸润性生长超过基底膜下 5mm。按肿瘤细胞分化程度分为高分化，中分化和低分化鳞状细胞癌(图 11-5)。

2. 子宫颈腺癌(Cervical adenocarcinoma) 发病较鳞状细胞癌少见，但近年有上升趋势，占宫颈癌的 10％～25％。组织来源主要是子宫颈管内膜。依据瘤细胞分化程度和组织结构分为高分化、中分化和低分化 3 种类型。子宫颈腺癌预后较鳞状细胞癌差。

【扩散和转移】

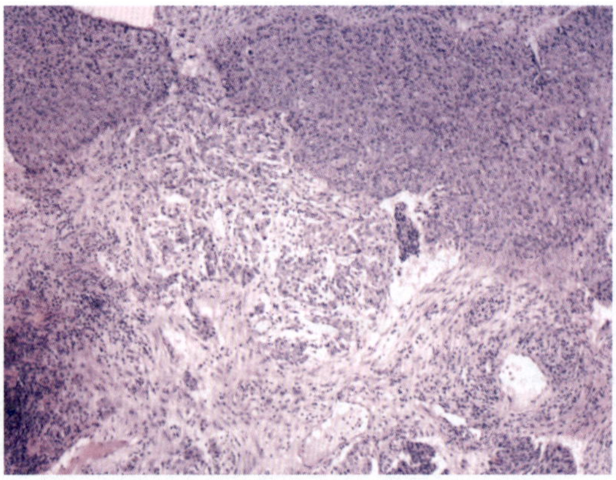

图 11-5 **子宫颈鳞状细胞癌(HE 染色,×100)**
子宫颈上皮异型增生达全层,浸润间质

1. 直接蔓延　癌组织向上可浸润整段子宫颈,一般不侵犯子宫体,向下累及阴道穹窿及阴道壁组织,向两侧侵及宫旁及盆壁,如果肿瘤侵犯或压迫输尿管可引起肾盂积水。晚期可侵及膀胱和直肠。

2. 淋巴道转移　是子宫颈癌最常见的转移方式。癌组织依次转移至子宫旁淋巴结→闭孔→髂内→髂外→髂总→腹股沟→骶前淋巴结,晚期可转移至锁骨上淋巴结。

3. 血道转移　血行转移少见,晚期可转移至肺、肝及骨。

【临床和病理联系表现】

早期子宫颈癌一般无自觉症状。随着病变的不断进展,癌组织破坏血管,患者出现接触性出血或不规则阴道流血。癌组织坏死继发感染,使宫颈腺体分泌亢进,致白带增多,有腥臭味。晚期因癌组织侵犯盆腔神经,可出现下腹部及腰骶部疼痛。当膀胱及直肠受累时,可引起子宫膀胱瘘或子宫直肠瘘。

要点提示　子宫颈早期浸润癌,浸润深度不超过基底膜下 5mm,且无血管及淋巴道转移。

临床分期　0 期:原位癌;Ⅰ期:癌组织局限于子宫颈内;Ⅱ期:肿瘤进入盆腔,但未累及盆壁,侵及阴道,但未达阴道下 1/3;Ⅲ期:癌侵及盆壁及阴道下 1/3;Ⅳ期:癌组织越过骨盆,或累及膀胱黏膜、直肠。预后取决于临床分期和组织学分级。对于已婚妇女,定期做人乳头瘤病毒检测和子宫颈脱落细胞学检查,是发现早期子宫颈癌的有效措施。

问题讨论　女性,48 岁。接触性出血,阴道分泌物带血并有异味,妇科检查:宫颈上唇肥大,表面破溃,宫颈口狭窄,于破溃处取活检,镜下,瘤细胞多边形,明显异型,胞质嗜酸,可见细胞内角化,巢状、小梁状、条索状排列。请问该患者的诊断是什么?为何出现上述临床表现?

第二节　子宫体疾病

学习要求

熟悉子宫内膜增生症、子宫内膜癌及平滑肌瘤的形态特征,了解子宫内膜癌的临床病理联系。

一、子宫内膜异位

子宫内膜异位(endometriosis)是指子宫内膜组织出现于子宫内膜以外的部位，如子宫肌层，卵巢、腹壁等。

(一)子宫腺肌病

子宫腺肌病(adenomyosis)是指子宫肌壁间出现子宫内膜腺体和间质(图 11-6)。常表现为月经量过多和痛经。子宫可弥漫或局灶性增大，切面见散在的瘀斑或微囊。局灶性的子宫腺肌病称作腺肌瘤(adenomyoma)。子宫腺肌病的诊断标准是在距子宫内膜基底层至少一个低倍(10×10)视野的肌层内见子宫内膜腺体和间质。

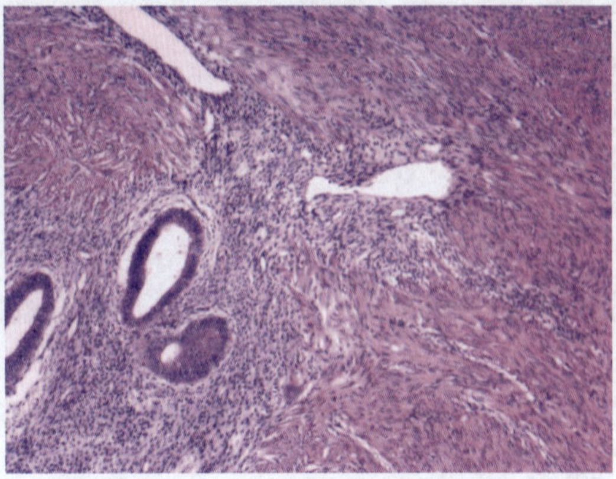

图 11-6　**子宫腺肌病(HE 染色，×100)**

子宫肌层内见子宫内膜腺体和间质

(二)子宫内膜异位症

子宫内膜异位症(endometriosis)子宫内膜组织出现在子宫以外的部位，如宫旁组织、卵巢、输卵管、腹壁等。主要表现为痛经。异位子宫内膜在卵巢分泌的激素的作用下发生周期性的出血，在局部形成囊肿，称为巧克力囊肿。其囊壁往往无上皮覆盖，也缺乏典型的子宫内膜间质，往往在囊壁内出现陈旧性出血。

二、子宫内膜增生症

> **要点提示**　子宫内膜异位是子宫内膜腺体和间质同时出现在异位组织内。

子宫内膜增生症是雌激素增高引起的子宫内膜腺体或间质增生，主要症状为月经过多、不规则子宫出血、月经期延长或绝经后流血等，育龄期和更年期妇女均可发生。子宫内膜增生、不典型增生和子宫内膜癌，无论从形态学还是生物学角度看都为一连续的演变过程，病因和发生机制也极为相似。

> **问题讨论**　女性，45 岁。月经量增多，时有痛经，超声：子宫体积增大，子宫壁见不均匀回声区。行子宫次全切除，肌壁间见散在紫蓝色微囊，镜下在距内膜基底层一个低倍视野的范围外的肌层内见到内膜腺体和间质。请问该患者的诊断是什么？为何出现上述临床表现？

【病理变化】

根据细胞形态和腺体结构，将其分为：

1. 简单型增生 (simple hyperplasia)　腺体数量增加，腺体与间质比例>1∶1，可达 3∶1，某些腺体囊状扩张。腺体上皮一般为单层或假复层柱状，无异型性，细胞形态、排列与增生期子宫内膜相似(图 11-7)。简单型子宫内膜增生约 1%可进展为子宫内膜腺癌。

2. 复杂型增生 (complex hyperplasia)　腺体数量明显增加，相互拥挤，甚至出现背靠背现象，腺体与间质比例>3∶1(图 11-8)。腺体不规则，结构复杂，腺上皮细胞增生向腔内呈乳头状或向间质内出芽样生长，细胞无异型性。约3%可发展为腺癌。

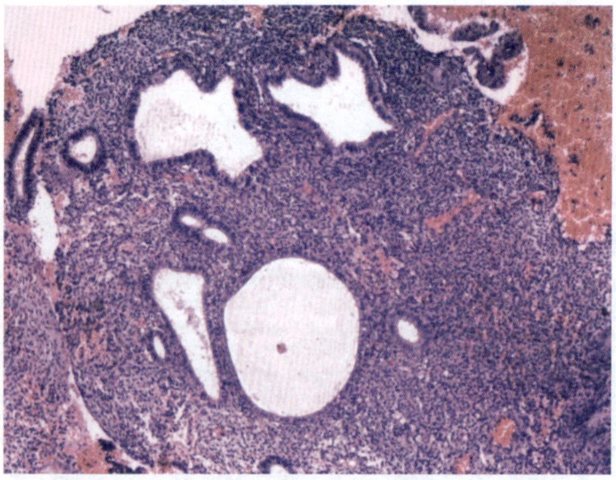

图 11-7　子宫内膜简单型增生(HE 染色，×100)

子宫内膜腺体和间质增生，伴扩张，上皮细胞假复层，无异型性

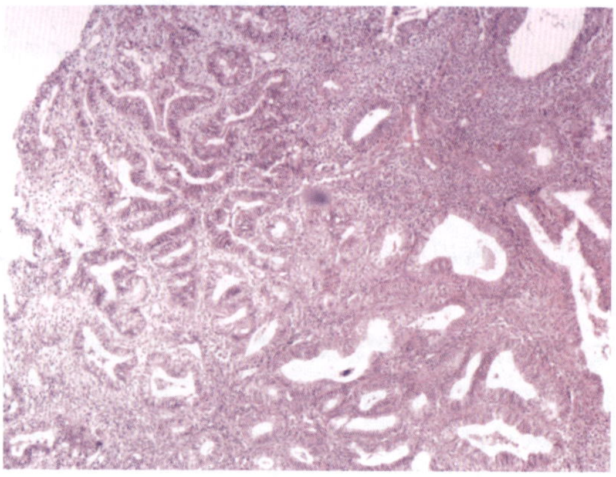

图 11-8　子宫内膜复杂型增生(HE 染色，×100)

子宫内膜腺体显著增生，明显多于间质，细胞无异型性

要点提示　子宫内膜增生依据腺体和间质比例、细胞异型性分为简单型、复杂型和不典型增生。

3. 非典型增生（atypical hyperplasia）　在复杂型增生的基础上，细胞出现异型性，表现为体积增大，核质比例增加，核染色质浓聚，核仁明显，可见核分裂象，排列极性消失。重度不典型增生和子宫内膜癌较难鉴别，主要依靠有无间质浸润。1/3的患者可发展为腺癌。

问题讨论　女性，58岁。绝经2年，出现阴道不规则流血3个月，超声：子宫内膜厚0.7cm。子宫内膜诊刮后送病理，子宫内膜腺体和间质增生，部分腺体扩张，上皮假复层或单层柱状，部分呈增殖期改变，部分呈分泌期改变，局部腺体密集，甚至出现“背靠背”现象。请问该患者的诊断是什么？为何出现上述临床表现？

三、子宫肿瘤

(一)子宫内膜癌

子宫内膜癌(endomertrial adenocarcinoma)是源于子宫内膜上皮细胞的恶性肿瘤，多见于50岁以上的妇女，以50—59岁为高峰。主要临床症状是绝经后出血及月经量过多。近年来由于激素替代疗法的应用，子宫内膜癌发病率有上升趋势。其病因一般认为与雌激素长期持续作用有关。

【病理变化】

肉眼观：子宫内膜癌分为弥漫型和局限型。弥漫型：子宫内膜弥漫性增厚，表面凹凸不平，常有出血坏死或溃疡形成，切面灰白质脆，并浸润子宫肌层(图11-9)。局限型多位于子宫底或子宫角，呈息肉状突向宫腔。如果癌组织少而表浅，通常在诊断性刮宫时全部刮出，在切除的子宫内不易找到癌组织，必须广泛取材。

光镜下：分为高、中、低分化腺癌。高分化腺癌表现为腺管排列拥挤、杂乱，细胞有轻度的异型性，结构似增生的内膜腺体。中分化腺癌表现为腺体不规则，排列紊乱，上皮向腔内生长出现乳头或筛状结构，并见实性癌巢。细胞异型性明显，核分裂象易见（图 11-10）。低分化腺癌表现为癌细胞多呈实性片状排列，核异型性明显，核分裂象多见。

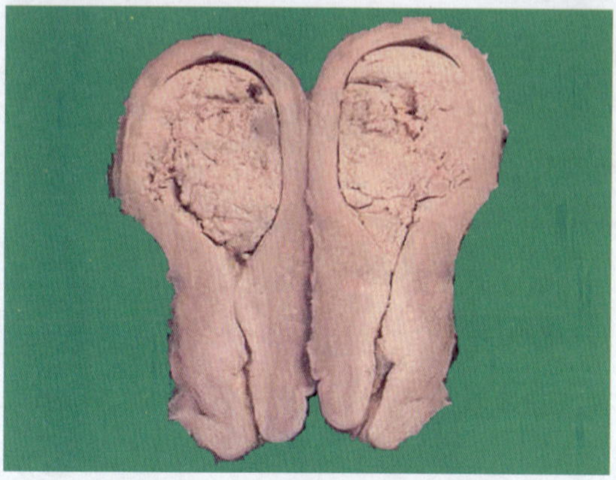

图 11-9 子宫内膜癌（弥漫型）
切面癌组织灰白色，质实，充满宫腔

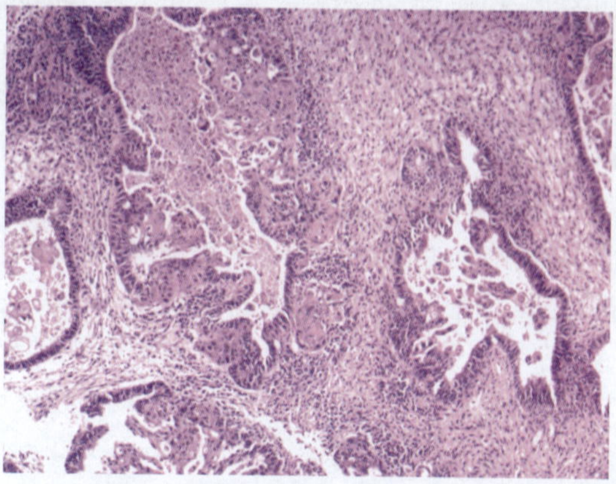

图 11-10 子宫内膜癌（HE 染色，×100）
腺体不规则，上皮细胞明显异型，浸润间质

在子宫内膜腺癌中，如果出现化生的良性鳞状上皮，称腺棘癌（adenoacanthoma）；出现鳞状细胞癌成分时，则称为腺鳞癌（adenosquamous carcinoma）。

【扩散和转移】

子宫内膜癌一般生长缓慢，可局限于宫内多年，转移较晚。扩散途径以直接蔓延和淋巴道转移常见，血道转移少见。

1. 直接蔓延 向上可达子宫角、输卵管、卵巢及其他盆腔器官；向下达宫颈管和阴道；向外浸透肌层达浆膜，累及腹膜和大网膜。

2. 淋巴道转移 宫底部的多转移至腹主动脉旁淋巴结；子宫角部的可转移至腹股沟淋巴结；达宫颈管的癌可转移至宫旁、髂内、髂外、髂总淋巴结。

3. 血行转移 晚期可转移至肺、肝及骨骼。

【临床和病理联系表现】

早期，患者可全无症状，常见的临床症状是阴道不规则流血，阴道分泌物增多，呈淡红色或脓性，有腥臭味。晚期，可出现下腹部及腰骶部疼痛。

子宫内膜癌分期：Ⅰ期，癌组织局限在子宫体；Ⅱ期，癌组织累及子宫颈；Ⅲ期癌组织向宫外扩散，但未及盆腔外组织；Ⅳ期，癌组织超出盆腔范畴，累及膀胱、直肠。患者术后 5 年生存率：Ⅰ期 90%，Ⅱ期 30%～50%，晚期低于 20%。

（二）子宫平滑肌瘤

子宫平滑肌瘤（leiomyoma of uterus）是女性生殖系统最常见的肿瘤，多见于 30－50 岁女性。多数肿瘤在绝经期后可逐渐萎缩。临床症状为盆腔疼痛及压迫感，过多的子宫出血等。

【病理变化】

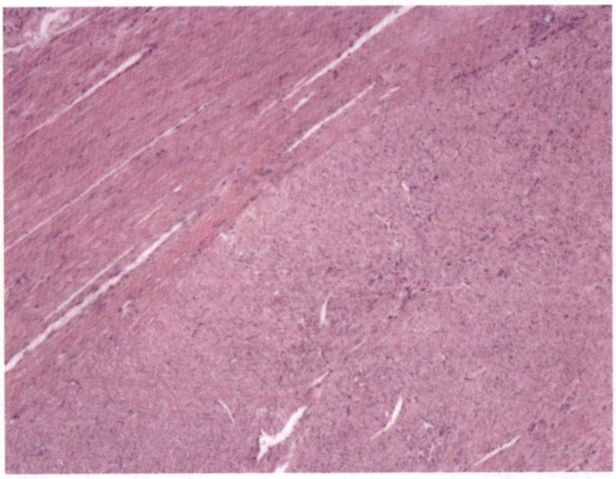

图 11-11 **子宫平滑肌瘤(HE 染色,×100)**
瘤细胞梭形,似正常平滑肌细胞,束状排列

肉眼观:肿瘤可位于黏膜下、肌壁间或浆膜下,也可脱出于宫颈口。肌瘤大小不一,小者镜下才能发现,大者直径超过 30cm。单发或多发,多者达数十个,称多发性子宫平滑肌瘤。肿瘤结节状,与周围正常组织分界清楚,无包膜。切面灰白,质韧,编织状。有时可变性、钙化或囊性变。当肌瘤间质血管因某种原因受阻时,局部即发生梗死伴出血和溶血,呈暗红色,称红色变性。

光镜下:瘤细胞梭形,形态似正常平滑肌细胞,胞质嗜酸性,核长杆状,两端钝圆,核分裂罕见,无异型性,束状、编织状排列(图 11-11)。

平滑肌瘤极少恶变,如肿瘤组织出现坏死,与周围组织界限不清,细胞有异型,核分裂象增多时,应诊断为平滑肌肉瘤(leiomyosarcoma)。

【临床和病理联系表现】

> **要点提示** 子宫内膜增生依据腺体和间质比例、细胞异型性分为简单型、复杂型和不典型增生。

平滑肌瘤即使体积很大,也可全无症状。主要临床表现是由黏膜下平滑肌瘤引起的出血,或压迫膀胱出现尿频,血流中断可引起突发性疼痛和不孕,以及自然流产和绝经后流血。

平滑肌肉瘤恶性程度很高,手术后易复发,多经血道转移至肺、骨、脑等远隔器官,或在腹腔内播散。

> **问题讨论** 女性,45 岁。阴道不规则流血,超声:子宫肌壁间见多个大小不等的结节,大体检查:其中一个结节直径 8cm,切面灰黄,质软,湿润,局部可见出血坏死,边界不清,镜下瘤细胞排列密集紊乱,细胞核明显异型,核分裂象 12 个/HPF;其余结节切面灰白质韧、编织状,镜下瘤细胞梭形,束状、编织状排列。请问该患者的诊断是什么?

第三节 滋养层细胞疾病

> **学习要求**
> 掌握滋养层细胞疾病的形态特征,熟悉滋养层细胞疾病的临床病理联系。

滋养层细胞疾病包括一组不同的病变,其共同特征为滋养层细胞异常。包括葡萄胎、侵蚀性葡萄胎、绒毛膜癌及胎盘部位滋养细胞肿瘤。患者血清及尿液中人类绒毛膜促性腺激素

(hCG)含量显著高于正常妊娠。

一、葡萄胎

葡萄胎(hydatidiform mole)又称水泡状胎块，是胎盘绒毛的一种良性病变，可发生于育龄期的任何年龄，以 20 岁以下和 40 岁以上女性多见，这可能与卵巢功能不足或衰退有关。主要临床表现为闭经及阴道流血或阴道排出水泡状物。葡萄胎分为完全性葡萄胎和部分性葡萄胎。

【病理变化】

肉眼观：病变局限于宫腔内，不侵入肌层。胎盘绒毛高度水肿，形成透明或半透明的薄壁水疱，内含清亮液体，有蒂相连，形似葡萄。若所有绒毛均呈葡萄状，称之为完全性葡萄胎(图 11-12)；部分绒毛呈葡萄状，仍保留部分正常绒毛，伴有或不伴有胎儿或其附属器官者，称为部分性葡萄胎。绝大多数葡萄胎发生于子宫内，个别病例也可发生在子宫外异位妊娠的所在部位。

光镜下：完全性葡萄胎(图 11-13)有以下 3 个特点：①绒毛因间质高度水肿而增大；②绒毛间质内血管消失，或见少量无功能的毛细血管，内无红细胞；③滋养层细胞不同程度增生，包括合体细胞滋养层细胞和细胞滋养层细胞，两者以不同比例混合存在，并有轻度异型性。

部分性葡萄胎具有以下特点：①两种绒毛：一种水肿，另一种正常；②滋养层细胞局灶性增生；③绒毛间质可有或无毛细血管，管腔中见有核红细胞。

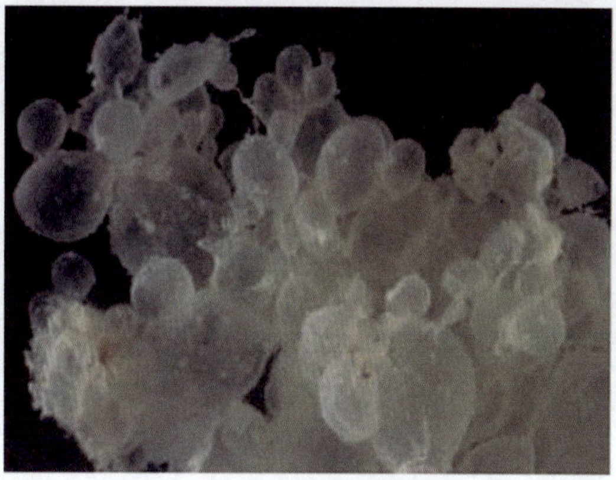

图 11-12　完全性葡萄胎(肉眼)

胎盘绒毛高度水肿，形成薄壁透明的葡萄样物

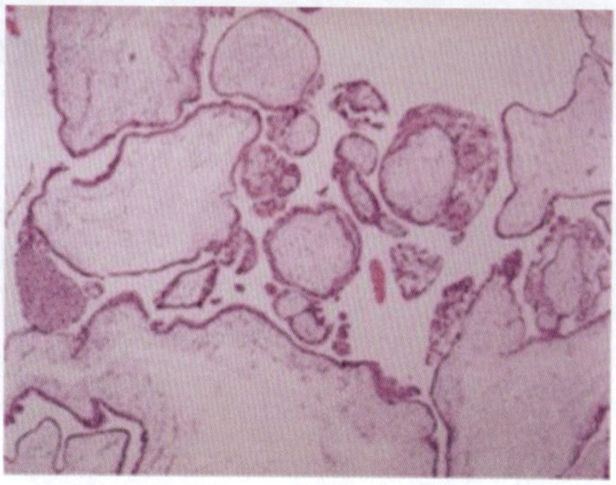

图 11-13　完全性葡萄胎(HE 染色，×100)

胎盘绒毛间质高度水肿，血管消失，滋养层细胞增生

滋养层细胞增生为葡萄胎的最重要的特征。细胞滋养层细胞位于正常绒毛内层，呈立方或多边形，胞质淡染，核圆居中，染色质较稀疏。合体滋养层细胞位于正常绒毛的外层，细胞体积大而不规则，胞质嗜酸呈深红色，多核，核深染而不规则。正常绒毛在妊娠 3 个月后，滋养层细胞仅剩合体滋养层细胞，而葡萄胎时这两种细胞皆持续存在，并活跃增生，失去正常排列，呈多层或成片聚集。

【临床和病理联系表现】

患者多半在妊娠的第 4 或第 5 个月出现症状，由于胎盘绒毛水肿致子宫体积明显增大，超出相应月份正常妊娠子宫大小。因胚胎早期死亡，虽然子宫超过 5 个月妊娠大小，但仍听不到胎心，亦无胎动。由于滋养细胞增生，患者血和尿中绒毛膜促性腺激素(human chorionic gonadotropin，HCG)明显增高，是协助诊断的重要指标。滋养层细胞侵袭血管能力很强，故子宫反复不规则流血，偶有葡萄状物流出。如疑为葡萄胎时，大多数患者可经超声检查确诊。

> **要点提示** 部分性葡萄胎与完全性葡萄胎相比，前者有正常绒毛，间质有血管及有核红细胞。

葡萄胎经彻底清宫后，绝大多数能痊愈。约有 10％患者可转变为侵蚀性葡萄胎，2.5％左右可恶变为绒毛膜上皮癌。因葡萄胎有恶变的潜能，如患者不需要再生育，可考虑子宫切除。伴有部分性葡萄胎的胚胎通常在妊娠的第 10 周死亡，在流产或刮宫的组织中可查见部分胚胎成分，极少演化为绒毛膜上皮癌。

> **问题讨论** 患者女性，35 岁。闭经 3 个月，阴道不规则出血，血块中夹有水泡状物。妇科检查：子宫体积增大，如妊娠 5 个月大小，血 HCG 明显高于正常。刮宫物送检，完全呈晶莹剔透水泡状，内含清液，镜下绒毛间质高度水肿，无血管，滋养层细胞增生。请问该患者的诊断是什么？

二、侵蚀性葡萄胎

侵蚀性葡萄胎(Invasive mole)为界于葡萄胎和绒毛膜上皮癌之间的交界性肿瘤。侵蚀性葡萄胎和良性葡萄胎的主要区别是水泡状绒毛侵入子宫肌层内形成紫蓝色出血坏死结节，甚至向阴道、肺、脑等远方器官转移。

镜下，侵袭性葡萄胎形态与葡萄胎相似，在切除的子宫标本中见肌层内有滋养层细胞，细胞增生程度和异型性比良性葡萄胎显著。常见出血坏死，其中可查见水泡状绒毛或坏死的绒毛。

> **要点提示** 侵袭性葡萄胎刮宫时不宜诊断，只有子宫切除时才能定诊。

大多数侵蚀性葡萄胎对化疗敏感，转移灶内的瘤组织有可能自然消退。

三、绒毛膜癌

绒毛膜癌(Choriocarcinoma)是一种恶性程度很高的滋养层细胞肿瘤，简称绒癌。绝大多数与妊娠有关，约 50％继发于葡萄胎，25％继发于自然流产，22.5％发生于正常分娩后，2.5％发生于异位妊娠后。以 30 岁左右青年女性多见，发病机制不详。

【病理变化】

肉眼观：癌结节呈单个或多个，位于子宫的不同部位，大者可突入宫腔，常侵入深肌层，甚至穿透宫壁达浆膜外。癌结节质软，色暗红或紫蓝色，出血坏死明显(图 11-14)。

光镜下：瘤组织由分化不良的细胞滋养层和合体滋养层细胞两种瘤细胞组成，细胞异型性明显，核分裂象易见。两种细胞混合排列成巢状或条索状，偶见个别癌巢主要由一种细胞组成(图 11-15)。肿瘤自身无间质血管，故病灶周围常有明显出血坏死，有时癌细胞大多坏死，仅在边缘部查见少数残存的癌细胞。癌细胞不形成绒毛和水泡状结构，这一点和侵蚀性葡萄胎明显不同。

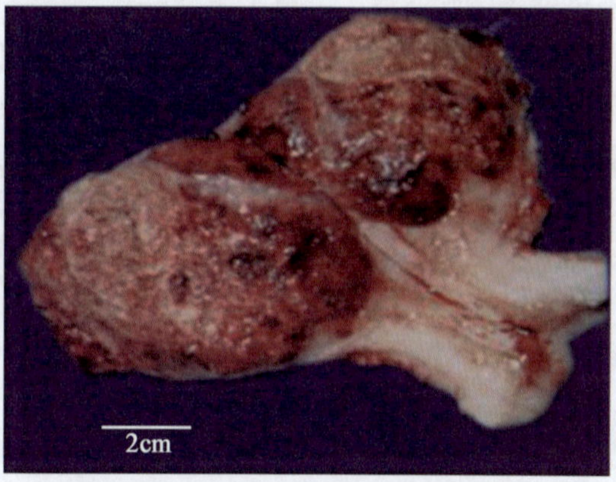

图 11-14 绒毛膜癌（肉眼）

切面灰红色，出血、坏死，充满整个宫腔

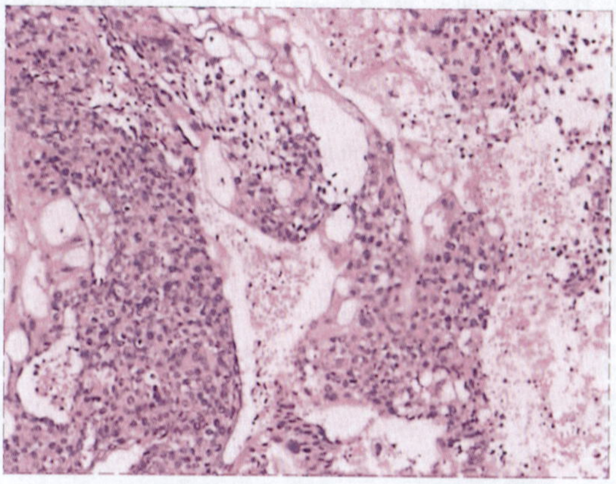

图 11-15 绒毛膜癌（HE 染色，×100）

癌组织没有间质，细胞明显异型，嗜酸性或空亮

【扩散和转移】

绒癌侵袭破坏血管能力很强，除在局部破坏蔓延外，极易经血道转移，以肺和阴道壁最常见，其次为脑、肝、脾、肾和肠等。少数病例在原发灶切除后，转移灶可自行消退。

【临床和病理联系表现】

临床主要表现为葡萄胎、流产和妊娠数月甚至数年后，阴道出现持续不规则流血，子宫增大，血或尿中 HCG 持续升高。血道转移是绒毛膜癌的显著特点，出现在不同部位的转移灶可引起相应症状。如有肺转移，可出现咯血、胸痛；脑转移可出现头痛、呕吐、瘫痪及昏迷；肾转移可出现血尿等症状。

绒癌是恶性度很高的肿瘤，治疗以往以手术为主，多在一年内死亡。自应用化疗后，治愈率明显提高，病死率已降低到 20%以下。

要点提示 绒毛膜癌由两种显著异型的细胞构成，既无绒毛也无间质血管。

问题讨论 女性，32 岁。一年前有自然流产病史，1 个月前出现阴道不规则流血，并有烂肉样组织排出。实验室检查：尿妊娠试验（+）。流出物活检：见两种瘤细胞，一种圆形或多角形，胞质丰富，淡染，胞界清楚，核淡染，空泡样；另一种体积较大，胞质嗜酸，形状不规则，多核，深染。两种细胞混合存在，瘤组织间没有血管和间质，可见出血和坏死。请问该患者的诊断是什么？

四、胎盘部位滋养细胞肿瘤

胎盘部位滋养细胞肿瘤（placental site trophoblastic tumor，PSTT）是一种由中间滋养细胞及细胞滋养细胞组成的单向形肿瘤，肿瘤中没有明显的合体滋养细胞成分。

【病理变化】

肉眼观：肿瘤位于胎盘种植部位，呈结节状，棕黄色，切面肿瘤侵入子宫肌层，与周围组织界限不清，肌层的浸润程度不一，少数情况下，肿瘤可穿透子宫全层。一般无明显出血。

光镜下：在正常妊娠过程中，中间型滋养叶细胞的功能是将胚体固定在肌层表面。当中间型滋养叶细胞呈肿瘤增生时，浸润的方式和胎盘附着部位的正常滋养叶上皮相似，仍然位于滋养叶上皮生长旺盛的典型部位。细胞形态比较单一，多数为单核，胞质丰富，边界清楚，淡红色，体积大于细胞滋养层细胞。少数细胞呈多核或双核，瘤细胞在肌层细胞之间呈单个、条索状、片状或岛屿状排列。一般无坏死和绒毛。与绒毛膜上皮癌不同的是，胎盘部位滋养细胞肿瘤由单一增生的胎盘中间滋养叶细胞组成，而绒毛膜上皮癌由两种细胞构成。免疫组织化学染色大多数中间性滋养叶细胞胎盘催乳素（human placental lactoge，HPL）阳性；而仅少部分细胞 HCG 阳性。

> **要点提示** 胎盘部位滋养细胞肿瘤由中间型滋养细胞构成，HPL 显著升高。

少数情况下，肿瘤细胞可出现异型，细胞丰富密集，核分裂象多见，并伴有较广泛的坏死，呈恶性组织学表现。

【临床和病理联系表现】

胎盘部位滋养细胞肿瘤虽然在局部呈浸润性生长，但一般较局限，临床表现多为良性，10%的病例可发生转移，偶致病人死亡。若 HCG 持续阳性，则预后和绒毛膜上皮癌相似。

第四节 卵巢肿瘤

> **学习要求**
>
> 了解卵巢肿瘤的组织来源、常见类型及大体形态特征。

卵巢肿瘤结构复杂，种类繁多，依其组织来源分为：①上皮性肿瘤：浆液性肿瘤、黏液性肿瘤、子宫内膜样肿瘤、透明细胞肿瘤及移行细胞肿瘤；②生殖细胞肿瘤：畸胎瘤、无性细胞瘤、内胚窦瘤、及绒毛膜癌；③性索-间质肿瘤：颗粒细胞-卵泡膜细胞瘤、支持细胞-间质细胞瘤。

一、卵巢上皮性肿瘤

卵巢上皮性肿瘤是卵巢肿瘤中最常见的，占 90%左右，分为良性、交界性和恶性。绝大多数来源于卵巢表面的间皮细胞。根据上皮的类型又分为浆液性、黏液性和子宫内膜样。

（一）浆液性肿瘤

浆液性囊腺瘤（serious cystadenoma）是最常见的卵巢肿瘤。良性和交界性肿瘤多发于 20—40 岁的女性，而囊腺癌年龄偏大。

【病理变化】

肉眼观：浆液性囊腺瘤单房或多房，囊内含清亮液体，偶为黏液。良性瘤内壁光滑，一般无囊壁增厚和乳头状突起。交界性囊腺瘤可见较多的乳头，出现实性组织和大量乳头时高度怀疑为癌。大多双侧发生。

光镜下：良性浆液性囊腺瘤囊壁内衬单层纤毛柱状上皮，乳头一般宽大，细胞无异型。交界性囊腺瘤上皮细胞增生，层次增多达 2～3 层，乳头增多，细胞出现异型性，但无间质浸润。间质浸润面积不超过 $10mm^2$ 时，称为具有微小浸润的交界性乳头状囊腺瘤。浆液性囊腺癌与交界性肿瘤相比，细胞异型性更明显，层次超过 3 层，乳头呈树枝状分布，最主要是出现间质浸润（图 11-16）。

（二）黏液性肿瘤

黏液性肿瘤（mucinous tumors）较浆液性肿瘤发病率低，部分或全部由含细胞内黏液的瘤细胞构成。其中良性者占 85%，其余为交界性和恶性。

【病理变化】

肉眼观：肿瘤通常多房，腔内含黏稠液体，大多单侧发生。如果肿瘤有出血，坏死及实性区域，则可能为恶性。

光镜下：良性瘤的囊壁内衬单层黏液柱状上皮。交界性肿瘤细胞层次增多，但未超过 3 层，细胞轻、中度异型，无间质浸润。囊腺癌上皮细胞高度异型，形成复杂乳头及实性巢，如有间质浸润，则可诊断为癌（图 11-17）。

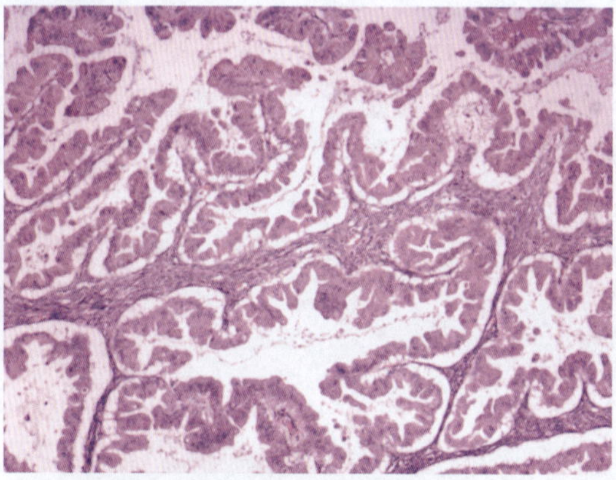

图 11-16　浆液性乳头状囊腺癌（HE 染色，×100）
癌细胞多层，明显异型，乳头状排列

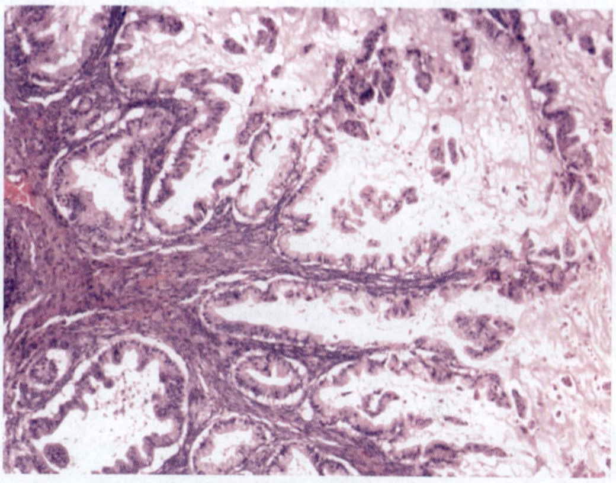

图 11-17　黏液性乳头状囊腺癌（HE 染色，×100）
癌细胞高柱状，明显异型，核靠近基底部，分支乳头状排列

如果黏液性肿瘤的囊壁破裂，上皮和黏液流出种植在腹膜上，在腹腔内形成胶胨样的肿物，称为腹膜假黏液瘤（Pseudomyxoma peritonel）。

要点提示　交界性肿瘤瘤细胞轻中度异型，层次增多未超过 3 层，乳头多粗大，无间质浸润。

问题讨论　女性，58 岁。超声示囊实性肿物，大体检查：肿物多房，内含清液，壁厚 0.1cm，大部分内壁光滑，局部见结节状隆起，体积 4cm×3.5cm×2.7cm，镜下瘤细胞柱状，核位于近基底部，重度异型，极性消失，乳头状、腺样排列，大部分乳头纤细，并见浸润。请问该患者的诊断是什么？可出现哪些临床表现？

二、卵巢性索-间质肿瘤

卵巢性索-间质肿瘤(sex cord-stromal tumors)是由卵巢颗粒细胞、卵泡膜细胞、Sertoli 细胞、Leydig 细胞及成纤维细胞组成的肿瘤，其成分可以是其中的一种或几种，发病率约为卵巢肿瘤的 8%。卵巢性索-间质肿瘤患者可以出现内分泌改变。

(一)颗粒细胞瘤

颗粒细胞瘤(granulosa cell tumor)是伴有雌激素分泌的功能性肿瘤。虽然该瘤极少发生转移，但可发生局部扩散，应被看做低度恶性肿瘤。分为成年型和幼年型两种。颗粒细胞瘤体积较大，表面光滑。切面囊实性，部分区域呈黄色，部分呈白色，常伴有出血，坏死不常见。光镜下，肿瘤细胞大小较一致，体积较小，椭圆形、多角形或圆形，细胞质少，细胞核通常可见核沟或皱褶，呈咖啡豆样外观。瘤细胞排列成弥漫型、岛屿型、梁索型、腺样及菊形团样。分化较好的瘤细胞常围绕一腔隙，排列成卵泡样的结构，中央为粉染的蛋白液体或退化的细胞核，称为 Call-Exner 小体。

(二)卵泡膜细胞瘤

卵泡膜细胞瘤(thecoma)为良性功能性肿瘤，多发生于绝经后的妇女。由卵泡内泡膜细胞样细胞及成纤维细胞构成。肿瘤细胞可分泌雌激素，绝大多数患者有雌激素增多产生的体征，表现为月经不调和乳腺增大。卵泡膜细胞瘤呈实体状或囊实性，由于细胞含有脂质，切面灰黄色。光镜下，瘤细胞由成束的短梭形细胞组成，核卵圆形，胞质由于含脂质而呈空泡状。玻璃样变的胶原纤维可将瘤细胞分割成巢状。瘤细胞黄素化时，细胞大而圆，核圆居中，与黄体细胞相像，称为黄素化的卵泡膜细胞瘤。

(三)支持-间质细胞瘤

支持-间质细胞瘤(sertoli-leydig cell tumors)主要发生在睾丸，较少发生于卵巢，任何年龄均可发病，多发于年轻育龄期妇女。该瘤可分泌少量雄激素，若大量分泌可出现男性化征象。肿瘤单侧发生，呈实性或囊实性，色黄或棕黄，常有出血、坏死。光镜下，由支持细胞和间质细胞按不同比例混合而成。分化型支持-间质细胞瘤由和胎儿睾丸的曲细精管相似的腺管构成，细胞为柱状。腺管之间为纤维组织和数量不等的间质细胞，间质细胞体积大，胞质丰富嗜酸，核圆形或卵圆形，核仁明显。中间型者，分化不成熟的支持细胞，呈条索或小巢状排列，其间散在分化较好的 Leydig 细胞；低分化者，细胞呈梭形，弥漫分布似肉瘤样。高分化的肿瘤手术切除可治愈，低分化的肿瘤可复发或转移。

> **要点提示** 卵巢性索-间质肿瘤包括颗粒细胞瘤、卵泡膜细胞瘤、支持细胞瘤和间质细胞瘤。

三、卵巢生殖细胞肿瘤

卵巢生殖细胞肿瘤来源于不同分化阶段的生殖细胞，约占所有卵巢肿瘤的 25%。儿童和青春期卵巢肿瘤中有 60%为生殖细胞肿瘤，绝经期后则很少见。原始生殖细胞具有多向分化的潜能，故这组肿瘤结构成分复杂。包括无性细胞瘤、畸胎瘤、卵黄囊瘤和绒毛膜癌。

(一)畸胎瘤

畸胎瘤是来源于生殖细胞具有向体细胞分化潜能的卵巢肿瘤，大多数肿瘤含有至少 2 个或 3 个胚层组织成分。占所有卵巢肿瘤的 15%～20%，好发于 20—30 岁女性。

1．成熟性畸胎瘤(mature teratoma)　是最常见的生殖细胞肿瘤，分为成熟性囊性畸胎瘤和成熟性实性畸胎瘤，其中囊性型常见。

肉眼观，肿瘤呈囊性，充满皮脂样物，囊壁上可见头节，表面附有毛发(图 11-18)，可见牙齿。光镜下，由 2 或 3 个胚层的各种成熟组织构成，常见皮肤、毛囊、汗腺、脂肪、肌肉、骨、软骨、呼吸道上皮、消化道上皮、甲状腺和脑组织等。以表皮和附件组成的单胚层畸胎瘤称为皮样囊肿(dermoid cysts)；以甲状腺组织为主的单胚层畸胎瘤则称为卵巢甲状腺肿(struma ovarii)。

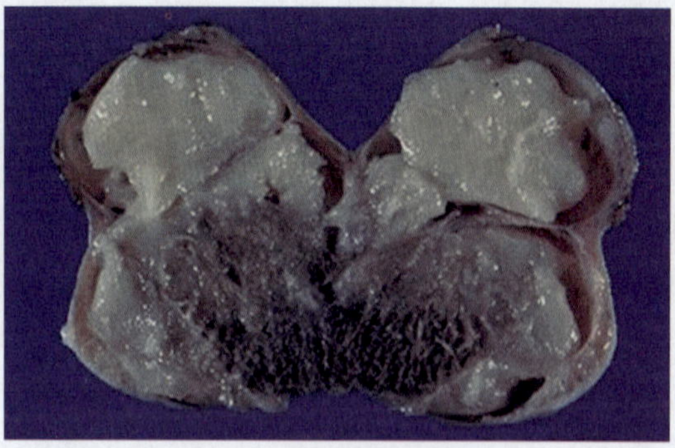

图 11-18　畸胎瘤(肉眼)

囊腔内充满淡黄色的油脂和毛发

1%可发生恶性变，多发生在老年女性，组织学和发生在机体其他部位的癌相似。3/4 为鳞状细胞癌，其他包括类癌、基底细胞癌、甲状腺癌等。

2．未成熟性畸胎瘤　卵巢未成熟性畸胎瘤(immature teratoma)和成熟性囊性畸胎瘤的主要不同是，在肿瘤组织中查见未成熟组织。未成熟性畸胎瘤占 20 岁以下女性所有恶性肿瘤的 20%，随年龄的增大，发病率逐渐减少。

肉眼观，未成熟性畸胎瘤呈实体分叶状，可含有许多小的囊腔。实体区域常可查见未成熟的骨或软骨组织。光镜下，在与成熟性畸胎瘤相似的组织结构背景上，可见未成熟神经组织组成的原始神经管和菊形团，偶见神经母细胞瘤的成分，此外，常见未成熟的骨或软骨组织。预后和肿瘤分化有关，高分化的肿瘤一般预后较好，而主要由未分化的胚胎组织构成的肿瘤则预后较差。

(二)无性细胞瘤

卵巢无性细胞瘤(dysgeminoma)是由未分化、原始生殖细胞组成的恶性肿瘤，同一肿瘤发生在睾丸则称为精原细胞瘤(seminoma)。大多数病人的年龄在 10－30 岁。无性细胞瘤仅占卵巢恶性肿瘤的 2%，精原细胞瘤则是睾丸最常见的肿瘤。

肉眼观，肿瘤一般体积较大，质实，表面结节状或脑回状。切面质地较软，鱼肉样。光镜下，细胞体积大而一致，圆形或类圆形，胞质空亮，细胞膜清晰，细胞核居中，有 1～2 个明显的核仁，核分裂多见。瘤细胞排列成巢状或条索状。细胞巢周围的纤维间隔中常有淋巴细胞浸润，并可有结核样肉芽肿结构。约 15%的无性细胞瘤含有和胎盘合体细胞相似的合体细胞滋养层成分。肿瘤细胞胎盘碱性磷酸酶阳性可有助于诊断的确立。

无性细胞瘤对放疗和化疗敏感，5 年生存率可达 80%以上。晚期主要经淋巴道转移至髂部和主动脉旁淋巴结。

(三)胚胎性癌

胚胎性癌(embryonal carcinoma)是由与胚盘类似的和呈腺样、管状、乳头状或实性生长的上皮样细胞构成的肿瘤。主要发生于 20－30 岁的青年人，比无性细胞瘤更具有浸润性，是高度恶性的肿瘤。

肉眼观，肿瘤体积小于无性细胞瘤，切面肿瘤边界不清，可见出血和坏死。光镜下，肿瘤细胞排列成腺管、腺泡或乳头状，分化差的细胞则排列成片状。肿瘤细胞形态呈上皮样，细胞大，显著异型，细胞之间界限不清，细胞核大小形态不一，核仁明显，常见核分裂象和瘤巨细胞。肿瘤细胞 AFP 和 CD30 阳性。若伴有畸胎瘤、绒毛膜癌和卵黄囊瘤成分，应视为混合性肿瘤。

(四)卵黄囊瘤

卵黄囊瘤(yalk sack tumor)又称内胚窦瘤(endodermal sinus tumor)，因组织形态和小鼠胎盘的结构很相似而取此名，多发生在30岁以下妇女，是婴幼儿生殖细胞肿瘤中最常见的类型，生物学行为高度恶性。体积一般较大，结节分叶状，边界不清。切面灰黄色，呈实体状，局部可见囊腔形成，可有局部出血坏死。光镜下，可见多种组织形态：①疏松网状结构，是最常见的形态，相互交通的间隙形成微囊和乳头，内衬立方或扁平上皮，背景呈黏液状。②S-D(Schiller-Duval)小体，由含有肾小球样结构的微囊构成，中央有一纤维血管轴心。免疫组织化学显示肿瘤细胞 AFP 和 α1-抗胰蛋白酶阳性。③实性结构，实性幼稚胚胎性上皮团索。④细胞外嗜酸性小体也是常见的特征性结构。⑤多泡性卵黄囊结构，形成与胚胎时期卵黄囊相似大小不等的囊腔，内衬扁平上皮、立方上皮或柱状上皮，囊之间为致密的结缔组织。

> **要点提示** 畸胎瘤由两个以上胚层来源的组织构成，原始神经组织是区分成熟与未成熟的关键。

> **问题讨论** 患者女性，38岁。左下腹发现包块3个月，手术中见左侧卵巢区有一囊性肿物，囊内充满油脂、毛发，镜下纤维囊壁内见鳞状上皮、柱状上皮、皮脂腺、毛囊、脂肪及软骨成分。请问该患者的诊断是什么？

第五节 前列腺疾病

> **学习要求**
> 掌握前列腺增生的组织学变化，熟悉前列腺癌的病理变化及临床病理联系。

一、前列腺增生症

前列腺增生(benign prostatic hyperplasia)又称前列腺肥大(hypertrophy)或前列腺结节状增生(nodular hyperplasia)，以前列腺腺体和间质增生为特征，发生与激素平衡失调有关。前列腺增生症是50岁以上男性的常见疾病，发病率随年龄的增加而递增。

【病理变化】

肉眼观：呈结节状，颜色和质地与增生的成分有关，以腺体增生为主的呈淡黄色，质地较软，切面可见大小不一的蜂窝状腔隙，挤压可见乳白色液体溢出；而以纤维平滑肌增生为主者，色灰白，质地较韧和周围正常前列腺组织界限不清。

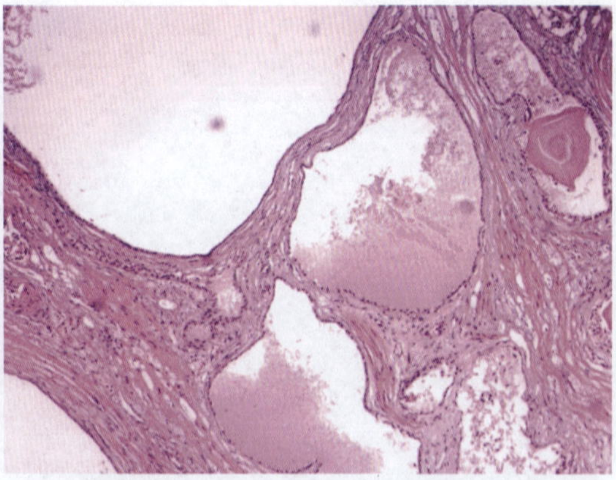

图 11-19　前列腺增生（HE 染色，×100）
腺体、纤维和平滑肌组织均增生，腺体明显扩张，上皮细胞扁平，腔内见前列腺小体

光镜下：前列腺增生的成分主要由纤维、平滑肌和腺体组成，3 种成分所占比例因人而异。增生的腺体和腺泡相互聚集或在增生的间质中散在随机排列，腺体的上皮由两层细胞构成，内层细胞呈柱状，外层细胞呈立方或扁平形，周围有完整的基底膜包绕。上皮细胞向腔内出芽呈乳头状或形成皱褶，腔内常见前列腺小体（图 11-19）。此外，可见鳞状上皮化生和小灶性梗死，化生的上皮常位于梗死灶的周边。

【临床和病理联系】

由于增生多发生在前列腺的中央区和移行区，尿道前列腺部受压而产生尿道梗阻的症状和体征，患者可有排尿困难、淋漓不尽、尿频和夜尿增多。时间长者，产生尿潴留和膀胱扩张。尿潴留可进一步诱发尿路感染或肾盂积水，严重者最后致肾衰竭。一般认为，前列腺增生极少发生恶变。

> **要点提示**　前列腺增生的成分包括腺体、纤维和平滑肌组织。

> **问题讨论**　男性，70 岁。排尿困难，检查发现前列腺增大，呈大小不等的结节状，血 PSA 为 2ng/ml，镜下前列腺腺体、纤维组织、平滑肌均增生，以纤维、平滑肌增生为主，腺体部分扩张，上皮单层柱状、扁平或立方形，腺腔内可见前列腺小体。请问该患者的诊断是什么？

二、前列腺癌

前列腺癌（prostatic cancer）是源自前列腺上皮的恶性肿瘤，多发于 50 岁以后，发病率随年龄增加逐步提高。去势手术（切除睾丸）或服用雌激素可抑制肿瘤生长，说明雄激素和前列腺癌的发生相关。和正常前列腺一样，前列腺癌上皮细胞也具有雄激素受体，激素和受体结合可促进肿瘤生长。

【病理变化】

肉眼观：约 70％的肿瘤发生在前列腺的外周区，为单个灰白或灰黄色境界不清的结节。切面结节状，质韧硬。

光镜下：多数为分化较好的腺癌，肿瘤腺泡较规则，排列拥挤，可见背靠背现象。腺体由单层立方或低柱状上皮构成，外层的基底细胞常常缺如。偶见腺体扩张，腺上皮在腔内呈乳头或筛状。细胞质一般无显著改变，但是细胞核体积增大，呈空泡状，含有一个或多个大的核仁。

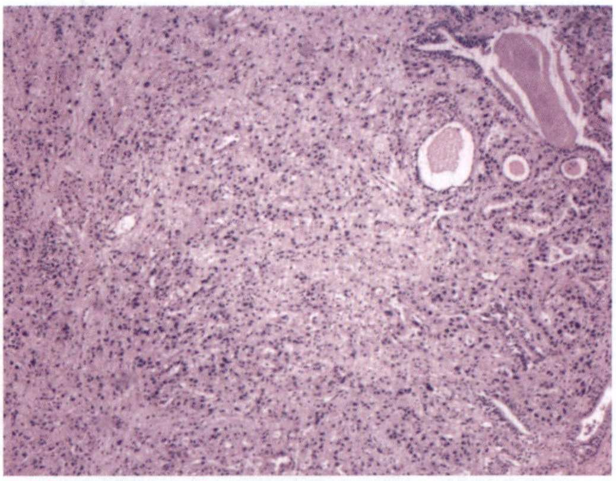

图 11-20 **前列腺癌(低分化)(HE 染色,×100)**
癌细胞明显异型,片状、条索状排列

细胞核大小形状不一,但总体上说,多形性不是很明显。核分裂象很少见。前列腺癌并不全是高分化癌,在低分化癌中,癌细胞排列成条索状、巢状或片状(图 11-20)。高分化前列腺癌最可靠的恶性证据是包膜、淋巴管、血管和周围神经的浸润。

【扩散和转移】

5%~20%的前列腺癌可发生局部浸润和远方转移,常直接向精囊和膀胱底部浸润,后者可引起尿道梗阻。血道转移主要转移到骨,以脊椎骨最常见,其次为股骨近端、盆骨和肋骨。男性肿瘤骨转移应首先想到前列腺癌转移的可能。偶见内脏的广泛转移。淋巴转移首先至闭孔淋巴结,随之到内脏淋巴结、胃底淋巴结、髂骨淋巴结、骶骨前淋巴结和主动脉旁淋巴结。

> **要点提示** 高分化前列腺癌诊断依据是被膜、血管、淋巴管及神经浸润。

【临床和病理联系表现】

早期前列腺癌一般无症状,常在因前列腺增生的切除标本中,或在死后解剖中偶然发现。因为大多数前列腺癌呈结节状位于被膜下,肛诊检查可直接扪及。正常前列腺组织可分泌前列腺特异性抗原(prostatic-specific antigen, PSA),但前列腺癌的 PSA 分泌量可高出正常前列腺 10 倍以上,如血中 PSA 水平明显增高时,应高度疑为癌,必要时,可行前列腺组织穿刺,由组织病理检查确诊。

> **问题讨论** 患者男性,68 岁。排尿困难,检查时发现前列腺结节。大体检查:碎组织一堆,总体积 8cm×7cm×5cm,少数组织呈黄色。镜下:瘤细胞明显异型,核分裂象易见,并见坏死,弥漫片状、巢状或条索状排列。请问该患者的诊断是什么?

第六节 睾丸和阴茎肿瘤

学习要求

了解睾丸精原细胞瘤和阴茎鳞状细胞癌的形态特征。

一、睾丸肿瘤

除卵巢囊腺瘤极少发生在睾丸以外，和卵巢性索间质及生殖细胞肿瘤相同类型的肿瘤均可发生在睾丸。睾丸最常见的肿瘤是精原细胞瘤。

精原细胞瘤（seminoma）是最常见的来源于生殖细胞的卵巢肿瘤。多发生于 30－50 岁，低度恶性，对放射治疗和化疗敏感。临床大多表现为睾丸肿大，少数伴有疼痛。1%～3%的患者以转移为首发症状，最常见是腹膜后转移。

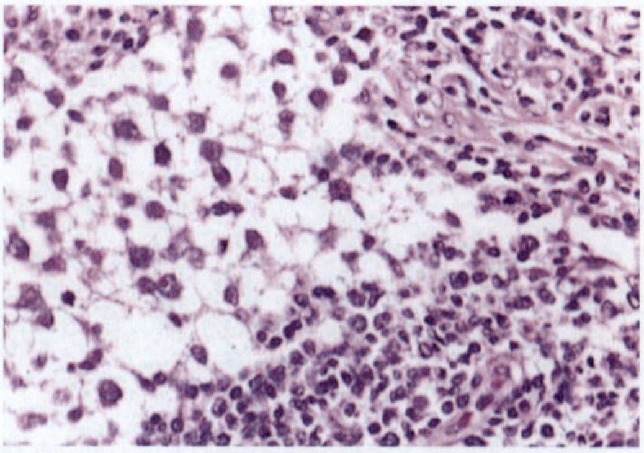

图 11-21　精原细胞瘤（HE 染色，×400）
瘤细胞大，胞质空亮，核仁明显，间质淋巴细胞浸润

肉眼观，肿瘤实性，边界清楚，质地均匀，色灰白，出血、坏死少见。光镜下，瘤细胞与原始生殖细胞形态相似，细胞较大，大小一致，圆形或多边形，胞界清楚，大多数胞质空亮，部分嗜酸性，核大圆形，居中，核仁明显。排列呈巢状、条索状、片状。间质不同程度的淋巴细胞浸润（图 11-21）。

要点提示　精原细胞瘤间质中有淋巴细胞浸润。

问题讨论　患者男性，38 岁。右侧睾丸发现无痛性肿物，直径 3cm，切面淡黄色、实性，较细腻，镜下瘤细胞多边形，界限清楚，均匀一致，胞质透亮，核大而圆，居中，核仁明显，巢状排列，纤维组织内有淋巴细胞浸润。请问该患者的诊断是什么？

二、阴茎肿瘤

阴茎鳞状细胞癌是起源于阴茎鳞状上皮的恶性肿瘤，多发于 40－70 岁的男性。发病与 HPV 有一定关系，包皮环切可保持生殖器局部的卫生，减少含有 HPV 和其他致癌物质的包皮垢，减低 HPV 的感染概率，有效地防止阴茎癌的发生。

【病理变化】

阴茎鳞状细胞癌通常发生在阴茎龟头或包皮内接近冠状沟的区域。肉眼观呈乳头型或扁平型：乳头型似尖锐湿疣，或呈菜花样外观；扁平型局部黏膜表面灰白，增厚，表面可见裂隙，逐渐可出现溃疡。光镜下为分化程度不一的鳞状细胞癌，一般分化较好，有明显的角化。疣状癌（verrucous carcinoma）为发生在男性或女性的外阴黏膜的高分化鳞癌，低度恶性。肿瘤向外向内呈乳头状生长，仅在局部浸润，极少发生转移。因大体观和镜下观均和尖锐湿疣相似，外观似疣状而得名。和尖锐湿疣一样，发病原因和 HPV 6 型和 11 型感染有关，在肿瘤表层的细胞也可见凹空细胞。和尖锐湿疣不同的是，疣状癌可呈舌状向下推进性浸润。

【临床病理联系】

阴茎鳞状细胞癌进展缓慢，可局部转移，除非有溃疡形成或感染，一般无痛感，常可伴有出血。早期肿瘤可转移至腹股沟和髂淋巴结，除非到晚期，广泛播散极其少见。

第七节　乳腺疾病

学习要求

掌握乳腺癌的形态特征，熟悉乳腺癌的临床病理联系。

一、乳腺增生性病变

（一）囊肿病

乳腺囊肿病（cystic disease）又称纤维囊性病、囊性增生症等，是常见的乳腺疾患，多发于25—45岁的女性，绝经前达发病高峰，绝经后一般不再进展，极少在青春期前发病。发病多与卵巢内分泌失调有关，孕激素减少而雌激素分泌过多时，对此病的发生起一定的作用。

【病理变化】

肉眼观：单发或多发性囊肿，常为双侧。囊肿大小不一，通常1～3cm，顶部呈蓝色，称作蓝顶囊肿（blue-domed cysts），切开内容物为淡黄色清亮或血性液体。

光镜下：囊肿内衬柱状、立方或扁平上皮，周围有肌上皮，囊腔内有粉染物质和泡沫状上皮细胞。囊肿上皮常可见大汗腺化生（apocrine metaplasia），细胞体积较大，胞质嗜酸性，细胞质的顶部可见典型的顶浆分泌小突起，形态和大汗腺的上皮相似。上皮可增生和（或）乳头状增生，周围组织可不同程度纤维化和（或）慢性炎症。可有钙化。

（二）腺病

腺病（adenosis）是一种常见的多发病。多发生于中年妇女，通常无临床和肉眼肿块形成，常伴有周期性疼痛。部分腺病可形成包块，称之为结节性腺病或腺病瘤。病变主要影响乳腺实质的小叶成分。一般认为不属于癌前病变。腺病有几种不同的组织学类型，包括硬化性腺病、盲管腺病、大汗腺腺病、微腺性腺病、单纯性腺病等。

1. 单纯性腺病　表现为小叶增多（≥5个/低倍视野）或是小叶因终末导管和腺管增生（≥30个/小叶）而增大。

2. 硬化性腺病　硬化性腺病（sclerosing adenosis）主要特征为小叶末梢导管上皮、肌上皮和间质纤维组织增生，小叶中央或小叶间的纤维组织增生使小叶腺泡受压而扭曲变形，有时甚至管腔消失，成为细胞条索，组织图像和浸润性小叶癌很相似。越近小叶中心挤压越明显，越靠近周边，管腔越大。肌上皮增生往往是病变的主要成分，有时可见肌上皮聚集成片。腺腔内常见微小钙化。纤维间质致密，常玻璃样变性，弹力组织可明显。一般无囊肿形成。

3. 盲管腺病（blunt duct adenosis）　腺管不规则，不同程度的囊状扩张，腔内常见分泌物。导管上皮细胞扁平、立方或柱状，常伴顶浆分泌。肌上皮增生或不明显，有基底膜。上皮可增生、乳头状增生、不典型增生和大汗腺化生。

4. 微腺性腺病　微腺性腺病（microglandular adenosis）是乳腺病的罕见类型，增生的腺管仅被覆单层立方或扁平上皮，没有肌上皮细胞。腺腔排列无序，但小而规整、圆形或卵圆形，不成角，随机分布于纤维脂肪组织中，不形成小叶结构。腺腔内含嗜酸性分泌物。需与小管癌鉴别。用抗Ⅳ型胶原抗体做免疫组化染色，在上皮结构周围存在一圈完整的基底膜。

要点提示　乳腺囊肿病镜下形态多样，包括上皮增生/乳头状增生、导管扩张，大汗腺化生等。

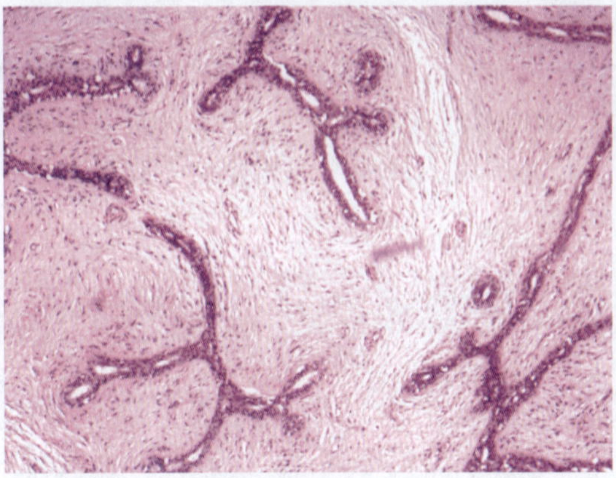

图 11-22　乳腺纤维腺瘤（HE 染色，×100）

瘤组织由导管和纤维组织构成，导管呈裂隙状，间质变性

（三）乳腺纤维腺瘤

纤维腺瘤（fibroadenoma）是最常见的乳腺良性肿瘤，大都发生在年轻女性。肉眼观，灰白结节状，与周围组织界限清楚，切面灰白、质韧、可见裂隙状区域。光镜下，肿瘤主要由增生的纤维间质和腺体组成。腺体圆形卵圆形，或被周围的纤维结缔组织挤压呈裂隙状（图 11-22）。间质通常较疏松，黏液变性，也可发生玻璃样变或钙化。

问题讨论　患者女性，32 岁。临床触诊，右乳腺内下象限有一肿物，圆形，界限清楚，可推动，大体检查：切面灰白，可见裂隙，镜下乳腺导管增生，管腔呈裂隙状，周围纤维组织增生，并广泛染成淡蓝色。请问该患者的诊断是什么？

二、乳 腺 癌

乳腺癌是来自乳腺终末导管小叶单位的一组恶性上皮性肿瘤。发病率逐年上升，目前位居女性恶性肿瘤之首。乳腺癌常发于 40－60 岁的妇女，近年有年轻化的趋势。癌肿半数以上发生于乳腺外上象限，其次为乳腺中央区和其他象限。

乳腺癌的发病机制尚未完全阐明，雌激素长期作用、家族遗传倾向，环境因素、和长时间大剂量接触放射线和乳腺癌发病有关。

【病理变化】

乳腺癌组织形态十分复杂，类型较多，大致上分为非浸润性癌和浸润性癌两大类。

（一）非浸润性癌

1. 导管原位癌（ductal carcinoma in situ，DCIS）　少见，约为 4%。随着乳腺影像学检查的普及，发病率明显提高。导管内原位癌的癌组织完全位于扩张的导管内，未侵犯周围间质。根据组织学改变分为粉刺癌和非粉刺型导管内原位癌。

(1)粉刺癌(comedocarcinoma):一半以上位于乳腺中央部位,切面可见扩张的导管内含灰黄色软膏样坏死物质,挤压时可由导管内溢出,状如皮肤粉刺,故称为粉刺癌。由于粉刺癌间质纤维化和坏死区钙化,质地较硬,肿块明显,容易被临床和乳腺摄片查见。光镜下,导管显著扩张,瘤细胞占据整个或部分管腔。瘤细胞体积较大,明显异型,胞质嗜酸,核仁明显,核分裂象易见。癌细胞呈实性排列,中央总会查见明显的凝固性坏死,是其特征性的改变(图 11-23)。坏死区常可查见钙化。导管周围见间质纤维组织增生和慢性炎细胞浸润。

(2)非粉刺型导管内癌(noncomedo intraductal carcinoma):细胞呈不同程度异型,但不如粉刺癌明显,细胞体积较小,形态比较规则,一般无坏死 或仅有轻微坏死(图 11-24)。癌细胞在导管内排列成实性、乳头状或筛状等多种形式。管周围间质纤维组织增生亦不如粉刺癌明显。

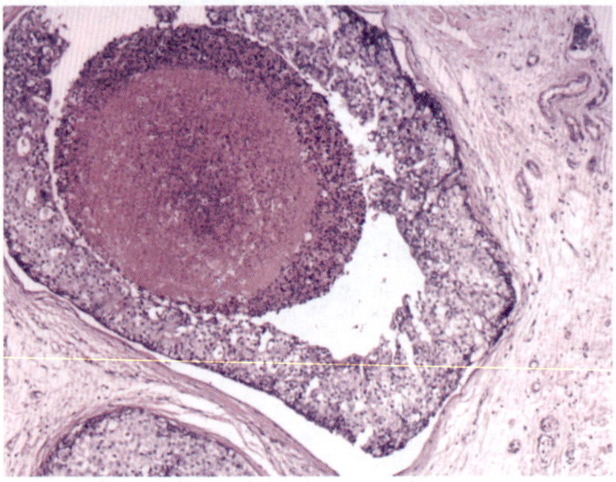

图 11-23 导管内癌(粉刺型)(HE 染色,×100)

癌细胞位于导管内,未突破基底膜,中央见凝固性坏死

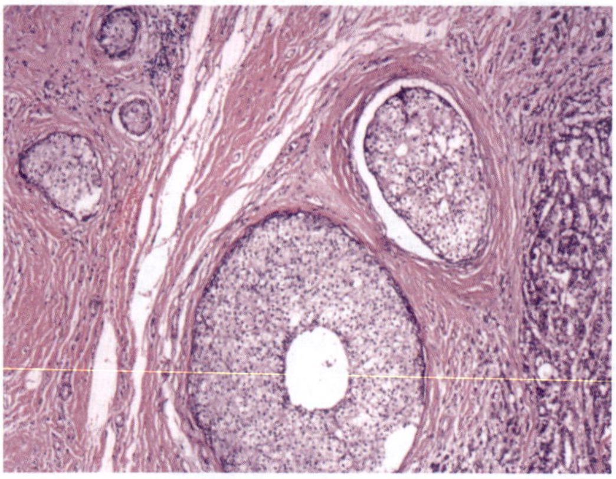

图 11-24 导管内癌(非粉刺型)(HE 染色,×100)

癌细胞位于导管内,实性或筛网状,穿透基底膜

经活检证实的导管内原位癌如不经任何治疗,20 年后,其中 30%可发展为浸润癌,说明并不是所有的导管内原位癌都能转变为浸润癌,如转变为浸润癌,通常需历经几年或十余年。转变为浸润癌的概率与组织类型有关,粉刺癌远远高于非粉刺型导管癌。

2. 小叶原位癌(lobular carcinoma in situ,LCIS) 发生于乳腺小叶内,累及末梢导管和腺泡,未突破基膜。乳腺无明显肿物,多偶然发现,易累及双侧乳腺,约 30%为多中心性。乳腺小叶末梢导管和腺泡扩张,其内充满呈实体排列的黏附性差的癌细胞,细胞大小、形状较为一致,边界较清楚,胞质较少,核圆形、卵圆形,核分裂象不易见到。坏死及癌性间质反应不易罕见。可与导管内癌并存发展为浸润性癌的概率与导管内癌相似。

(二)浸润性癌

1. 浸润性导管癌(invasive ductal carcinoma) 是乳腺癌中最常见的类型,通常由导管内癌发展而来,癌细胞浸润间质。

肉眼观,肿瘤色灰白,质脆,切面有沙砾感,与周围组织界限不清。如果癌侵及大导管,同时伴有大量纤维组织增生时,可出现乳头下陷。真皮内淋巴管如被癌组织阻塞,则皮肤出现水肿、橘皮样外观。晚期乳腺癌侵犯胸壁使肿物固定。

光镜下，癌细胞巢状、团块状、条索状排列。有时见部分导管内癌成分。癌细胞异型性明显，核分裂象易见，常见组织坏死。肿瘤细胞周围纤维组织增生(图 11-25)。依据肿瘤实质与间质的比例分为：单纯癌(carcinoma simplex)(实质与间质比例大致相等)、硬癌(scirrhous carcinoma)(间质成分＞实质)和不典型髓样癌(实质＞间质)。

浸润性导管癌根据腺管形成程度、细胞核异型性及核分裂指标分为 3 级。

①腺管形成程度：肿瘤中有多数明显腺管形成者为 1 分；有中等分化的腺管者为 2 分；无腺管形成，癌细胞实性片块状或条索状排列者为 3 分。

②细胞核大小、形状及染色质不规则：细胞核大小、形状及染色质一致者为 1 分；中度不规则者为 2 分；明显多形性者为 3 分。

③核分裂：每高倍视野不见或仅见 1 个核分裂者为 1 分；每高倍视野见 2～3 个核分裂者为 2 分；核分裂更多者为 3 分。

上述三个指标的分数相加，达 3～5 分者为Ⅰ级；6～7 分者为Ⅱ级；＞8 分者为Ⅲ级。

2. 浸润性小叶癌(invasive lobular carcinoma)　是小叶原位癌突破基底膜浸润间质所致。大约 20%可累及双侧乳腺。肉眼观，很像硬癌，肿块呈盘状、不规则，与周围乳腺组织界限不清。光镜下，癌细胞呈单行串珠状、列兵样或细条索状在纤维间质内浸润性生长，或靶环样围绕导管排列。癌细胞小或中等，圆形、卵圆形或梭形，大小一致，核分裂象少见，细胞间缺乏连接(图 11-26)。

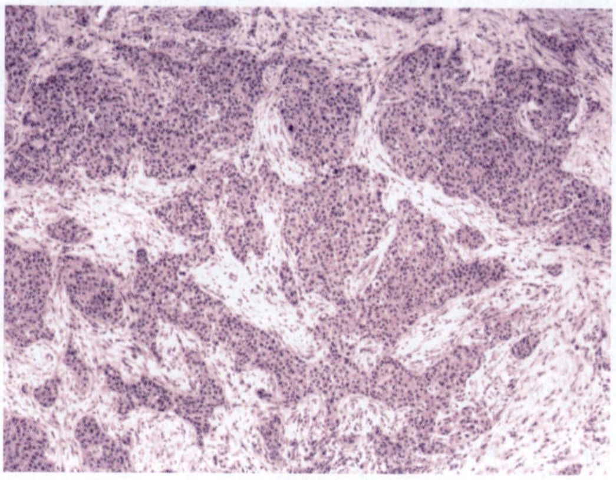

图 11-25　浸润性导管癌(HE 染色，×100)
癌细胞明显异型，巢团状、小梁状排列

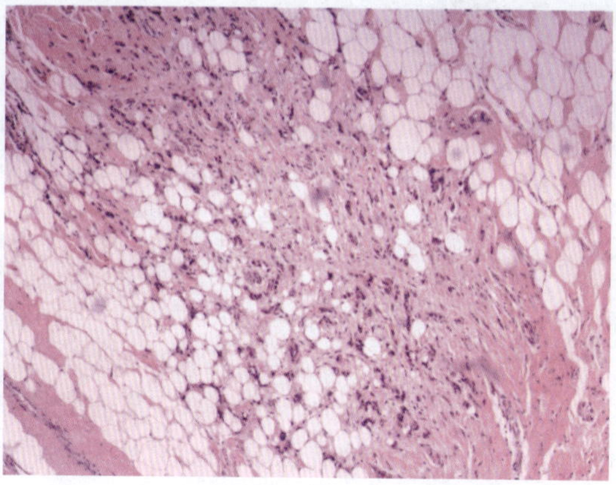

图 11-26　浸润性小叶癌(HE 染色，×100)
癌细胞单个、列兵样、条索状浸润纤维脂肪组织

3. 特殊类型癌　包括髓样癌、派杰病、黏液癌及小管癌。

髓样癌(medullary carcinoma)较少见。肉眼观，肿物体积较大，达 4～6cm 或更大，边界清，质地柔软。切面灰白、灰黄或暗红。光镜下，肿瘤实质远多于间质。恶性细胞大，异型性明显，核分裂象多见。间质大量淋巴细胞、浆细胞浸润，甚至可以见到淋巴滤泡。髓样癌的预后较浸润性乳腺癌要好。

乳头 Paget 病(paget,s disease of the nipple)很少见。乳头出现湿疹样改变，病变部位发红、粗糙、糜烂，有渗出，有时可见结痂。光镜下，乳头及乳晕表皮内见单个或成巢的恶性肿瘤细胞，胞质丰富、空亮，细胞核大而圆，核仁突出，易见核分裂象。真皮内毛细血管扩张，淋巴细胞、浆细胞等慢性炎细胞浸润。Paget 病几乎都有表皮下的乳腺癌。

【扩散和转移】

1. 直接蔓延　癌细胞可蔓延至相应的乳腺小叶，或扩散到周围的脂肪组织，甚至可累及胸大肌和胸壁。

2. 淋巴道转移　淋巴管转移是最常见的乳腺癌转移途径。最常转移到同侧腋窝淋巴结、锁骨上、下淋巴结。偶尔可转移到对侧腋窝淋巴结。

3. 血道转移　乳腺癌晚期经血道可转移至肺、肝、骨、脑等部位。

【雌激素和孕激素受体】

乳腺是雌激素和孕激素作用的靶器官。乳腺上皮细胞核内有雌、孕激素受体，激素与受体结合形成激素-受体复合物，启动细胞周期。阻断 ER、PR 与其受体结合可抑制乳腺癌的生长。

一般说乳腺癌 ER 和(或)PR 阳性的患者行内分泌治疗有效，均阴性者不宜内分泌治疗。另外，ER、PR 还与乳腺癌的预后相关，阳性者无瘤存活时间长。原癌基因 HER-2 与 ER 表达呈负相关，HER-2 阳性者，预后差，适于行 Herceptin 靶向治疗。

要点提示　乳腺浸润性导管癌依据其细胞异型性、组织结构和核分裂象进行组织学分级。

问题讨论　女性，55 岁。发现左乳腺包块 6 个月，无症状。检查发现左乳腺外上象限有一直径约 3cm 的肿物，质硬，边界不清，不易推动，腋下未触及肿大的淋巴结。镜下肿瘤细胞单个散在或成列兵样排列于纤维组织中，瘤细胞中等大小，细胞间结构松散。请问该患者的诊断是什么？

三、男性乳腺发育

男性乳腺发育(gynecomastia)是指多种原因引起的体内雌激素水平过高，导致乳腺腺体和间质增生而引起的乳腺肥大。男性乳腺可以是弥漫性增生，也可以是在局部形成结节。镜下，导管数量增多，上皮增生，可以呈乳头样，细胞无异型，不形成小叶结构。女性乳腺发生的疾病，男性乳腺同样都可以发生。

要点提示　男性乳腺内无小叶结构。

复习指导

1. 宫颈原位癌累及腺体　原位癌是指异型增生的细胞累及子宫颈黏膜上皮全层，但病变局限于上皮层内，未突破基底膜。原位癌的癌细胞可由表面沿基底膜通过宫颈腺口蔓延进入子宫颈腺体内，取代腺上皮的部分或全部，但仍未突破腺体的基底膜，保留原有腺体的轮廓，称为原位癌累及腺体，仍然属于原位癌的范畴。

2. 宫颈早期浸润癌　是少数癌细胞突破基底膜，向固有膜内浸润，浸润深度不超过基底膜下 5mm，无血管浸润也无淋巴结转移。

3. 腺棘癌和腺鳞癌　高分化腺癌伴有良性化生的鳞状上皮，称为腺棘癌；腺癌伴有鳞状细胞癌上皮成分，则称为腺鳞癌。

4. 子宫腺肌病和子宫内膜异位症　子宫腺肌病是子宫内膜组织位于子宫肌壁内；子宫内膜异位症是子宫内膜腺体和间质出现在子宫以外的组织内。

5. 子宫内膜增生症　子宫内膜腺体和间质增生，腺体和间质比例＞1∶1，＜3∶1时为简单型增生；腺体与间质比例＞3∶1，甚至背靠背时，为复杂型增生；在复杂型增生的基础上，出现上皮细胞异型增生时为不典型增生。

6. 良性葡萄胎，侵蚀性葡萄胎和绒毛膜上皮癌　侵蚀性葡萄胎和良性葡萄胎的主要区别是水泡状绒毛侵入子宫肌层。绒毛膜上皮癌和侵蚀性葡萄胎除了细胞显著异型和明显出血坏死外，癌细胞不形成绒毛和水泡状结构是其主要区别点。

7. PSTT和绒毛膜癌　PSTT由单一型中间型滋养液细胞构成，HPL明显升高；绒毛膜癌由合体滋养细胞、细胞滋养细胞和中间型滋养细胞3种不同形态的细胞构成，HCG明显升高。

8. 卵巢成熟型畸胎瘤与未成熟型畸胎瘤　畸胎瘤包含至少两个以上胚层形成的组织成分，成熟与未成熟相比出现原始神经管结构。

9. 卵巢良性、交界性和恶性上皮性肿瘤　交界性与良性相比上皮达2～3层，细胞轻度异型；恶性与交界性相比上皮超过3层，细胞明显异型，出现实性或复杂分支乳头状结构。

10. 具有微小浸润的交界性乳头状囊腺瘤　间质浸润面积不超过$10mm^2$，预后与交界性肿瘤相似。

（万义增　陈素贤）

第12章 内分泌系统疾病

chapter 12

学习要求

1. 掌握弥漫性非毒性甲状腺肿和毒性甲状腺肿的病因、病理变化特点及临床病理联系。

2. 掌握甲状腺腺瘤及甲状腺癌的主要类型及病理变化特点，以及结节状甲状腺肿与甲状腺腺瘤的主要区别。

3. 掌握糖尿病的类型及病理变化。

4. 熟悉甲状腺炎的类型及病理变化。

5. 熟悉甲状腺功能低下的病因和主要临床表现。

6. 熟悉垂体肿瘤、肾上腺肿瘤和胰岛肿瘤及APUD瘤的概念。

7. 了解糖尿病的病因和病变特点。

8. 了解垂体、肾上腺功能亢进和减退所致各相关综合征的原因和病变特点。

人体内分泌系统包括各内分泌腺体、内分泌组织及弥散分布的神经内分泌细胞。

激素的合成与分泌受到神经系统和下丘脑-垂体-靶器官之间调节机制的双重调控。下丘脑的神经内分泌细胞分泌多种肽类激素，控制垂体许多激素的合成与分泌，垂体的激素又控制着靶器官激素的合成与分泌；反之，靶器官所分泌的激素在血中的水平又对垂体及下丘脑相关激素的合成及分泌起反馈调节作用。通过调节，保持着各种激素的水平相对恒定。

各种内分泌器官的病变均能引起该器官激素分泌的增多或不足，但由于上述调节机制，机体的激素水平仍然可以保持在正常范围内，只有超过了机体的调节能力，或者调节机制异常，机体内的激素水平才会失去平衡，临床表现为相应器官功能亢进或低下。因此，内分泌系统疾病包括内分泌器官的病变和由此引起的相应的靶器官腺体的增生、肥大或萎缩。

第一节 甲状腺疾病

学习要求

掌握甲状腺乳头状癌的病理特点；掌握甲状腺肿的分类、病理变化；了解甲状腺肿瘤的组织学类型。

一、甲状腺炎

甲状腺炎种类较多，主要有急性、亚急性和慢性 3 种。其中以亚急性和慢性多见，急性甲状腺炎是由细菌感染引起的急性间质性炎或急性化脓性炎，由于甲状腺对细菌感染有较强的抵抗力，故很少见。

（一）亚急性甲状腺炎

亚急性甲状腺炎（subacute thyroiditis）又称巨细胞性或肉芽肿性甲状腺炎。其原因一般认为是由病毒感染或感染后的变态反应所致。此病好发于 20—50 岁的女性。起病时患者常有上呼吸道感染，表现为发热、甲状腺肿大、压痛，可伴轻度甲状腺功能减退，病程从 6 周到半年，可自行缓解消失。

肉眼观，甲状腺呈不均匀性轻度肿大，质硬，与周围组织略有粘连，切面为灰白色或淡黄色，可见坏死或瘢痕。光镜下，病灶处滤泡上皮细胞发生局限性变性、坏死，有的脱落至腔内。滤泡破坏，胶质溢出，其周围出现中性粒细胞、巨噬细胞、淋巴细胞浸润，最显著的病变是胶质外溢引起的异物巨细胞反应（图 12-1），但无干酪样坏死，构成类似结核结节的肉芽肿改变，故又称假结核性甲状腺炎。最后病变可发生纤维化，导致甲状腺功能低下。

（二）慢性甲状腺炎

慢性甲状腺炎（chronic thyroiditis）分为两种，慢性淋巴细胞性甲状腺炎和纤维性甲状腺炎，有人认为后者可能为前者的晚期改变，但多数认为两者各属独立性疾病。

1. 慢性淋巴细胞性甲状腺炎（chronic lymphocytic thyroiditis）　亦称桥本病，为一种自身免疫性疾病，患者血中可检出抗甲状腺抗体，患者以中年女性居多，男女比为 1∶20。患者有甲状腺肿大，功能减退。

肉眼观，双侧甲状腺呈弥漫性对称性肿大，质地坚硬，被膜轻度增厚，切面呈灰色或灰黄色。光镜下，病变主要为广泛的甲状腺滤泡萎缩和间质淋巴细胞浸润，并形成淋巴滤泡（图 12-2），具有明显生发中心，有时可出现多核巨细胞。甲状腺滤泡呈不同程度萎缩、消失、残留之滤泡小，胶质少。病变晚期间质可有明显纤维组织增生。

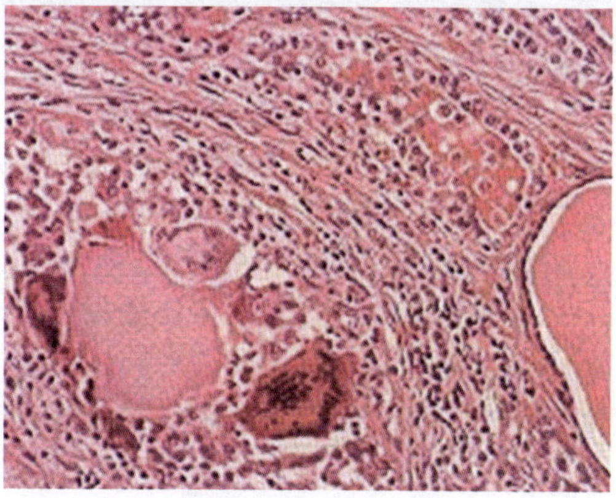

图 12-1　亚急性甲状腺炎（HE 染色，×100）

甲状腺间质出现巨细胞反应，形成肉芽肿

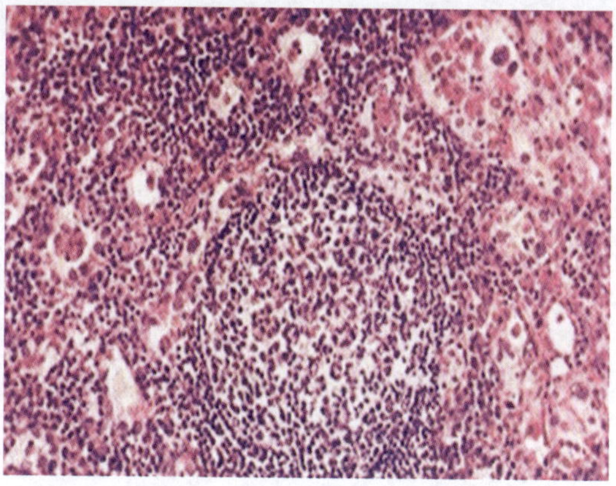

图 12-2　慢性淋巴细胞性甲状腺炎（HE 染色，×100）

甲状腺滤泡间有大量的淋巴细胞浸润，可见生发中心形成

2. 纤维性甲状腺炎(fibrous thyroiditis) 又称 Riedel 甲状腺肿,相当少见。主要见于中年女性,病因不清。

要点提示 甲状腺炎以亚急性甲状腺炎和慢性甲状腺炎多见。

肉眼观,病变可累及一侧甲状腺或甲状腺的一部分,表面呈结节状,质地坚韧,与周围组织紧密粘连,切面致密灰白色,易误诊为甲状腺癌。光镜:甲状腺滤泡萎缩、消失、间质大量纤维组织增生和玻璃样变,有少量淋巴细胞浸润,血管壁增厚,严重者可有瘢痕形成。本病与淋巴细胞性甲状腺炎的主要区别是:①本病向周围组织蔓延、侵犯、粘连;后者仅限于甲状腺内;②本病虽有淋巴细胞浸润,但不形成淋巴小结;③本病有显著的纤维化及玻璃样变,质硬。

二、甲状腺肿

甲状腺肿根据其是否引起甲状腺功能亢进,可将其分为非毒性和毒性甲状腺肿两种。

(一)非毒性甲状腺肿

非毒性甲状腺肿(nontoxic goiter)因一般不伴有甲状腺功能异常,故又称单纯性甲状腺肿。根据流行病学可将其分为地方性和散发性两种。地方性甲状腺肿是由食物中缺碘引起,在我国多见于远离海岸的内陆山区和半山区。散发者可见于全国各地,女性多于男性。

1. 病因及发病机制 土壤、食物和水中缺碘是引起地方性甲状腺肿的主要因素,缺碘乏可使甲状腺素合成和分泌减少,血液中甲状腺素水平降低,通过反馈作用,垂体前叶的促甲状腺激素(TSH)分泌增多,甲状腺滤泡上皮细胞增生肥大,因而甲状腺肿大,使血中甲状腺素水平恢复正常。但如长期持续缺碘,使甲状腺滤泡上皮持续增生,合成的甲状腺球蛋白不能充分碘化和吸收,作为胶质堆积在滤泡腔内,致使滤泡腔明显扩张,导致甲状腺肿大。此外,在生长发育期,妊娠、哺乳或精神刺激时,由于对甲状腺素需求量增加;有些天然食物(如卷心菜、甘蓝等)含有一些化学物质,可阻止碘向甲状腺聚积,致甲状腺素合成减少,这些都是导致散发性甲状腺肿的原因,故食用碘化盐可预防本病。

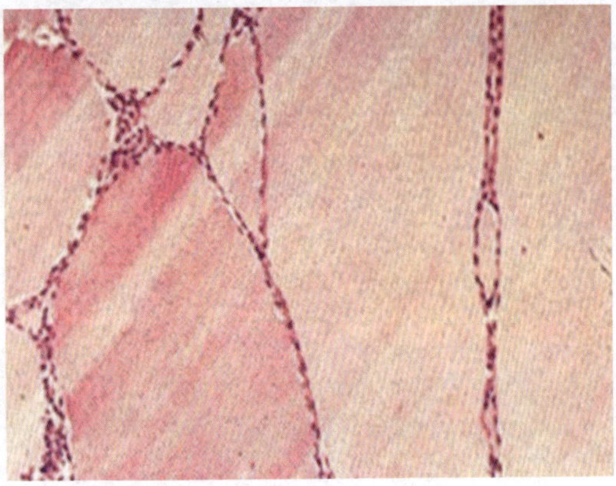

图 12-3 胶样甲状腺肿(HE 染色,×100)
滤泡非常大,充满胶质,上皮细胞扁平

2. 病理变化 按其病变发展过程可分为 3 个时期。

(1)增生期:肉眼观,甲状腺呈弥漫性肿大,表面光滑。切面棕红色。质较软。光镜下,滤泡上皮增生活跃,细胞呈立方形或高柱状,并伴有小型滤泡新生,胶质量少,间质充血。

(2)胶质贮积期:肉眼观,甲状腺弥漫性均匀肿大,可达 200～300g(正常 20～40g),表面光滑,无结节形成,切面呈淡褐色,半透明胶胨状。光镜下,滤泡上皮反复增生、复旧,小型滤泡变大,腔内充满胶质(图 12-3),使上皮细胞受压呈扁平状。

(3)结节期:随着病变的发展,甲状腺滤泡上皮的增生与复旧并不一致，逐渐形成不规则的结节。肉眼观，甲状腺肿大，表面有不规则的结节突起，大小可由 1mm 至数厘米不等，结节周围无包膜或包膜不完整，这是和腺瘤不同之处，可有继发性出血、坏死、囊性变，也可伴有钙化。光镜下，滤泡大小差别较大，上皮细胞扁平或低立方形，部分上皮增生呈乳头状，可发生癌变。扩张的滤泡充满胶质，增生的小滤泡内含少量胶质。间质纤维组织增生、间隔包绕形成大小不一的结节状病灶。

3. 临床病理联系　患者主要症状为甲状腺肿大。压迫气管、喉返神经等，可引起呼吸困难和声音嘶哑，一般不伴有功能亢进，少数可有癌变，占 1%～2%。

问题讨论

患者，女，45 岁。农民，甲状腺肿大 30 年，怕冷，嗜睡，月经周期不规律，动作、说话及思维减慢，皮肤发凉、粗糙及非凹陷性水肿。检查 TSH 升高，T_3、T_4 降低，甲状腺呈不对称结节状增大。手术摘除，肿物切面有出血、坏死、囊性变。镜下部分滤泡上皮增生，部分萎缩，胶质贮积，间质纤维组织增生。请问该患者的诊断是什么？为何出现上述临床表现？

（二）毒性甲状腺肿

毒性甲状腺肿(toxic goiter)指甲状腺肿大并伴有甲状腺功能亢进，临床上又称甲状腺功能亢进症(hyperthyroidism)，简称甲亢。是由多种原因引起甲状腺素分泌过多所致的一组内分泌疾病。主要表现为甲状腺肿大，基础代谢率(BMR)升高，心悸、多汗、多食、消瘦、手震颤等症状。多见于 20—40 岁女性，男女之比为 1∶5。因有 1/3 患者伴有眼球突出，故又称为突眼性甲状腺肿。

1. 病因及发病机制　本病病因尚未完全阐明，一般认为与自身免疫有关，如血中球蛋白增高及多种抗甲状腺抗体阳性；常发生于重症肌无力、血小板减少性紫癜、溶血性贫血等自身免疫性疾病的患者；本病有家族性倾向。

2. 病理变化　肉眼观，双侧呈弥漫性肿大，体积可达正常甲状腺的 2～4 倍，质较软，切面红褐色，分叶状，因胶质含量少，故质实如肌肉。光镜下，滤泡增生，大小不等，以新生的小滤泡为主，其上皮细胞呈柱状，部分呈乳头状增生，突入腔内胶质少而稀薄(图 12-4)，靠近滤泡上皮处的胶质出现许多大小不等的吸收空泡。间质血管丰富，明显充血，并有淋巴细胞浸润和生发中心形成。病程较长者，可有纤维组织增生，因甲亢的甲状腺组织形态常受药物的影响，如经碘治疗后，滤泡内胶质明显增多(图 12-5)，血管减少；经硫尿嘧啶治疗后，滤泡上皮细胞增生更加显著，胶质更稀少甚至消失。

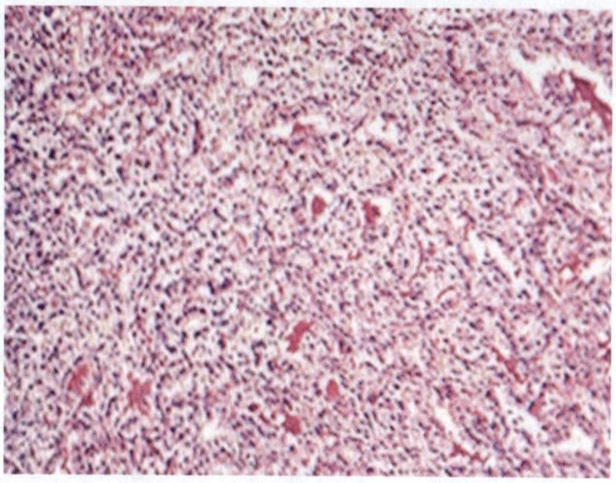

图 12-4　**原发性毒性甲状腺肿**(HE 染色，×100)

腺体由小的密集排列的滤泡组成，富于细胞，胶质贫乏

本病除甲状腺改变外，因循环加快，可使心脏肥大扩张，心肌发生灶性坏死和纤维化，少数可因心功能衰竭而致死。另外还有全身淋巴组织增生和胸腺肥大，肝细胞脂肪变性，甚至坏死和部分病例伴有不同程度的眼球突出，原因是

由于眼球外肌水肿及淋巴细胞浸润，球后纤维脂肪组织增生，淋巴细胞浸润及黏液水肿所致。

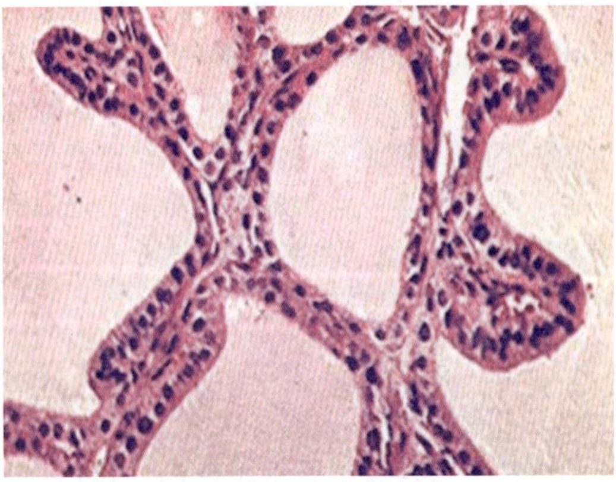

图 12-5 原发性毒性甲状腺肿（HE 染色，×400）
治疗后上皮细胞立方状，滤泡大，充满胶质，缺乏吸收空泡

问题讨论 女，28 岁。心悸，怕热多汗，食欲亢进，消瘦无力，体重减轻。巨检：表面光滑。切面质实，色灰红，呈鲜牛肉状外观。光镜下，甲状腺滤泡弥漫性增生，上皮呈柱状，并形成乳头状结构突向滤泡腔。腔内胶质少而稀薄，间质血管丰富，明显充血，有大量淋巴细胞浸润并有淋巴滤泡形成。请问该患者的诊断是什么？为何出现上述临床表现？

要点提示 甲状腺肿根据其是否引起甲状腺功能亢进，可将其分为非毒性和毒性甲状腺肿两种。

三、甲状腺功能低下

甲状腺功能低下（hypothyroidism）是甲状腺素合成和释放减少或缺乏而产生的综合征。可发生于：①甲状腺肿瘤、炎症、外科手术、外伤、射线等造成甲状腺实质损伤；②长期缺碘、抗甲状腺药物治疗，先天或后天性甲状腺合成障碍；③自身抗体引起的甲状腺功能低下；④发育异常；⑤垂体或下丘脑病变。

1. 克汀病（cretinism） 是胎儿及幼儿期获得的甲状腺素不足或缺乏，导致生长发育障碍。表现为大脑发育不全，智能低下，骨形成及成熟障碍，四肢短小，表情痴呆，愚钝颜貌。

2. 黏液水肿（myxoedema） 组织间质内出现大量黏液（氨基多糖）积聚。患者怕冷，嗜睡，说话及思维缓慢，反应迟钝，皮肤发凉、粗糙及非凹陷性水肿，颜面皮肤苍白，蜡样水肿，女性患者有月经不调，护理工作中应注意观察这些

要点提示 甲状腺功能低下是甲状腺素合成和释放减少或缺乏而产生的综合征。

现象。光镜下，间质胶原纤维分解、断裂变疏松，HE 染色为蓝色的胶状液体。

四、甲状腺肿瘤

（一）甲状腺腺瘤

甲状腺腺瘤（thyroid adenoma）是甲状腺常见的良性肿瘤。多发生于青年或中年女性，临床上表现为颈前区无痛性肿块，病程长，肿块生长缓慢。少数患者伴有甲状腺功能亢进（又称毒性腺瘤）。

肿瘤边界清楚，呈圆形或椭圆形，表面有完整包膜，肿瘤可为单个或多个，直径 1～4cm，切面可有出血、坏死、囊性变、纤维化、钙化等改变。组织学上可分为滤泡性腺瘤和乳头状腺瘤两种。

1. 滤泡性腺瘤（follicular adenoma）　根据滤泡的分化程度和特征，又可分为几种亚型：①胚胎型腺瘤：瘤细胞小，排列成条索状或小片状，很少形成完整的滤泡，间质结缔组织疏松；②胎儿型腺瘤：由许多含有少量胶质的小滤泡组成，上皮细胞小立方形，较一致，类似胎儿甲状腺组织（图 12-6），间质疏松、水肿、黏液变性，此型易出血和囊性变；③单纯型腺瘤：似正常甲状腺滤泡（图 12-7），滤泡大小较一致，腔内有胶质储积，间质少；④胶性腺瘤：由含较多胶质的大滤泡构成，上皮细胞扁平，但有些滤泡较小；⑤嗜酸性细胞腺瘤：较少见。瘤细胞呈大多边形，胞质丰富，含有嗜酸性颗粒。瘤细胞大小不一，排列呈巢状或索状，不形成完整的滤泡结构。

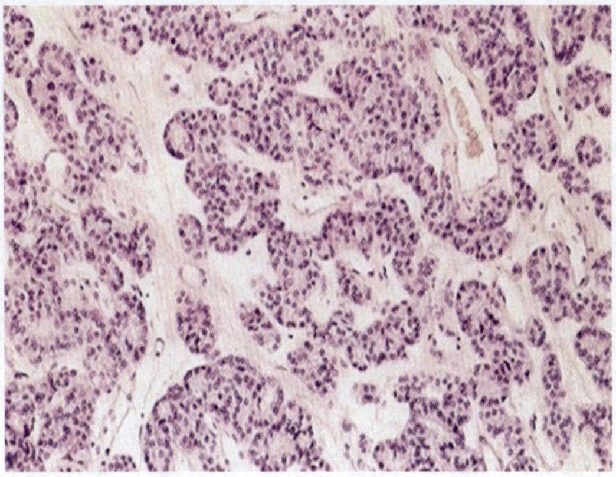

图 12-6　滤泡性腺瘤（胎儿型）（HE 染色，×100）
瘤组织由一致的小滤泡构成

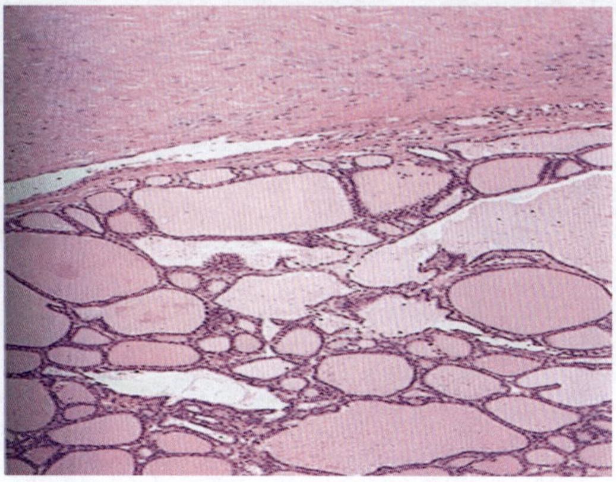

图 12-7　滤泡性腺瘤（单纯型）（HE 染色，×100）
瘤细胞大小较一致，形成大小不一、充满胶质的滤泡结构

2. 乳头状腺瘤　真正的乳头状腺瘤少见。滤泡上皮排列成单层，呈乳头状向腔内突起，乳头短粗，滤泡常形成较大囊腔，故又称为乳头状囊腺瘤。肿瘤间质少，常发生出血、坏死及纤维化。在诊断上应注意与乳头状腺癌相鉴别。

附表 甲状腺腺瘤与结节性甲状腺肿鉴别

	甲状腺腺瘤	结节性甲状腺肿
包膜	完整	不完整
组织结构	较为均匀一致，有各种类型	不均匀，滤泡大小不等
数量	多为单个	为多个结节
周围甲状腺组织	远离腺瘤的甲状腺组织往往比较正常	远处无正常甲状腺组织
边缘甲状腺组织	有挤压现象，使滤泡萎缩变小	无挤压现象

(二)甲状腺癌

甲状腺癌(thyroid carcinoma)是一种较常见的恶性肿瘤，约占所有恶性肿瘤的1.3%以下，占癌症死亡病例的0.4%，约占甲状腺原发性上皮性肿瘤的1/3，男女之比2∶3，任何年龄均可发生，但以40—50岁多见。各类型的甲状腺癌生长规律有很大差异，有的生长缓慢似腺瘤；有的原发灶很小，而转移灶较大，首先表现为颈部淋巴结肿大而就诊；有的短期内生长很快，浸润周围组织引起临床症状。多数甲状腺癌患者甲状腺功能正常，仅少数引起内分泌紊乱(甲状腺功能亢进或低下)。现见绍几种常见的甲状腺癌。

1. 乳头状癌(papillary carcinoma) 是甲状腺癌最常见的类型，约占60%，青少年、女性多见，约为男性的3倍，肿瘤生长慢，恶性程度较低，预后较好，10年存活率达80%以上，肿瘤大小和是否有远处转移与生存率有关，而是否有局部淋巴结转移与生存率无关。但局部淋巴结转移较早。肉眼观：肿瘤一般呈圆形，直径2～3cm，无包膜，质地较硬，切面灰白，部分病例有囊形成，囊内可见乳头，故称为乳头状囊腺癌，肿瘤常伴有出血、坏死、纤维化和钙化。光镜下，乳头分枝多，乳头中心有纤维血管间质(真乳头)，间质内常见呈同心圆状的钙化小体，即砂粒体(图12-8)，有助于诊断。乳头上皮可呈单层或多层，癌细胞可分化程度不一，核染色质少，常呈透明或毛玻璃状，无核仁。乳头状癌有时以微小癌出现，癌直径<1cm，临床又称之为“隐匿性癌”。多在尸检中或因其他疾病进行甲状腺切除时发现或因颈部淋巴结转移才被注意。甲状腺微小癌预后较好，远处转移也少见。

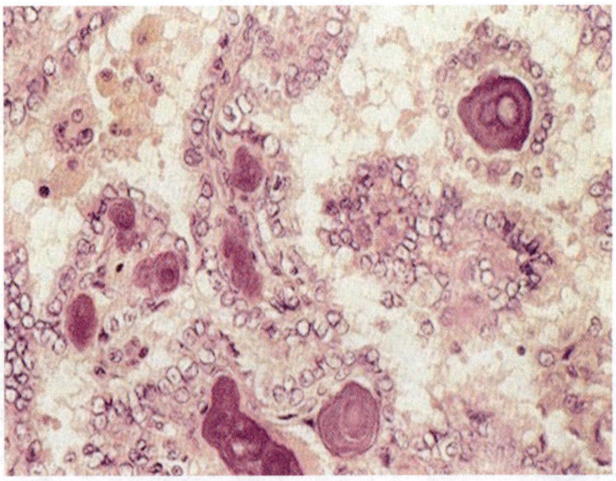

图12-8 甲状腺原发性乳头状癌(HE染色，×400)
乳头内见砂粒体

2. 滤泡癌(follicular carcinoma) 一般比乳头状癌恶性程度高、预后差，较常见，仅次于甲状腺乳头状癌而居第2位。多发于40岁以上女性，早期易血道转移，癌组织侵犯周围组织或器官时可引起相应的症状。肉眼观：结节状，包膜不完整，境界较清楚，切面灰白、质软。光镜下，不同分化程度的滤泡(图12-9)，有时分化好的滤泡癌很难与腺瘤区别，需多处取材、切片，注意是否有包膜和血管侵犯加以鉴别；分化差的呈实性巢片状，瘤细胞异型性明显，滤泡少而不完整。少数病例由嗜酸性癌细胞构成，称为嗜酸性细胞癌。

3. 髓样癌(medullary carcinoma) 又称C细胞癌，是由滤泡旁细胞(即C细胞)发生的恶性肿瘤，属于APUD瘤，占甲状腺癌的5%～10%，40—60岁为高发年龄，部分为家族性常染色体显性遗传，90％的肿瘤分泌降钙素，产生严重腹泻和低钙血症，有的还同时分泌其他多种激素和物质。肉眼观：单发或多发，可有假包膜，直径 1～11cm，切面灰白或黄褐色，质实而软。光镜下，瘤细胞圆形或多角、梭形，核圆或卵圆，核仁不明显。瘤细胞呈实体片巢状或乳头状、滤泡状排列，间质内常有淀粉样物质沉着（可能与降钙素分泌有关）。电镜见胞质内有大小较一致的神经分泌颗粒（图 12-10）。

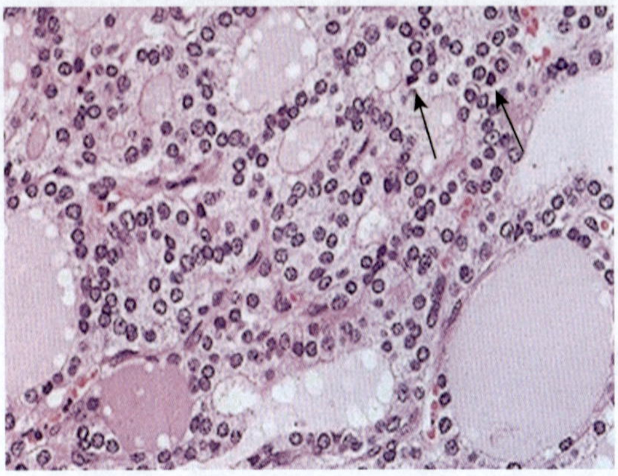

图 12-9　甲状腺滤泡状癌（HE 染色，×400）
瘤细胞多数形成滤泡结构，少数异型明显，呈实性排列

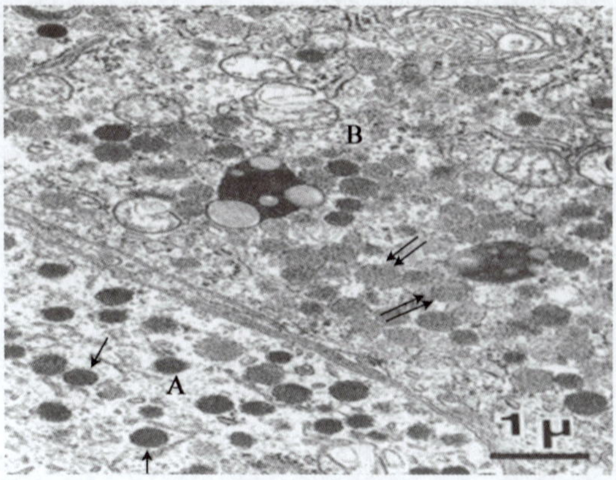

图 12-10　甲状腺髓样癌
电光镜下，胞质有许多神经内分泌颗粒

髓样癌免疫组织化学染色：降钙素阳性，甲状球蛋白阴性；而滤泡性腺癌、乳头状腺癌和未分化癌降钙素均为阴性，而甲状球蛋白均为阳性。

4. 未分化癌（undifferentiated carcinoma）　又称间变性癌或肉瘤，较少见，多发生在 50 岁以上，女性较多见，生长快，早期即可发生浸润和转移，恶性程度高，预后差。肉眼观：肿块较大，病变不规则，无包膜，广泛浸润、破坏，切面灰白，常有出血、坏死。光镜下，癌细胞大小、形态、染色深浅不一，核分裂象多。组织学上可为小细胞型、梭形细胞型、巨细胞型和混合细胞型。可用抗 Keratin、CEA 及 thyroglobulin 等抗体作免疫组织化学染色证实是否来自甲状腺腺上皮。

> **要点提示**　甲状腺癌组织学类型以乳头状癌为最常见。

第二节　胰岛疾病

学习要求

> 掌握糖尿病的病理变化，熟悉糖尿病的分类、病因及发病机制；了解胰岛常见疾病。

成人胰岛内主要由四种内分泌细胞组成：①A 细胞：分泌胰高血糖素，占 15％～25％；②B 细胞：分泌胰多肽，占 60％～70％；③D 细胞：分泌生长仰素，占 5％～10％；④PP 细胞：分泌胰多肽，占 2％。此外，在胚胎和新生儿胰腺内及胰腺导管黏膜内还有分泌胃泌素的 G 细胞等。

胰腺的各种内分泌细胞可以增生或形成肿瘤，可引起有关激素的过多分泌和功能亢进；也可以变性、萎缩，引起有关激素（如胰岛素）分泌不足和功能低下。

一、糖尿病

糖尿病是一种体内胰岛素绝对或相对不足，或靶细胞对胰岛素敏感性降低，或胰岛素本身存在结构上的缺陷而引起的糖类、脂肪和蛋白质等代谢紊乱的一种疾病。其主要特点是高血糖、糖尿。临床上表现为多饮、多食、多尿和体重减少（“三多一少”），可使一些组织或器官发生形态结构改变和功能障碍，并发酮症酸中毒、肢体坏疽、多发性神经炎、失明和肾衰竭等严重情况。本病发病率日益增高，现已成为世界性的常见病、多发病。

（一）分类、病因及发病机制

糖尿病分为原发性糖尿病和继发性糖尿病。

1. *原发性糖尿病*

（1）胰岛素依赖型糖尿病（insulin-dependent diabetes mellitus，IDDM）：又称 1 型或幼年型：约占糖尿病的 10%。主要特点是青少年发病，起病急，病情重，发展快，胰岛 B 细胞严重受损，细胞数目明显减少，胰岛素分泌绝对不足，血中胰岛素降低，引起糖尿病，易出现酮症，治疗依赖胰岛素。目前认为本型是在遗传易感性的基础上由病毒感染等诱发的针对 B 细胞的一种自身免疫性疾病。其根据是：①与 HLA（组织相容性抗原）的关系受到重视，患者血中 HLA-DR3 和 HLA-DR4 的检出率超过平均值，说明与遗传有关；②患者体内可测到胰岛细胞抗体和细胞表面抗体，而本病常与其他自身免疫性疾病并存；③血清中抗病毒抗体滴度显著增高，提示与病毒感染有关。

（2）非胰岛素依赖型糖尿病（non-insulin-dependent diabetes mellitus，NIDDM）：又称 2 型或成年型，约占糖尿病的 90%，主要特点是成年发病，起病缓慢，病情较轻，发展较慢，胰岛数目正常或轻度减少，血中胰岛素可正常、增多或降低，肥胖者多见，不易出现酮症，一般可以不依赖胰岛素治疗。本型病因、发病机制不清楚，认为是与肥胖有关的胰岛素相对不足及组织对胰岛素不敏感所致。

2. *继发性糖尿病* 指已知原因造成胰岛内分泌功能不足所致的糖尿病，如炎症、肿瘤、手术或其他损失和某些内分泌疾病（如肢端肥大症、Cushing 综合征、甲亢和类癌综合征）等。

（二）病理变化

1. *胰岛病变* 主要为胰岛的退行性改变。胰岛细胞呈进行性破坏、消失、B 细胞明显减少，B 细胞质内可见糖原沉积。胰岛的淀粉样变性（图 12-11），致使胰岛萎缩，进而纤维化，最终胶原化。

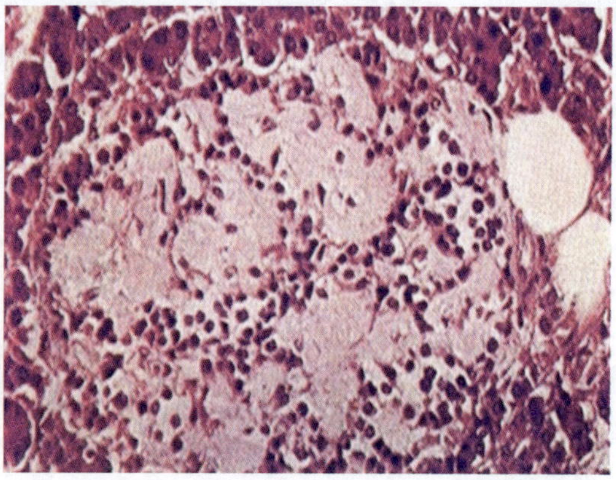

图 12-11 糖尿病胰岛病变（HE 染色，×200）

大多数胰岛组织已被似淀粉的不定形玻璃样变物质取代，在外分泌部里见两面个脂肪细胞

2. *血管病变* 糖尿病病人从毛细血管到大中动脉均可有不同程度的病变，且病变发病率较一般人群高、发病早、病变严重。毛细血管和细小动脉内皮细胞增生，基底膜明显增厚，有

的比正常厚十几倍，血管壁增厚、变硬，血压增高；有的血管壁发生纤维素样坏死和脂肪变性，血管壁通透性增高；有的血管血栓形成或管腔狭窄，导致血液供应障碍，引起相应组织或器官缺血、功能障碍和病变。电镜下：内皮细胞增生，基底膜高度增厚，有绒毛样突起，突向管腔，内皮细胞间连结增宽，可见窗孔形成，内皮细胞饮液小泡增加，有的管壁有纤维素样坏死，有的地方有血小板聚集，血栓形成。

大、中动脉有动脉粥样硬化或中层钙化，粥样硬化病变程度重。临床表现为主动脉、冠状动脉、下肢动脉、脑动脉和其他脏器动脉粥样硬化，引起冠心病、心肌梗死、脑萎缩、肢体坏疽等。

3. 肾病变　①肾体积增大：由于糖尿病早期肾血流量增加，肾小球滤过率增高，导致早期肾体积增大，通过治疗可以恢复正常。②结节性肾小球硬化：表现为肾小球系膜内有结节状玻璃样物质沉积，结节增大可使毛细血管腔阻塞。③弥漫性肾小球硬化：约见于 75% 的病人，同样在肾小球内有玻璃样物质沉积，分布弥漫，主要损害肾小球毛细血管壁和系膜，肾小球基底膜普遍增厚，毛细血管腔变窄或完全闭塞，最终导致肾小球缺血和玻璃样变性。④肾小管-肾间质损害：肾小管上皮细胞出现颗粒样和空泡样变性（属退行性变），晚期肾小管萎缩。肾间质病变包括纤维化、水肿和淋巴细胞、浆细胞和多形核白细胞浸润。⑤血管损害：糖尿病累及所有的肾血管，多数损害的是肾动脉，引起动脉硬化，特别是入球和出球小动脉硬化。至于肾动脉及其主要分支的动脉粥样硬化，在糖尿病病人要比同龄的非糖尿病病人出现得更早更常见。⑥肾乳头坏死：常见于糖尿病病人患急性肾盂肾炎时，肾乳头坏死是缺血并感染所致。

4. 视网膜病变　早期表现为微小动脉瘤和视网膜小静脉扩张，继而渗出、水肿、微血栓形成、出血等非增生性视网膜病变；还可因血管病变引起缺氧，刺激纤维组织增生、新生血管形成等增生性视网膜病变；视网膜病变可造成白内障或失明。

> **要点提示**　糖尿病胰岛病变主要为退行性病变，胰岛外病变主要在全身血管，尤其是大中动脉和小血管。

5. 神经系统病变　周围神经可因血管病变引起缺血性损伤或症状，如肢体疼痛、麻木、感觉丧失、肌肉麻痹等，脑细胞也可发生广泛变性。

6. 其他组织或器官病变　可出现皮肤黄色瘤、肝脂肪变性和糖原沉积、骨质疏松、糖尿病性外阴炎及化脓性和真菌性感染等。

二、胰岛细胞瘤

胰岛细胞瘤（islet cell tumor）多数具有内分泌功能。功能性胰岛细胞瘤有 6 种：胰岛素瘤、胃泌素瘤、高血糖素瘤、生长抑素瘤、血管活性肠肽瘤和胰多肽瘤。肿瘤一般为单个，直径多在 1～5cm。胰岛细胞瘤在组织学上不能区别细胞种类，常需特殊染色、电镜及免疫组化加以鉴别。下面介绍两种常见的胰岛细胞瘤。

胰岛素瘤（insulinoma）是由胰岛 B 细胞发生的肿瘤，多发生于胰体和胰尾，占胰腺内分泌肿瘤的 70%～75%。临床特点为高胰岛素血症和低血糖；患者发作时出现恍惚，意识障碍甚至昏迷，进食或注射葡萄糖可缓解；空腹血糖一般低于 50mg/dl。

> **要点提示**　胰岛细胞瘤多具有内分泌功能，在组织学上不能区别细胞种类。

胃泌素瘤(gastrinoma)又称 G 细胞瘤，占胰腺内分泌肿瘤的 20%～25%，居第 2 位。多见于成年人，少数病例还可发生于胰腺外(如十二指肠壁和胃窦)。其特点是：①体积小，直径一般为 1cm 左右，多发，界限清楚，瘤细胞免疫组化标记为胃泌素阳性；②恶性率高(50%～70%)；③临床上表现为 Zollinger-Ellison 综合征(高胃泌素引起的高胃酸、顽固性十二指肠溃疡和胃泌素瘤)(图 12-12)；④ 常有水样腹泻及脂性腹泻。

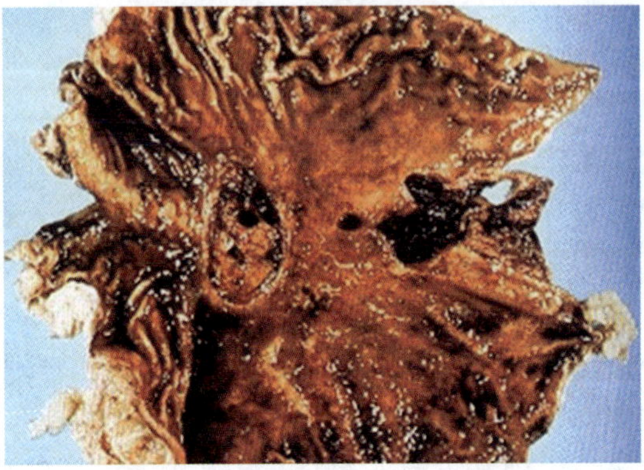

图 12-12 zollinger-ellison 综合征

胃角小弯侧溃疡大约 5.5cm×3cm，贲门部溃疡约束 3cm×4.5cm

第三节 垂体疾病

学习要求

熟悉垂体腺瘤的主要病理类型和功能分类及临床特点，了解垂体其他常见肿瘤，了解垂体功能亢进和减退，所致各相关综合征的原因和病变特点。

垂体由神经垂体和腺垂体两部分构成，垂体与下丘脑从部位和功能上都有着密切的联系，下丘脑正中隆突内的神经核所分泌的释放或抑制激素可通过垂体门脉系统调节促激素，再通过周围靶腺影响全身。下丘脑视上核以及室旁核神经细胞中合成的激素沿神经轴突运送到垂体后叶并储存在该处，需要时释放入血液循环中并作用于相应的靶器官。

一、下丘脑-垂体后叶疾病

下丘脑-垂体后叶轴的功能性或器质性病变，均可引起其内分泌功能异常而出现各种综合征，如尿崩症和性早熟症等。

(一)尿崩症

尿崩症(diabetes insipidus)是由于抗利尿激素(ADH)缺乏、肾小管重吸收水的功能障碍，从而引起以多尿、烦渴、多饮与低比重尿为主要表现的一种疾病。青年多见。ADH 主要在下丘脑视上核，其次为室旁核神经细胞中合成，沿神经轴突运送到垂体后叶并储存在该处，需要时释放入血液循环。

其病因和分类:①因垂体后叶释放 ADH 不足引起,称为垂体性尿崩症;②因肾小管对血内正常 ADH 水平缺乏反应,则称为肾性尿崩症;③因下丘脑-垂体后叶轴的肿瘤、外伤、感染等引起,则称为继发性尿崩症;④原因不明者,则称为特发性或原发性尿崩症等。以上以继发性尿崩症较为多见。

1. *继发性尿崩症*　是由下丘脑-神经垂体部位病变,主要是肿瘤所致的破坏或压迫所引起,但垂体后叶原发性肿瘤非常少见,多由邻近部位的肿瘤累及到垂体后叶(如颅咽管瘤、松果体瘤、第三脑室肿瘤、转移性肿瘤等),其次为手术、颅脑损伤和脑部感染等影响到该部位时也可发生尿崩症。任何病变破坏了下丘脑视上核或室旁核,将引起永久性尿崩症。若病变在正中隆突以下的垂体柄至神经垂体,可引起暂时性尿崩症。

2. *特发性尿崩症*　病因不清楚,部分病人尸体解剖时发现下丘脑视上核与脑室旁核神经细胞明显减少或几乎消失,这种退行性变的原因未明。少数特发性尿崩症有家族史,呈常染色体显性遗传。

预后:继发性尿崩症在解除局部压迫、轻度脑损伤或感染后,尿崩症可完全恢复,但病变导致视上核和室旁核破坏时将引起永久性尿崩症。特发性尿崩症一般为永久性。

> **要点提示**　下丘脑-垂体后叶轴的功能性或器质性病变,均可引起其内分泌功能异常而出现各种综合征。

(二)性早熟症

性早熟症(precocious puberty)是由下丘脑-垂体过早分泌释放促性腺激素所引起的提前性发育,表现为 10 岁以下儿童性发育。主要因脑肿瘤、脑积水或遗传异常所引起。

二、垂体前叶功能亢进与低下

垂体前叶功能亢进常由功能性垂体肿瘤分泌过多激素而引起,偶尔可因下丘脑释放激素异常分泌所致。在垂体肿瘤、垂体瘤手术、局部缺血、炎症以及下丘脑病变等病理情况下,如果造成 50%以上垂体前叶组织破坏,就可引起不同程度的垂体功能低下。

以下介绍几种常见的垂体前叶功能亢进与低下的疾病及综合征。

(一)巨人症及肢端肥大症

本病多由垂体生长激素细胞腺瘤分泌过多生长激素所致。如果在青春期以前发生,骨骺未闭合时,各组织、器官、骨骺和人体按比例的过度生长,身材异常高大(但生殖器官发育不全),称为垂体性巨人症;如果在青春期后发生,骨骺已闭合,表现为头颅骨增厚,下颌骨、眶上嵴及颧骨弓增大突出,鼻、唇、舌增厚肥大,皮肤增厚粗糙,面容特异,四肢手足宽而粗厚,手(足)指(趾)粗钝,称之为肢端肥大症。

(二)高催乳素血症

高催乳素血症(hyperprolactinemia)一部分是由于垂体催乳激素细胞腺瘤分泌过多的催乳素(PRL)引起,一部分由下丘脑病变或药物所致,表现为溢乳-闭经综合征:女性闭经、不育和溢乳,男性性功能下降,少数也可溢乳。

(三)垂体性侏儒症

垂体性侏儒症是(pituitary dwarfism)指因垂体前叶分泌生长激素(GH)部分或完全缺乏(常伴促性腺激素缺乏)所致儿童期生长发育障碍性疾病,表现为骨骼、躯体生长发育迟缓,

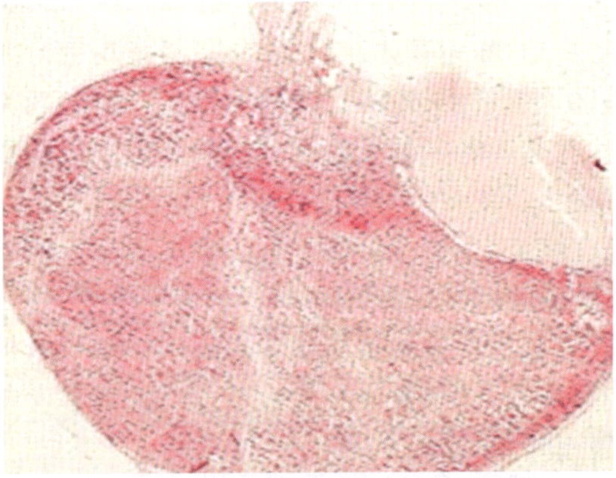

图 12-13 sheehan 综合征(HE 染色，×400)

垂体血液循环障碍致垂体坏死，断面见前叶嗜酸性染色，有坏死灶

体型停滞于儿童期，身材矮小，皮肤和颜面可有皱纹，常伴性器官发育障碍，但智力发育正常。

(四)Simmond 综合征

Simmond 综合征是由于炎症、肿瘤、血液循环障碍、损伤等原因使垂体前叶各种激素分泌障碍的一种综合征，导致相应的靶器官如甲状腺、肾上腺、性腺等的萎缩，病程呈慢性经过，以出现恶病质、过早衰老及各种激素分泌低下和产生相应临床症状为特征。

(五)Sheehan 综合征

Sheehan 综合征是垂体缺血性萎缩、坏死(图 12-13)，导致前叶各种激素分泌减少的一种综合征，多由于分娩时大出血或休克引起，典型病例于分娩后乳腺萎缩、乳汁分泌停止，相继出现生殖器官萎缩、闭经，甲状腺、肾上腺萎缩，功能低下，进而全身萎缩和老化。

要点提示 垂体前叶功能亢进常由功能性垂体肿瘤分泌过多激素而引起，各种原因导致垂体前叶组织破坏可引起垂体前叶功能低下。

三、垂体肿瘤

垂体部位原发的肿瘤较多，但 90% 为良性肿瘤，如垂体腺瘤、颅咽管瘤、脑膜瘤、胶质瘤、纤维和血管肿瘤、畸胎瘤等，起源于腺垂体部分的垂体肿瘤最常见，来源于神经垂体的肿瘤极少。

(一)垂体腺瘤

垂体腺瘤(pituitary adenoma)是来源于垂体前叶上皮细胞的良性肿瘤，是鞍内最常见的肿瘤，占颅内肿瘤的 10%～20%，多发于 30－60 岁，女性较多见。垂体腺瘤中功能性腺瘤约占 65%。垂体腺瘤的主要临床表现为：①分泌某种过多的激素，表现相应的功能亢进；②肿瘤浸润、破坏、压迫垂体，使其激素分泌障碍，表现为功能低下；③肿瘤压迫视神经，表现为视野损失、视力下降或失明等。

肉眼观，垂体腺瘤生长缓慢，大小不一，直径可由数毫米至 10cm，直径＜1cm 者为小腺瘤，＞1cm 者为大腺瘤；功能性腺瘤一般较小，无功能性的一般较大；肿瘤一般境界清楚，约 30% 的腺瘤无包膜，肿瘤质软、色灰白、粉红或黄褐；可有灶性出血、坏死、囊性变、纤维化和钙化。

光镜见肿瘤失去了正常组织结构特点，瘤细胞似正常的垂体前叶细胞，核圆和卵圆形，有小的核仁，多数腺瘤由单一细胞构成，少数可由几种瘤细胞构成，瘤细胞排列成片块、条索、巢状、腺样或乳头状，有的瘤细胞可有异型性或核分裂，瘤细胞巢之间为血管丰富的纤维间质。

1. 垂体腺瘤传统分类　根据肿瘤细胞 HE 染色特点，过去习惯将垂体腺瘤分为下列几种。

(1)嫌色性细胞腺瘤：占垂体腺瘤的70%～80%。

(2)嗜酸性细胞腺瘤：占垂体腺瘤 15%～20%(图 12-14)。

(3)嗜碱性细胞腺瘤：占垂体腺瘤 5%～10%。

(4)混合细胞腺瘤。

由于上述垂体腺瘤的传统组织学分类的形态与功能不相符，愈来愈不适应临床需要，近年来由于免疫组化及电镜技术的广泛引用，传统分类逐渐被形态和功能相结合分类所替代。

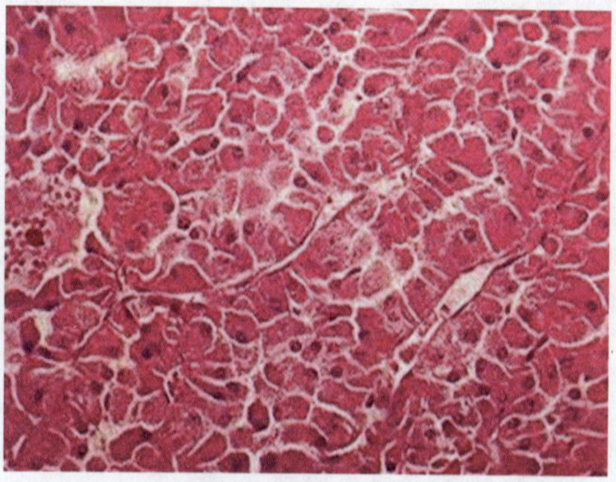

图 12-14　嗜酸性细胞腺瘤(HE 染色，×400)

2. 垂体腺瘤激素功能分类

(1)催乳素细胞腺瘤：为垂体腺瘤中最多的一种，约占 30%。瘤细胞多由嫌色性或弱嗜酸性细胞构成，胞质中可见稀疏的小分泌颗粒。

(2)生长激素细胞腺瘤：约占垂体腺瘤的 25%，主要由嗜酸性瘤细胞构成，偶尔为嫌色细胞，胞质内可见分泌颗粒。

(3)促肾上腺皮质激素细胞腺瘤：约占垂体腺瘤的 15%，瘤细胞嗜碱性。

(4)促性腺激素细胞腺瘤：为嗜碱性或嫌色瘤细胞构成。

(5)促甲状腺细胞腺瘤：为嗜碱性瘤细胞构成。

(6)多种激素细胞腺瘤：多数为 GH 细胞及 PRL 细胞混合腺瘤，瘤细胞染色成多样性。

(7)无功能性细胞腺瘤：为嫌色瘤细胞构成，约占 25%。

(二)颅咽管瘤

颅咽管瘤占颅内肿瘤的 2%～6%，多见于青少年，是胚胎期颅咽囊残留鳞状上皮发生的肿瘤，有的位于蝶鞍内(图 12-15)，有的位于蝶鞍外延颅咽管各部位，肉眼观察肿瘤呈实性或囊性，囊内充满草黄色液体。光镜下，实性者瘤细胞成巢状，似造釉细胞，细胞巢中心部常有胆固醇结晶及钙盐沉着，或液化成囊腔，囊性肿瘤的囊壁由鳞状上皮构成。肿瘤可压迫垂体或下丘脑，引起垂体功能低下等症状。

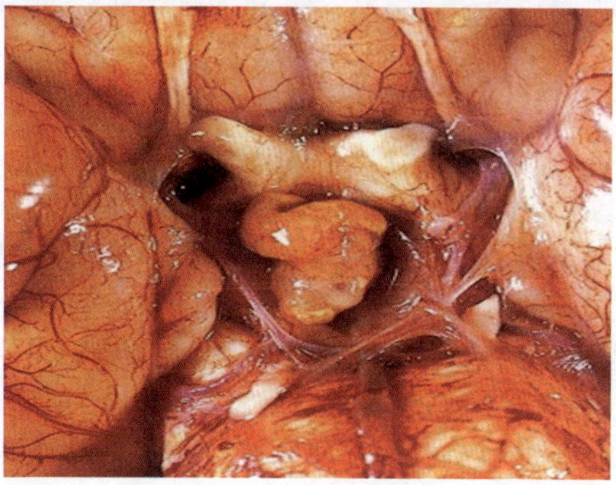

图 12-15　垂体窝颅咽管瘤

肿瘤位于蝶鞍处，呈结节分叶状

(三)垂体肿瘤临床症群

1. 激素分泌异常症群

(1)激素分泌过多症群：有功能垂体瘤细胞可分泌过多激素引起相应临床表现，如生长激素分泌过多引起巨人症及肢端肥大症，ACTH 分泌过多发生 Cushing 病伴黑色素沉着，催乳素过多引起溢乳——闭经综合征和阳萎。

(2)激素分泌过少症群：当非功能性肿瘤增大，正常垂体资质遭受破坏时，促激素分泌常减少，常见有 GnH 分泌减少而闭经、不育或阳痿，其次为 TSH 分泌不足引起继发性甲状腺功能减退症，ACTH 分泌不足引起继发性肾上腺皮质功能减退。激素分泌过少临床上多表现为复合症群。

2. 肿瘤压迫垂体周围组织的症群

(1)神经刺激症：头痛为常见症状，呈持续性头痛阵发性加剧，系因肿瘤压迫或侵蚀硬脑膜或蝶鞍膈膜或牵引血管外膜神经纤维所致。

(2)视神经压迫症：患者出现视力减退、视野缺损和眼底改变。当肿瘤向上前方鞍外发展时长压迫视神经、视交叉或视神经束而引起双颞侧偏盲、同侧偏盲或 1/4 视野缺损等，视力常减退，甚至仅存光感而失明。眼底检查可见视神经盘色泽浅淡、萎缩等表现。

> **要点提示** 垂体部位原发的肿瘤大多为良性肿瘤，以垂体腺瘤最常见。

(3)其他压迫症群：当肿瘤向上生长可累及下丘脑引起下丘脑综合征，发生肥胖、尿崩症、嗜睡、多食、厌食、性发育迟缓或早熟等，尤以颅咽管瘤多见。当肿瘤向两侧及后方发展可侵蚀海绵窦而发生第Ⅲ、Ⅳ、Ⅵ对脑神经压迫，产生眼球运动障碍与突眼等海绵窦综合征；当第Ⅴ对神经受累时可发生三叉神经痛或面部木等。

第四节 肾上腺疾病

学习要求

了解肾上腺常见肿瘤，了解垂体功能亢进和减退所致各相关综合征的原因和病变特点。

一、肾上腺皮质功能亢进

肾上腺皮质功能亢进是因肾上腺肿瘤或增生、垂体肿瘤或异位 ACTH 等原因，刺激肾上腺分泌过量的皮质激素所引起。肾上腺皮质产生的几种激素，即盐皮质激素、糖皮质激素和肾上腺雄激素或雌激素，每种激素分泌过多时均可引起相应的临床综合征，常见的有两种：皮质醇增多症和醛固酮增多症。

(一)皮质醇增多症

皮质醇增多症(hypercortisolism)又称 Cushing 综合征，是肾上腺长期分泌过多的糖皮质激素所致。该激素促进蛋白质异化、脂肪沉积。临床表现为满月脸、向心性肥胖、高血压、皮肤紫纹、多毛、糖耐量降低、月经失调、性欲减退、骨质疏松、肌肉乏力等。本症成人多于儿童，儿童患者腺癌比较多，女性多于男性，约 2.5∶1。如出现男性化表现则提示癌的可能。

1. 垂体性　约 80%的 Cushing 综合征患者是由垂体病变引起，垂体肿瘤分泌过多 ACTH 引起发病，又称为垂体性 Cushing 综合征。少数病人垂体无肿瘤，可能与下丘脑功能紊乱，下丘脑分泌皮质激素释放因子过多，而使垂体 ACTH 细胞增生，血清中 ACTH 增高。病变为双肾上腺弥漫性中度肥大，质量可达 20g，切面皮质厚度可超过 2mm。光镜下，主要是束状带细胞增生(图 12-16)，细胞层数增加。有时分泌雄激素的网状带细胞亦增生，患者出现女性月经减少，多毛，乳房萎缩。男性病人因大量皮质醇抑制垂体促性腺激素分泌，引起性欲减退，阴茎缩小等症状。

2. 肾上腺性 肾上腺功能性肿瘤或结节状增生，分泌大量皮质醇，这些肿瘤或增生结节的生长和分泌功能为自主性，不受垂体ACTH的调控，大量皮质醇反馈性抑制垂体ACTH的释放，血中ACTH降低。结节状增生时，双肾上腺皮质弥漫性增生基础上出现有多个增生的结节，结节可以是很小，显微镜下才能辨认，大者直径0.5～1cm，边界较清楚，但无包膜。光镜下，弥漫增生者为网状带及束状带细胞而结节内多为束状带细胞。

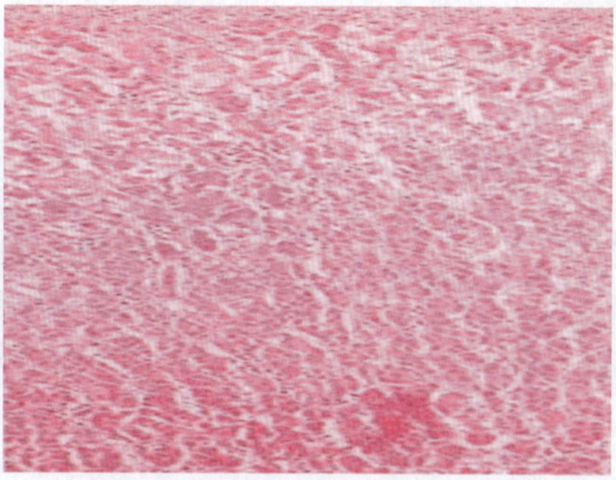

图12-16 肾上腺皮质增生(HE染，×100)
肾上腺皮质弥漫性增生，以束状带增生明显

3. 异位性 是指由于垂体以外的肿瘤产生ACTH刺激肾上腺皮质增生，分泌过量的皮质激素。最常见的肿瘤为肺癌尤其是小细胞肺癌，占50%左右。其他有恶性胸腺瘤、胰岛细胞瘤以及APUD瘤等，这些肿瘤分泌的ACTH引起皮质增生，可检测到血中ACTH增高。

(二)醛固酮增多症

醛固酮增多症(hyperaldosteronism)分为原发性和继发性两种。

1. 原发性醛固酮增多症大多数(占60%～90%)由功能性肾上腺肿瘤引起，肿瘤大多介于1～2cm，包膜完整，切面为金黄色，由大量透明细胞组成。少数为肾上腺皮质增生或分泌醛固酮的肾上腺皮质癌所致。临床主要表现为高血压、高钠血症、低钾血症及其所引起的神经肌肉功能障碍等，血清中肾素降低，这是因为钠潴留使血容量增多，抑制了肾素的释放。镜下主要为球状带细胞增生，少数也可混杂有束状带细胞。

2. 继发性醛固酮增多症系指肾上腺以外的疾病引起肾素-血管紧张素分泌过多，刺激球状带细胞而引起醛固酮分泌增多的疾病。

要点提示 肾上腺皮质功能亢进是因肾上腺肿瘤或增生、垂体肿瘤或异位ACTH等原因，刺激肾上腺分泌过量的皮质激素所引起。

二、肾上腺皮质功能低下

(一)急性肾上腺皮质功能低下症

急性肾上腺皮质功能低下症(acute adrenocortical insufficiency)主要原因是败血症引起的皮质大片出血、坏死、血栓形成或栓塞，或应激反应及长期使用皮质激素治疗后突然停药等。临床表现为血压降低、休克、昏迷等症状，少数严重者可致死，如小儿容易发生的综合征。

(二)慢性肾上腺皮质功能低下症

慢性肾上腺皮质功能低下症(chronic adrenocortical insufficiency)又称Addison病，少见。主要病因为自身免疫反应引起的特发性肾上腺萎缩、双侧肾上腺结核和肿瘤转移、白血病等病因，引起双肾上腺皮质大部分破坏。主要临床表现为皮肤和黏膜及瘢痕处黑色素沉着增多、低血糖、低血压、食欲缺乏、肌力低下、易疲劳、体重减轻等。黑色素沉着增多是由于肾上腺皮质激素减少,促使具有黑色素细胞刺激活性的垂体 ACTH 及 β-LPH 分泌增加,促进黑色素细胞制造黑色素之故。

要点提示 Addison 病病变为双肾上腺皮质大部分破坏,双肾上腺缩小尤以皮质为显著。

特发性肾上腺萎缩又称自身免疫性肾上腺炎,是一种自身免疫性疾病,多见于青年女性,患者血中常有抗肾上腺皮质细胞线粒体和微粒体抗体,往往和其他自身免疫性疾病并存,如甲状腺功能减退症、桥本甲状腺炎、胰岛素依赖型糖尿病等。患者双肾上腺高度萎缩,皮质菲薄,内有大量纤维组织增生,伴淋巴细胞和浆细胞浸润。

三、肾上腺肿瘤

(一)肾上腺皮质腺瘤

肾上腺皮质腺瘤(adrenocortical adenoma)是肾上腺皮质细胞发生的一种良性肿瘤。

肉眼观,呈圆形或卵圆形结节,多为单发,直径多在 1～5cm,巨大者可以超过 10cm,有完整包膜。切面呈实性棕黄色,有时伴出血或囊性变。

光镜下,主要由富于类脂质的透明细胞构成(图 12-17),其中也有部分胞质粉红染色的暗细胞混杂,瘤细胞核较小,胞质丰富,瘤细胞排列成片块或条索,无核分裂象,间质含丰富的毛细血管。大多数皮质腺瘤是非功能性的,少部分为功能性腺瘤,可引起醛固酮增多症或 Cushing 综合征。

皮质腺瘤与皮质结节状增生的鉴别:腺瘤常为单侧,单发,有包膜,瘤细胞排列不规则,部分瘤细胞核有异型,肿瘤周围组织有萎缩现象;增生结节常为双侧,多发,直径一般<1cm,瘤细胞排列较规则,一般不见细胞核异型。

(二)肾上腺皮质腺癌

肾上腺皮质腺癌(adreocortical carcinoma)少见,12 岁以下少年儿童较多。

肉眼观,一般体积较大,成侵袭性生长,境界不清,切面呈棕黄色或多色,常有出血、坏死及囊性变。

光镜下,分化差者瘤细胞异型性大,可见多核瘤巨细胞,核分裂象多见(图 12-18),常伴出

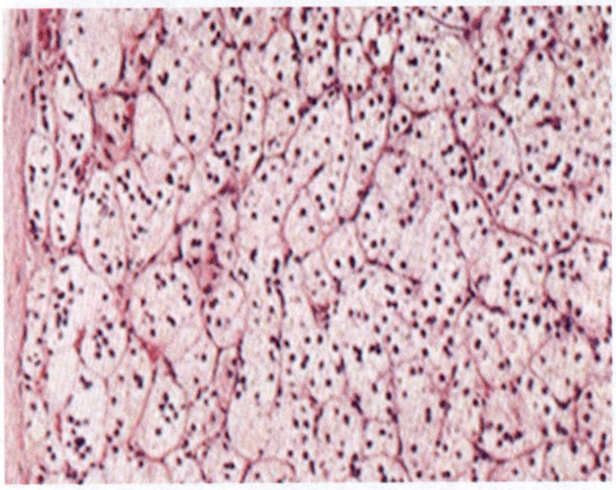

图 12-17 肾上腺皮质腺瘤(HE 染色,×100)

瘤细胞大,泡沫状,排列不规则,细胞核较一致,无核分裂象

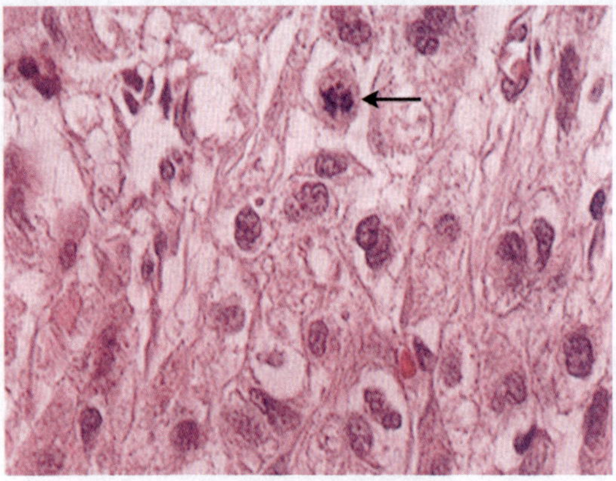

图 12-18 肾上腺皮质癌(HE 染色,×400)

瘤细胞异型明显,可见病理性核分裂象

血坏死灶；分化好的腺癌，有包膜，瘤细胞形态和排列很难与腺瘤区别，只能根据包膜侵犯或血管侵犯情况做判断。腺瘤直径一般在 5cm 以下，核分裂象很少见，一般不见瘤组织出血及坏死。腺瘤可以长得很大，尤其是无功能性的腺癌可以达 1000g 以上。

临床特点，皮质腺癌多为功能性，常表现为男性化及肾上腺功能亢进症状，尤其是儿童和青少年。且易发生局部浸润和转移，预后差。

（三）肾上腺髓质肿瘤

肾上腺髓质胚胎起源自神经嵴，属 APUD 细胞系统。可发生嗜铬细胞瘤、神经母细胞瘤和神经节细胞瘤。

嗜铬细胞瘤（pheochromocytoma）是由嗜铬细胞发生的一种少见的肿瘤。85%～95%来自肾上腺髓质，5%～10%发生在髓质以外，多位于从颈部至盆腔的交感神经节及交感神经丛。膀胱壁也偶有发生。嗜铬细胞瘤常为单发，右侧多于左侧。

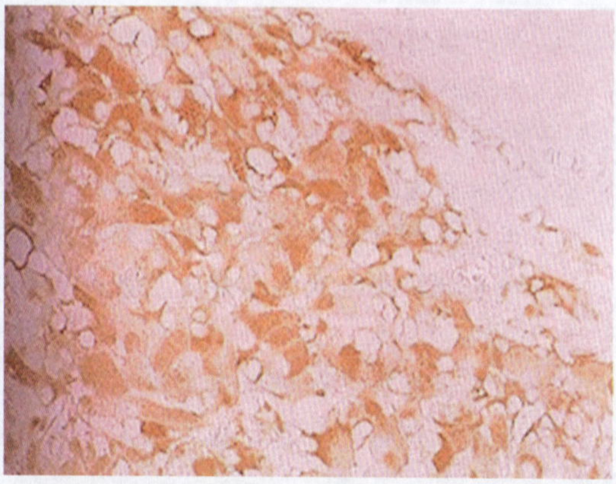

图 12-19　**嗜铬细胞瘤（免疫组化）（HE 染色，×100）**
嗜铬粒蛋白 A 染色，细胞质内见阳性颗粒

肉眼观，肿瘤直径 2～10cm，平均质量约 100g，可有完整包膜。切面灰白或灰红色，瘤组织经 Helly 固定液固定后显棕黄。常有坏死、钙化及囊性变。

光镜下，瘤细胞为体积较大的多边形细胞，呈团索状、片块状排列，形态多样，可见瘤巨细胞，胞质丰富，充满大量嗜铬颗粒，免疫组织化学染色嗜铬素 A 强阳性（图 12-19）。瘤细胞核大，常有异型或出现怪异核，但很难见到核分裂象，间质为丰富的血窦。瘤组织广泛侵犯邻近脏器、组织或发生远处转移者应考虑为恶性嗜铬细胞瘤。电镜下，瘤细胞胞质内含大量有膜包绕的神经内分泌颗粒。

临床特点，由于瘤细胞可分泌去甲肾上腺素和肾上腺素，引起查受体兴奋症状。出现间歇性或持续性高血压、头痛、出汗、心动过速、心悸、基础代谢率升高和高血糖等症状，甚至可导致心力衰竭、肾衰竭、脑血管意外和猝死。有遗传性家族史的患者，常伴有多发性内分泌肿瘤综合征。

要点提示　肾上腺肿瘤较少见。肾上腺髓质来自神经嵴，属 APUD 细胞系统，嗜铬细胞瘤是主要来源于肾上腺髓质。

问题讨论　女，36 岁。肥胖、体重增加伴头痛、头晕 8 年，加重 1 个月。检查肥胖尤以脸部、腹部、背部等处肥胖明显；CT 断层摄片检查：（右）肾上腺占位病变，垂体检查无肿瘤表现。巨检：淡黄色圆形结节状肿块 1 个，有完整包膜，切面棕黄色，实性，质软；光镜下，瘤细胞胞质丰富，其中部分瘤细胞胞质透明，部分胞质淡红，两种细胞混杂形成片块状和条索状结构。瘤细胞核小、圆形，未见核分裂象。肿瘤间质含丰富的毛细血管。请问该患者的诊断是什么？为何出现上述临床表现？

附：APUD（amine precursor uptake and decarboxylation）瘤：

分布在各组织内的内分泌细胞因能摄取案的前体，经脱羧反应后，使其形成相应的胺（如巴胺、5-羟色胺等）和多肽激素，故称为APUD细胞；因其银染色阳性，又称嗜银细胞。由这类细胞发生的肿瘤称为APUD瘤，病理特点为光镜见大多含有嗜银颗粒，电镜下可见神经内分泌颗粒，虽然起源母细胞具有分泌功能，但APUD瘤可分为功能性和非功能性两类，有良恶性及交界性肿瘤之别。

复习指导

1. 甲状腺腺瘤与结节性甲状腺肿的根本区别在于前者是肿瘤而后者不是。

2. 非毒性甲状腺肿病变分期为增生期、胶质贮积期和结节期。一般无内分泌功能失调，主要为局部压迫。

3. 甲状腺癌是起源于滤泡上皮细胞或滤泡旁细胞的一类恶性肿瘤。

4. 原发性糖尿病分为胰岛素依赖型糖尿病和非胰岛素依赖型糖尿病。

5. 糖尿病病变除胰岛本身退型性变化外，全身血管尤其是大中动脉和小血管病变尤为重要。

6. 最常见的胰岛细胞瘤是由胰岛B细胞发生的胰岛素瘤。

7. 垂体性侏儒症与克汀病的根本区别是原发病变部位前者在垂体前叶而后者主要在甲状腺。

8. 垂体部位原发的肿瘤大多为良性肿瘤。

9. 肾上腺皮质腺瘤与肾上腺皮质结节状增生的根本区别在于前者是肿瘤性增生而后者是一般性增生。

10. Cushing综合征是由于多种原因作用于肾上腺皮质所致的肾上腺皮质功能亢进的主要表现形式。

（殷治华）

第13章 神经系统疾病

chapter 13

学习要求

1. 掌握流行性脑脊髓膜炎、流行性乙型脑炎的病理变化。

2. 熟悉流行性脑脊髓膜炎、流行性乙型脑炎的病因及发病机制、临床与病理联系表现。

3. 熟悉狂犬病的传染源、传播途径及病变特征。

4. 熟悉阿尔茨海默病与帕金森病的病理特征及主要临床表现。

5. 了解海绵状脑病的病理变化。

6. 了解常见神经系统肿瘤的形态特征。

神经系统包括中枢神经系统和周围神经系统两大部分，前者指脑和脊髓，后者指脑神经与支配肢体的周围神经。脑可分为大脑、间脑、脑干及小脑四部分。大脑又称端脑，由左右两半球组成，半球表面凹凸不平，隆起称为脑回，凹陷称为脑沟，主要结构为大脑皮质和基底核两部分。大脑皮质是被覆在端脑表面的灰质，主要由神经元的胞体构成。皮质的深部由神经纤维形成的髓质或白质构成，髓质中又有灰质团块即基底核，纹状体是其中的主要部分。大脑是控制运动、产生感觉及实现高级脑功能例如语言、视觉、听觉、嗅觉等的高级神经中枢。海马位于大脑颞叶，它是组成大脑边缘系统的一部分，担当着关于记忆以及空间定位的作用。小脑由两侧的半球及中间的蚓部构成，参与躯体平衡和肌肉张力的调节以及随意运动的协调。脑干包括中脑、脑桥、延髓及网状结构，具有维持个体生命活动例如心跳、呼吸、消化、体温、睡眠等重要的生理功能。中脑红核主要功能是调节脊髓前角运动细胞的活动，中脑黑质具有产生多巴胺、调节运动的功能。间脑一般分为丘脑、丘脑上部、丘脑下部、丘脑底部和丘脑后部五个部分，丘脑不仅是除嗅觉外一切感觉冲动传向大脑皮质的转换站，而且是重要的感觉整合机构之一，在维持和调节意识状态、警觉和注意力方面也起重要作用。下丘脑是较高级的调节内脏及内分泌活动的中枢。脑膜由外向内分为硬脑膜、蛛网膜和软脑膜，在蛛网膜与软脑膜之间为充满脑脊液的蛛网膜下隙。脑脊液正常由各脑室脉络丛产生，最后到达蛛网膜下隙，通过蛛网膜颗粒渗入上矢状窦最终汇入静脉。中枢神经系统由神经元、胶质细胞（包括星形胶质细胞、少突胶质细胞和室管膜细胞）、小胶质细胞、脑膜细胞以及血管组成。

神经系统的解剖和生理特点使其在病理学方面有一些特殊规律。例如病变的部位与功能障碍关系密切，病变相同而部位不同则可能出现不同的症状，病变不同也可能导致相同的结果；不同的损伤因子可引起相同或相似的病变，脑水肿、颅内高压与脑疝、脑积水是常见的并发症；血-脑屏障和血管周围间隙的存在构成了天然屏障，在一定程度上限制了病变侵犯脑实质，但颅骨的存在使一些炎症性或肿瘤性病变向脑实质内扩展；脑内无固有的淋巴组织和淋巴管，免疫活性细胞均由周围血液输入；脑组织损伤修复时依赖胶质细胞形成胶质瘢痕；颅外器官的恶性肿瘤常可转移到颅内，而颅内的恶性肿瘤极少转移到颅外。本章主要介绍一些常见的神经系统疾病。

第一节　神经系统感染性疾病

学习要求

在学习中注意对流行性脑脊髓膜炎与流行性乙型脑炎的病理变化进行比较，包括好发部位、病变性质及具体病理变化3个方面。同时对病因、传播途径、易感人群、主要临床表现及结局等进行比较。熟悉狂犬病的传染源、传播途径。须掌握的名词有：华-佛综合征、筛状软化灶、噬神经细胞现象、神经细胞卫星现象、血管套袖现象、Negri小体。须熟悉的名词有：小胶质细胞结节、脑疝、脑积水、格子细胞、海绵状变性。

一、流行性脑脊髓膜炎

流行性脑脊髓膜炎(epidemic cerebrospinal meningitis)，简称流脑，是由脑膜炎球菌引起的脑膜和脊髓膜的急性化脓性炎症，多为散发，冬春季可在局部地区流行。儿童和青少年多见。临床上患者可表现为高热、头痛、呕吐、皮肤瘀点或瘀斑、脑膜刺激症状等，严重病例可因中毒性休克或严重脑水肿危及生命。

【病因及发病机制】

脑膜炎球菌属奈瑟菌属，革兰染色阴性。其主要致病物质为荚膜和内毒素，荚膜能抵抗白细胞的吞噬作用。寄生于病人或带菌者鼻咽部分泌物中的细菌通过咳嗽、喷嚏等由飞沫经呼吸道传染。细菌进入机体后是否发病与细菌的毒力和机体的反应性有关。大多数情况下，细菌侵入上呼吸道黏膜只引起局部轻微的炎症，成为带菌者而不发病。当机体抵抗力低下或菌量多、毒力强时，细菌从呼吸道黏膜侵入血流，引起短暂菌血症或败血症。2%～3%的病人因机体抵抗力低下，细菌进一步侵入脑(脊)膜，主要是软脑膜，引起脑(脊)膜的化脓性炎症。机体对内毒素敏感时可引起中毒性休克和弥散性血管内凝血(Disseminated intravascular coagulation，DIC)。

【病理变化及临床与病理联系表现】

根据起病、病程、病理变化及临床表现不同，流脑分为普通型和暴发型，其中普通型最多见。

(一)普通型流脑

按病变的发展可分为以下 3 个阶段：

1. 上呼吸道感染期　为本病的早期病变。鼻咽部黏膜充血、水肿，少量中性粒细胞浸润，黏液分泌亢进。病程 1～2d。临床上主要表现为咽痛、鼻塞、流涕、咳嗽和轻微的发热等上呼吸道感染症状。

2. 败血症期　在上述病变的基础上，患者皮肤、黏膜出现瘀点、瘀斑，为细菌性栓子中的细菌产生的内毒素以及内皮缺氧引起的血管壁损害所致。此外临床上还有高热、寒战，头痛、呕吐及外周血中性粒细胞增高等表现。皮肤瘀点处刮片可查到细菌，血培养可阳性。本期时间也较短暂。

3. 脑膜炎期　为本病的特征性病变期，表现为脑膜和脊髓膜的急性化脓性炎。肉眼观，脑、脊膜血管高度扩张充血，蛛网膜下腔充满灰黄色脓性渗出物，渗出物较多处脑沟、脑回模糊不清(图 13-1)。病变以大脑的额叶、顶叶、枕叶及脊髓的背侧为重。颅底渗出较多时可使脑神经受累。当渗出物影响脑脊液循环时可引起脑室扩张。镜下，蛛网膜下腔内的静脉及软脑膜血管高度扩张、充血，蛛网膜下腔明显增宽，其中有大量中性粒细胞、纤维蛋白和少量单核细胞、淋巴细胞渗出(图 13-2)。用革兰染色在细胞内外均可找到细菌。脑实质一般不受累，浅层皮质可有轻度充血和脑水肿，神经细胞有不同程度变性。

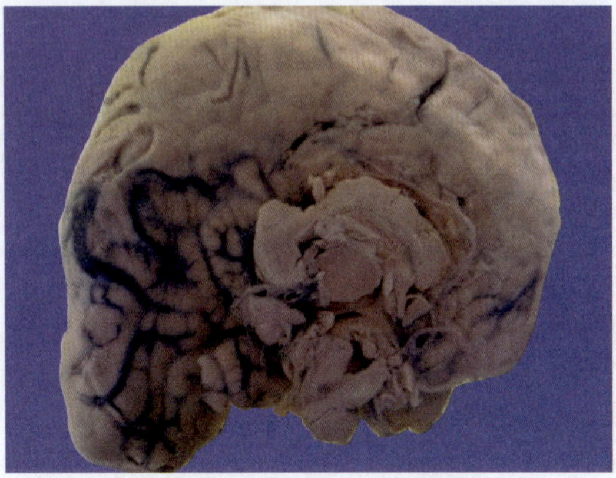

图 13-1　流行性脑脊髓膜炎(大体)

脑膜高度充血，顶叶、额叶表面覆盖厚层灰黄色脓液，沟回界限不清

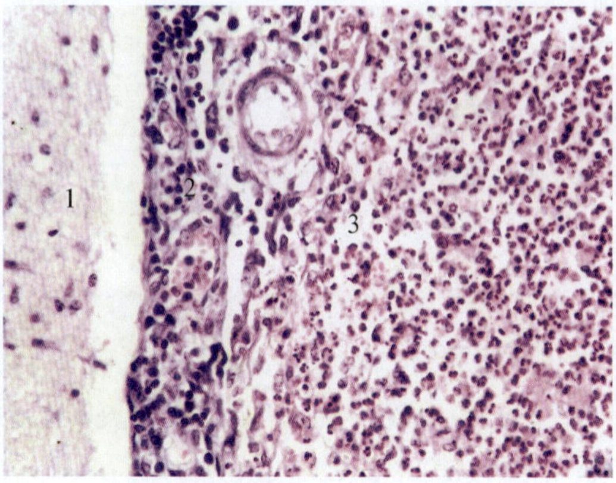

图 13-2　流行性脑脊髓膜炎(镜下)(HE 染色，×100)

1.脑组织；2.软脑膜；3.蛛网膜下隙　软脑膜充血，蛛网膜下隙可见大量脓细胞

临床主要表现有：①脑膜刺激征：由于炎症累及神经根表面的软脑膜、软脊膜和蛛网膜，使增粗的神经根在通过椎间孔处受压，当颈部、背部、腰骶部肌肉运动时牵拉受压的神经根而产生疼痛，此时肌肉会产生保护性痉挛，因而出现颈项强直和屈髋伸膝征(kernig sign)等阳性体征。病情严重时，婴幼儿腰背部肌肉产生保护性痉挛，可出现“角弓反张”体征。②颅内压增高：与脑膜血管扩张、蛛网膜下腔大量渗出物以及蛛网膜颗粒被阻塞致使脑脊液回流受阻等因素有关。若伴有脑水肿，颅内压增高更明显。患者表现为剧烈头痛、喷射性呕吐，小儿前囟饱满等。③脑脊液改变：脑脊液压力增高，外观浑浊或呈脓性。白细胞计数增加，主要是脓细胞，蛋白含量增多，糖及氯化物减少(被细菌所消耗)，涂片和细菌培养可查到细菌。

要点提示 本病典型病变部位在脑膜和脊髓膜，以大脑额叶、顶叶、枕叶最为严重，病变主要波及软脑膜和软脊膜，病变性质属于急性化脓性炎，脓性渗出物聚积在蛛网膜下腔。

（二）暴发型流脑

暴发型流脑多见于儿童，尤其是2岁以下幼儿。起病急骤，病情重，常在24h、甚至6h内危及生命，死亡率高达50%，婴幼儿可达80%。根据病理特点可分为以下2型：

1. 暴发型脑膜炎球菌败血症 发病后在短时间内出现皮肤和黏膜广泛性瘀点、瘀斑，并迅速融合成大片状出血，伴周围循环衰竭，而脑膜的炎症病变较轻。与此同时，内脏器官如肺、心、胃肠道和肾上腺等均有广泛性出血。过去认为是因双侧肾上腺广泛出血以及肾上腺功能衰竭引起，称为华-佛综合征（Waterhouse-Friderichsen syndrome）。目前认为是因脑膜炎球菌败血症期由内毒素引起的中毒性休克及DIC所致。

2. 暴发型脑膜脑炎 脑膜炎症并波及软脑膜下的脑组织。在内毒素的作用下，脑实质内血管扩张、充血，脑水肿明显，甚至脑疝（herniation）形成。脑血管炎症及血栓形成可导致脑梗死。临床上表现为高热、剧烈头痛、频繁呕吐、惊厥、嗜睡、昏迷等颅内压升高及脑实质受损表现。

要点提示 普通型流脑主要表现有明显的脑膜刺激征、颅内压增高表现；暴发型流脑可以表现为中毒性休克、DIC或脑实质受累、颅内压增高及轻微脑膜刺激征。

链接 脑疝是中枢神经系统常见的并发症之一，是指当颅内压增高时部分脑组织移位，嵌入颅脑内压力较低处（如大脑镰、小脑天幕、枕骨大孔等）的现象。常见的脑疝有3种类型：①扣带回疝，又称大脑镰下疝，扣带回从大脑镰下缘疝入对侧；②小脑天幕疝：又称海马钩回疝，海马钩回经小脑天幕孔向下膨出；③小脑扁桃体疝：又称枕骨大孔疝。小脑扁桃体疝入枕骨大孔。脑疝形成常威胁患者的生命。

【结局及并发症】

由于磺胺药及抗生素广泛而及时应用，大多数普通型流脑患者均能痊愈。若治疗不及时或治疗不当可迁延成慢性，在痊愈后遗留下一定后遗症：①脑积水（hydrocephalus）：由于蛛网膜下腔的脓性渗出物吸收不全而被机化导致脑膜粘连，使脑脊液回流受阻、脑积水，引起脑室扩张、脑实质受压；②脑神经麻痹：因渗出物压迫或机化粘连而引起脑神经功能障碍如耳聋、视力障碍、动眼神经麻痹、面神经麻痹等；③脑缺血和脑梗死：炎症波及颅底部动脉，血管内血栓形成，从而引起相应部位的脑缺血和脑梗死。暴发型流脑死亡率较高，主要死于中毒性休克、DIC及脑疝、呼吸衰竭。

问题讨论 患儿男性，9 岁，主因高热、头痛、呕吐伴精神萎靡 2d 入院。体检：体温 40.5℃，脉搏 120/min。颈强直。全身皮肤散在出血点，以下肢明显。实验室检查：末梢血白细胞 18×10^9/L，中性占 92%。脑脊液：压力增高，外观浑浊，蛋白量增高，细菌培养(+)。分析患儿可能患有什么疾病？试解释其临床表现。

链接 脑积水是指脑室系统内脑脊液含量异常增多、伴有脑室扩张的状态。主要原因有脑脊液循环通路阻塞(例如脑肿瘤、脑囊虫病、先天性畸形、蛛网膜下腔出血、炎症、外伤等)和脑脊液产生过多或吸收障碍(例如慢性蛛网膜炎、脉络丛乳头状瘤等。脑积水严重时可导致脑组织受压、萎缩。

二、流行性乙型脑炎

流行性乙型脑炎(epidemic encephalitis B)简称乙脑，是由乙型脑炎病毒感染引起的以脑实质损害为主的变质性炎症，多在夏秋季流行。儿童发病率高，尤其是 10 岁以下儿童。近年来由于儿童和青少年广泛接种乙脑疫苗，故成人和老人发病相对增多。本病起病急，发展快，死亡率高。临床主要有高热、抽搐、嗜睡、昏迷等脑实质受累的表现。

【病因及发病机制】

乙型脑炎病毒为嗜神经性 RNA 病毒。猪、牛、马等家畜、家禽隐性感染率较高，因此成为人类乙脑的主要传染源和中间宿主。传播媒介主要为库蚊。带病毒的蚊子在叮咬人时，病毒即随蚊子的唾液通过皮肤侵入人体。病毒先在血管内皮细胞及单核巨噬细胞系统中繁殖，然后入血形成短暂病毒血症。感染病毒后发病与否，取决于病毒的数量、毒力和机体的免疫功能。绝大多数人在感染后不发病，成为隐性感染者。当侵入的病毒量多、毒力强、机体的免疫功能低下时，病毒则突破血脑屏障侵入中枢神经系统引发本病，若血脑屏障功能不健全或脑实质已有病毒侵害时更易于发生。乙型脑炎病毒属于有膜病毒，受感染的神经细胞表面有膜抗原存在，机体针对抗原所产生的体液免疫和细胞免疫反应，是引起神经组织损伤和炎症病变发生的基础。

【病理变化】

病变累及整个中枢神经系统灰质，以大脑皮质及基底核、视丘最严重；脑桥及小脑皮质次之；脊髓病变最轻，仅限于颈段脊髓。

要点提示 病变虽然累及整个中枢神经系统，但以大脑皮质最为严重，病变越向下越轻，这与脊髓灰质炎的部位特点相反。

肉眼观，脑膜血管充血，脑水肿明显，脑回增宽、脑沟变窄；切面可见粟粒或针尖大小的半透明软化灶或腔隙，散布或聚集成群，界限清楚，一般以顶叶及丘脑等处较为明显(图 13-3)。

镜下，主要有以下 4 种病变：

1. 血管反应及渗出性病变　脑实质内血管扩张充血，血管周围间隙增大，以淋巴细胞为主的炎细胞紧密围绕血管浸润，此现象称为血管套袖现象（图 13-4）。有时可见小灶状出血及血栓形成。

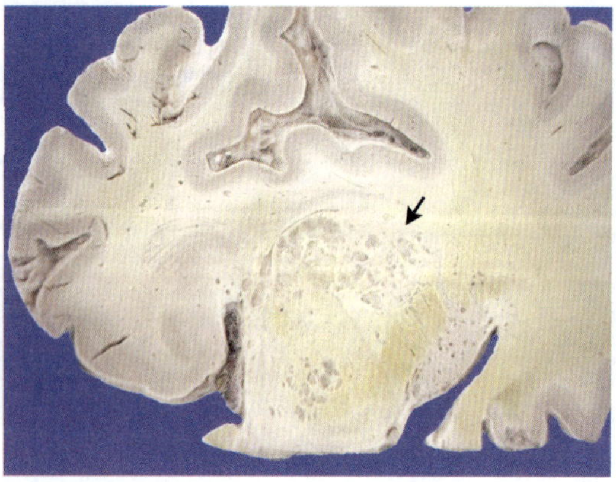

图 13-3 流行性乙型脑炎
密集的小软化灶

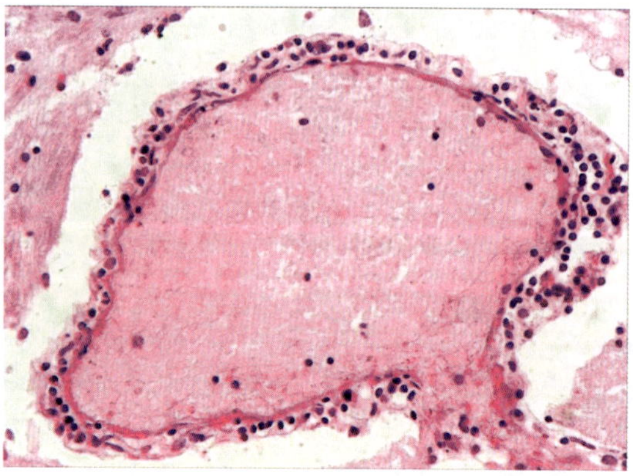

图 13-4 流行性乙型脑炎（HE 染色，×200）
血管套袖现象

2. 神经细胞变性坏死 病变累及单个散在的神经细胞，表现为细胞肿胀、尼氏小体消失，核偏位，空泡变性。部分则表现为嗜酸性变，胞质深红染，核固缩。神经元周围有 5 个或 5 个以上（正常时 1～2 个）少突胶质细胞围绕，此现象称为神经细胞卫星现象（图 13-5）。有时可见小胶质细胞围绕和侵入坏死的神经细胞体内，此现象称为噬神经细胞现象（图 13-6）。

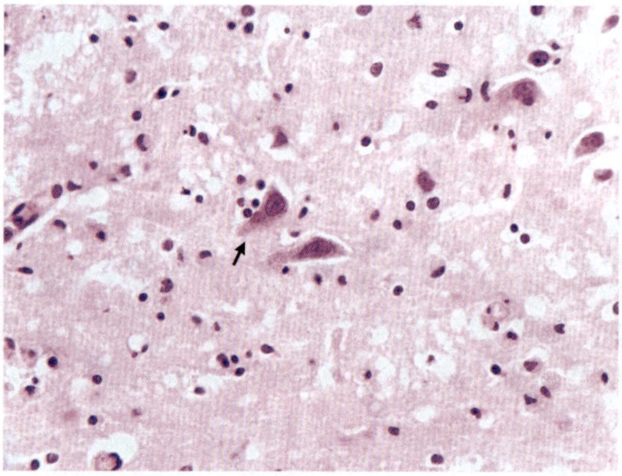

图 13-5 流行性乙型脑炎（HE 染色，×200）
神经细胞卫星现象

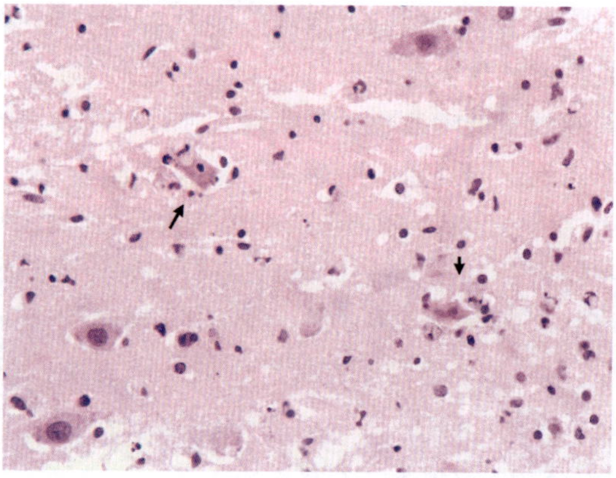

图 13-6 流行性乙型脑炎（HE 染色，×200）
噬神经细胞现象

3. 软化灶形成 为本病的特征性病变之一。神经组织呈灶状液化性坏死，局部疏松淡染，呈筛网状，又称筛状软化灶（图 13-7）。在坏死物吸收过程中可见较多泡沫细胞或格子细胞形成。软化灶发生机制尚不清楚，可能与病毒及其诱发的免疫反应的损伤作用或局部血液循环障碍、微血栓形成有关。小的软化灶可被吸收，较大者以胶质瘢痕愈合。

4. 胶质细胞增生 小胶质细胞弥漫或局灶性增生，在坏死病灶或小血管旁呈局灶性增生、聚集，形成小胶质细胞结节（图 13-8）。

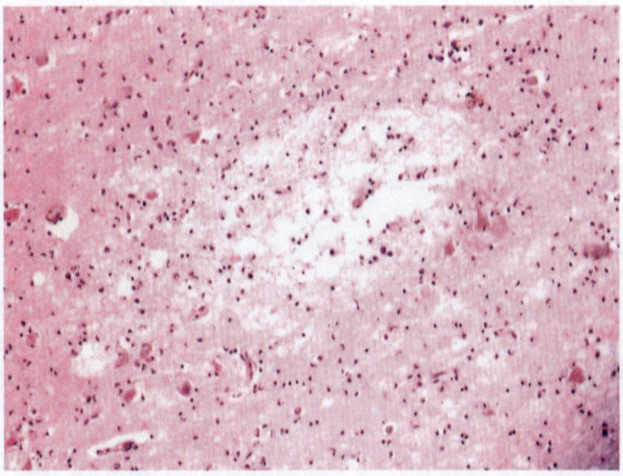

图 13-7　**流行性乙型脑炎(HE 染色,×100)**
筛状软化灶

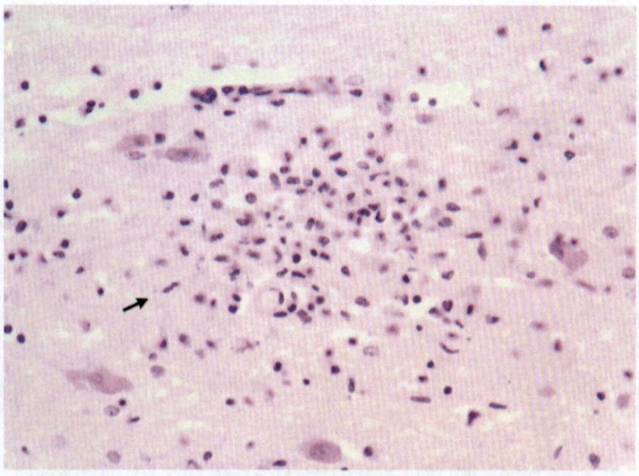

图 13-8　**流行性乙型脑炎(HE 染色,×200)**
小胶质细胞结节

【临床病理联系表现】

> **要点提示**　乙脑的病变以大脑顶叶与丘脑突出。病变性质为急性变质性炎。筛状软化灶为乙脑相对特征性病变。

1. *病毒血症表现*　高热,全身不适,轻者体温在 38～39℃,重者体温可达 40℃以上。

2. *神经细胞功能障碍*　嗜睡、昏迷出现较早,这与脑神经细胞广泛变性、坏死有关。当脑内运动神经细胞受损严重时,可出现肌张力增强,腱反射亢进,并可伴有短暂或持续性抽搐。脑桥和延髓的运动神经细胞受损严重时,出现延髓性麻痹,患者出现吞咽、语言障碍,甚至发生呼吸、循环衰竭。

3. *颅内压增高*　由于脑实质血管高度扩张充血、血管壁通透性增高而发生脑水肿,颅内压增高。患者表现为头痛、呕吐。脑水肿严重时可致脑疝形成,小脑扁桃体疝可引起中枢性呼吸、循环衰竭,甚至死亡。

4. *脑脊液检查*　脑脊液无色透明,压力轻度增高,白细胞计数增加,在$(50～500)\times10^6$/L,个别可高达1000×10^6/L 以上。起初 2～3d 以中性粒细胞为主,以后则单核细胞增多。蛋白质轻度增高,糖正常或偏高,氯化物正常。

5. *脑膜刺激征*　由于脑膜有轻度的炎症反应,病人可出现轻度脑膜刺激症状,如颈项强直等。

【结局及并发症】

> **要点提示**　临床上流行性乙型脑炎主要有高热、嗜睡、昏迷等脑实质受累表现。

1. *痊愈*　多数病人病变较轻,经治疗后痊愈,不留后遗症。

2. *遗留后遗症*　少数病例因脑组织病变较重而恢复缓慢甚至出现痴呆、语言障碍、肢体瘫痪等后遗症。

3. *恶化*　脑实质受累、脑水肿严重时,可因呼吸、循环衰竭或并发小叶性肺炎而死亡。

问题讨论 患儿6岁，发热、头痛、恶心5d，伴抽搐、意识障碍2d入院。查体：T40.5℃，意识呈浅昏迷状态，病理体征阳性，脑膜刺激征阳性。血常规：白细胞$14\times10^9/L$，中性86%，血小板$180\times10^9/L$，尿常规未见异常。首先考虑的诊断是什么？提出诊断依据。从病理角度解释临床表现。

三、海绵状脑病

海绵状脑病(spongiform encephalopathy)是一组由传染性朊蛋白引起的以中枢神经系统慢性海绵状变性为特征的变性疾病。主要包括克雅病(Creutzfeldt-Jakob disease，CJD)、库鲁病(Kuru disease)、致死性家族性失眠症(fatal familial insomnia)、Gerstmann-Straussler综合征(GSS)以及动物的疯牛病、羊瘙痒病、传染性水貂脑病等。尽管海绵状脑病在临床上发病率较低，但传染性朊蛋白作为新的致病因子引起了医学界极大的关注。

【病因及发病机制】

过去本病被划为慢性病毒感染性疾病，目前认为致病因子是异常的朊蛋白(prion protein，PrP)，故本病又称为PrP病。人类PrP由20号染色体短臂上PRNP基因编码。正常神经细胞的朊蛋白(PrP^c)是一种细胞表面跨膜蛋白，可被蛋白酶K完全降解，其生物学功能尚不清楚。引起动物及人类朊蛋白病的异常朊蛋白(PrP^{sc})在蛋白质一级结构上与PrP^c无差异，但在蛋白质二级结构构型上发生改变，即由α-螺旋转变为β-折叠。PrP^{sc}对蛋白酶K不敏感，因而不易被降解，渐渐凝聚在一起，沉积在大脑中，引起神经细胞变性、凋亡、缺失。同时，PrP^{sc}可以结合PrP^c蛋白，使之也发生相同的构型改变，从而达到复制、传染的目的。外源性的PrP^{sc}侵入人体后，可改变体内正常的PrP^c引起疾病。人类PrP病在约15%的患者为遗传性，均为常染色体显性遗传，患者家族PRNP基因突变可引起自体的PrP^c发生结构改变，从而产生大量PrP^{sc}；若遇到外部PrP^{sc}时约半数人可发病。关于PrP^{sc}的传播途径目前尚不清楚，有研究认为可以经人对人传染如Kuru病；医源性感染引起克雅病见于角膜移植、脑深部电极检查、颅脑手术及生物制剂如生长激素的应用、输血等。也有动物传染给人的报道，例如食用患疯牛病的牛肉或牛肉制品引起变异型克雅病。

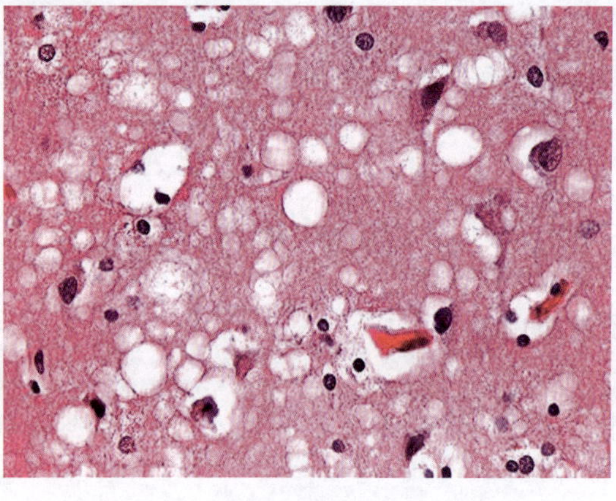

图13-9 克雅病(HE染色，×400)
大脑皮质海绵状变性

【病理变化】

病变主要累及大脑皮质，基底核、丘脑、小脑皮质、脑干甚至脊髓等也可受累。肉眼观，病程较长的病例发生大脑萎缩。光镜下出现海绵状变性，神经毡(neuropil)(即由神经元突起构成的网状结构)和神经元胞质内出现大量空泡，呈海绵状外观(图13-9)，伴有不同程度的神经元缺失和反应性胶质化，但无炎症反应。

【临床病理联系表现】

临床表现呈多样性。克雅病的症状在60

岁左右出现，早期症状主要有记忆力减退、行为障碍、肌阵挛和视觉障碍。随着疾病的进展，出现精神障碍、不自主运动、失明、四肢无力，并可出现昏迷。患者可因肺炎、压疮等感染性疾病导致死亡。克雅病死亡率达 100%，90%的患者在一年内死亡。变异型克雅病多发生在 45 岁以下，病程较长，精神症状较突出。库鲁病以小脑海绵状变性为特征，主要表现为共济失调、震颤、痴呆等症状，病人在一年内必然死亡。GSS 多于发病 5 年后死亡。致死性家族性失眠症平均 13.3 个月死亡。海绵状脑病潜伏期长而病程短，持续性进展，预后极差。因某些症状与阿尔茨海默病、帕金森病、肝豆状核变性、遗传性舞蹈病、肌阵挛性癫痫等疾病的表现相似，临床诊断较困难。金标准是对脑组织进行活检或尸检。

四、狂犬病

狂犬病(rabies)是一种人畜共患病，是由狂犬病病毒侵犯中枢神经系统引起的急性传染病。主要临床表现为恐水、怕风、恐惧不安、咽肌痉挛及进行性瘫痪等。因恐水为主要临床表现，因而本病又称"恐水症"。由于近年来的"宠物热"，使一些地区狂犬病的发病率上升。狂犬病死亡率极高，一旦发病死亡率几乎为 100%。在我国狂犬病居传染病死亡率的前五位。

【病因及发病机制】

狂犬病的病原体是狂犬病病毒。狂犬病病毒是弹状病毒科的一种嗜神经病毒，外形似子弹状，大小约 75 nm×180nm，具有双层脂质外膜，中心为螺旋对称的核衣壳，核酸为 ssRNA，可编码 5 种蛋白质。狂犬病病毒主要在野生动物及家畜中传播。传播源主要是病犬（占 80%～90%），其次是猫，另外其他家畜和野生动物都可传播本病。患病动物唾液中含有大量的病毒，人被患病动物抓伤、咬伤后病毒可通过皮肤、黏膜侵入机体。值得注意的是也可通过食用患病动物的肉、接触其皮毛、血液以及分泌物患病。少数情况下也可经人与人传播。

人被狂犬咬伤后发病率为 30%～60%，咬伤后是否发病与受伤部位、伤势程度、伤口处理情况、患病动物唾液中病毒的含量以及机体抵抗力等因素有关。按狂犬病的发病过程可分为 3 个阶段：①病毒在入侵部位的横纹肌肌梭感受器处繁殖，并不入血形成病毒血症。②病毒通过神经肌接头侵犯周围神经，并沿着神经纤维的轴浆向心性扩散，其速度约每小时 3mm。到达背根神经节后，病毒即在其内大量繁殖，然后侵入脊髓和整个中枢神经系统，主要是大脑和小脑等处的神经元。③病毒自中枢神经系统向周围神经离心性扩散，侵入心、肺、肝、肾、肌肉、鼻黏膜、唾液腺等器官与组织。

【病理改变】

病变侵犯整个中枢神经系统，尤以与咬伤部位相当的背根神经节及脊髓段、大脑的海马以及延髓、脑桥、小脑等处为重。病变主要呈急性弥漫性脑炎、脊髓炎表现，脑膜通常无病变。脑、脊髓实质充血、水肿。镜下，可见血管扩张，周围有单核细胞浸润，神经细胞变性、坏死。80%的病例在肿胀或变性的神经细胞胞质中可见到 1 个或多个嗜酸性病毒包涵体，即病毒的核衣壳，称为内基小体（Negri body）（图 13-10）。内基小体呈圆形或椭圆形，直径 3～

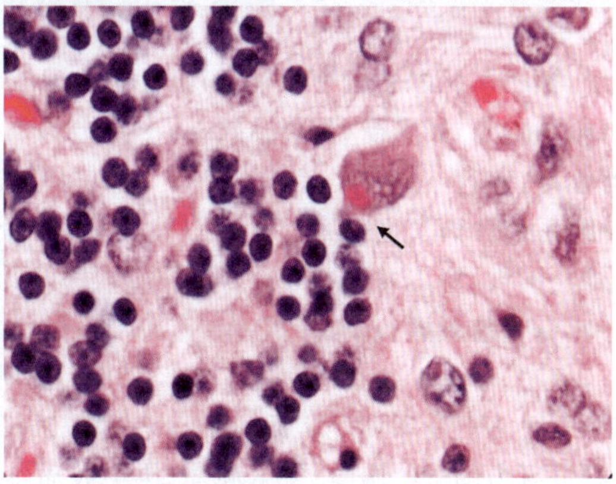

图 13-10　狂犬病(HE 染色，×400)

小脑浦肯野细胞胞质内可见内基小体

10nm，边缘整齐，最常见于海马神经细胞及小脑浦肯野细胞中。内基小体是狂犬病特征性病变，具有诊断价值。

其他器官也有一定病变。唾液腺肿胀，质柔软，腺泡细胞明显变性，腺组织周围有单核细胞浸润。胰腺腺泡上皮、胃黏膜壁细胞、肾上腺髓质细胞、肾小管上皮细胞等均可发生变性。

【临床与病理联系表现】

> **要点提示** 狂犬病特征性病变是Negri小体。主要见于小脑浦肯野细胞和海马神经细胞。

典型病例在临床上可分为四个阶段：①潜伏期：短者10d，长者可达数年，通常为3～8周，此期无明显症状。②前驱期：出现全身不适、发热、乏力、嗜睡、食欲减退、头痛、咽痛等，较有诊断意义的早期症状是伤口及其附近有麻木、发痒、疼痛及蚁走感等，此乃病毒繁殖刺激神经元所致，见于80%的病例，本期持续2～4d。③兴奋期：由于迷走神经核、舌咽神经核和舌下神经核受损较严重，可以发生呼吸肌、吞咽肌痉挛。临床上患者精神紧张、全身痉挛、呼吸困难、吞咽困难、怕光、怕声、怕水、怕风，常因咽喉部肌肉痉挛而窒息死亡。交感神经受刺激，使唾液分泌和出汗增多。迷走神经节、交感神经节和心脏神经节受损时，可发生心血管系统功能紊乱或猝死。本期持续1～3d。④麻痹期或昏迷期：患者渡过兴奋期后则进入昏迷期，呈深度昏迷状态，最终因呼吸和循环衰竭或合并小叶性肺炎而死亡。本期持续6～18h。

患者一旦开始出现狂犬病的症状和体征，就无法进行治疗，因此本病重在预防。控制传染源、及时清理和消毒伤口并注射狂犬疫苗和(或)抗狂犬病免疫球蛋白可预防和减少狂犬病的发生。

第二节 神经系统常见肿瘤

> **学习要求**
>
> 注意各种肿瘤的发生部位、年龄特点及病变特征。重要名词为：听神经瘤、Rosenthal纤维、菊形团、假菊形团、神经纤维瘤病。

一、中枢神经系统肿瘤

神经系统的肿瘤有3种来源，一部分来自神经系统实质细胞的原发性肿瘤，例如胶质瘤、髓母细胞瘤、脑膜瘤、听神经瘤等；一部分原发于颅内非脑实质的肿瘤，例如畸胎瘤、淋巴瘤、血管瘤等，还有一部分是转移性肿瘤，例如肺癌、乳腺癌、恶性黑色素瘤等转移到脑。原发性中枢神经系统肿瘤发生率为(5～10)/10万，其中胶质瘤最常见，占40%，脑膜瘤占15%，听神经瘤(神经鞘瘤)约占8%。儿童常见的颅内肿瘤为胶质瘤和髓母细胞瘤。

(一)胶质瘤

胶质瘤(glioma)是发生于神经外胚层的肿瘤，起源于神经间质细胞例如神经胶质、室管膜、脉络丛上皮和神经实质细胞。各种胶质瘤中以星形细胞肿瘤最多见，其次为胶质母细胞瘤，再后为髓母细胞瘤、室管膜瘤、少突胶质细胞瘤等。病因和发病机制不清，可能与一些理化因素(头部外伤、化学毒物、放射性、电磁辐射等)、生物因素(致瘤病毒、细菌毒素等)、胚胎发育过程中基因结构异常和遗传因素以及职业因素(例如化学工业的从业职员)等有关。肿瘤在初期没有明显症状，随着肿瘤的不断增大常出现颅内高压及脑组织受压的局部症状。因胶质瘤系浸润性生长，手术难以完全切除，对放疗、化疗不敏感，再加上血脑屏障等因素，抗肿瘤药的疗效较差，因此脑胶质瘤是全身肿瘤中预后最差的肿瘤之一。

1. *星形细胞肿瘤*（astrocytic tumors）　星形细胞肿瘤约占颅内原发性肿瘤的 30%、胶质瘤的 80%，男性多于女性。成人多见于幕上，以额叶和颞叶最多，儿童多见于小脑。根据肿瘤临床病理特点可分为多种类型，下面介绍几种常见的组织学类型。

（1）弥漫型星形细胞瘤（diffuse astrocytoma，DA）：此型最常见，好发年龄在 30－40 岁。在脑内呈浸润性生长，边界不清，呈灰白色，质较硬，有囊变时可较软。按肿瘤细胞形态可分为纤维型、原浆型、肥胖型和混合型等亚型，其中以纤维型星形细胞瘤最常见。纤维型肿瘤细胞富含神经胶质纤维，类似于白质内的纤维型星形细胞，细胞小，呈卵圆形（图 13-11）。原浆型最少见，肿瘤细胞体积小，细胞核形态较一致，胞突少而短，间质内常见微囊。肥胖型肿瘤细胞体积大，胞质丰富、均匀半透明，胞突粗短，细胞核小，偏于一侧，细胞密集排列，无异型性。

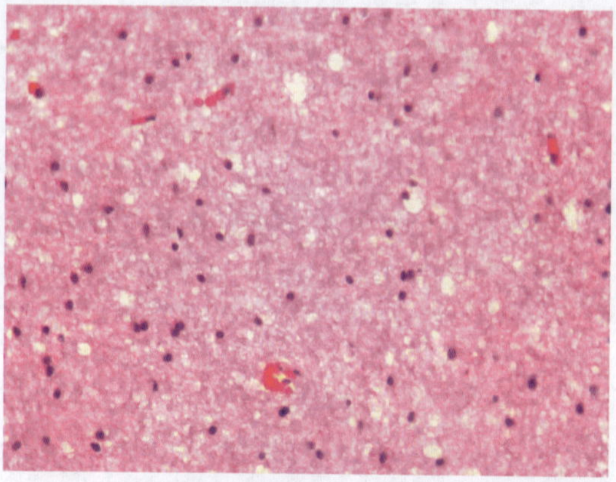

图 13-11　**纤维型星形细胞瘤（HE 染色，×100）**
肿瘤细胞体积小，分布稀疏，胶质纤维丰富

（2）毛细胞型星形细胞瘤（pilocytic astrocytoma，PA）：多见于儿童和青年人，肿瘤生长缓慢，呈相对局限性生长，可使周围脑组织移位，但较少侵袭性生长，因而预后较好。肿瘤外观呈灰红色，质软，常有囊肿形成。镜下，双极肿瘤细胞两端发出纤细的毛发状突起，平行或呈束状排列，间质内常见球形、棒状嗜酸性的玻璃样结构，称为 Rosenthal 纤维，这种纤维为本瘤的特征性结构。

（3）间变型星形细胞瘤（anaplasia astrocytoma，AA）：又称恶性星形细胞瘤，恶性度介于弥漫型星形细胞瘤和多形性胶质母细胞瘤之间。好发年龄在 40－50 岁。肿瘤体积较大，灰红色，质软，在脑内呈浸润性生长。镜下，肿瘤细胞密度增加，核异型性明显，出现核分裂象，血管内皮细胞增生，可见小灶状出血，但坏死灶少见。

（4）多形性胶质母细胞瘤（glioblastoma multiforme，GBM）：为高度恶性星形细胞瘤，多见于 45－70 岁，男性多见。病程短，进展快，预后最差。可继发于间变型星形细胞瘤。好发于额叶、颞叶白质，肿瘤浸润范围广，常可穿过胼胝体到对达侧脑组织。因出血、坏死明显，颜色暗红，可以出现假性分界。镜下，肿瘤细胞密集排列，异型性明显，可见单核或多核瘤巨细胞，核分裂象多见。可见凝固性坏死和栅栏状坏死。血管增生，内皮细胞增生，血管壁坏死，血管腔内血栓形成（图 13-12）。

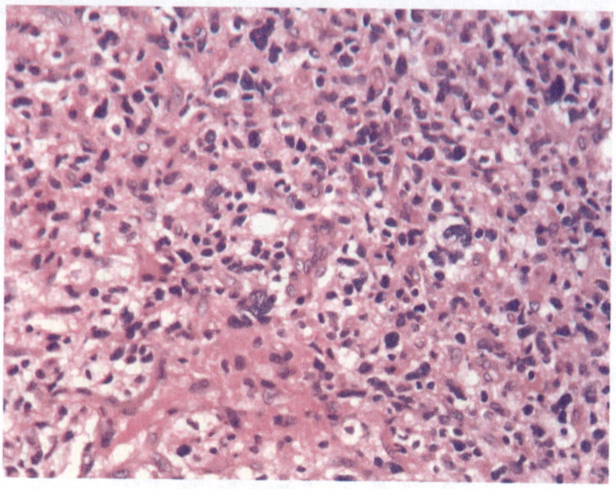

图 13-12　**多形性胶质母细胞瘤（HE 染色，×100）**
肿瘤细胞密集排列，异型性明显，内皮增生明显

星形细胞肿瘤的细胞骨架含有胶质纤维酸性蛋白(GFAP),用免疫组织化学方法检测GFAP有助于对该肿瘤的诊断。2007年WHO依据细胞的异型性、生物学行为以及瘤体内有无坏死和血管增生对星形细胞肿瘤进行了分级,其中毛细胞型星形细胞瘤为Ⅰ级,纤维型、原浆型和肥胖型星形细胞瘤为Ⅱ级,间变型星形细胞瘤为Ⅲ级,多形性胶质母细胞瘤为Ⅳ级。肿瘤分级对预后判断具有一定意义。临床上出现的症状与肿瘤发生部位、生长时间及不同的类型、分级有关。主要表现有颅内压增高及脑组织受压、破坏产生的症状,例如头痛、呕吐、肢体无力、语言及视力障碍、癫痫发作等。

要点提示 在星形细胞肿瘤中弥漫型星形细胞瘤最常见,其中以纤维型多见;Rosenthal纤维对毛细胞型星形细胞瘤具有诊断意义;多形性胶质母细胞瘤的肿瘤组织中出现坏死有别于间变性星形细胞瘤。弥漫型星形细胞瘤为中年人,毛细胞型星形细胞瘤为儿童和青年,而间变型星形细胞瘤和多形性胶质母细胞瘤为中老年人。

2. 少突胶质细胞瘤(oligodendroglioma) 本瘤起源于少突胶质细胞,占胶质瘤的5%~10%,高峰年龄为35—45岁,男性多见。好发于大脑皮质浅层,半数以上位于额叶。肉眼观,肿瘤呈浸润性生长为主,无包膜,但界限清楚。颜色呈灰红色,常伴有出血、囊性变和钙化。镜下,肿瘤细胞呈圆形,边界清楚,大小一致,形态单一,核圆居中,核周胞质透亮。瘤细胞大片弥散排列,形成蜂窝样结构。间质较少,散布有树枝样毛细血管,并伴有不同程度的钙化和砂粒体形成(图13-13)。肿瘤细胞若无异型性,则为WHOⅡ级,若出现异型性,核分裂象增多,则为WHOⅢ级,称为间变型少突胶质细胞瘤。临床上首发症状多为局灶性癫痫。该肿瘤生长缓慢,病情可长达十余年,肿瘤内钙化在影像学诊断时具有重要参考价值。

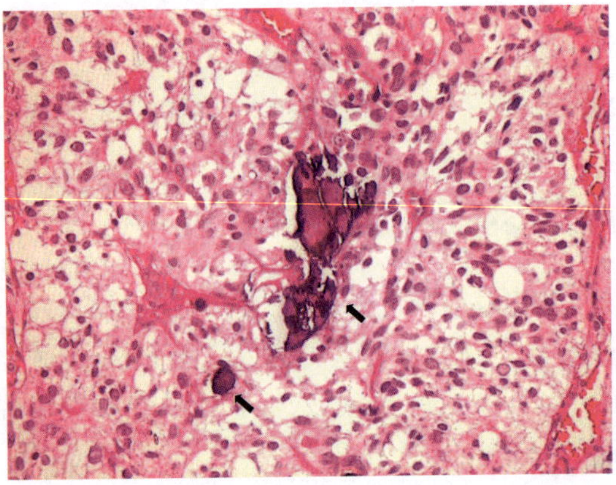

图13-13 少突胶质细胞瘤(HE染色,×100)

肿瘤细胞胞质透亮,间质可见树枝状血管及钙化灶

要点提示 少突胶质细胞瘤镜下特征是肿瘤细胞大片弥散排列,边界清楚,核圆居中,胞质透亮,形成蜂窝样结构。间质血管呈树枝状,常见钙化和砂粒体。

3. 室管膜瘤(ependymoma) 室管膜瘤为WHOⅡ级,起源于室管膜细胞,可发生在脑室系统任何部位,以第四脑室最常见,在脊髓则以腰骶部及马尾多见。多见于儿童和青少年,男性多于女性。成人幕上幕下发病率几乎相同,而儿童的室管膜瘤好发于幕下。肉眼观,肿瘤大多数位于脑室内,少部分位于脑实质内和脑桥小脑角,境界清楚,球状或分叶状,切面呈灰白色,质脆,少数可伴有出血、囊性

要点提示 室管膜瘤多发生于儿童和青少年,以第四脑室最常见,最具有特征性的病变是菊形团结构和假菊形团结构。

变或钙化。镜下，肿瘤细胞大小形态一致，呈梭形或胡萝卜形，胞质丰富，核呈圆形或椭圆形。最具有特征性的病变是瘤细胞围绕空腔排列成腺管状，即菊形团结构，或瘤细胞围绕血管排列，并以细长胞突与血管壁相连，即假菊形团结构，在血管周围形成无核区。室管膜瘤可有细胞型、乳头型和透明细胞型等亚型。当肿瘤细胞增生明显、形态多样、细胞核出现异型性、核分裂象增多及出现栅栏样坏死灶则可诊断为间变性室管膜瘤（WHOⅢ级）。临床上幕下肿瘤常出现脑积水和颅内压增高表现，幕上者表现为局灶性神经功能障碍、癫痫和颅内压增高症状。本瘤生长缓慢，患者可存活 8～10 年。幕上比后颅凹者存活率高，脊髓内比脑内者预后好。

问题讨论

患者男性，59 岁，主因头晕、乏力 1 周入院。查体：神志清楚，嗜睡，四肢肌力Ⅳ级，余无特殊。CT 检查，肿物位于第三脑室后部。手术所见：肿物呈粉红色，压迫导水管。病理所见：肿瘤细胞呈圆形，大小一致，核圆居中，胞质透亮，呈蜂窝样结构，核分裂象少见，间质内可见散在砂粒样钙化小体。请结合临床表现和病理检验做出病理诊断。

（二）髓母细胞瘤

髓母细胞瘤（medulloblastoma）为 WHOⅣ级，起源于小脑蚓部的原始神经上皮细胞或小脑皮质的胚胎性外颗粒层细胞，是中枢神经系统最常见的原始神经外胚叶肿瘤（primitive neuroectodermal tumor，PNET）。儿童占 80%，发病高峰年龄为 6－8 岁。肿瘤常位于小脑蚓部，占据第四脑室，部分病例可发生于小脑半球。病因及发病机制不清，有遗传学说、病毒学说、理化学说、免疫抑制学说及胚胎残余学说等。

肉眼观，肿瘤组织呈灰红色鱼肉样，质脆，境界清楚，有时可有出血和坏死，但钙化、囊性变少见。镜下，肿瘤由原始未分化细胞构成，细胞体积小，呈圆形、椭圆形，境界不清，核深染，胞质少，大多数细胞几乎呈裸核状态，核分裂象多见。瘤细胞排列密集，常形成菊形团结构，即肿瘤细胞环绕纤细的嗜酸性纤维中心作放射状排列（图 13-14），这对髓母细胞瘤的诊断具有重要意义。间质内除血管外纤维成分较少，若纤维较多则称为促纤维增生型髓母细胞瘤。

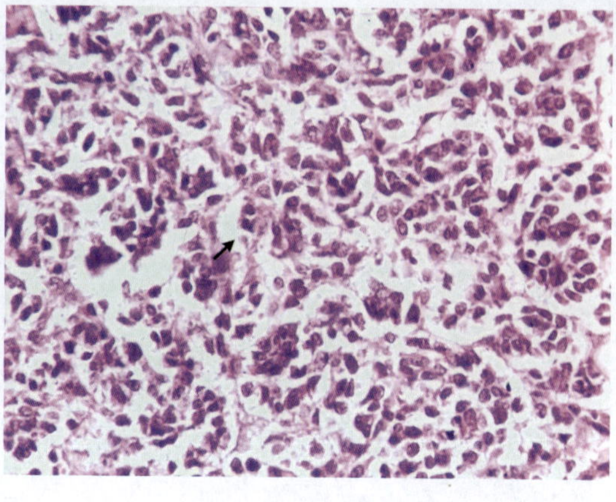

图 13-14　髓母细胞瘤（HE 染色，×200）

临床上，病程一般较短，主要表现为头痛、呕吐等颅内高压症和共济失调等小脑受损症状。肿瘤易经脑脊液播散至马尾部。髓母细胞瘤恶性度高，预后差。但随着显微神经外科技术的不断提高，并进行术后正规的放疗以及多元联合化疗，使患者的生存期有明显的提高。

要点提示

髓母细胞瘤的 3 大特点：发病年龄小，发病部位为小脑（蚓部多见，也可在半球），肿瘤细胞体积小，胞质很少，几乎呈裸核状。“菊形团”结构对髓母细胞瘤的诊断具有重要意义。

问题讨论 患者女性，8岁，近2个月来头痛、头晕进行性加重伴恶心、呕吐、步态不稳。磁共振提示后颅凹占位性病变。手术所见：肿瘤位于小脑蚓部，4cm×4cm×3cm，灰红色鱼肉样。病理检查：显微镜下见肿瘤细胞体积较小，密集排列，大小形态较一致，胞质少，核深染。部分区域可见瘤细胞围绕红染纤维呈放射状排列。请结合临床做出病理诊断。

(三)脑膜瘤

脑膜瘤(meningioma)起源于蛛网膜内皮细胞或硬脊膜的成纤维细胞，是颅内和椎管内最常见的肿瘤之一。大多数为良性，属于WHOⅠ级。中年女性多见，儿童少见。脑内发生于大脑凸面、矢状窦及大脑镰旁者约占50%，其余依次为鞍结节、筛窦、海绵窦、小脑桥脑角、小脑幕等，发生于脊膜者多在脊髓胸段脊神经在椎间孔出口处。病因及发病机制不清，可能与颅脑外伤、放射线照射、病毒感染以及基因遗传变异有关。分子遗传学研究显示，大约50%的脑膜瘤有22号染色体q13等位基因缺失。

要点提示 脑膜瘤好发部位在上矢状窦及大脑镰旁，起源于蛛网膜内皮细胞及成纤维细胞。肿瘤细胞呈双向分化(脑膜内皮细胞样和成纤维细胞样)，间质血管丰富且常伴有玻变、钙化，形成砂粒体。砂粒体为脑膜瘤特征性结构。

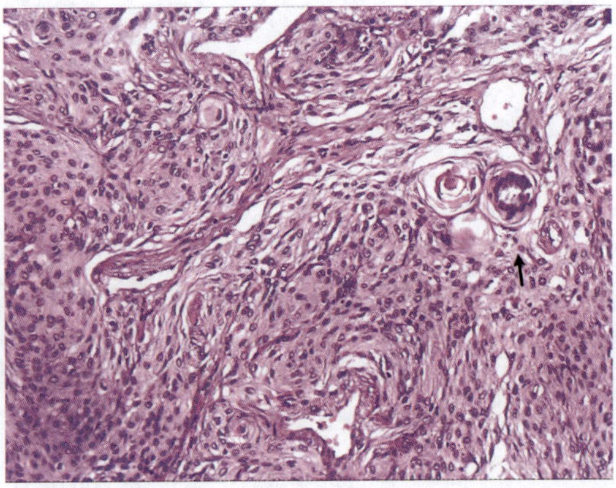

图 13-15 **脑膜瘤，内皮细胞型(HE染色，×100)**

肿瘤细胞胞质丰富，边界不清，箭头所指为砂粒体

肉眼观，肿瘤呈球形或分叶状，边界清楚，有包膜，常与硬膜紧密黏连，邻近脑组织和颅骨有受压迹象，但脑内浸润很少。肿瘤质实，灰白或暗红色，可见钙化，偶见出血。镜下，特征性病变为脑膜内皮细胞呈大小不等同心圆漩涡状排列，其中央血管壁常透明变性，最终钙化形成砂粒体(内皮细胞型或合体细胞型)(图13-15)。瘤细胞也可为梭形，其间可见网状纤维或胶原纤维(纤维细胞型)，也可呈现以上两种图像的过渡或混合(过渡型)。血管或砂粒体较多者又分别称为血管型脑膜瘤、砂粒体型脑膜瘤。当细胞有明显异型性或呈浸润性生长，称为恶性脑膜瘤或间变型脑膜瘤(WHOⅢ级)。脑膜瘤生长缓慢，易于手术切除，此瘤在中枢神经系统肿瘤中预后最好。主要临床表现为头痛、癫痫、视力障碍、肢体运动障碍等。脑膜瘤在儿童生长较快，一旦发现则肿块已很大，术后复发率较高。儿童恶性脑膜瘤较成人多见。

二、周围神经肿瘤

常见的周围神经肿瘤有神经鞘瘤和神经纤维瘤。

(一)神经鞘瘤

神经鞘瘤(neurilemmoma)又称施万细胞瘤(Schwannoma),是起源于神经鞘细胞(施万细胞)的良性肿瘤。多见于头颈部和四肢屈侧较大的神经干。在颅内则多见于听神经,称为听神经瘤(acoustic neuroma),因其位于小脑桥脑角,又称小脑桥脑角瘤。肿瘤可发生在椎管内,占椎管内肿瘤的 25%～30%。研究表明,大约 60%的神经鞘瘤可检测到 NF2 基因突变。

肉眼观,肿瘤常单发,大小不等,呈圆形或结节状,质实,包膜完整,切面呈灰白或灰黄色,略透明,可见黏液样变和囊性变。肿瘤常压迫周围组织,但不发生浸润。镜下,主要有两种组织结构:①致密型(Antoni A 型),肿瘤细胞呈梭形,境界不清,相互紧密平行排列,细胞核常排列在同一水平面上,与"无核区"相间,形成栅栏状或不完全的漩涡状,类似于聚集的触觉小体,称 Verocay 小体(图 13-16);②网状型(Antoni B 型),肿瘤细胞稀少,形成疏松网状结构,网眼内含有较多黏液样液体,并常见小囊腔形成(图 13-17)。血管壁也较薄,伴有血栓形成和出血。以上两种结构往往同时存在,但多数以其中一种结构为主。病程长的肿瘤,细胞数目减少,胶原纤维增多,形成纤维瘢痕并发生透明变性 。

临床上主要表现为局部包块,有时伴有疼痛或压痛。听神经瘤主要表现为眩晕、耳鸣,听力减退,渐渐发展为耳聋。神经鞘瘤生长缓慢,包膜完整,手术切除后很少复发,恶变较少见。

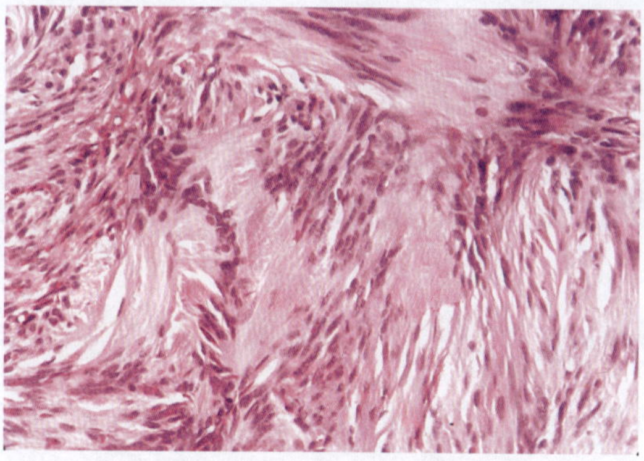

图 13-16　神经鞘瘤,Antoni A 型结构(HE 染色,×100)

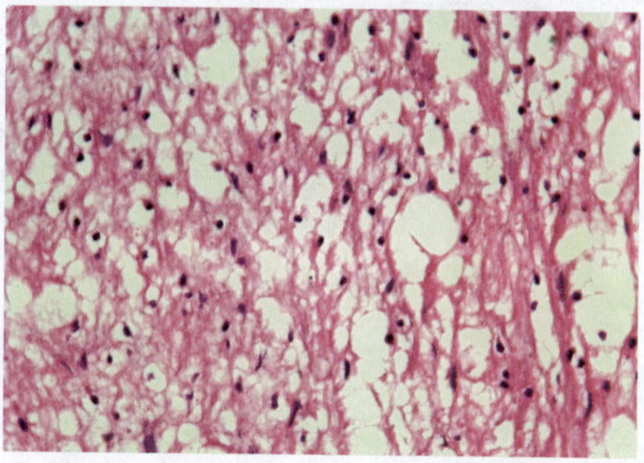

图 13-17　神经鞘瘤,Antoni B 型结构(HE 染色,×100)

(二)神经纤维瘤

神经纤维瘤(neurofibroma)起源于神经鞘细胞和神经内中胚叶分化而来的结缔组织。相当于 WHO Ⅰ级。可发生在周围神经、脑神经及交感神经。多发生于皮肤和皮下,单发或多发。多发性者又称神经纤维瘤病,属于常染色体显性遗传病,25%～50%患者有家族史,Ⅰ型神经纤维瘤病与 NF1 基因突变有关。

> **要点提示**　听神经瘤是发生在颅内听神经前庭区或小脑桥脑角的神经鞘瘤,肿瘤包膜完整。

肉眼观,单发的神经纤维瘤常突出于皮肤呈结节状或息肉样,质多数较软,境界清楚,但无包膜。切面呈灰白色,略透明,有的可呈漩涡状,但很少发生囊性变或出血。多发性者肿瘤常沿神经干形成念珠或蚯蚓状结节,数目不定,少的几个,多的可达数百个。局部皮肤和皮下层增厚、下垂、

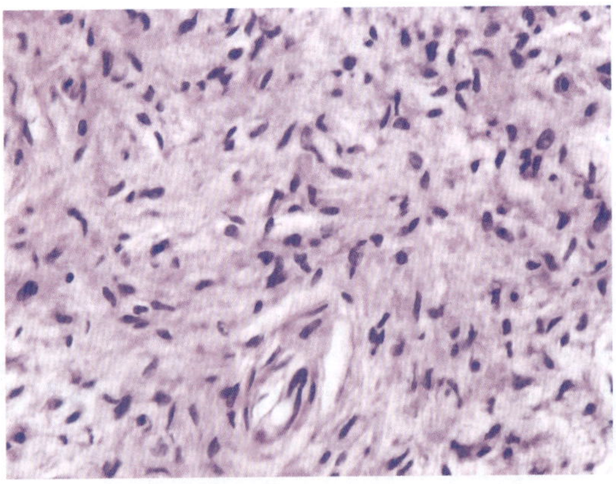

图 13-18 **神经纤维瘤(HE 染色,×100)**

起皱,伴色素沉着,呈象皮状,有时可形成皮肤咖啡斑,以腰背部多见。常与其他肿瘤合并发生,例如脑膜瘤、胶质瘤、错钩瘤等。镜下,肿瘤组织位于皮肤和皮下层,边界清楚,主要由神经鞘膜细胞和成纤维细胞构成,呈束状紧密排列,神经鞘细胞排列不整齐,呈波浪弯曲状,不形成栅栏结构(图 13-18)。间质内除网状纤维、胶原纤维及黏液样基质外常见条索样粗大的神经纤维。若出现肿瘤细胞核大深染、瘤巨细胞及核分裂象时要考虑恶性变。恶性周围神经鞘瘤(malignant peripheral nerve sheath tumor, MPNST)半数由外周神经纤维瘤,尤其是神经纤维瘤病恶变形成,神经鞘瘤恶变者少见。MPNST 在镜下与纤维肉瘤相似,瘤细胞呈梭形,有较多核分裂象,伴有血管增生和细胞坏死。常呈多发性,具有较高侵袭性,相当于 WHO Ⅲ-Ⅳ级,预后差,多经血道转移至肺、骨、胸膜、腹膜后等。

要点提示 神经鞘瘤主要发生于头颈部和四肢屈侧较大的神经干,包膜完整,全部由施万细胞构成,有特征性栅栏样结构,不侵犯神经纤维;神经纤维瘤主要发生于皮肤和皮下,无包膜,除施万细胞外还有成纤维细胞等不同来源的细胞,侵犯神经纤维,肿瘤细胞排列杂乱,不形成栅栏样结构。

三、转移性肿瘤

中枢神经系统的转移性肿瘤约占全部临床脑肿瘤的 20%,恶性肿瘤死亡病例中有 10%~50%可有脑转移,其中以肺癌转移到脑最多见,约占脑转移瘤的 40%,其次为乳腺癌,约占 25%,黑色素瘤约占 15%,其他如胃癌、结肠癌、肾癌及绒毛膜上皮癌等也较易转移到脑。脑内转移瘤绝大部分是通过血道播散而来。

80%的转移瘤发生于大脑白质和灰质交界处及脑的深部,形成脑实质内转移结节。结节为单个或多个,界限较清,呈实性或囊性,常伴出血、坏死。癌结节周边部常见癌细胞沿血管周围浸润,脑组织水肿明显,有时并有淋巴细胞、巨噬细胞浸润及泡沫细胞形成。少数病例肿瘤细胞沿蛛网膜下腔弥漫性浸润,在局部可形成局限性结节或斑块,称为软脑膜癌病(leptomeningeal carcinomatosis)或癌性脑膜炎(carcinomatous meningitis),以脑底部或脊髓背侧腰、骶、马尾部病变较明显,同时常累及局部的脑神经或脊髓神经根。由于蛛网膜下腔阻塞,脑积水明显。单纯的软脑膜癌病少见,多由于脑实质癌结节累及软脑膜所致。少数脑转移瘤肿瘤细胞在脑内血管周围弥漫性浸润,称为脑炎性转移,可形成局限性瘤结节或广泛浸润,常伴发软脑膜癌病。

第三节　神经系统变性疾病

学习要求

重点放在阿尔茨海默病和帕金森病的病理变化及主要临床表现方面，注意病变部位与临床表现的联系。重要名词有：老年斑、神经原纤维缠结、路易(Lewy)小体。

神经系统变性疾病是一组原因不明的病变以神经元原发性变性为主的神经系统退行性疾病。病变特点在于选择性地累及1～2个功能系统的神经细胞，使受累神经元发生萎缩、变性、凋亡，胶质细胞增生。临床主要表现为运动功能障碍和记忆、认知功能障碍。例如：帕金森病、多系统萎缩等出现姿势和运动异常；阿尔茨海默病等出现进行性痴呆；运动神经元病出现缓慢进展的肌无力和肌萎缩；共济失调性毛细血管扩张症表现为进行性共济失调征等。近年来，随着社会人口的老龄化趋势，神经系统变性疾病发病率在世界范围内呈逐年上升的趋势。这些疾病起病隐匿，发展缓慢，可持续多年甚至几十年，尤其是阿尔茨海默病及帕金森病成为威胁老年人身体健康的重大疾病。

一、阿尔茨海默病

阿尔茨海默病(Alzheimer disease，AD)又称老年性痴呆，是以进行性痴呆为主要临床表现的大脑变性疾病。发病年龄多在60－70岁。据阿尔茨海默病协会2011年公布的调查结果显示，全球有3650万人患有痴呆症，平均生存期只有5.9年，是威胁老人健康的“四大杀手”之一，我国65岁以上老人患病率高达6.6％。AD是引起痴呆最常见的疾病。此外，痴呆还可由其他神经系统变性疾病(例如额颞叶痴呆、Pick病、帕金森病等)和非变性疾病(例如脑血管性痴呆、感染性痴呆、代谢性脑病、中毒性脑病等)引起。

【病因及发病机制】

AD的病因及发病机制很复杂，近年来的研究虽有较大进展，但未完全阐明。

1. 主要危险因素　①年龄因素：发病以60岁以上人群为主，随年龄增长，脑组织易出现退行性变。②遗传因素：AD具有家族聚集性，约25％的患者具有家族史。③受教育程度：研究表明，受教育程度越高，AD的发病率越低。这可能与人不断地学习有利于维持神经元突触的功能有关。④生活环境变化：例如退休、更换到陌生的居住环境、遭受重大打击等因素。⑤不健康的饮食习惯：例如食用含铝食品、腌制品、霉制品、水垢；接触高温油烟、烟雾；经常饮用酒精饮品等。⑥其他因素：有脑外伤史者发生AD的概率增大；女性发病高于男性。

2. 发病机制　主要有以下几种学说：①基因突变：多数家族性早发型AD患者14号、1号染色体上编码早老蛋白-1、早老蛋白-2的基因异常。早老蛋白可能参与β-淀粉样前期蛋白(β-APP)的处理过程，可使β-淀粉样蛋白(Aβ)增多，也可能参与介导神经元的凋亡。位于21号染色体上的β-APP基因异常导致β-APP异常裂解形成β-淀粉样蛋白。β-淀粉样蛋白是老年斑形成的主要成分，对神经元有毒性作用。这种损伤可能由可溶性Aβ与$Zn2^{+}$、$Cu2^{+}$、$Fe3^{+}$络合的情况下产生的自由基所介导。载脂蛋白E(ApoE)等位基因位于19号染色体，是影响细胞老化途径中最重要的遗传学因素之一，迟发型、家族性AD和散发性AD发生的危险性均与 ApoE4 等位基因的量有依赖关系。ApoE 在脂质运输过程中的作用是导致胆固醇和磷脂运输功能障碍，最后导致突触完整性的丢失。tao 基因位于 17 号染色体，其编码的 tao 蛋白可维持细胞微管呈笔直状态，tao 基因突变可使 tao 蛋白高度磷酸化，细胞骨架改变引起神经原纤维缠结。神经元之间的连接缺失，其功能受到影响，最终死亡。②炎症和免疫学说：研究发现脑组织中 Aβ 沉积可使小胶质细胞活化，产生炎症介质诱发炎症或直接损伤神经元，活化的星形胶质细胞成簇围绕在周围，妨碍了小胶质细胞对 Aβ 的吞噬。③胆碱能学说：胆碱能神经递质是脑内重要的化学物质。研究发现胆碱乙酰转移酶和乙酰胆碱类递质的减少与 AD 的发生有关。④铝中毒学说：认为铝具有神经毒性作用，部分 AD 患者脑内铝浓度可达正常脑的 10～30 倍，老年斑内有铝沉积，因此推测铝与 AD 有关。⑤其他：钙代谢紊乱学说、病毒感染以及神经细胞凋亡等。总之，AD 的发病机制很复杂，可能与多种因素有关。神经原纤维缠结以及老年斑（淀粉样蛋白斑块）形成，使神经元功能障碍，这种病变渐渐向周围扩展，神经元死亡、消失，相应大脑区域开始萎缩。

【病理变化】

肉眼观，大脑皮质弥漫性或局限性萎缩，中度以上脑萎缩可表现为脑回变窄，脑沟增宽。病变以额叶、顶叶及颞叶海马（尤其是 CA-1 区和 CA-3 区）最明显，侧脑室及第三脑室扩张，继发性脑积水。小脑及脊髓结构正常。镜下，主要组织学病变有：

1. 神经元丢失　主要累及表浅皮质较大的胆碱能神经元。尤其在后期，神经元及突触数量减少较为明显，常伴有胶质细胞增生。

2. 老年斑（senile plaque，SP）　为 AD 的特征性病变之一。SP 是一种神经细胞外的斑块状结构，直径为 20～150μm。SP 按结构分为两种类型：一种为弥漫性 Aβ 斑，呈圆形，主要由细胞外 Aβ 沉积形成；另一种为神经炎性斑，在弥漫性 Aβ 斑内包含有变性的神经轴索、树突突起以及星形细胞和小胶质细胞，镀银染色法显示更加清晰（图 13-19）。老年斑多见于内嗅区皮质，海马 CA-1 区，其次为额叶和颞叶皮质，其数目与痴呆程度成正比。

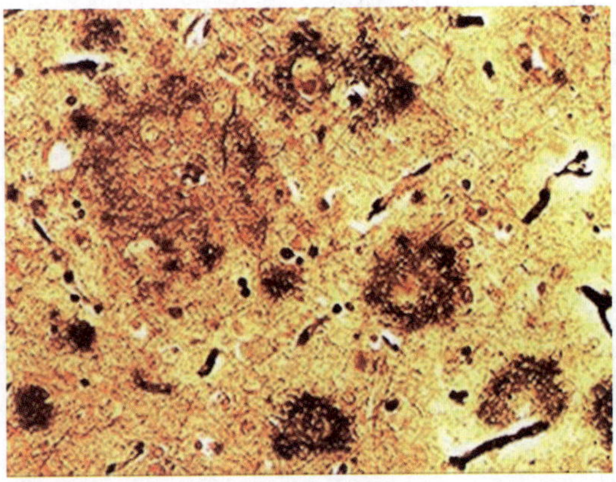

图 13-19　老年斑

3. 神经原纤维缠结（neurofibrillary tangles）　又称神经原纤维变性（neurofibrillary degeneration），是 AD 的特征性病变，在海马、杏仁核、颞叶内侧的皮质锥体细胞内多见，是神经元趋向死亡的标志。镜下，神经原纤维增粗、扭曲、缠成线团状或襻形结构，用镀银染色法显示更清楚（图 13-20）。电镜下，为双螺旋细丝结构。生化反应证实细胞内有高度磷酸化的 tao 蛋白、泛素沉积物。

4. 颗粒空泡变性（granulovacuolar degeneration）　表现为神经细胞胞质中出现小空泡，内含嗜酸性颗粒，多见于海马的锥体细胞。

5. 平野小体（Hirano bodies）　为神经细胞树突近端棒形嗜酸性包涵体，生化分析证实为肌动蛋白，多见于海马锥体细胞。近来的研究认为平野小体在神经细胞变性过程中起保护作用。

以上几种病变并非AD特异性病变，亦可见于其他疾病。只有其数目增多达到诊断标准并具有特定分布部位时才能作为AD的诊断依据。

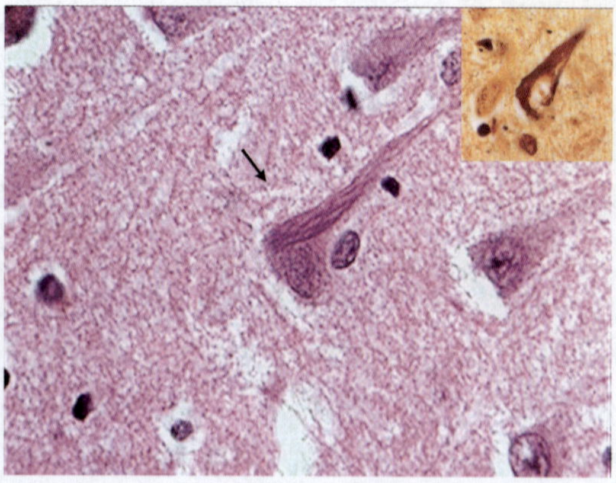

图 13-20 神经原纤维缠结（HE染色，×100）

【临床病理联系表现】

大脑皮质神经元尤其是胆碱能神经元渐进性缺失，脑内乙酰胆碱减少，导致相应区域功能渐进性障碍。临床上起病较隐匿，记忆障碍是最早的表现。时间、地点定向障碍，言语障碍，情感孤僻，日常生活能力下降。晚期，认知功能减退更明显，出现精神及行为异常，严重时大小便失禁、生活不能自理。病程通常持续5～10年。直接死亡原因常为营养不良、肺部感染和褥疮等并发症。临床上主要采用胆碱能增强药、脑代谢激活药及神经保护药治疗及康复治疗，以减缓病变的发展及病情的恶化。

要点提示 阿尔茨海默病病变以额叶、顶叶及颞叶海马最明显，主要病变为神经元数量减少、老年斑、神经原纤维缠结、颗粒空泡变性及平野小体形成。主要临床表现为记忆、认知功能障碍、日常生活能力下降及精神、行为异常。

二、帕金森病

帕金森病（Parkinson's disease，PD）又称原发性震颤麻痹（paralysis agitans），是一种病变累及黑质纹状体系统多巴胺神经元的慢性进行性变性疾病。多发生在50岁以后，男性稍高于女性。脑血管病变、感染、药物、中毒、脑炎、颅脑外伤、脑肿瘤等因素引起的震颤麻痹为继发性，有明确的病因，称为帕金森综合征。

【病因及发病机制】

PD的发生与纹状体黑质多巴胺系统损害有关，但确切的病因尚不清楚。目前认为PD与以下因素有关。①年龄老化：约3/4患者在50—60岁发病，随年龄增长，发病率有增高的趋势，这可能与大脑神经元内神经递质减少有关。PD在60岁以上人群中患病率为1000/10万，年龄可能为促发因素。②环境因素：流行病学调查发现，PD的患病率存在地区性差异，可能与环境中某种有害物质损伤大脑的多巴胺神经元有关，例如MTPT及类似毒素、杀虫剂、除草剂、工业、水源污染等。③内源性毒素：氧自由基、解毒酶基因突变、脑内黑质铁含量增加等。④遗传因素：大约15%的PD有家族聚集性，提示与遗传有关。近年来发现并鉴定了多个与PD相关的基因：α-突触核蛋白基因（SNCA）、富亮氨酸重复激酶（LRRK）、PTEN诱导激酶基因（PINK1）、parkin、DJ1、泛素羧基末端水解酶L1（UCHL1）等。在神经元胞质内出现路易小体，其主要成分是α-突触核蛋白。SNCA基因突变或过表达，易引起α-突触核蛋白聚集，通过细胞毒作用引起多巴胺神经元损伤。parkin基因产物在生物体内起保护作用，parkin基因突变使其丧失了作为E3泛素连接酶的功能，不能正常地降解其底物、无法抑制单氨氧化酶产生氧自由基，从而失去对多巴胺神经元的保护作用。PINK1 基因突变导致其抑制线粒体释放细胞色素 C 的功能下降、神经元易于被氧化，促进神经元的凋亡。DJ1 对神经元有保护作用，该基因突变后保护功能丧失从而促进 PD 的进程。总之，通过各种机制导致黑质多巴胺神经元大量变性、消失，多巴胺合成减少，抑制乙酰胆碱的功能降低，胆碱能神经元活性相对增高，乙酰胆碱使脊髓前角运动神经元过度兴奋，使运动功能的调节破坏。

【病理变化】

肉眼观，病变主要累及中脑黑质，致密带的多巴胺能神经元区域色素明显减少，病变较轻时不明显。此外蓝斑核、迷走神经背核等脑干中神经色素有时也会减少。神经色素脱失为大体相对特征性改变。镜下：①色素神经元变性、缺失：以黑质致密带病变突出，神经元常减少50%以上，可伴有神经胶质细胞增生（图 13-21）；②路易小体（Lewy body）：为一种细胞内包涵体，位于胞质内，呈圆形，中心均质淡红染，周边着色浅甚至透明（图 13-22），其主要化学成分为α-突触核蛋白。电镜下，路易小体由细丝构成，中心细丝致密，周围则较松散。生化改变：黑质神经元变性导致纹状体内多巴胺缺乏。

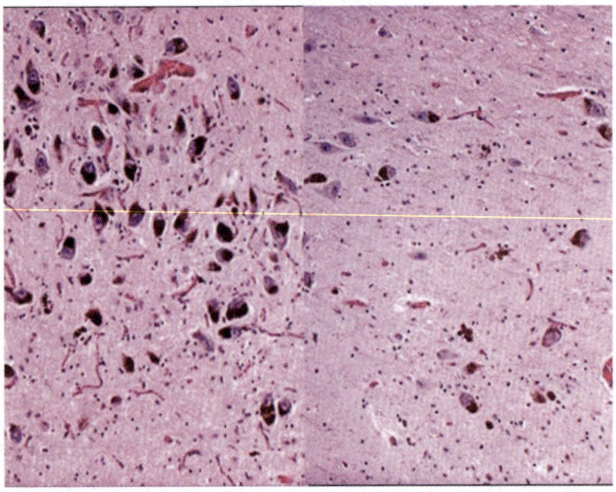

图 13-21　**帕金森病（HE 染色，×100）**
中脑黑质色素性神经元数量减少（右侧）；左侧为正常黑质

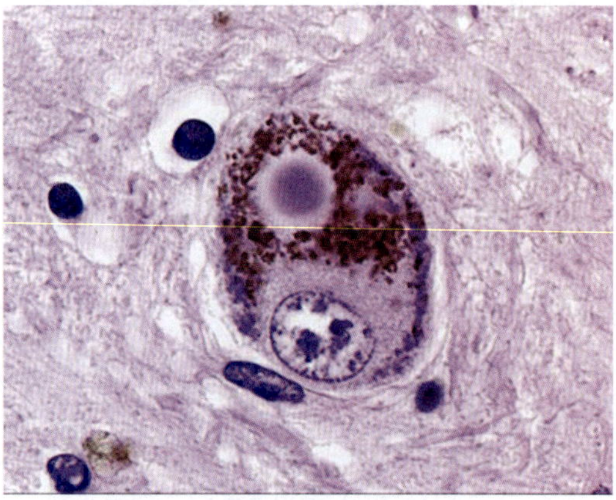

图 13-22　**帕金森病（HE 染色，×400）**
路易小体位于胞质内，淡红色，周边淡染

【临床与病理联系表现】

中脑黑质神经元丧失，导致神经递质多巴胺减少，多巴胺-乙酰胆碱的平衡失调引起肌张力增高和随意运动减少。临床上起病缓慢，手部静止性震颤常为首发症状。肌强直、肌张力增高导致肢体活动不灵、运动迟缓、姿势及步态异常。病程常在 10 年以上，并进行性加重。疾病后期易并发神经精神症状及认知功能障碍（痴呆），患者常死于继发性感染或跌伤、恶病质。近年来应用左旋多巴来补充脑内多巴胺不足或用抗胆碱能药物来抑制乙酰胆碱的作用以及采用外科技术（例如苍白球切断术）等可缓解 PD 的症状。

要点提示　帕金森病病变以中脑黑质最明显，主要病变为多巴胺神经元脱色素、细胞数量减少、Lewy 小体形成。主要临床表现为进行性加重的静止性震颤、肌强直、运动迟缓。

复习指导

1. 流行性脑脊髓膜炎与流行性乙型脑炎比较，见表 13-1。

表 13-1　流行性脑脊髓膜炎与流行性乙型脑炎的比较

	流行性脑脊髓膜炎	流行性乙型脑炎
病原体	脑膜炎双球菌	乙脑病毒
传播途径	呼吸道	虫媒
易发人群	10 岁以下	2—7 岁
病变部位	脑膜、脊髓膜为主，以大脑凸面矢状窦附近、脑底部明显	脑实质为主，以大脑皮质、基底核、视丘最为严重
病变性质	急性化脓性炎	急性变质性炎
大体检查	脑膜充血，蛛网膜下腔大量脓性渗出物，脑沟、脑回模糊不清	脑水肿，针尖、粟粒大软化灶散布或密集
镜下	软脑膜毛细血管充血，大量 WBC、脓细胞、浆液渗出	神经细胞变性、坏死；筛状软化灶、血管套袖现象、小胶质细胞结节形成
主要临床表现	高热、头痛、呕吐、颈强直、皮肤瘀点	高热、嗜睡、抽搐、昏迷
脑脊液	浑浊，中性粒细胞为主，细菌(＋)	透明，淋巴细胞增多
合并症	脑积水、脑神经受损为主	痴呆、语言障碍等

2. 流行性脑脊髓膜炎时颅内压增高的病理基础：①脑膜血管扩张充血；②蛛网膜下腔大量脓性渗出物；③蛛网膜粒被脓性渗出物阻塞，脑脊液吸收障碍，使颅内压进一步升高；④严重病例伴有脑实质充血、水肿。

3. 流行性脑脊髓膜炎时脑膜刺激征的病理基础：脊神经根部因蛛网膜充血、渗出而肿胀、增粗，在通过椎间孔处受压引起疼痛，或在检查时脊神经受到牵拉而引起疼痛。为避免或减轻疼痛，颈部、背部肌肉产生保护性痉挛。

4. 华-佛综合征：指暴发型流脑患者表现为皮肤和黏膜广泛性瘀点、瘀斑，并迅速融合成大片状出血，伴周围循环衰竭，而脑膜的炎症病变较轻。过去认为是因双侧肾上腺广泛出血以及肾上腺功能衰竭引起，称为华-佛综合征。目前认为是在败血症期由内毒素引起的中毒性休克及 DIC 所致。

5. 流行性乙型脑炎的镜下病变：①脑实质血管扩张、充血，以淋巴细胞为主的炎细胞围绕血管浸润(称为血管套袖现象)；②神经细胞变性、坏死，出现噬神经细胞现象及卫星现象；③筛状软化灶；④小胶质细胞结节。

6. 神经细胞卫星现象：指神经元周围有 5 个或 5 个以上少突胶质细胞围绕的现象。噬神经细胞现象是指小胶质细胞围绕和进入坏死的神经细胞体内的现象。

7. 筛状软化灶：是乙型脑炎相对特征性病变，神经组织呈局灶性液化性坏死，坏死区疏松淡染，呈空网状，故称为筛状软化灶。

8. Negri小体：是狂犬病特征性病变，在肿胀或变性的神经细胞胞质中出现的嗜酸性病毒包涵体，小体呈圆形或椭圆形，直径3～10nm，边缘整齐，最常见于海马神经细胞及小脑浦肯野细胞中。

9. 菊形团和假菊形团：菊形团是指肿瘤细胞围绕空腔呈腺管样排列或围绕嗜银性神经纤维中心做放射状排列，见于髓母细胞瘤、室管膜瘤等；假菊形团即瘤细胞围绕血管呈放射状排列，并以细长胞突与血管壁相连，多见于室管膜瘤等。

10. 老年斑：是一种神经元外的斑块状结构，直径20～150μm。斑块核心为β淀粉样蛋白，周围由神经元变性的轴索、树突突起、胶质细胞突起围绕。多见于内嗅区皮质、海马，是AD的特征性病变之一。

11. 神经原纤维缠结：表现为神经原纤维增粗、扭曲、缠成线团状或襻形结构，在海马、杏仁核、颞叶内侧的皮质锥体细胞多见。细胞内含有高度磷酸化的tao蛋白，是AD的特征性病变之一。

12. Lewy小体：为神经元胞质内的一种包涵体，呈圆形，中心均质淡红染，由蛋白细丝构成，周边着色浅甚至透明，其主要化学成分为α-突触核蛋白，见于帕金森病的黑质和蓝斑。

（邓丽英）

第14章 骨和关节疾病

chapter 14

学习要求

1. 掌握骨肉瘤、软骨肉瘤的病理变化和临床病理联系。
2. 掌握骨巨细胞瘤的基本病变和分级。
3. 熟悉骨质疏松和骨关节炎的病因及发病机制。
4. 熟悉骨软骨瘤和 Ewing 肉瘤的基本病变。
5. 了解纤维结构不良和动脉瘤样骨囊肿的病理变化。

发育成熟的骨是由外面的皮质、骨皮质、致密骨和中心的骨松质、骨髓、海绵状骨构成。骨皮质周围被覆有骨膜。骨膜由内外两层构成，外层是纤维层，内层是骨祖代细胞层。

骨的病变包括骨质的新生和吸收两大类。参与骨质的新生和吸收的细胞，主要为骨母细胞(osteoblasts)和破骨细胞(osteoclasts)。骨母细胞是产生骨的细胞，来自骨髓的间叶细胞。骨母细胞的形态是多样的，静止状态时呈长梭形，与成纤维细胞相似；增生活跃时呈多边形、梨形，胞质丰富，略嗜碱性，核椭圆形，似浆细胞。破骨细胞是与骨吸收过程有关的多核巨细胞，来自单核-吞噬细胞系统前体细胞。破骨细胞是正常人体内最大的细胞，胞质丰富，常有伪足样突起，核卵圆形，集中于细胞的中央部，一般十几个，甚至上百个。

第一节 骨非肿瘤性疾病

学习要求

熟悉骨质疏松的病因和发病机制。了解化脓性骨髓炎的基本病变。

一、骨质疏松

骨质疏松 (osteoporosis)是一种系统性骨病，其特征是骨质丢失，骨量的下降和骨的微细结构破坏。表现为骨密度减低，骨小梁变窄，呈针状且互不相连。因而骨的脆性增加，骨折的危险性大为增加，最常见的骨折是脊柱压缩性骨折(图 14-1)。骨质疏松是一种多因素所致的慢性疾病。在骨折发生之前，通常无特殊临床表现。该病多见于老年人，女性多于男性，常见

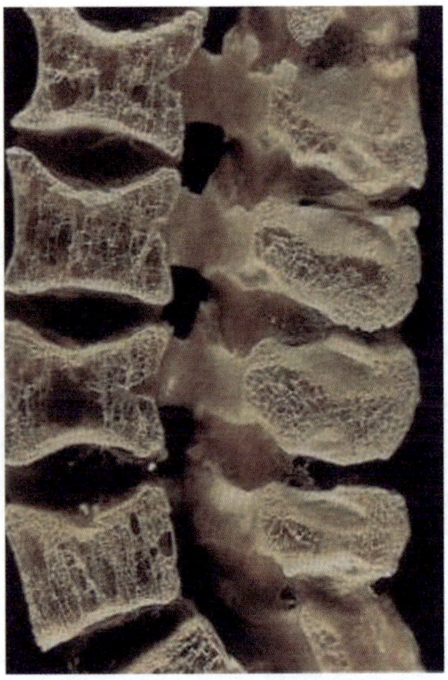

图 14-1 骨质疏松

椎骨发生压缩性骨折而变形，网状骨明显丢失

于绝经后妇女。

骨质疏松可分为两类：①原发性骨质疏松，该型又分为绝经后骨质疏松（Ⅰ型）、老年性骨质疏松（Ⅱ型）和特发性骨质疏松。绝经后骨质疏松见于女性绝经后5～10年。老年性骨质疏松，多在65岁后发生。特发性骨质疏松多见于8—14岁的青少年或成人，多伴有遗传史，女性多于男性。②继发性骨质疏松，它是由其他疾病如肾衰竭、过量甲状腺激素和白血病或药物如类固醇等因素所诱发的骨质疏松。

【病因及发病机制】

骨质疏松的具体病因尚未完全明确，一般认为与以下因素有关：

1. 内分泌因素 骨质疏松在女性绝经后特别多见，卵巢早衰易使骨质疏松提前出现，提示雌激素减少是发生骨质疏松的重要因素。男性则为性功能减退所致睾酮水平下降引起的。老年人存在肾功能生理性减退，表现为1,25-(OH_2)D3生成减少，血钙降低，进而刺激甲状旁腺激素分泌，一般认为老年人的骨质疏松和甲状旁腺功能亢进有关。

2. 遗传因素 骨质疏松以白人尤其是北欧人种多见，其次为亚洲人，而黑人少见。诊断骨质疏松的重要指标是骨密度，骨密度值主要取决于遗传因素，骨密度与维生素D受体基因型的多态性密切相关。因此遗传因素是骨质疏松发生的另一重要因素。

3. 营养因素 钙和维生素D对骨质疏松的预防、发展和治疗作用还不清楚，但已经发现青少年时钙的摄入与成年时的骨量峰直接相关。钙的缺乏导致PTH分泌和骨吸收增加，低钙饮食易发生骨质疏松。维生素D的缺乏导致骨基质的矿化受损，可出现骨质软化。

4. 机械因素 肌肉对骨组织产生机械力的影响，肌肉发达骨骼强壮，则骨密度值高。由于老年人活动减少，使肌肉强度减弱、机械刺激少、骨量减少，长期卧床不活动，导致骨量丢失，容易出现骨质疏松。

5. 药物 抗惊厥药引起治疗相关的维生素D缺乏，以及肠道钙的吸收障碍，并且继发甲状旁腺功能亢进。过度使用包括铝制剂在内的制酸剂，能抑制磷酸盐的吸收以及骨矿物质的分解。糖皮质激素能直接抑制骨形成，降低肠道对钙的吸收，增加肾对钙的排泄，继发甲状旁腺功能障碍，以及性激素的产生。长期使用肝素会出现骨质疏松，具体机制未明。

6. 肿瘤及疾病 多发性骨髓瘤的肿瘤细胞产生细胞因子能激活破骨细胞，导致骨质疏松。胃肠道疾病，例如炎性肠病导致吸收不良和进食障碍；神经性厌食症导致快速的体重下降和营养不良，并与无月经有关。

> **要点提示** 雌激素减少是发生骨质疏松的重要因素。

7. 其他因素 酗酒对骨有直接毒性作用。吸烟能增加肝对雌激素的代谢以及对骨的直接作用，另外还能造成体重下降并致提前绝经。长期的大强度运动可导致特发性骨质疏松。

骨质疏松的发病机制目前还不完全清楚，可能是在遗传因素和环境因素的共同作用下，影响高峰骨量以及骨量丢失并最终发展至骨质疏松。骨间质细胞和骨母细胞表面的RANK配体与吞噬细胞表面 RANK 受体结合使巨噬细胞转化为破骨细胞。骨间质细胞还产生 MCS-F,与吞噬细胞表面相应的受体结合。RANK 配体与 MCS-F 有协同作用。这一途径受 OPG 分子调节,OPG 也是由骨间质细胞和骨母细胞产生的,是一种竞争性受体,抢先与 RANK 配体结合,阻断其与 RANK 受体结合,破骨细胞的形成和骨吸收功能受阻。因此 RANK 配体、RANK 受体和 OPG 的调节紊乱是骨质疏松发生的主要机制。

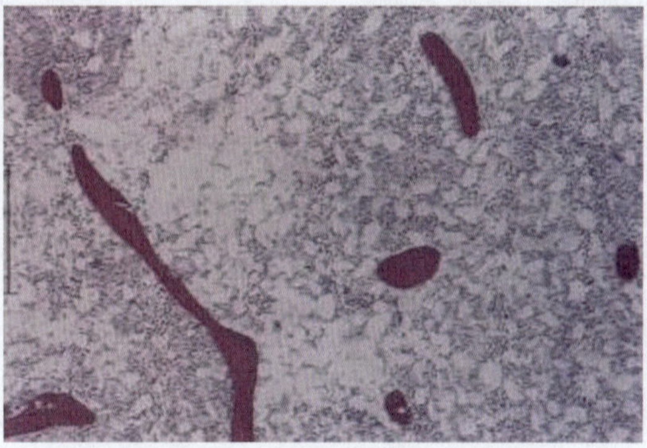

图 14-2　骨质疏松(HE 染色,×100)

骨小梁变细、稀少、互不连接(图 14-1 和图 14-2 引自 Diagnostic Surgical Pathology)

【病理变化】

骨质疏松主要表现为骨量丢失,骨皮质变薄,骨小梁数量减少、体积变小、变细、出现断裂,呈针状,横切面呈点状,间隔增宽,互不相连(图 14-2)。成骨细胞减少,部分成骨细胞核固缩,空骨陷窝数增加。破骨细胞增多。骨小管变短,骨髓腔扩大。

【临床与病理联系表现】

原发性骨质疏松早期无症状,后期最常见的症状为疼痛,以腰背痛多见。若压迫相应的脊神经可产生四肢放射痛、双下肢感觉运动障碍、肋间神经痛、胸骨后疼痛类似心绞痛,也可出现上腹痛类似急腹症。疼痛后可出现身长缩短、驼背。骨质疏松最常见和最严重的并发症为骨折。胸、腰椎压缩性骨折,脊椎后弯,胸廓畸形,可使肺活量和最大换气量显著减少。若再加骨质疏松所致胸廓畸形,患者往往可出现胸闷、气短、呼吸困难等症状。

30 岁以前在饮食中补充足够的钙可使骨密度峰值升高,从而减少老年时骨质疏松的危险。绝经期后妇女采用选择性雌激素受体调节剂,可明显减低骨和钙的丢失,但并不能逆转已发生的骨质疏松。

要点提示　骨质疏松主要表现为骨量丢失。

二、化脓性骨髓炎

化脓性骨髓炎(pyogenic osteomyelitis)是由化脓菌引起的骨组织炎症。病原菌主要为金黄色葡萄球菌,其次是乙型链球菌、肺炎链球菌、白色葡萄球菌,偶为大肠埃希菌、铜绿假单胞菌、流感嗜血杆菌等。感染途径有:①血源性感染,化脓性细菌可由局部感染灶如扁桃体炎、中耳炎、疖、痈等,通过循环入血侵犯骨髓;②外源性感染,多在局部创伤或穿通性骨折时,细菌可侵入骨髓;③局部蔓延,多为附近软组织直接蔓延。其中血源性骨髓炎最常见。病菌自远处病灶经血行感染于骨,好发于长管状骨的干骺端,形成脓肿,经骨皮质扩散形成骨膜下脓肿,又经哈弗管进入髓腔,成为骨髓炎,阻断血运,形成死骨。

化脓性骨髓炎根据病程长短可分为急性和慢性两种。急性骨髓炎以骨质吸收、破坏为主。慢性骨髓炎以死骨生成和新生骨形成为主。

【病理变化】

肉眼:早期病变的干骺端呈红色胶胨样,以后转变为灰黄色化脓灶。关节囊的根部与骨骺边缘骨膜的连接处最先发生骨膜下脓肿。晚期发展成慢性病变,坏死的骨组织呈白色,光泽减弱，逐渐变为灰黄或灰棕色，质松脆，并有骨瘘管形成，周围是脓性肉芽组织和瘢痕。

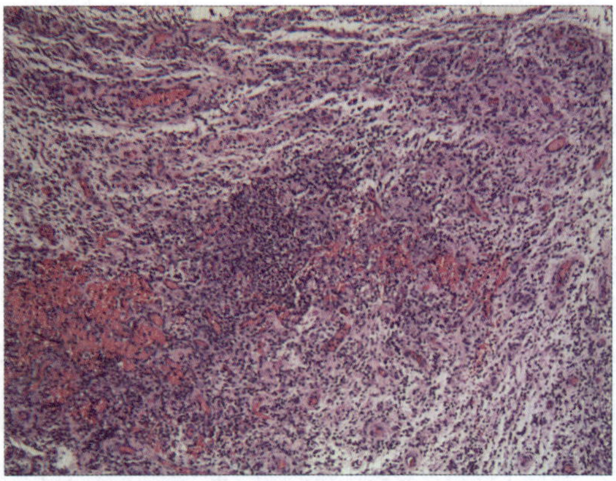

图 14-3 **慢性化脓性骨髓炎(HE 染色，×100)**

死骨片周围出现大量炎性细胞浸润的肉芽组织

镜下：化脓性崩解灶，病灶内大量白细胞浸润，骨皮质、骨小梁变性坏死(图 14-3)。随着病变进展，在死骨片周围，或具有活力的骨板层或骨小梁之间，逐渐出现大量炎性细胞浸润的肉芽组织及纤维化。

【临床与病理联系表现】

急性骨髓炎：儿童多见，起病急骤。全身中毒症状严重，寒战，高热，有明显的毒血症症状。局部症状和体征不明显。相反，成人局部剧痛，皮温增高，有局限性压痛，肿胀并不明显。后期：局部水肿，压痛更为明显。各关节可有反应性积液。如向髓腔播散，则症状更严重，整个骨干都有骨破坏，可发生病理性骨折。急性骨髓炎的自然病程可维持 3～4 周。在脓肿形成窦道后，疼痛缓解，体温逐渐下降，病变转入慢性阶段。

要点提示 关节囊的根部与骨骺边缘骨膜的连接处最先发生骨膜下脓肿。

慢性骨髓炎：病变静止阶段全身可以无症状。骨失去原有的形态，骨骼扭曲畸形，增粗，皮肤色素沉着，有多处瘢痕。儿童可因骨骺破坏而影响骨发育，偶有病理性骨折者。

第二节 骨肿瘤

学习要求

掌握骨肉瘤、软骨肉瘤的病理变化和临床病理联系，骨巨细胞瘤的基本病变和分级。熟悉骨软骨瘤和 Ewing 肉瘤的基本病变。

骨肿瘤可分为原发性和继发性两大类。原发性骨肿瘤的发病率并不高，且大多数为良性肿瘤(表 14-1)。但恶性骨肿瘤如骨肉瘤、软骨肉瘤等恶性程度较高，不但在肿瘤局部造成骨质破坏，而且转移早，虽然临床施行大范围手术治疗，仍有较高的死亡率，因此早期诊断和早期治疗十分重要。

表 14-1 常见原发性骨肿瘤

分类	良性	恶性
成骨性肿瘤	骨瘤　骨样骨瘤　骨母细胞瘤	骨肉瘤
成软骨性肿瘤	骨软骨瘤　软骨瘤	软骨肉瘤
多核巨细胞肿瘤	良性骨巨细胞瘤	恶性骨巨细胞瘤
骨髓源性肿瘤		Ewing 肉瘤

一、骨肉瘤

骨肉瘤(osteosarcoma)是指瘤细胞能直接产生骨质及骨样组织的一种恶性肿瘤。骨肉瘤细胞起源于成骨性细胞,是最常见的原发性恶性骨肿瘤。多发于青少年,男性较多。恶性程度甚高,预后极差,早期即可有肺转移。骨肉瘤最常发生于股骨下端、胫骨上端,其他如肱骨、股骨上端、腓骨、脊椎、髂骨等亦可发生。

【病因】

骨肉瘤的病因学目前还不完全清楚,可能与下列因素有关。

1. 化学制剂　甲基胆蒽、氧化铍、硅酸锌铍等可成功诱发兔骨肉瘤。烷基化药剂可增加患骨肉瘤的危险。

2. 病毒感染　SE 多瘤病毒可诱发小白鼠的骨肉瘤,SV40 病毒可诱发叙利亚地鼠的骨肉瘤,鼠肉瘤病毒可诱发大鼠和地鼠的骨肉瘤。

3. 放射损伤　哺乳动物经过一定剂量的放射性照射可诱发骨肉瘤,凡能在骨内积存的放射性物质都可诱发骨肉瘤。如 X 线照射可引起小鼠股骨远端及胫骨近端的骨肉瘤。

4. 良性病变恶变　先有骨的良性病变,如纤维结构不良、骨软骨瘤病和软骨瘤病等,后发生骨肉瘤。

【X 线表现】

根据肿瘤的不同组织成分和肿瘤在骨内扩散方式,可有以下几种基本 X 线表现:①骨质破坏,表现为筛孔状、虫蚀状、大片状低密度区;②肿瘤骨,表现为云絮状、斑块状、针状高密度区(图 14-4);③肿瘤软骨钙化,表现为小点状、小环状高密度区;④软组织肿块;⑤骨膜新生骨。

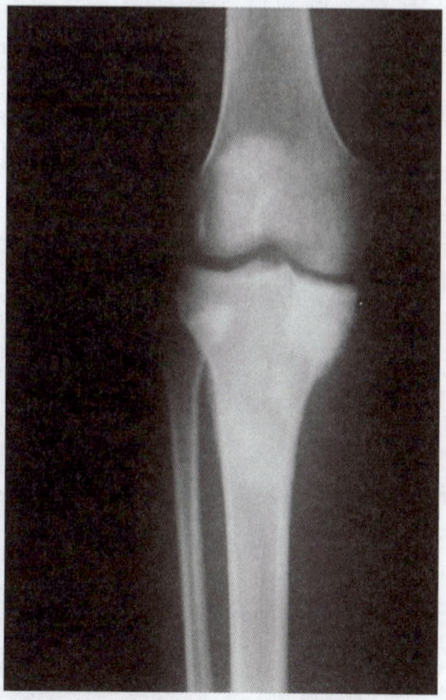

图 14-4　骨肉瘤

胫骨上端斑块状高密度阴影,密度均匀,边界清晰

根据骨增生和骨破坏的多少,X 线改变分为 3 种类型:①硬化型:骨内云絮状或斑块状高密度影,肿瘤破坏骨皮质,侵犯软组织形成软组织肿块阴影,肿块内可有数量不等的瘤骨征。骨皮质破坏处常可见垂直或放射状排列的、大小不等的针状瘤骨伸向软组织,形成日光放射状阴影。肿瘤可有骨膜增生或出现 Codman 三角。②溶骨型:早期表现为筛孔状骨破坏,以后进展为虫蚀状、大片状骨破坏,边界模糊。可有少量瘤骨,亦可有骨膜增生及 Codman 三角。③混合型:即硬化型与溶骨型的征象并存。

【病理变化】

肉眼:在长骨肿瘤多位于干骺端(图 14-5),呈偏心性侵及骨髓腔及向一侧或四周骨质浸润,可在一处或多处穿破骨皮质,将骨膜掀起或向周围软组织生长而形成结节状或梭形包块。被掀起的骨膜与骨干相连的夹角内瘤细胞增生形成新生骨,呈现葛曼(Codman)三角。在 X 线照片中显示出来。三角形的底是骨膜与骨干之间的瘤组织,斜边为被掀起的骨膜,另一斜边为骨皮质表层。在骨膜被掀起时,从骨膜通往骨皮质的小血管因受牵拉而呈垂直于骨皮质分布,在这些小血管周围新生骨形成增多,并与骨干垂直呈放射状分布。在 X 线照片上表现为日光放射状阴影。

> **要点提示** 骨肉瘤的X线诊断依据是Codman三角和日光放射状阴影。

肿瘤的外观取决于肿瘤发生的部位、肿瘤骨质及反应骨质形成的多少、原有骨质破坏以及出血、坏死灶的范围等。肿瘤性骨质成分较多时，则大部分呈黄白色，质地坚硬致密，犹如象牙；肿瘤细胞丰富时呈灰红色鱼肉样；软骨形成明显时，呈半透明状；坏死灶呈灰黄色；出血区为暗红色。在同一肿瘤内常有几种不同颜色混合而呈多彩状。

镜下：骨肉瘤由明显间变的瘤细胞组成，细胞呈梭形、多角形、圆形，大小不一，形态各异，细胞核大，形态奇异，核仁明显，核分裂象多见，常见病理性核分裂象和瘤巨细胞。在分化较好的地方可以见到肿瘤细胞直接形成肿瘤性骨质，呈粉染均质条索状及小片状(图14-6)，是诊断骨肉瘤最重要的组织学依据。肿瘤性骨质多为骨样组织或网织骨质，不形成板层骨。肿瘤性骨质最早形成是在恶性瘤细胞间出现胶原样物质，呈均质淡红染的小梁状、网状及片状的肿瘤性类骨质，并将肿瘤细胞分隔疏远，肿瘤细胞围绕小梁边缘参差不齐排列，呈花边样结构。随着肿瘤性类骨组织发生钙盐沉积而变成肿瘤性骨质，陷于其内的肥大细胞也随之固缩变小。有时还可见到破骨细胞型巨细胞及出血和坏死区。

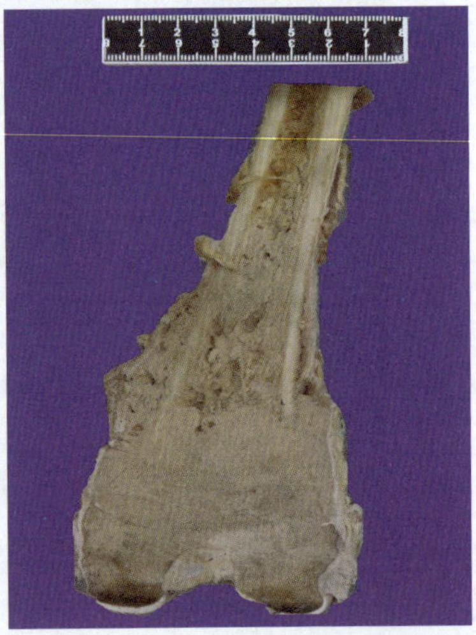

图14-5 骨肉瘤

股骨下端骨肉瘤，肿瘤局限在骨内

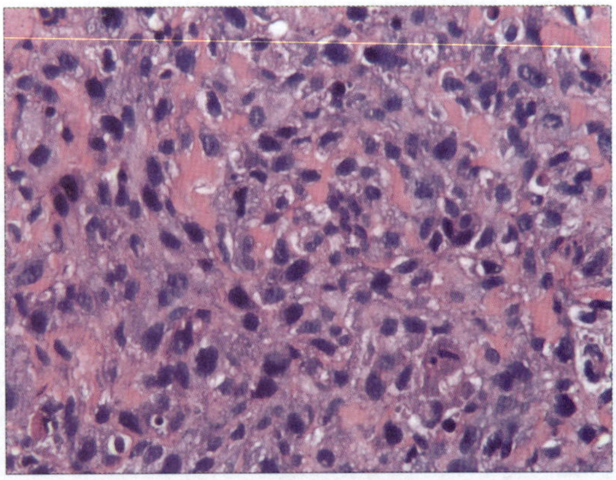

图14-6 骨肉瘤(HE染色，×400)

骨肉瘤细胞直接形成的瘤骨，没有软骨成分

根据瘤细胞的分化方向不同，骨肉瘤可分为：①骨母细胞型。以异型骨母细胞为主要成分，形成较多的肿瘤性骨质。瘤细胞胞质丰富，异型的核位于一侧，核仁大而明显，易见核分裂象。②软骨母细胞型。肿瘤组织中半数为软骨肉瘤样结构，同时可以见到梭形瘤细胞直接形成肿瘤性骨质。③成纤维细胞型。肿瘤组织中半数为纤维肉瘤样结构，瘤细胞呈多形性，呈束状及紧密编织状排列，偶见车辐状排列，其间可见瘤细胞直接形成肿瘤性骨质及骨样组织。④血管扩张型。较少见，预后差，瘤组织内有多量相互连续的血管或扩张的血管，血管腔大小不等，其间见肿瘤细胞，同时可见间变明显的骨肉瘤实质区。⑤圆形细胞型。少见，恶性度高，预后差。主要由大量密集的小圆形细胞构成，细胞呈圆形、卵圆形、短梭形，细胞界限不清，胞质量少，核大小不等，核仁不清楚，瘤细胞可直接形成肿瘤性骨质及骨样组织。尽管骨肉瘤可分成上述各种类型，但多数为混合型。

【临床与病理联系表现】

最早期的症状是局部疼痛，可发生在肿块出现以前，开始为间断性疼痛，渐转为持续性剧烈疼痛，尤以夜间痛较明显。局部温度高，静脉扩张，有时可摸出搏动。肿胀开始轻微，以后逐渐加重，呈偏心性梭形肿胀。当肿块明显增大时可出现邻近关节的反应性积液，关节活动受限，影响关节功能。骨皮质受到侵犯破坏时，轻度外力即可致病理性骨折。骨肉瘤亦有全身症状，如发热、消瘦、贫血及血清检验有钙和碱性磷酸酶升高。碱性磷酸酶可作为预后追踪检查指标。骨肉瘤是高度恶性的肿瘤，肿瘤早期即沿血道转移至肺。虽经手术、放疗和化疗，预后仍较差，患者多在 5 年内死亡。

> **要点提示**　骨肉瘤的病理学诊断要点是瘤细胞可直接形成肿瘤性骨质及骨样组织。

> **问题讨论**　患者，男，14 岁。因右膝疼痛伴跛行 2 个月余，近一周咯血入院。体格检查，右股骨下端内侧可触及一 6cm×4cm×2cm 的包块，边界不清，有压痛。X 线检查，右股骨干骺端见不规则骨质破坏，呈虫蚀状，软组织肿块，边界不清。该患者可能患何种疾病？其病理形态学表现如何？

二、骨软骨瘤

骨软骨瘤(osteochondroma)又名骨软骨性外生骨疣，是指在骨的表面覆以软骨帽的疣状骨性突出物，它是最常见的良性骨肿瘤。好发于青少年，男性多于女性。该肿瘤通常位于长骨的干骺端，以股骨下端及胫骨上端最多见。骨软骨瘤可分为单发性及多发性两型。以单发性多见，多发性与遗传有关，称为骨软骨瘤病。两型病理形态学上改变相识。

【X 线表现】

表现为骨性病损自干骺端突出，其形状不一，可有一个很长的蒂和狭窄的基底，或很短粗呈广阔的基底，较大的肿瘤其顶端膨大如菜花(图 14-7)，呈悬垂状骨性骨块，其尖端朝向邻近关节相反方向，其基底直接或有一细蒂与骨皮质相连续。

【病理变化】

肉眼：骨软骨瘤从骨干与骨骺连接部向外膨出，大小不等，直径 1～10cm。表面光滑，灰蓝色软骨样。呈半球形、结节状、菜花状或息肉形。从肿瘤的突出面垂直锯开，切面显示 3 层结构：表面为一薄层灰白色纤维包膜，即软骨膜；中层为帽状透明软骨组织构成，称软骨帽。软骨帽厚度多＜6mm(图 14-8)，且各处薄厚不均，儿童略厚，成人较薄；基底部为海绵状骨松质构成，骨小梁呈蜂窝状排列，小梁间多为黄骨髓。基底部是肿瘤的主体，占肿瘤的大部分。

镜下：表面为致密纤维组织，胶原纤维常有玻璃样变，与中层软骨帽分界不清。软骨帽近表层软骨细胞较不成熟，越近基底部越成熟(图 14-9)。软骨帽与基底部的海绵状骨质交界处常有软骨性化骨，骨小梁之间是红骨髓和脂肪性骨髓。

> **要点提示**　骨软骨瘤有 3 层结构，表面、中层和基底部，且基底部是肿瘤的主体。

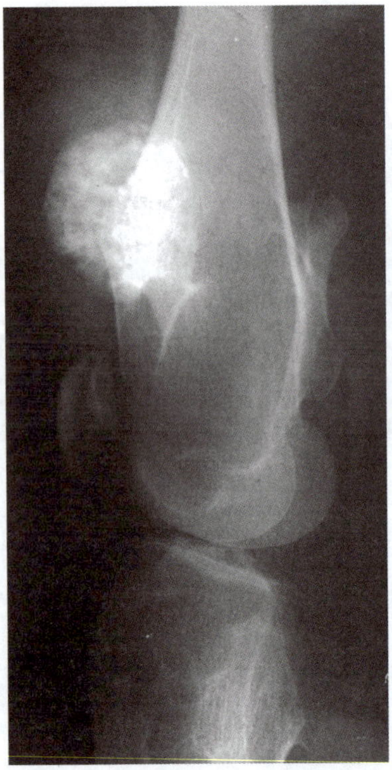

图 14-7　**骨软骨瘤**

股骨下端肿瘤顶端膨大如菜花

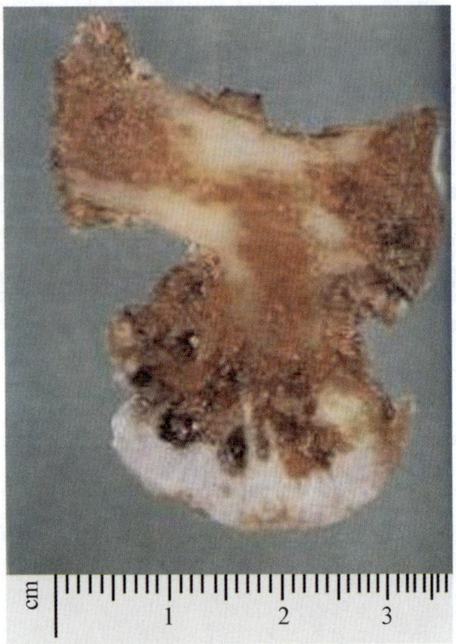

图 14-8　**骨软骨瘤**

肋骨的骨软骨瘤，软骨帽较厚

（图 14-8 引自 Ackerman's Surgical Pathology）

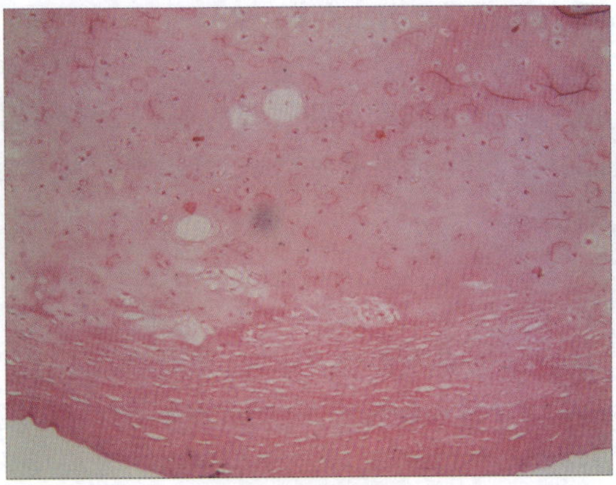

图 14-9　**骨软骨瘤（HE 染色，×100）**

表面为致密纤维组织，软骨帽近表层软骨细胞较不成熟

【临床与病理联系表现】

骨软骨瘤一般无明显症状，表现为生长缓慢的局部骨性包块。肿瘤压迫周围组织如肌腱、神经、血管等，引起疼痛和不适。本瘤很少恶变，如瘤体迅速增大，软骨帽的厚度超过1cm，并见到异型的软骨细胞时，应考虑有恶变。多发性骨软骨瘤比单发性恶变多。本瘤切除范围应较广，如果手术切除不彻底则易复发。

三、软骨肉瘤

软骨肉瘤（chondrosarcoma）是由肿瘤性软骨细胞及软骨基质组成的恶性骨肿瘤。起源于软骨细胞或向软骨分化的间胚叶组织，其发病率在原发恶性骨肿瘤中仅次于骨肉瘤。好发于中老年。男性多于女性。根据发病部位不同，可分为中央型和外周型。中央型从骨髓腔发生，肿瘤被骨皮质所包绕或穿破骨皮质，多见于长管状骨，特别是股骨和胫骨；周围型从骨表面出发，向周围软组织及骨皮质侵犯，多见于骨盆、肩胛骨及肋骨等。肿瘤多为原发性，一开始既具有恶性特征，也可继发于软骨瘤和骨软骨瘤。

【X 线表现】

肿瘤为边缘模糊的透亮区，内夹杂一些环状钙化斑点，但在分化差的软骨肉瘤可无钙化斑点（图 14-10）。

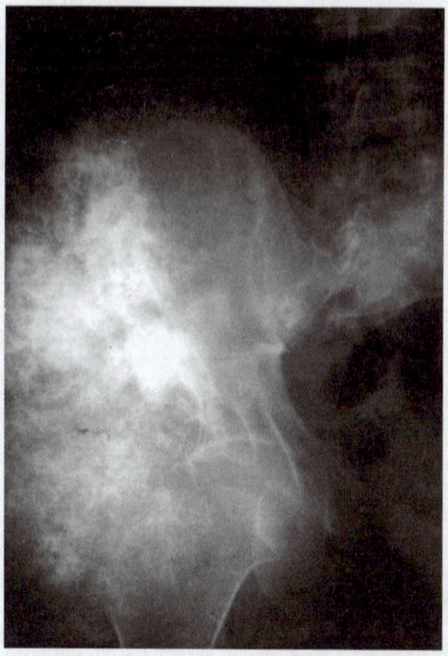

图 14-10　软骨肉瘤

骨盆广泛性骨质破坏，并有斑点钙化灶

【病理变化】

肉眼：中央型软骨肉瘤主要发生在骨髓腔内，呈灰白色、半透明的分叶状肿物（图 14-11），瘤体内常有淡黄色的钙化灶或灰红色的软骨内化骨灶。随着肿瘤的生长可使髓腔变大并侵犯骨皮质，骨膜受刺激后可有反应性新骨形成，使受累骨皮质增厚。生长越慢的软骨肉瘤骨皮质增厚越明显。恶性度较高的软骨肉瘤，由于生长快侵袭力强，早期即可穿破骨皮质，向周围软组织内扩散生长，形成较大肿块，但周围没有反应性骨质形成现象。瘤组织还可侵犯关节软骨，并向关节腔穿破。外周型软骨肉瘤主要发生在骨外，瘤体表面可被覆一层薄而不完整的包膜，包膜随肿瘤表面凹凸不平而有皱褶。瘤组织内常有程度不等的钙化。以上两型软骨肉瘤均常伴有黏液样变、囊性变及出血等继发改变。

镜下：软骨肉瘤由肿瘤性软骨细胞及软骨基质构成。根据瘤组织的分化程度将软骨肉瘤分为 3 级。①高分化软骨肉瘤，较为多见，瘤细胞分化好，位于陷窝内，间质为透明基质，易被误诊为软骨瘤。其恶性特征主要表现在瘤细胞的形态改变，特别是核的异型性。核肥大、畸形、染色质丰富深染，出现双核、巨核瘤细胞及多核瘤巨细胞，核仁明显，但核分裂象不多（图 14-12）。②低分化软骨肉瘤，瘤细胞分化差、大小形态极不一致，呈圆形、椭圆形、梭形或蝌蚪状。核大畸形，染色质丰富深染、呈粗颗粒状，核膜及核仁明显。核分裂象多见，多核瘤巨细胞较多。在分化差的瘤组织内偶见分化较成熟的软骨组织，其周围有少量透明基质，有利于软骨肉瘤的诊断。③中等分化软骨肉瘤，在形态上介于高、

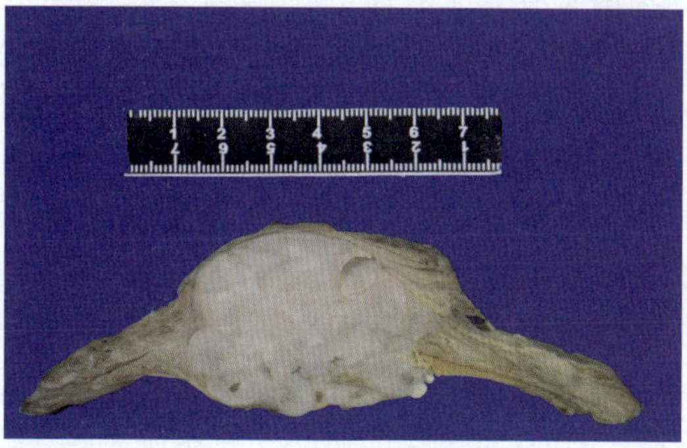

图 14-11　软骨肉瘤

肋骨的软骨肉瘤，呈灰白色，半透明的分叶状肿物

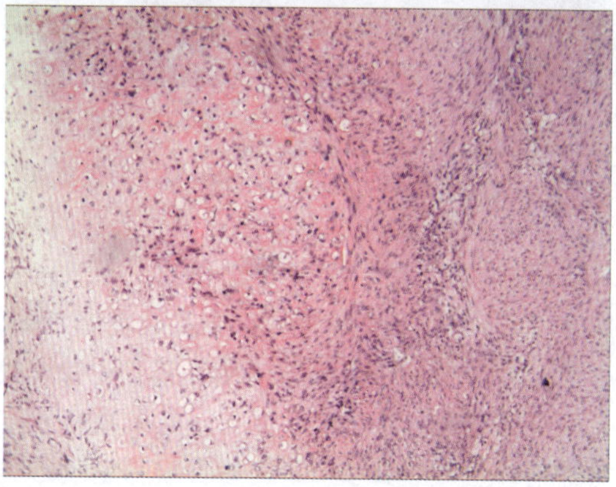

图 14-12　软骨肉瘤（HE 染色，×100）

肿瘤性软骨细胞及软骨基质

低分化之间，瘤细胞的异型性较明显，表现在核肥大浓染，双核及巨核细胞较多见，核分裂象容易找到。

【临床与病理联系表现】

要点提示 在分化差的瘤组织内偶见分化较成熟的软骨组织，有利于软骨肉瘤的诊断。

原发性软骨肉瘤以钝性疼痛为主要症状，由间歇性逐渐转为持续性，局部肿胀并形成肿块，邻近关节者常可引起关节活动受限，严重时可引起病理性骨折。生长在骨盆的软骨肉瘤，常因向盆腔生长，致使膀胱、直肠受压移位或发生梗阻症状。软骨肉瘤比骨肉瘤生长慢，转移也较晚，以直接浸润周围软组织为主。软骨肉瘤手术后常易复发，复发瘤分化程度较原发瘤更差，对放疗和化疗均不敏感。

四、骨巨细胞瘤

骨巨细胞瘤(giant cell tumor of bone)是一种由单核基质细胞和大量散布在其间的多核巨细胞组成，具有局部侵袭性及复发倾向的原发骨肿瘤。骨巨细胞瘤在我国较常见，在骨肿瘤发病率中仅次于骨软骨瘤和骨肉瘤，居第 3 位。好发于青壮年，高峰年龄为 30 岁。女性较男性略多见。主要发生部位为四肢长骨干骺端，特别好发于股骨远端、胫骨近端，其次为肱骨近端、桡骨远端、尺骨远端。长骨以外则以脊椎多见，其他长骨和扁平骨均可发生。肿瘤一般为单发。

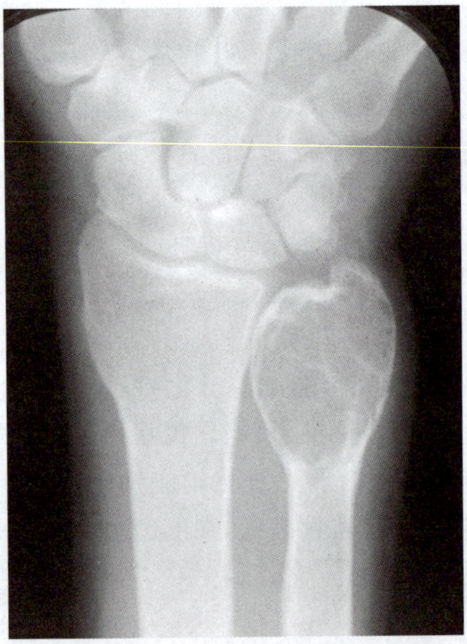

图 14-13 骨巨细胞瘤

尺骨远端呈膨胀性骨质破坏，边界清楚

【X 线表现】

肿瘤位于骨骺端，靠近骺板。骨皮质膨胀变薄如蛋壳(图 14-13)。亦有病变显示粗细不等的梁状结构，形成多房性肥皂泡样阴影。恶性病变表现为破坏区边界模糊不清，骨性包壳破坏，侵犯软组织形成肿块。

【病理变化】

肉眼：肿瘤多位于骨骺端，在骨干的一侧，为偏心性生长，并向干骺端与关节方向扩展。随着瘤体增大向外膨胀，在瘤体周围常有菲薄的骨壳，骨壳由骨内、外膜反应性新骨构成。肿瘤的境界比较清楚。肿瘤内原有骨松质大部分或全部破坏消失，瘤体内常有纤维组织性或骨性间隔，常出现病理性骨折。切面，瘤组织呈棕红或暗红色，质软松脆。较大的肿瘤常伴有坏死出血、囊性变及囊腔形成，内含有浆液性或血性液体。如继发纤维化，则呈灰白色，质实。晚期骨壳被破坏而侵及其外的软组织形成肿块(图 14-14)。亦可侵犯关节软骨下骨质，致使关节软骨失去支持而扭曲变形，但极少穿过软骨。

镜下：骨巨细胞瘤主要成分是单核基质细胞和多核巨细胞，单核基质细胞是决定肿瘤性质的细胞，呈片状排列。单核基质细胞呈梭形、卵圆形或圆形，细胞边界不清，常见胞质突起。细胞核较大，可见核仁，核分裂象多少不等。多核巨细胞常较均匀地散布在基质细胞之间，多核巨细胞体积很大，胞质丰富，常可见空泡变性，核一般为十几个或几十个，甚至上百个，常聚集在胞体中央，核的形态与单核基质细胞相似。细胞边界不规则，但与周围细胞的界限较清楚。

肿瘤间质血管丰富，有多少不等的胶原纤维。

病理分级：骨巨细胞瘤根据单核基质细胞和多核巨细胞的多少及异型性的程度可分为 3 级。Ⅰ级：为良性或潜在恶性。单核基质细胞数量较少，排列较疏松，细胞分化好，形态大小较一致，异型性不明显，偶见核分裂象。多核巨细胞数量多，体积大，胞核多（图 14-15）；Ⅱ级：为低度恶性。单核基质细胞致密，呈束状排列倾向，核分裂象增多。多核巨细胞体积变小，核数目也较少；Ⅲ级：为恶性。单核基质细胞数量多，排列致密，细胞分化差，异型性明显，常见核分裂象，呈纤维肉瘤样改变。多核巨细胞数量少，体积小，核少，有明显的异型性。病理分级对骨巨细胞瘤的良、恶性程度和预后的判断以及治疗方法的选择有一定参考价值。

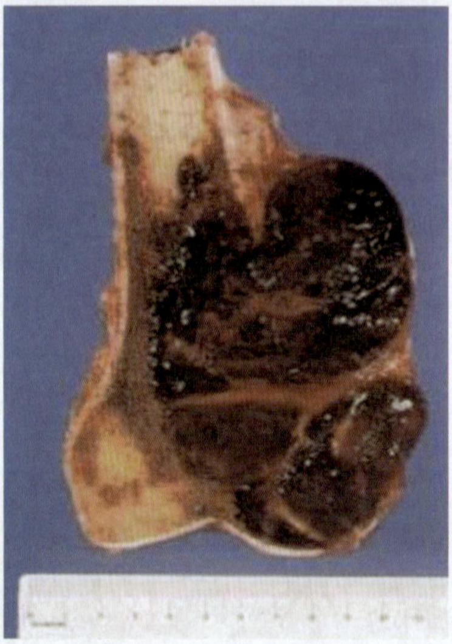

图 14-14 骨巨细胞瘤

股骨下端的骨巨细胞瘤破坏了骨皮质，并扩展到周围软组织

（图 14-14 引自 Ackerman's Surgical Pathology）

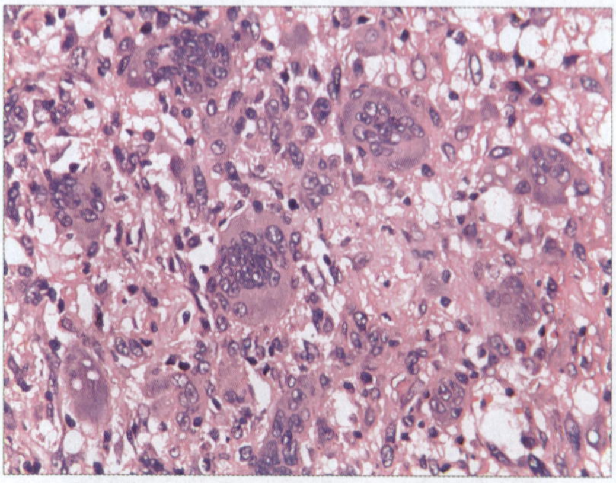

图 14-15 骨巨细胞瘤（HE 染色，×200）

多核巨细胞数量多，体积大，胞核多

【临床与病理联系表现】

早期症状主要表现为局部疼痛，随着肿瘤的长大，髓内压力增高，局部疼痛变为持续性。骨皮质膨胀变薄时，压之可有捏乒乓球样感觉。肿瘤穿透骨皮质形成软组织内肿块，表面皮肤紧张呈暗红色。如肿瘤压迫神经时疼痛剧烈。肿瘤浸润关节时，关节功能出现障碍。骨巨细胞瘤的复发率高，无论病理分级高低，该瘤都可发生转移，以肺转移多见，有时转移灶呈纤维肉瘤样改变。

> **要点提示** 单核基质细胞是决定骨巨细胞瘤性质的细胞。

五、Ewing 肉瘤

Ewing 肉瘤（Ewing sarcoma）是骨与软组织的小圆细胞肿瘤。来源于神经外胚叶，属于原始神经外胚叶肿瘤（primitive neuroectodermal tumor，PNET）。一般认为，原发骨肿瘤和没有或很少神经外胚叶分化的肿瘤称之为 Ewing 肉瘤，而软组织有明显神经外胚叶分化的肿瘤称之为 PNET。Ewing 肉瘤多发于青少年，男性多于女性。好发于长骨，如股骨、胫骨、肱骨与腓骨。亦可发生于骨盆、肋骨、椎骨、肩胛骨等。肿瘤发生于骨干的骨髓腔，破坏骨松质，从骨髓腔穿透皮质，侵犯到软组织。

【X 线表现】

受累骨皮质增厚，髓腔变宽；随着病变的进展，反应性骨膜可平行于骨皮质一层层地似洋葱皮样沉积，或与皮质呈直角沉积，表现为日光放射现象。

【病理变化】

肉眼：肿瘤在骨内可形成多个灰白色结节，随后融合成大片状（图 14-16），质软如鱼肉样，常可见出血坏死。当肿瘤破坏骨皮质而侵及软组织时，可形成巨块，并形成假包膜。

镜下：肉瘤组织由形态一致的小圆形细胞构成（图 14-17），细胞排列成片块状。细胞质很少，淡染，胞界不清。瘤细胞核圆形、椭圆形，约两个淋巴细胞的大小，核染色质呈粉尘状，不凝聚成小块，核仁不明显。核分裂象易见。可见大片的坏死灶。偶见瘤细胞排列成 Homer-Wright 菊形团或围绕浆液小腔呈假菊形团样结构。瘤细胞内糖原丰富，PAS 染色阳性。间质较少，呈梁索状，穿插在肿瘤细胞片块间。

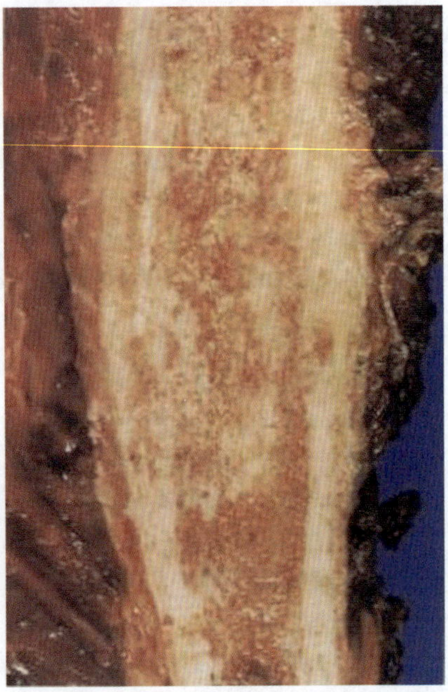

图 14-16 Ewing 肉瘤

肿瘤边界不清，髓腔和骨皮质广泛受累，病斑骨膜抬高

（图 14-16 引自 Ackerman's Surgical Pathology）

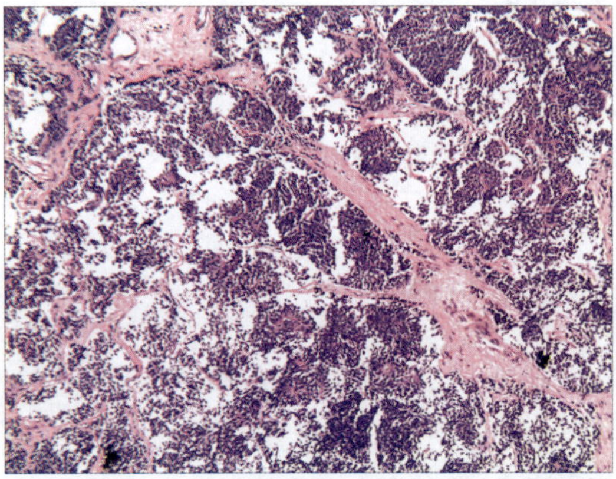

图 14-17 Ewing 肉瘤（HE 染色，×100）

瘤细胞形态一致，细胞核深染，胞质稀少，弥漫性浸润髓腔，可见残存骨小梁

【临床与病理联系表现】

Ewing 肉瘤最常见的症状是疼痛，并且随着肿瘤的增大和扩散而加重。局部皮肤温度较高。患者常有低热，白细胞增高，血沉加快，约 1/5 长骨肿瘤合并病理性骨折。肿瘤可早期肺转移，Ewing 肉瘤对放射线及化学疗法较敏感，患者 5 年无病生存率为 75%。

第三节　骨的瘤样病变

学习要求

了解纤维结构不良和动脉瘤样骨囊肿的病理变化。

一、纤维结构不良

纤维结构不良(fibrous dysplasia)是一种以受累骨内纤维组织增殖,并有不同程度的骨质化生为特点的非肿瘤性病变。纤维结构不良的发病原因不明,有人认为是内分泌紊乱所致,也有人认为是骨的发育异常所形成,但主要可能还是营养不良或个别营养成分严重丢失,所引发的骨结构发育不良。临床上可分为单骨型,多骨型和 Albright 综合征。①单骨型,我国多发,多发于青少年。长管状骨好发于股骨和胫骨、扁平骨好发于颌骨和肋骨等。②多骨型,国外多发,发病年龄较早。病变以胫骨、股骨、额骨较多。③Albright 综合征,为多发骨病变伴有性早熟和皮肤色素沉着。较少见,多发于女性,多骨型病变位于身体一侧,同侧皮肤有咖啡牛奶色素斑(Café-au-lait spots),伴有性早熟。

【病理变化】

肉眼:受损骨呈膨胀性肿大(图 14-18),骨皮质变薄。骨髓腔内病变在不同病例或同一病例不同病灶的成分不同而各异,有的呈灰红色,质地柔软;有的呈灰白色,质地坚韧;有的有砂粒感,有的坚如象牙骨;有的含有数量不等的透明软骨;也有的为囊性变,囊内含有浆液、血液等不同成分的内容物,外为纤维组织膜。

镜下:病变主要由增生的纤维组织及新生的骨小梁构成,纤维组织呈束状或旋涡状排列,纤维细胞纤细呈梭形,核呈梭形或圆形。在纤维组织内散在有数量不等,大小形状及排列方向不一的新生骨小梁。骨小梁一般较细长,形状不规则,呈球形、棒形、弯曲成弧形等(图 14-19)。骨小梁内的骨细胞肥大而圆,分布不规则。骨基质内有排列紊乱纵横交错的胶原纤维,小梁

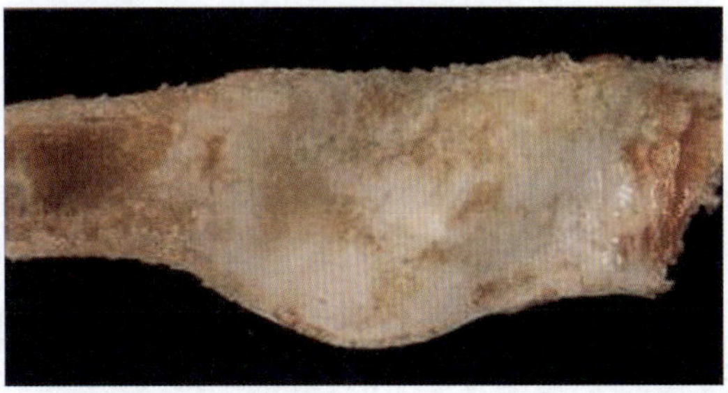

图 14-18　纤维结构不良

肋骨纤维结构不良,病变为纺锤形膨大的肿物(图 14-8 引自 Ackerman's Surgical Pathology)

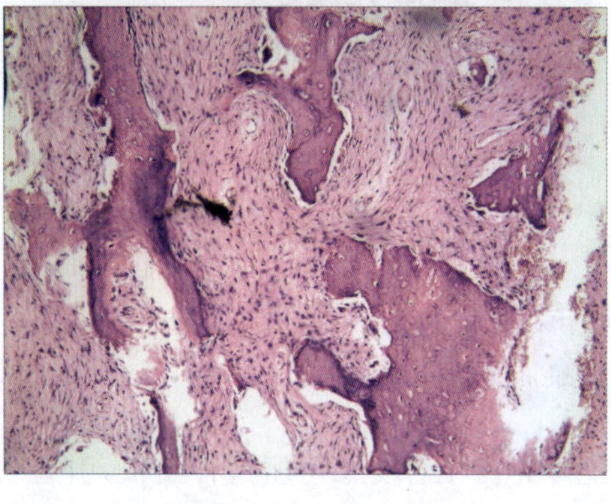

图 14-19　纤维结构不良(HE 染色,×100)

纤维组织内散在有数量不等、大小、形状及排列方向不一的新生骨小梁

周边一般不见成行排列的骨母细胞。骨小梁为不成熟的纤维性骨，多不转变为成熟的板状骨，是纤维结构不良的特点。

要点提示

骨小梁为不成熟的纤维性骨，多不转变为成熟的板状骨，是纤维结构不良的特点。

【临床与病理联系表现】

临床上表现为骨肿块、畸形，并可有骨折发生，约1/3的患者有皮肤色素斑，以背、臀部多见。血清检查可有碱性磷酸酶升高。本病可采用刮除植骨术进行治疗。对有些长骨如腓骨、肋骨，可做节段性切除。对有畸形者可行截骨矫形术。病理性骨折可按骨折处理的原则治疗。

二、动脉瘤样骨囊肿

动脉瘤样骨囊肿(aneurysmal bone cyst)是一种原因不明的瘤样病变。主要由扩张的海绵状囊腔构成，囊内含有不凝固血液，其外周围有纤维组织包绕，并从患骨一侧膨出。多发于20岁以下的青少年。好发于四肢长骨的干骺端和椎骨，长骨的远端和近端相似，但肱骨和腓骨倾向于中位，胫骨倾向于偏位，椎骨多发生在神经弓、棘突和横突。

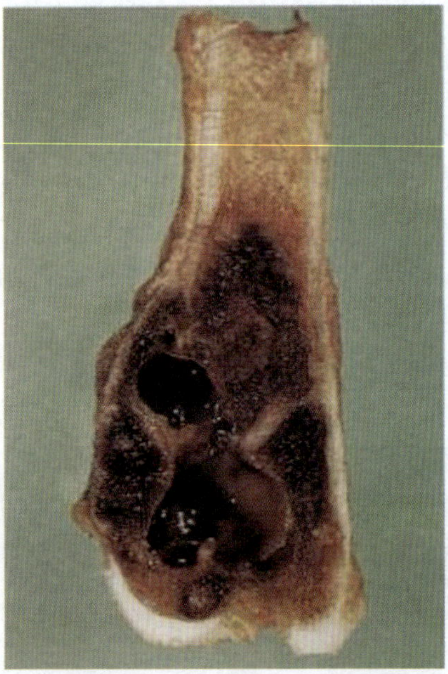

图 14-20 **动脉瘤样骨囊肿**

尺骨下端病变为巨大的含血囊肿使干骺部膨大(图 14-20 引自 Ackerman's Surgical Pathology)

【病理变化】

肉眼：动脉瘤样骨囊肿呈球状膨胀性肿物，表面被覆骨膜，骨膜下有薄层骨壳。肿物大小不一，直径多在5cm左右。切面正常的骨结构消失，由大小不等的血性囊腔所代替(图 14-20)。囊内含有不凝固血液，囊内壁光滑，囊腔间组织呈灰白色或铁锈色，质韧，宽窄不一。肿物常因膨胀而突入周围软组织中，但其外仍有一薄层反应性骨壳。

镜下：大小不等的扩张血管囊腔中充满血液。囊腔之间为纤维结缔组织间隔，由成纤维细胞、组织细胞及多核巨细胞构成，囊壁中常有反应性骨样组织和骨小梁形成(图 14-21)。骨小梁周围可绕以骨母细胞和破骨细胞。在动脉瘤样骨囊肿组织中，可见到核异型性和核分裂象，其核分裂象的多少与病变发展速度和复发有关。动脉瘤样骨囊肿可伴发其他疾病。

【临床与病理联系表现】

动脉瘤样骨囊肿临床经过缓慢，表现为长期局部疼痛。当病变发展迅速，引起患骨膨胀和骨质破坏，可有压痛和局部肿胀。如关节受累可引起关节功能障碍。椎骨受累可压迫神经根，引起肌肉痉挛、麻痹、截瘫等。本病为良性瘤样病变，但如不治疗，可广泛破坏骨组织，引起病理性骨折。少数病例可自愈。

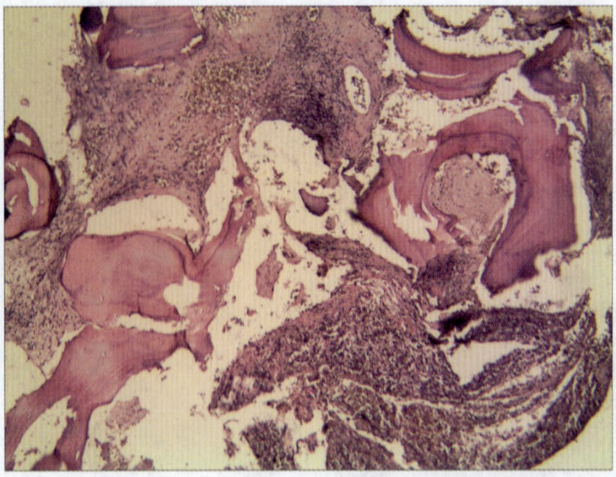

图 14-21　**动脉瘤样骨囊肿(HE 染色，×100)**

大小不等的扩张血管囊腔中充满血液，囊壁中有反应性骨样组织和骨小梁形成

第四节　关节疾病

学习要求

熟悉骨关节炎的病因及发病机制。了解痛风性关节炎的发病机制。

一、骨关节炎

骨关节炎(osteoarthritis)又称变性性关节炎。是一种中年以上发生的慢性进行性关节病变。骨关节炎的基本特征是关节软骨变性、糜烂以致部分剥脱，关节软骨周围组织增生并在软骨下和关节周围有新骨形成。关节软骨磨损和消失，骨质增生而致关节畸形，活动时关节有摩擦音，在承重时疼痛加重，局部压痛及关节轻度肿胀为主要表现的疾病。好发于髋、膝、踝、颈椎、腰椎等。

骨关节炎的原因未明，引起骨关节炎最重要因素是老年和机械作用，因为随年龄的增长，负重骨节的骨关节炎发生率越高。遗传因素也可增加骨关节炎患病的易感性。骨关节炎在临床上，可分为原发性和继发性两类。原发性骨关节炎系指随年龄老化而不和其他疾病相关的关节病变，继发性骨关节炎则由损伤、炎症、遗传及代谢、内分泌等疾病所引起。

【病理变化】

肉眼：骨关节炎的主要病理改变为软骨退行性变，软骨逐渐变黄并失去光泽，弹性减弱，表面出现不规则的压迹、小窝和线形沟，或呈天鹅绒状，软骨逐渐变薄。部分软骨剥脱，软骨下骨组织暴露，在关节运动时受摩擦和刺激，使骨小梁增厚、髓腔变窄，逐渐骨质致密坚硬，光灿平滑，质如象牙，称为象牙质性变(图 14-22)。当关节软骨的改变较明显时，引起软骨边缘部软骨膜过度增生，产生新的软骨而形成软骨性骨赘，并可骨化形成骨赘，使关节面形成唇样病变，可呈倒钩形如鸟嘴样。软骨性和骨性骨赘可部分脱落于关节腔形成游离小体。

要点提示 骨关节炎的主要病理改变为软骨退行性变。

镜下：软骨细胞肿胀、溶解脱失，数量减少，亦可见增生。软骨基质发生微纤化、黏液样软化，并沿胶原纤维的走向于垂直水平裂开，裂缝逐渐深达软骨全层，甚至达软骨下骨质（图 14-23）。增生的软骨细胞多在微纤化裂隙附近，细胞聚集成堆。

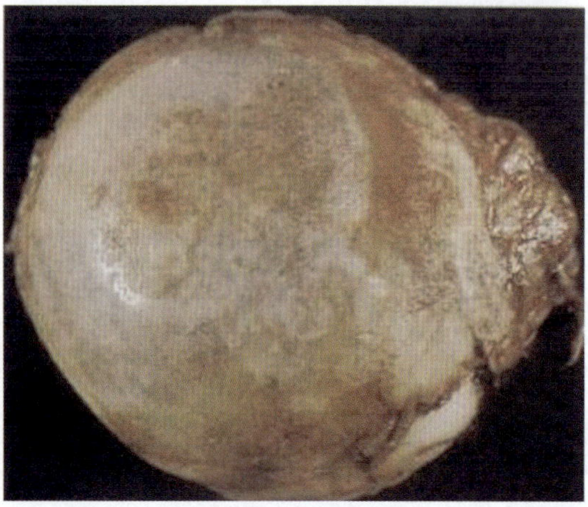

图 14-22 骨关节炎

髋关节股骨头软骨广泛丢失和象牙化骨质

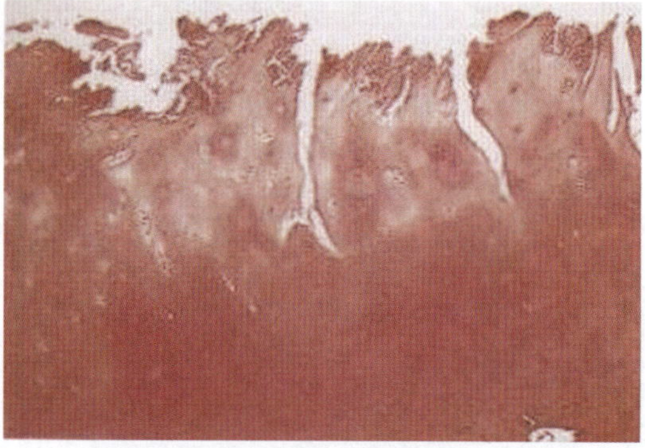

图 14-23 骨关节炎（HE 染色，×40）

关节基质面损伤，正常平滑的表面遭到破坏，可见大小不等的裂隙延伸到透明软骨之中

（图 14-22 和 14-23 引自 Diagnostic Surgical Pathology）

【临床与病理联系表现】

骨关节炎的临床表现缓慢出现，主要症状是疼痛，也是导致功能障碍的主要原因。特点为隐匿发作、持续钝痛，多发生于活动以后，休息可以缓解。关节活动可因疼痛而受限，甚至休息时也可发生疼痛。常出现关节活动弹响、关节肿胀、晨僵和粘着感。随着病情进展，可出现关节挛曲、不稳定、休息痛、负重时疼痛加重。可发生僵直畸形和功能障碍。

二、化脓性关节炎

化脓性关节炎（pyogenic arthritis）是一种由化脓菌直接感染，并引起关节破坏及功能丧失的炎症病变。多见于幼儿，男性居多。多侵犯膝、髋、肩等大关节。最常见的致病菌为金黄色葡萄球菌，其次为白色葡萄球菌、淋病双球菌、肺炎球菌和肠道杆菌等。细菌进入关节的途径：①血源性感染，其他部位的化脓性病灶内细菌通过血液循环到达关节；②直接蔓延，关节附近的化脓性病灶（如急性化脓性骨髓炎）直接蔓延至关节腔内；③外源性感染，开放性关节损伤发生感染；④医源性感染，细菌可由关节腔穿刺、手术等进入关节腔内。

【病理变化】

肉眼：病变主要累及滑膜，重者可累及关节软骨和关节囊。滑膜充血肿胀，表面被覆絮状纤维素性渗出物，关节腔内有多量黄色浑浊的渗出液，其中可有纤维蛋白凝块，甚或脓液。病变进一步发展，则侵蚀关节软骨，使其失去光泽变成灰黄色，从软骨边缘部开始渐渐被破坏，形成软骨碎块并可脱落，致软骨下骨暴露。严重者可以侵蚀破坏关节囊，且蔓延至周围组织，破坏韧带，使关节变形脱位。

镜下：滑膜组织充血水肿，其内大量中性粒细胞为主的炎症细胞浸润，或形成脓肿。滑膜表面细胞往往脱落，并有纤维素和中性粒细胞渗出。

【临床与病理联系表现】

临床上全身感染中毒症状，局部表现为关节红肿、疼痛、关节被动活动障碍或功能障碍。患者有体温升高，白细胞总数与中性粒细胞数增高，血沉加快等全身症状。严重病例可有关节脱位。如早期适当治疗，全身症状及局部症状逐渐消失。如关节面未被破坏，可恢复关节全部或部分功能。较重病例发展成为慢性，伴有肉芽组织形成，最终使关节发生纤维性甚至骨性强直。

三、痛风性关节炎

痛风性关节炎(gouty arthritis)是由于尿酸代谢障碍，使尿酸盐沉积于关节以及肾等组织，引起反复发作的急性关节炎，伴有痛风石的形成和慢性关节变形。痛风多发于中年人，男女之比约为 20∶1。痛风时最常累及跖趾关节，其次为踝、手、腕、肘、膝等关节。一般为单关节炎，少数为游走性多关节炎。痛风分为原发性和继发性两种(表 14-2)。90％为原发性痛风，大多数的原发性痛风原因不明。

表 14-2　痛风的分类

临床分类	代谢缺陷
原发性痛风（占 90％）	
酶缺陷不明	尿酸生成过量，排出正常(多数)或增多
部分次黄嘌呤鸟嘌呤磷酸核糖转移酶缺乏	尿酸生成正常或过量，排出减少
完全次黄嘌呤鸟嘌呤磷酸核糖转移酶缺乏	尿酸生成过量，排出增加
继发性痛风(占 10％)	
核酸更新增加(如白血病)	尿酸生成过量，排出增加
慢性肾疾病	尿酸生成正常，排出减少

【发病机制】

血尿酸水平升高的原因是尿酸生成过多和(或)排出减少。尿酸来源有外源和内源两个方面。外源性从富含核蛋白的食物中来；内源性从体内氨基酸、磷酸核糖等的合成和核酸分解而来。内源性代谢紊乱较外源性因素更为重要。尿酸在远曲小管分泌并随尿排出。

血尿酸水平升高，在关节和滑膜上形成尿酸盐结晶。尿酸盐结晶具有趋化作用，能激活补体，产生 C3a 和 C5a，吸引中性粒细胞和巨噬细胞聚集。吞噬尿酸盐结晶后，释放氧自由基、IL-1、IL-6、IL-8 和 TNF 等活性物质，以及中性粒细胞死亡后释放的溶酶体酶。一方面诱发强烈的炎症反应，另一方面活化滑膜细胞和软骨细胞释放胶原酶等蛋白酶，引起组织损伤，最终引起急性痛风性关节炎。

【病理变化】

肉眼：关节软骨糜烂和腐蚀，表面呈地图状白色斑片。在关节软骨和关节囊旁边出现大块不规则白色的尿酸盐沉淀而形成的痛风石(图 14-24)。关节软骨边缘软骨膜过度增生并骨化形成鸟嘴样骨赘。

镜下:急性痛风性关节炎早期可见尿酸盐沉积在滑膜组织中,滑膜充血伴有明显的白细胞浸润。慢性痛风性关节炎形成多个大小不等的痛风石,痛风石结节为无定形物质或针状结晶,周围围绕着异物巨细胞、巨噬细胞、淋巴细胞和成纤维细胞(图 14-25)。

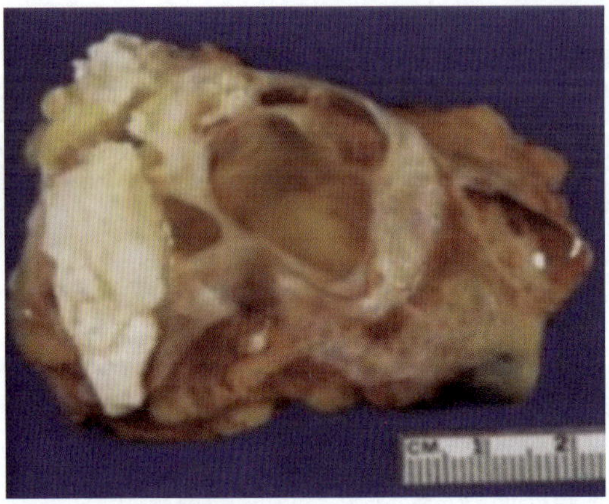

图 14-24 **痛风**

巨大痛风石沉积在膝关节后面

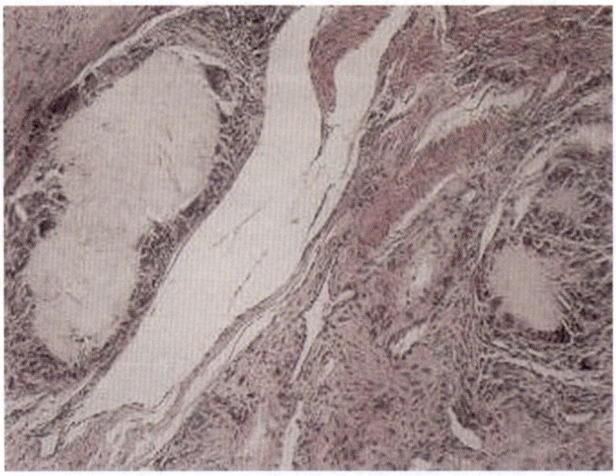

图 14-25 **痛风(HE 染色,×100)**

砂砾性痛风沉淀物的外观及其周围组织细胞、巨细胞和慢性炎症细胞(图 14-24 引自 Ackerman's Surgical Pathology,图 14-25 引自 Diagnostic Surgical Pathology)

【临床与病理联系表现】

急性痛风性关节炎主要为局部疼痛,疼痛突然发生且剧烈。早期仅累及单关节,逐渐发展成多关节炎。反复发作,最终导致永久性关节变形。

复习指导

1. 骨质疏松的发病具体病因尚未完全明确,一般认为与以下因素有关:①内分泌因素:雌激素减少是发生骨质疏松重要因素;②遗传因素:诊断骨质疏松的重要指标是骨密度,骨密度值主要取决于遗传;③营养因素;④机械因素;⑤药物;⑥肿瘤及疾病。

2. 骨肉瘤的病理变化

肉眼:在长骨肿瘤多位于干骺端,呈偏心性侵及骨髓腔及向一侧或四周骨质浸润,被掀起的骨膜与骨干相连的夹角内瘤细胞增生形成新生骨,形成葛曼(Codman)三角。新生骨形成增多,并与骨干垂直呈放射状分布。表现为日光放射状阴影;镜下:骨肉瘤由明显间变的瘤细胞组成,在分化较好的地方可以见到肿瘤细胞直接形成肿瘤性骨质,呈粉染均质条索状及小片状,是诊断骨肉瘤最重要的组织学依据。

3. 骨肉瘤的组织学分型:根据瘤细胞的分化方向不同,骨肉瘤可分为:①骨母细胞型;②软骨母细胞型;③成纤维细胞型;④血管扩张型;⑤圆形细胞型。

4. 骨软骨瘤的 3 层结构:表面:为一薄层灰白色纤维包膜,即软骨膜;中层:为帽状透明软骨组织构成,称软骨帽;基底部:为海绵状骨松质构成,骨小梁呈蜂窝状排列,小梁间多为黄骨髓。

5. 骨巨细胞瘤的病理分级：骨巨细胞瘤根据单核基质细胞和多核巨细胞的多少及异型性的程度可分为三级。Ⅰ级：单核基质细胞分化好，形态大小较一致，异型性不明显，数量较少而排列较疏松，偶见核分裂象。多核巨细胞数量多，体积大，胞核多。Ⅱ级：单核基质细胞致密，呈束状排列倾向，核分裂象增多。多核巨细胞体积变小，核数目也较少。Ⅲ级：单核基质细胞分化差，异型性明显，数量多，排列致密，常见核分裂象，呈纤维肉瘤样改变。多核巨细胞数量少，体积小，核少，有明显的异型性。

6. Ewing 肉瘤的形态学表现

肉眼：在骨内肿瘤可形成多个灰白色结节，随后融合成大片状，质软如鱼肉样，常可见出血坏死。当肿瘤破坏骨皮质而侵及软组织时，可形成巨块，并形成假包膜；镜下：肉瘤组织由形态一致的小圆形细胞构成，细胞排列成片块状。间质较少，呈梁索状，穿插在肿瘤细胞片块间。细胞质很少，淡染，胞界不清。瘤细胞核呈圆形、椭圆形，约两个淋巴细胞的大小，核染色质呈粉尘状，不凝聚成小块，核仁不明显。核分裂象易见。可见大片的坏死灶。

7. 纤维结构不良的特点：骨小梁一般较细长，形状不规则，呈球形、棒形、弯曲成弧形等。骨小梁内的骨细胞肥大而圆，分布不规则。骨基质内有排列紊乱纵横交错的胶原纤维，小梁周边一般不见成行排列的骨母细胞。这种骨小梁为不成熟的纤维性骨，多不转变为成熟的板状骨，是纤维结构不良的特点。

8. 骨关节炎的病理变化

肉眼：骨关节炎的主要病理改变为软骨退行性变，软骨逐渐变黄并失去光泽，弹性减弱，表面出现不规则的压迹、小窝和线形沟，或呈天鹅绒状，软骨逐渐变薄。部分软骨剥脱，软骨下骨组织暴露，在关节运动时受摩擦和刺激，使骨小梁增厚、髓腔变窄，逐渐骨质致密坚硬，光灿平滑，质如象牙，称为象牙质性变。镜下：软骨细胞肿胀、溶解脱失，数量减少，亦可见增生。软骨基质发生微纤化、黏液样软化，并沿胶原纤维的走向于垂直水平裂开，裂缝逐渐深达软骨全层，甚至达软骨下骨质。增生的软骨细胞多在微纤化裂隙附近，细胞聚集成堆。

9. 痛风的发病机制：血尿酸水平升高，在关节和滑膜上形成尿酸盐结晶。尿酸盐结晶具有趋化作用，能激活补体，产生 C3a 和 C5a，吸引中性粒细胞和巨噬细胞聚集。吞噬尿酸盐结晶后，释放氧自由基、IL-1、IL-6、IL-8 和 TNF 等活性物质，以及中性粒细胞死亡后释放的溶酶体酶。一方面诱发强烈的炎症反应，另一方面活化滑膜细胞和软骨细胞释放胶原酶等蛋白酶，引起组织损伤，最终引起急性痛风性关节炎。

（张绘宇）

第15章 传 染 病

chapter 15

学习要求

1. 掌握结核病的基本病理变化。原发性和继发性肺结核病的病变特点。伤寒、细菌性痢疾的病理变化。

2. 熟悉肺外器官结核病、梅毒、淋病、尖锐湿疣的病变特点；各类传染病的病因、传染途径及临床病理联系。

3. 了解结核病、伤寒、细菌性痢疾的发病机制。

传染病(infectious disease)是由病原微生物通过一定的传播途径侵入人体所引起的一组疾病，并能在人群中引起流行。传染病在人群中发生流行必须同时具备传染源、传播途径和易感人群3个基本环节。传染病的病原体侵入人体，通常有一定的传染途径和方式，常常定位于一定的组织或器官。由于基因诊断技术和有效抗生素的应用，传染病的诊断和治疗取得了很大进展，其发病率和病死率均已明显下降，如天花、麻风和脊髓灰质炎等传染病已经消灭或接近消灭。然而，另一些原已得到控制的传染病由于各种原因又死灰复燃，发病率上升，如结核病、淋病和梅毒等。同时，还出现一些新的传染病如艾滋病、严重急性呼吸综合征(severe acute respiratory syndrome，SARS)和禽流感等成为人类健康的新杀手。本章仅重点介绍结核病、伤寒、细菌性痢疾和性传播疾病，其他传染病在相关章节中述及。

第一节 结 核 病

学习要求

掌握结核病的基本病理变化，原发性肺结核病和继发性肺结核病的病变特点。熟悉结核病的传播途径，肺外器官结核病的病变特点。了解结核病的发病机制。

一、概 述

结核病(tuberculosis)是由结核杆菌引起的一种慢性肉芽肿性疾病，其病变特点是结核结节形成伴有不同程度的干酪样坏死。以肺结核病最为多见,亦可累及全身各器官。

结核病曾经严重危害人类健康,由于有效抗结核菌药物的发明和应用,其发病率和死亡率明显下降。但是,自 20 世纪 80 年代由于艾滋病的流行以及耐药菌株的出现,结核病的发病率和死亡率又趋上升。目前全球有约 20 亿人被感染,每年新出现结核病患者 800 万～1000 万人,每年因结核病死亡人数为 200 万～300 万。中国结核病人数位居世界第 2,仅次于印度。目前我国结核病年发病人数约为 130 万,因结核病死亡人数每年达 13 万,超过其他传染病死亡人数的总和。因此,结核病已成为全世界重要的公共卫生问题。

【病因及发病机制】

1. *结核杆菌* 属于分枝杆菌,对人类致病的主要为人型和牛型结核杆菌。结核杆菌含有类脂质、蛋白质和多糖类 3 种成分,其中菌体脂质在结核病的发生发展过程中起重要作用,能介导结核结节形成和保护菌体不易被吞噬细胞消化;菌体蛋白质能使机体致敏,产生变态反应,引起组织坏死和全身中毒症状;多糖类可作为半抗原参与免疫反应。

2. *传播途径* 结核病主要经呼吸道传染。肺结核(主要是空洞型肺结核)病人在谈话、咳嗽和喷嚏时,从呼吸道排出大量带菌微滴(每个微滴可含 10～20 个细菌),人体吸进这些带菌的微滴即可造成感染。少数病人因食入带菌的食物(主要是含菌的牛奶)经消化道感染,偶可经皮肤伤口感染。

3. *机体反应性* 结核病的发生和发展取决于感染的菌量多少和毒力大小以及机体的反应性(免疫反应或变态反应)。结核病的免疫反应以细胞免疫为主。直径$<5\mu m$ 的带菌微滴可以到达肺泡,到达肺泡的结核杆菌趋化和吸引巨噬细胞,并被巨噬细胞所吞噬。在有效的细胞免疫建立之前,巨噬细胞杀菌能力有限,细菌则在巨噬细胞内繁殖,一方面引起局部炎症,另一方面可发生全身性血源性播散,成为以后肺外结核病的根源。机体初次感染结核菌 4～8 周,通过致敏的 T 淋巴细胞产生迟发型变态反应,在发生变态反应的同时获得一定免疫力,免疫力能将结核菌杀灭或使病灶局限。因此,机体对结核杆菌感染所呈现的临床表现取决于机体的反应性。如保护性反应为主,则病灶局限,结核杆菌被杀灭。如破坏性反应为主,则机体呈现有结构和功能损害的结核病。其基本病变与机体的免疫状态关系,见表 15-1。

表 15-1 结核病基本病变与机体的免疫状态

病变	机体状态		结核杆菌		病理特征
	免疫力	变态反应	菌量	毒力	
渗出为主	低	较强	多	强	浆液性或浆液纤维素性炎
增生为主	较强	较弱	少	较低	结核结节
坏死为主	低	强	多	强	干酪样坏死

【基本病理变化】

1. *以渗出为主的病变* 在结核病早期或机体免疫力低下、菌量多、毒力强或变态反应较强时,病变呈浆液或浆液纤维素性炎,早期可见中性粒细胞浸润,继而主要被巨噬细胞所取代。渗出物中易查见结核杆菌。此类病变好发于

> **要点提示** 结核病的免疫反应和变态反应常同时发生和相伴出现。

肺、浆膜、滑膜及脑膜等处。渗出物可完全吸收，或转为增生为主或坏死为主的病变。

2. 以增生为主的病变　在细菌感染量少、毒力较低或机体免疫反应较强时，则形成具有诊断价值的结核性肉芽肿，或称结核结节（tubercle）（图 15-1）。典型的结核结节中央有干酪样坏死，周围有大量呈栅栏状排列的上皮样细胞，其间有朗汉斯（Langhans）巨细胞，外周由大量浸润的淋巴细胞和少量反应性增生的成纤维细胞构成。上皮样细胞是由吞噬了结核杆菌的巨噬细胞转化而来，呈梭形或多角形，胞质丰富，HE 染色呈淡伊红色，境界不清。核呈圆形或椭圆形，染色质甚少，甚至呈空泡状，核内有 1～2 个核仁。朗汉斯巨细胞是由多个上皮样细胞互相融合或一个上皮样细胞核分裂而胞质不分裂而形成。朗汉斯巨细胞体积大，直径可达 300μm，胞质丰富，核形态与上皮样细胞核相似，数目由十几个到几十个不等，多者可达上百个。核排列在细胞质周围呈花环状、马蹄形或密集于胞体的一端。单个结节非常小，肉眼和 X 线片不易看见。多个结节融合后，一般约粟粒大小，境界分明，灰白色半透明状，有干酪样坏死时略呈微黄色。结核结节是在细胞免疫基础上形成的，如进一步好转，上皮样细胞则变为成纤维细胞，病灶周围纤维结缔组织增生，结核结节发生纤维化。

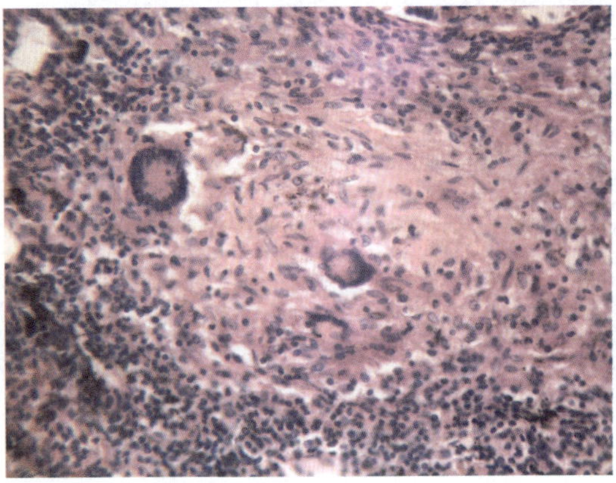

图 15-1　结核结节（HE 染色，×100）

3. 以坏死为主的病变　在结核菌量多、毒力强，机体免疫力低下或变态反应强烈时，上述以增生为主或以渗出为主的病变均可发生干酪样坏死（caseous necrosis）。镜下为红染无结构的颗粒状物。这是由于细菌菌体成分引起机体发生变态反应所致，导致组织坏死。菌体脂质还可抑制溶酶体酶的活性，使坏死组织不被溶解，因而使结核病灶中的干酪样坏死表现出特有的凝固状态。坏死灶由于含脂质较多而呈淡黄色、均匀细腻，质地较实，状似奶酪，故称干酪样坏死。干酪样坏死对结核病的诊断具有一定的意义。

渗出、坏死和增生 3 种变化往往同时存在而以某一种病变为主，并且可互相转化。

【基本病理变化的转化规律】

结核病的发展和结局取决于机体抵抗力和结核杆菌致病力之间的矛盾关系。在机体抵抗力增强时，结核杆菌被抑制、杀灭，病变转向愈合；反之，则转向恶化。

（一）转向愈合

1. 吸收、消散　渗出性病变可通过淋巴道吸收而使病灶缩小或消散。肺部的渗出性病变在 X 线检查时为边缘模糊的云絮状阴影，随着渗出物吸收，阴影逐渐缩小以至完全消失，临床上称为吸收好转期。较小的干酪样坏死灶及结核结节也有吸收消散或缩小的可能。

2. 纤维化、钙化　结核结节和较小的干酪样坏死灶均可通过机化、纤维化而愈合。较大的干酪样坏死灶难以全部纤维化，则在病灶周围发生纤维性包裹，继而中央的干酪样坏死物逐渐干燥，或有钙盐沉积而发生钙化。被纤维包裹的肺内病灶，X 线检查呈边缘清楚、密度增高的条索状阴影；钙化灶为密度极大、境界清晰的阴影。临床上称为硬结钙化期。

（二）转向恶化

1. 浸润进展　当病变恶化时，在原有病灶的周围出现渗出性病变，范围不断扩大，并继发干酪样坏死。X线检查，原有病灶周围出现边缘模糊的絮状阴影，若有干酪样坏死出现，则阴影密度增高。临床上称为浸润进展期。

2. 溶解播散　干酪样坏死物液化后，液化的坏死物（内有大量结核杆菌）可通过体内的自然管道（如支气管、输尿管等）排出而在局部形成空洞。X线检查空洞部位出现透亮区，空洞以外部位有深浅不一的阴影，即是播散病灶。此外液化灶内的结核杆菌也可通过淋巴管和血管播散到全身各处，形成多处结核病灶。临床上称为溶解播散期。

要点提示　结核病的发展和转归取决于细菌的致病力和机体的免疫力两者力量的对比。

二、肺结核病

机体感染结核杆菌大多通过呼吸道感染，故结核病中最常见的是肺结核病。第5次全国结核病流行病学抽样调查结果表明，2010年15岁及以上人群肺结核的患病率为459/10万，其中传染性肺结核患病率为66/10万。由于机体对初次感染和再次感染结核菌的反应性不同，因而肺部病变的发生、发展也各不相同，从而将肺结核病分为原发性肺结核病和继发性肺结核病两大类。

（一）原发性肺结核病

原发性肺结核病（primary pulmonary tuberculosis）是指机体初次感染结核杆菌所发生的肺结核病。多见于儿童，故又称儿童型肺结核病，也可见于未感染过结核杆菌的青少年或成人。免疫功能严重受抑制的成年人由于丧失对结核杆菌的敏感性，因此可多次发生原发性肺结核病。

原发性肺结核病的病理特征是形成原发综合征（primary complex）。结核杆菌被吸入肺内，最初在通气较好的肺上叶下部或下叶上部靠近胸膜处形成1cm左右的灰白或灰黄色病灶，称为原发病灶。病灶中央的干酪样坏死灶内结核杆菌被巨噬细胞吞噬，并迅速侵入局部引流淋巴管，到达肺门淋巴结，引起结核性淋巴管炎和淋巴结炎，表现为淋巴结肿大和干酪样坏死。上述肺的原发病灶、结核性淋巴管炎和肺门淋巴结结核三者合称为原发综合征（图15-2）。X线检查，可见肺的原发病灶和肺门淋巴结结核阴影，两者由结核性淋巴管炎的条索状阴影相连，呈哑铃状。

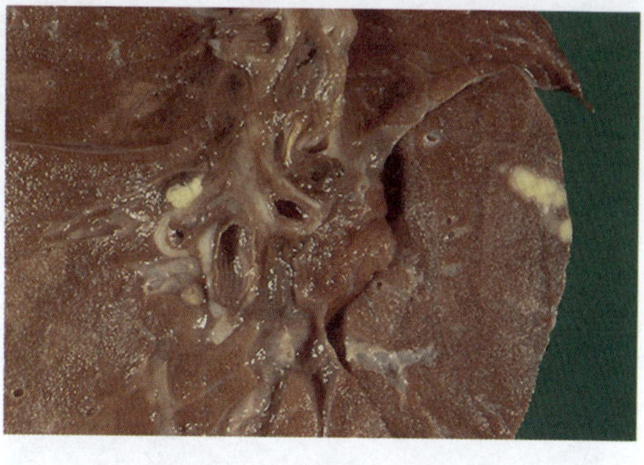

图 15-2　肺结核原发综合征

由于细胞免疫的建立，95%左右的病例不再发展，病变趋向好转愈合，较小的病灶可完全被吸收或纤维化，较大的坏死灶则发生纤维包裹或钙化。有时肺门淋巴结病变继续发展，形成支气管淋巴结结核。少数患儿由于营养不良或同时患有其他疾病（如麻疹、百日咳、肺炎等），因机体免疫力低下而使病变恶化，局部病灶扩大，并通过淋巴道、血道和支气管播散。

临床上原发性肺结核病的症状和体征多不明显。多数患儿仅结核菌素试验阳性，少数病变较重者可出现倦怠、食欲减退、消瘦、潮热和盗汗等症状。

要点提示　原发性肺结核病易于通过淋巴道播散引起肺门淋巴结结核病。

(二)继发性肺结核病

继发性肺结核病(secondary pulmonary tuberculosis)是指人体再次感染结核杆菌所发生的肺结核病。多见于成人,故又称成人型肺结核病。继发性肺结核病根据其病变及临床特征,可分为以下几种类型:

1. *局灶型肺结核* 是继发性肺结核病的早期病变。X线示肺尖部单个或多个境界清楚的结节状阴影。病灶境界清楚,常有纤维包裹,直径0.5~1cm,以增生为主,中央为干酪样坏死。患者常无自觉症状,多在体检时发现。属非活动性肺结核病。

2. *浸润型肺结核* 是临床上最常见的类型,多由局灶型肺结核发展而来。X线示锁骨下可见边缘模糊的云絮状阴影。病变以渗出为主,中央有干酪样坏死。患者常有低热、乏力、盗汗、咳嗽等症状,痰中可查出结核杆菌。若及时发现并合理治疗,渗出性病变可吸收;增生和坏死性病变可纤维化、钙化。如患者免疫力下降或治疗不及时,病变则恶化进展,干酪样坏死灶扩大(浸润进展),液化的干酪样坏死物经支气管排出,在局部形成急性空洞。空洞一般较小,形状不规则,洞壁薄,内壁附有干酪样坏死物及结核杆菌,细菌可伴随坏死物排出体外。急性空洞一般较易愈合,经适当治疗后,洞壁肉芽组织增生,填补洞腔而愈合。洞腔也可塌陷,最后形成条索状瘢痕。急性空洞若经久不愈,则可发展为慢性纤维空洞型肺结核。

问题讨论

女性,29岁,低热、盗汗、胸闷、乏力,间断咳嗽、咳痰伴咯血2个月。给予抗生素及祛痰治疗,1个月后症状不见好转,体重逐渐下降,X线示右上肺尖有一片边缘模糊的云絮状阴影,约3 cm大小。试分析患者所患何种疾病?

3. *慢性纤维空洞型肺结核* 多由浸润型肺结核发展而来,有以下三个特点:①肺内有一个或多个厚壁空洞。空洞多位于肺上叶,大小不等,洞腔不规则,洞壁厚可达1cm。镜下洞壁分3层:内层为干酪样坏死物,其中有大量结核杆菌;中层为结核性肉芽组织;外层为纤维结缔组织。②空洞内的干酪样坏死物不断通过支气管播散,在肺内形成新旧不一、大小不等的病灶,愈往下愈新鲜。③后期肺组织大量破坏,纤维组织广泛增生,胸膜增厚并与胸壁粘连,使肺缩小、变形,形成结核性肺硬化,严重影响肺功能(图15-3)。

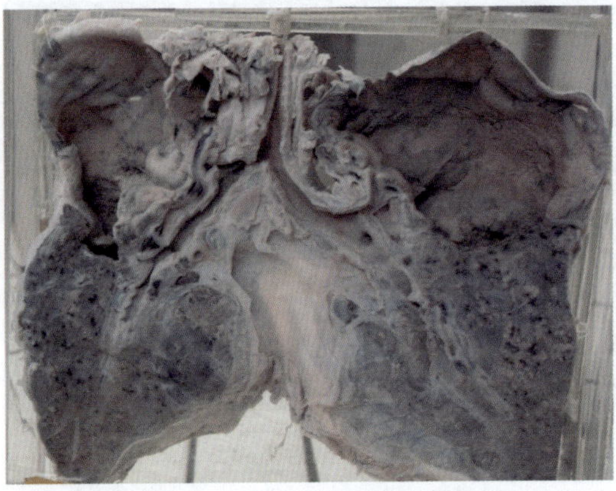

图15-3 慢性纤维空洞型肺结核

由于厚壁空洞与支气管相通,不断排菌,是重要的传染源。故此型又有开放性肺结核之称。若洞壁内有较大血管被侵蚀,可引起大咯血,患者可因吸入大量血液而窒息死亡。空洞若突破胸膜可引起气胸或脓气胸。患者可因咳出含菌痰液引起喉结核。咽下含菌痰液可引起肠结核。后期严重的慢性纤维空洞型肺结核由于肺内血管明显减少,肺循环阻力增加,肺动脉压升高,可发展为肺源性心脏病。

较小的厚壁空洞经适当治疗后可机化、洞口缩小而闭塞。体积较大的空洞内壁坏死组织脱落干净,肉芽组织变成纤维瘢痕组织,并由支气管上皮覆盖,此时空洞虽然仍然存在,但已无菌，实际上已愈合，故称为开放性愈合。

4. 干酪样肺炎　可由浸润型肺结核发展而来，也可由急、慢性空洞内的细菌经支气管播散所致。病变呈小叶性或大叶性分布，主要为大片干酪样坏死。此型病情危重，目前已罕见。

5. 结核球　是指直径2～5cm，有纤维包裹的孤立的境界清楚的干酪样坏死灶，又称结核瘤(tuberculoma)（图15-4）。结核球多位于肺上叶，一般为单个。影像学上注意与周围型肺癌相鉴别。结核球可来源于：①单个干酪样坏死灶或多个干酪样坏死灶融合经纤维包裹；②空洞引流支气管阻塞，干酪样坏死物填充空洞。结核球由于有纤维包裹，药物难以渗透进入其内，且有恶化的可能，因此临床上多采取局部手术切除。

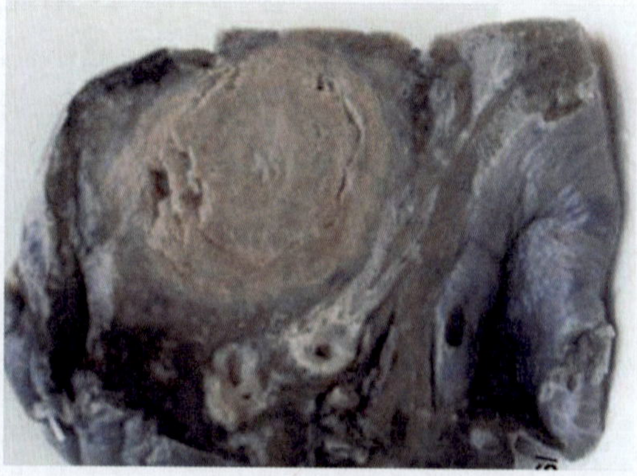

图15-4　肺结核球

问题讨论

患者男性65岁，既往有结核病史。X线示右肺上叶有一直径约5cm境界清楚的球形病灶，试分析患者可能患有何种疾病？

6. 结核性胸膜炎　发生于继发性肺结核病的全过程及原发性肺结核病的后期。多见于儿童或青年人。按病变性质可分为以下两种：

(1)渗出性结核性胸膜炎。由肺内的原发病灶或肺门淋巴结病灶中的结核杆菌播散至胸膜所致。病变主要为浆液纤维素性炎。经有效治疗后，渗出液一般可吸收，若纤维素渗出过多，不易溶解吸收，则可因机化而使胸膜增厚粘连，严重时可致胸腔闭锁。

(2)增生性结核性胸膜炎：由肺膜下结核病灶直接蔓延到胸膜所致。常位于肺尖或肺内病灶邻近的胸膜。病变多呈局限性，以增生为主，在胸膜上形成结核性肉芽组织。一般经纤维化而愈合。

如上所述，原发性肺结核病和继发性肺结核病具有不同的特点，见表15-2。

表15-2　原发性和继发性肺结核病比较

	原发性肺结核病	继发性肺结核病
结核杆菌感染	初次	再次
发病人群	儿童	成人
对结核杆菌的免疫力	无	有
病理特征	原发综合征	新旧病变交杂，较局限
起始病灶	上叶下部，下叶上部近胸膜处	肺尖部
主要播散途径	淋巴道或血道	支气管
病程	短，大多自愈	长，需治疗

> **要点提示** 继发性肺结核病因机体已获得一定免疫力，病变易局限化。

AIDS病人结核病不仅发病率明显增高，而且有不同的临床特征。据统计，HIV阳性患者感染结核杆菌后，结核病发病率较HIV阴性者增加30倍。艾滋病病人并发结核病时，咳嗽和咯血少见，发热和体重下降更常见。肺部浸润可发生在任何肺段，很少见到空洞形成，病人常有纵隔和肺门淋巴结肿大，并有肺部结核。由于AIDS病人T细胞免疫功能受损，结核杆菌感染者50%以上的病例有结核菌的扩散。60%～80%病例有肺外结核病，而单独感染结核杆菌的结核病患者仅15%左右合并有肺外结核病。

（三）肺结核病血源播散所致病变

由于肺内原发病灶或肺门淋巴结干酪样坏死灶，以及肺外结核病灶内的结核杆菌侵入血流或经淋巴管由胸导管入血，可引起血源播散性结核病。可分为以下几种类型：

1. 急性全身性粟粒性结核病　结核杆菌在短时间内一次或反复多次大量侵入肺静脉分支，经左心至大循环，播散到全身各器官如肺、肝、脑和脑膜等处，可引起急性全身性粟粒性结核病。肉眼观，各器官内均匀密布大小一致，灰白色，圆形，境界清楚的小结节。镜下，主要为结核结节形成。多见于原发性肺结核病恶化进展及其他类型的结核病播散时。临床上病情凶险，有高热衰竭、烦躁不安等中毒症状。X线示两肺有散在分布、密度均匀，粟粒大小细点状阴影。病情危重，若能及时治疗，预后仍属良好，少数病例可因结核性脑膜炎而死亡。

2. 慢性全身性粟粒性结核病　如急性期不能及时治疗而病程迁延3周以上，或结核杆菌在较长时间内每次少量反复多次进入血流，则形成慢性全身性粟粒性结核病。病变的性质不一致，同时可见增生、坏死和渗出性病变。此型病程长，多见于成人。

3. 急性肺粟粒性结核病　既可以是急性全身性粟粒性结核病的一部分，也可以是由肺门、纵隔、支气管旁的淋巴结干酪样坏死侵入邻近大静脉，或因含有结核杆菌的淋巴液由胸导管回流，经静脉入右心，沿肺动脉播散于两肺，而引起两肺急性粟粒性结核病。

4. 慢性肺粟粒性结核病　由肺外某器官的结核病灶内的结核杆菌间歇入血而致病。病程较长，病变新旧、大小不一。小的如粟粒，大者直径可达数厘米以上。病变以增生性改变为主。

三、肺外结核病

肺外结核病除淋巴结结核由淋巴道播散所致；消化道结核可由咽下含菌的食物或痰液直接感染引起；皮肤结核可通过损伤的皮肤感染外，其他各器官的结核病多为原发性肺结核病经血道播散所形成的潜伏病灶进一步发展所致。

（一）肠结核病

肠结核病可分原发性和继发性两型，原发性者很少见，常发生于小儿。一般由饮用含结核杆菌的牛奶或乳制品而感染。可形成与肺原发综合征相似的肠原发综合征（肠的原发性结核性溃疡、结核性淋巴管炎和肠系膜淋巴结结核）。绝大多数肠结核病继发于活动性空洞型肺结核病，因反复咽下含结核菌的痰液所致。病变多发生在回盲部。依其病变特点不同分为以下两型：

1. 溃疡型　此型多见。结核杆菌侵入肠壁淋巴组织，形成结核结节，以后结节融合并发生干酪样坏死，破溃后形成黏膜溃疡，沿肠壁淋巴管扩散。由于肠壁淋巴管分布呈环形，因而典型的肠结核溃疡多呈环形，其长轴与肠纵轴垂直(图15-5)。溃疡常有多个，一般较浅，边缘不整齐，底部为干酪样坏死物及结核性肉芽组织。溃疡愈合后因瘢痕收缩而致肠腔狭窄。肠浆膜常见纤维素渗出和连接成串的灰白色粟粒状结节，这是结核性淋巴管炎所致。渗出物机化后可引起局部肠粘连。临床上表现有腹痛、腹泻与便秘交替及营养不良等。

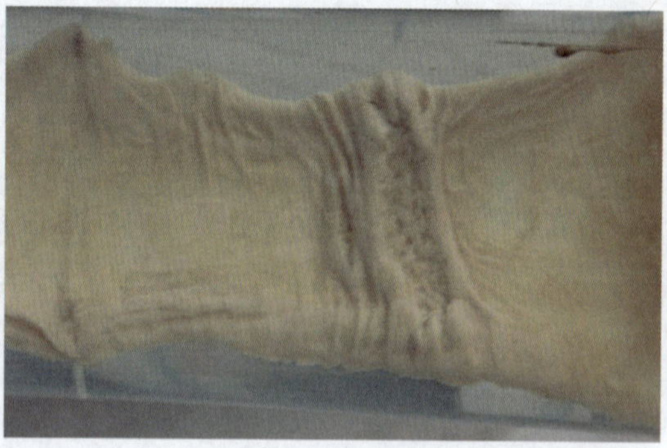
图15-5　肠结核

2. 增生型　较少见。其病变特征是肠壁大量结核性肉芽组织形成和纤维组织显著增生。肠壁高度肥厚、肠腔狭窄。黏膜面可有浅溃疡或息肉形成。临床上表现为慢性不完全低位肠梗阻。右下腹可触及肿块，故需与肠癌相鉴别。

(二)结核性腹膜炎

青少年多见。通常继发于肠结核、肠系膜淋巴结结核及输卵管结核等疾病，可分为干性和湿性两型，但通常所见者多为混合型。干性结核性腹膜炎因大量纤维素性渗出物机化而引起腹腔脏器广泛粘连，临床上常因广泛肠粘连而出现肠梗阻症状。湿性结核性腹膜炎以大量浆液或浆液纤维素性渗出为特征，腹腔内有大量积液。临床上常有腹胀、腹痛、腹泻及中毒等症状。

(三)结核性脑膜炎

多见于儿童。主要是由结核杆菌经血道播散所致，也可因脑实质内结核球液化破溃，结核杆菌进入蛛网膜下隙所致。病变以脑底部最为明显，在脑桥、视神经交叉和脚间池等处可见灰黄色浑浊的胶胨样渗出物积聚于蛛网膜下腔内。脑室脉络丛及室管膜有时也可有结核结节形成。病变严重者可累及脑皮质而引起脑膜脑炎。未经适当治疗而致迁延的病例，由于蛛网膜下腔渗出物的机化而发生蛛网膜粘连，可使第四脑室正中孔和外侧孔阻塞，影响脑脊液循环而引起脑积水。

(四)泌尿生殖系统结核病

1. 肾结核病　常见于青壮年男性。多为单侧性。结核杆菌主要来自原发性肺结核病的血道播散。病变大多起始于肾锥体乳头或皮质、髓质交界处，最初为局灶性结核病变，继而发生干酪样坏死，当肾乳头部的干酪样坏死物质液化后排入肾盂形成结核性空洞(图15-6)。由于含菌的干酪样坏死物从尿中排出，致使输尿管、膀胱相继受累。输尿管黏膜、黏膜下层甚至肌层可形成结核结节，并发生干酪样坏死及溃疡，继而纤维组织增生，导致输尿管腔部分闭锁，引起肾盂积水或积脓。膀胱结核，黏膜形成结核结节或溃疡，这种膀胱的早期病变常局限于肾病变的同侧输尿管口周围，以后扩散到整个膀胱。如病变发展，可侵入肌层，造成膀胱组织纤维化，使膀胱壁收缩

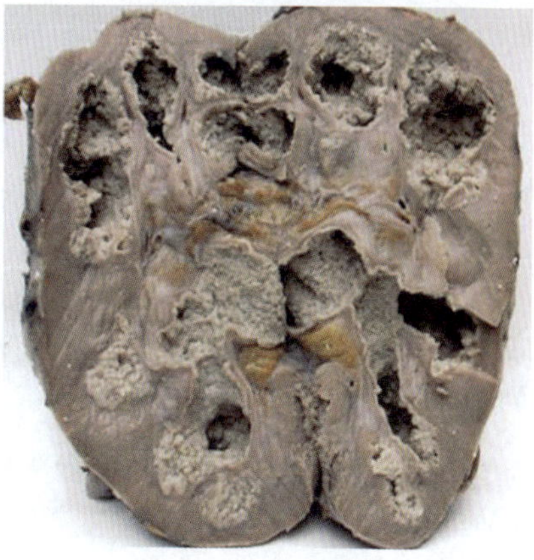
图15-6　肾结核

失去弹性，容量减少，最后形成膀胱挛缩，并累及对侧输尿管和肾形成扩张积水。

2. 生殖系统结核病　男性生殖系统结核病主要是因结核杆菌经尿道相继感染前列腺、精囊、输精管及附睾而发生，以附睾结核多见，睾丸受累较少。附睾肿大变硬，常与阴囊壁粘连，镜下可见结核结节和干酪样坏死，坏死物液化后可穿破阴囊皮肤形成经久不愈的窦道。附睾结核是男性不育的重要原因之一。女性生殖系统结核病最常见的部位是输卵管，其次是子宫内膜和卵巢，多由血道或淋巴道播散而来，少数是邻近器官结核病直接蔓延的结果。输卵管结核是女性不孕的常见原因之一。

(五)骨与关节结核病

骨关节结核常见于儿童和青少年，多由血源播散所致。

1. 骨结核病　好发于脊椎骨、指骨及长骨骨骺等处。病变常始于骨松质和红骨髓，可分为两型。①干酪样坏死型：以骨质破坏形成干酪样坏死和死骨为特征，坏死物液化后可在骨旁形成结核性"脓肿"，由于局部红、热、痛不明显，故称为"冷脓肿"。病变穿破皮肤可形成经久不愈的窦道。②增生型：以形成结核性肉芽组织为主要特征，病灶内骨小梁逐渐被侵蚀、吸收和消失，但无明显干酪样坏死和死骨形成。

脊椎结核在骨结核中发病率最高，约占 50%。多见于第 10 胸椎至第 2 腰椎。病变起自椎体，常发生干酪样坏死，以后破坏椎间盘和邻近椎体。由于病变椎体不能负重而发生塌陷，引起脊椎后突畸形。若病变穿破骨皮质可在脊柱两侧形成"冷脓肿"，致使干酪样坏死物得以排出，但同时也成为结核杆菌在体内蔓延扩散的来源。

2. 关节结核病　多继发于骨结核病，以髋、膝、踝、肘等关节结核多见。病变始于骨骺或干骺端，发生干酪样坏死。当病变侵入关节软骨和滑膜时则成为关节结核。表现为关节软骨破坏，滑膜增厚，关节腔内有浆液纤维素性渗出物。关节结核痊愈时，由于关节腔常被大量纤维组织填充，致使关节强直。

(六)淋巴结结核病

淋巴结结核病多见于儿童和青年，常累及颈部、支气管和肠系膜淋巴结，尤以颈部淋巴结结核(俗称"瘰病")最为常见。结核杆菌可来自肺门淋巴结结核的播散，亦可来自口腔、咽喉部结核感染灶。淋巴结常成群受累，有结核结节形成和干酪样坏死。淋巴结逐渐肿大，最初各个淋巴结尚能分离，当炎症累及淋巴结周围组织时，则淋巴结彼此粘连，形成较大的包块。颈部淋巴结结核干酪样坏死物液化后可穿过皮肤，在颈部形成多处经久不愈的窦道。

第二节　伤　寒

学习要求

了解伤寒的发生机制，掌握其病理变化，熟悉其传播途径与临床病理联系。

伤寒(typhoid fever)是由伤寒杆菌引起的急性传染病。病变特点是全身单核巨噬细胞系统的细胞增生形成伤寒肉芽肿，以回肠末段淋巴组织的病变最为显著。临床主要表现为持续高热，相对缓脉，脾肿大，皮肤玫瑰疹，粒细胞减少等。一年四季均可发病，但以夏、秋季多见。患者病后常可获得持久免疫力。

【病因及发病机制】

伤寒杆菌属沙门菌属中的 D 族，是革兰阴性菌。伤寒杆菌的菌体“O”抗原，鞭毛“H”抗原和表面“Vi”抗原在体内均能诱生相应的抗体，“O”及“H”抗原性较强，常用于血清凝集试验（肥达反应）以辅助临床诊断。90％带菌者“Vi”抗体阳性，故可用于发现带菌者。

伤寒杆菌只感染人类，此菌在菌体裂解时释放强烈的内毒素，对本病的发生发展起重要作用。近年来，我国部分省区出现 M1 型质粒介导多重耐药伤寒菌株流行，疗效差，并发症多，病死率升高，值得重视。

伤寒患者和带菌者是本病的传染源。病菌随粪便、尿排出体外，污染食物、水源和牛奶，经口入消化道而感染。苍蝇在伤寒的传播上可起媒介作用。

伤寒杆菌随污染食物或水源进入消化道后，如未被胃酸杀死则进入小肠，经肠黏膜侵入肠壁淋巴组织，主要是回肠末端的集合淋巴小结、孤立淋巴小结及肠系膜淋巴结，被巨噬细胞吞噬并在其中繁殖，再经胸导管入血，形成菌血症。血液中的细菌迅速被全身单核巨噬细胞系统如骨髓、肝、脾及淋巴结中的巨噬细胞吞噬，并在其中大量繁殖。此时患者无临床症状，称潜伏期，约 10d。至潜伏期末繁殖的细菌和内毒素释放再次入血，形成败血症和毒血症，患者开始出现发热、皮疹及肝脾大等临床表现。此时细菌可经胆道进入肠道随粪便排出，或经肾随尿液排出。此期持续约 1 周时间。病程第 2～3 周，胆囊中大量繁殖的伤寒杆菌随胆汁再次入肠，使已致敏的肠壁淋巴组织发生严重的过敏反应，引起肠黏膜坏死、脱落及溃疡形成。病程第 4～5 周，随着机体免疫力增强，伤寒杆菌逐渐从体内清除，病变开始痊愈。

【病理变化】

伤寒是以全身单核巨噬细胞系统的细胞增生为病变特征的急性增生性炎症。增生的巨噬细胞胞浆内常吞噬有伤寒杆菌、红细胞和坏死的细胞碎片，这种巨噬细胞称为“伤寒细胞”。伤寒细胞常聚集成团，形成小结节，称伤寒小结(typhoid nodule)或伤寒肉芽肿(typhoid granuloma)，是伤寒的特征性病变，具有重要的诊断价值(图 15-7)。

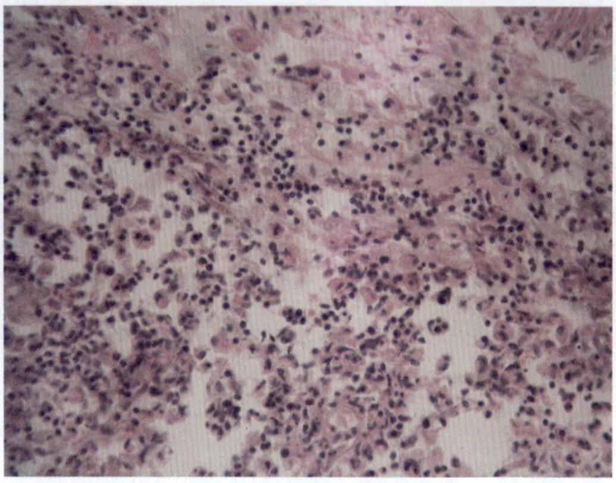

图 15-7 伤寒肉芽肿(HE 染色，×100)

(一)肠道病变

伤寒肠道病变以回肠下段集合淋巴小结和孤立淋巴小结的病变最为显著。按其病变的发展过程可分为四期，每期约持续 1 周。

1. 髓样肿胀期　起病第 1 周，肠壁淋巴组织明显增生、肿胀，隆起于黏膜表面，呈圆形或椭圆形，质软，表面凹凸不平，形似脑回(图 15-8)。镜下，淋巴组织内可见伤寒肉芽肿形成。

2. 坏死期　起病第 2 周，肿胀的淋巴组织中心和局部肠黏膜组织发生小灶性坏死。

3. 溃疡期　起病第 3 周，坏死组织脱落后形成边缘隆起、底部凹凸不平、常深达黏膜下层的溃疡。由集合淋巴小结病变所形成的溃疡，其长轴与肠管纵轴平行呈椭圆形。孤立淋巴小结病变所形成的溃疡小而圆。溃疡深浅不一，坏死严重者溃疡可深达浆膜甚至引起肠穿孔，如侵及血管可引起肠出血。

4. 愈合期　起病第 4 周，溃疡处肉芽组织增生并将其填平，边缘由肠黏膜上皮再生覆盖。

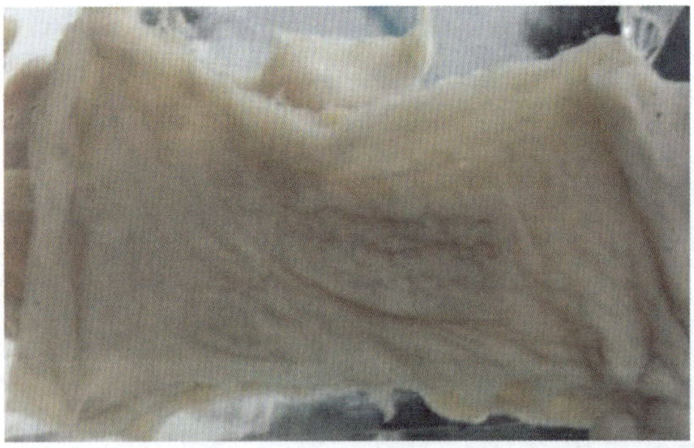

图 15-8　肠伤寒髓样肿胀期

临床上由于早期有效抗生素的应用，目前很难见到上述四期的典型病变。

（二）其他器官病变

肠系膜淋巴结、肝、脾及骨髓由于大量单核巨噬细胞增生而导致相应组织器官肿大。镜下可见病变组织伤寒肉芽肿形成和灶状坏死。

心肌细胞和肾小管上皮细胞可发生细胞水肿；皮肤出现玫瑰疹；膈肌、腹直肌及股内收肌发生凝固性坏死（亦称蜡样变性），临床上可出现肌痛和皮肤知觉过敏。多数患者胆囊病变不明显，但伤寒杆菌可在胆汁中大量繁殖。即使患者临床痊愈后，细菌仍可在胆汁中生存，并通过胆汁不断向肠道排菌，在一定时期内仍是带菌者，成为伤寒的主要传染源。若伤寒杆菌在患者胆囊内长期繁殖可成为慢性带菌者。

要点提示　伤寒是一种急性增生性炎，病变以形成伤寒肉芽肿为特征。

【临床病理联系】

发病第 1 周，患者由于败血症和毒血症而出现全身中毒症状，体温呈梯形升高，数日内达到 40℃以上，伴全身乏力，肝脾大，相对缓脉，皮肤玫瑰疹及粒细胞减少等。病程第 2～3 周，上述症状加剧，持续高热、神志不清、嗜睡、谵妄。肠道病变可引起食欲减退、腹部不适、右下腹痛及腹泻等症状。同时，免疫力逐渐增强，特异性抗体增加。第 4 周起，症状逐渐缓解，如无并发症，一般经过 4～5 周痊愈。常见的并发症有肠出血、肠穿孔和支气管肺炎等。

问题讨论　患者张某，男，20 岁，持续高热和腹泻 8d，大便每天 5～6 次，偶尔有黏液，右下腹隐痛，伴食欲差、恶心、呕吐。体检：呼吸 21/min，心率 82/min，肝右肋下 2cm，脾左肋下 1cm，躯干背侧隐约可见 3 颗比米粒小，压之褪色的淡红色皮疹。查血常规：白细胞总数 3.5×10^9/L，中性粒细胞 0.55。试分析患者所患何种疾病？依据是什么？

第三节　细菌性痢疾

学习要求

了解细菌性痢疾的发病机制，掌握其病理变化，熟悉其传播途径和病理临床联系。

细菌性痢疾（bacillary dysentery）简称菌痢，是由痢疾杆菌引起的一种肠道传染病。病变多局限于结肠，以大量纤维素渗出并形成假膜为特征。临床主要表现为腹痛、腹泻、里急后重及黏液脓血便。

【病因及发病机制】

痢疾杆菌是革兰阴性杆菌，根据抗原结构和生化反应不同可分为四群，即福氏、鲍氏、宋内和志贺菌。各型痢疾杆菌均可产生内毒素导致全身中毒症状；志贺菌还产生外毒素。在我国引起痢疾的病原菌主要为福氏和宋内痢疾杆菌。

患者和带菌者是本病的传染源。痢疾杆菌随粪便排出后可直接或间接（苍蝇为媒介）污染水源或食物，经口传染给健康人群。食物和饮水的污染有时可引起暴发流行。菌痢一年四季均可发病，但以夏秋季多见。儿童发病率较高，成年人较少见。

经口入胃的痢疾杆菌大部分可被胃酸杀灭，仅少部分进入肠道。是否致病主要取决于机体抵抗力的强弱、侵入细菌数量的多少和毒力的大小。痢疾杆菌可在结肠或小肠末端繁殖，直接从上皮细胞侵入肠黏膜，并在黏膜固有层内繁殖。随后细菌释放破坏细胞的内毒素，使肠黏膜坏死并形成溃疡。菌体内毒素吸收入血，引起毒血症。志贺菌产生的外毒素是导致患者水样腹泻的主要因素。

【病理变化与临床病理联系】

细菌性痢疾主要发生在大肠，尤以乙状结肠和直肠病变最重。根据肠道病变特点及临床经过的不同，菌痢可分为以下 3 种类型。

（一）急性细菌性痢疾

典型的病变过程是初期为急性卡他性炎，随后发展为特征性假膜性炎，假膜脱落形成溃疡，最后愈合。早期黏液分泌亢进，黏膜充血、水肿、中性粒细胞和巨噬细胞浸润。病变进一步发展，肠黏膜浅表坏死，大量纤维素渗出。坏死组织与渗出的纤维素、中性粒细胞、红细胞及细菌一起形成假膜。假膜最先形成于肠黏膜皱襞的顶端，呈糠皮状，随后病灶扩大，相互融合成片。假膜一般呈灰白色，若伴有出血或被胆色素浸染时，假膜则可呈暗红色或灰绿色（图 15-9）。大约 1 周，假膜开始脱落，形成大小不等、形状不一的“地图状”溃疡。溃疡多数局限于黏膜层，很少累及黏膜肌层。病变趋向愈合时，渗出物和坏死组织逐渐被吸收或排出，黏膜上皮再生修复。

临床上，患者由于毒血症而出现发热、乏力、头痛和食欲减退等全身中毒症状；病变肠管蠕动亢进并有痉挛，引起阵发性腹痛和腹泻等症状。因炎症刺激直肠壁内的神经末梢及肛门括约肌，导致里急后重和排便次数增多。病变初期为水样便混有黏液，随后转为黏液脓血便。急性菌痢的自然病程一般为 1～2 周，经适当治疗多数可痊愈，很少出现肠出血、肠穿孔等并发症，少数病例可转为慢性。

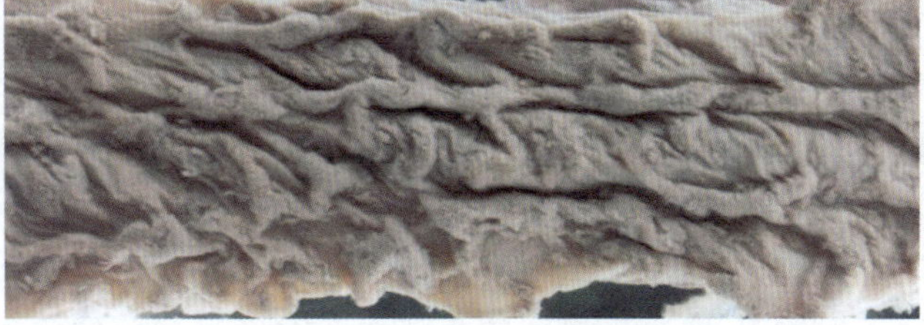

图 15-9　**细菌性痢疾**

问题讨论 张女士，35岁，发热，寒战，腹痛，腹泻1d。病人前天吃不洁食物，昨天突然腹痛腹泻，每天10多次，黏液脓血便，里急后重，大便镜检：脓细胞(卌)，黏液(卄)，红细胞(卄)。你认为此患者所患何种疾病？

(二)慢性细菌性痢疾

菌痢病程超过2个月以上者称为慢性菌痢。多由急性菌痢转变而来，福氏杆菌感染者多见。肠道病变此起彼伏，肠壁黏膜原有的溃疡尚未愈合，又有新的溃疡形成，因此新旧病变同时存在。慢性溃疡较急性溃疡深，可达肌层，其边缘的肠黏膜常过度增生并形成息肉。由于肠壁反复损伤，一方面形成慢性溃疡，另一方面由肉芽组织进行修复并形成纤维瘢痕，使肠壁呈不规则增厚、变硬，甚至引起肠腔狭窄。

临床表现依肠道病变而定，可出现腹痛、腹胀、腹泻等肠道症状，有时腹泻与便秘交替出现，大便常带有黏液或少量脓血。在急性发作期间，则可出现急性菌痢的症状。少数患者无明显的临床症状和体征，但大便培养持续阳性，成为慢性带菌者和传染源。

(三)中毒性细菌性痢疾

要点提示 细菌性痢疾是一种假膜性肠炎，假膜脱落后形成表浅地图状溃疡，易愈合。

本型菌痢特点是起病急骤，全身中毒症状显著，但肠道病变和症状轻微。多见于2—7岁儿童，发病后数小时内即可出现中毒性休克或呼吸衰竭而死亡。病原菌常为毒力较低的福氏或宋内痢疾杆菌。

肠道病变一般为卡他性炎，有时肠壁集合淋巴小结和孤立淋巴小结滤泡增生肿大，呈滤泡性肠炎改变。

第四节　麻　风

学习要求

了解麻风的发生机制及主要类型的病变特点。

麻风(leprosy)是由麻风杆菌引起一种慢性传染病。它主要侵犯皮肤和周围神经。临床主要表现为麻木性皮肤损害、神经粗大，严重者可致肢端残废。本病在世界范围内流行甚广，据估计全世界现有麻风病人约1000万人，主要分布于亚洲、非洲及拉丁美洲的热带地区。中国则流行于广东、广西、四川、云南以及青海等省、自治区。建国后由于积极防治，本病已得到有效的控制，发病率显著下降。

麻风杆菌是一种抗酸性分枝杆菌，其传播途径尚不十分清楚。通常认为主要传染方式是通过长期的直接接触传染，其次是间接接触传染。

麻风杆菌侵入体内后，先潜伏于周围神经的鞘膜细胞或组织中的巨噬细胞内，感染后是否发病以及发展为何种病理类型，取决于机体的免疫力。对麻风杆菌的免疫反应以细胞免疫为主，在细胞免疫力强的状态下，麻风杆菌将被巨噬细胞消灭；反之，麻风杆菌得以繁殖，引起病变。

依患者对麻风杆菌的细胞免疫力不同，麻风病变分为结核样型和瘤型两种类型，见表 15-3，不能归入这两大类型的病变又分为界线类和未定类。

表 15-3 结核样型和瘤型麻风比较

病变	发病率	细胞免疫	病灶中细菌	传染性	主要病变部位	病理特征
结核样型	70%	较强	较少	低	皮肤、神经	结核样结节
瘤型	20%	缺乏	较多	强	皮肤、神经、内脏	泡沫细胞组成的肉芽肿

皮肤结核样型麻风病变多发生于面部、四肢、肩、背和臀部皮肤，呈境界清晰、形状不规则的斑疹或中央略下陷、边缘略高起的丘疹。镜下，真皮浅层中的病变类似结核结节，肉芽肿成分主要为类上皮细胞，偶有 Langhans 巨细胞，周围有淋巴细胞浸润。病灶中央极少有干酪样坏死，因病灶多围绕真皮小神经和皮肤附件，故引起局部感觉减退和闭汗。周围神经结核样型麻风病变最常侵犯耳大神经、尺神经、桡神经、腓神经及胫神经。神经变粗大，镜下有结核样结节，和皮肤病变不同的是神经的结核样病灶常有干酪样坏死。神经的病变除引起浅感觉障碍外，还伴有运动及营养障碍。

瘤型麻风病变由多量泡沫细胞组成的肉芽肿构成，发生于皮肤者常形成高起于皮肤的结节状病灶，多发生于面部、四肢及背部。面部结节呈对称性，耳垂、鼻、眉弓的皮肤结节使面容改观，形成狮容(facies leontina)。神经病变的临床表现和结核样型相似。瘤型麻风还侵及肝、脾、淋巴结和睾丸等脏器，可引起肝、脾和淋巴结肿大。

要点提示 麻风是一种慢性肉芽肿性炎，主要引起严重的皮肤损害和肢体畸残。

界线类麻风的免疫反应介于结核样型和瘤型之间，病灶中同时有两型病变的特征。未定类麻风是麻风病的早期改变，病变无特异性，只在皮肤血管周围或小神经周围有灶性淋巴细胞浸润。多数病例日后转变为结核样型，少数转变为瘤型。

第五节 钩端螺旋体病

学习要求

了解钩端螺旋体病的病理变化及病理临床联系。

钩端螺旋体病(leptospirosis)是由致病性钩端螺旋体引起的一组自然疫源性急性传染病。其病变特点是全身毛细血管出血和实质细胞变性坏死。本病遍及世界各地，在东南亚地区尤为严重。我国大多数省、市、自治区均有发病，尤以长江以南诸省多见。本病一年四季均可发病，但主要发生在夏、秋季，青壮年农民发病率最高。临床主要表现为高热、头痛、全身酸痛、显著的腓肠肌痛、表浅淋巴结肿大、眼结膜充血和皮疹等症状。该病死亡率相当高(约 5%)，而以黄疸出血型最为严重，死亡率高达 30%，患者多死于肾功能衰竭或肺出血。

【病因及发病机制】

钩端螺旋体(简称钩体)是一种纤细的螺旋状微生物，由菌体、轴丝及外膜组成，外膜具有较强的抗原性。钩体有多种类型，都具有特异的表面抗原和共同的内部抗原。我国的钩体至少有 18 个血清群和 70 个血清型。各型对人的致病力不同，主要累及的器官也有差异。菌型与疾病临床类型的关系比较复杂，同一菌型可以引起不同的临床类型，而同一临床类型可由不同的菌型所引起。

钩体常寄生于动物体内，野鼠和猪通过尿液长期排菌成为本病的主要传染源。钩体病患者及恢复期病人都可从尿中排菌，也成为钩体病的传染源。在多数情况下，人接触染有钩体的疫水是传染本病的重要方式。

钩体自皮肤破损处或各种黏膜如口腔、鼻、肠道和眼结膜等侵入人体内，经淋巴管或小血管至血循环和全身各脏器(包括脑脊液和眼部)，迅速繁殖。钩体因具有特殊的螺旋状运动，且分泌透明质酸酶，因而穿透能力极强，可在起病 1 周内引起严重的感染中毒症状，以及肝、肾、肺、肌肉和中枢神经系统等病变。其病变基础是全身毛细血管扩张、出血和实质细胞不同程度的变性、坏死。各脏器损害的严重程度因钩体菌型毒力及人体的反应不同，钩体病的表现复杂多样，病变程度不一。临床上可分为肺弥漫性出血型、黄疸出血型、肾衰竭型和脑膜脑炎型等。

> **要点提示** 钩端螺旋体病是一种出血性炎，主要累及全身毛细血管，以黄疸出血型最严重。

在发病后 1 周左右开始出现特异性抗体 IgM 和 IgG，钩体血症逐渐消失。肾中的钩体不受血液中特异性抗体的影响能在肾中生存繁殖并常随尿液排出。多数患者逐渐痊愈，一般不留后遗症。部分患者可出现后发热眼和神经系统后发症等，可能与超敏反应有关，也可能与钩体本身有关。

【病理变化和临床病理联系】

钩端螺旋体病的基本病理变化属于出血性炎，主要累及全身毛细血管，引起不同程度的出血和血液循环障碍，以及实质器官的细胞变性、坏死而导致严重功能障碍。炎症反应一般轻微。常见器官的病理变化如下：

1. 肺　以肺出血为主要表现。最初为点状出血，随后迅速发展为全肺弥漫性出血。临床上有咳嗽、咯血、进行性呼吸困难等。肺出血是近年来无黄疸钩体病的常见死亡原因。

2. 肝　肝细胞水肿和脂肪变、小灶性坏死，汇管区炎症细胞浸润和胆小管胆汁淤积。由于肝细胞损害引起胆汁排泄功能和凝血因子合成障碍，故临床上可见重度黄疸和广泛皮肤、黏膜出血。严重者则可发生急性肝功能不全或肝肾综合征。

3. 肾　病变主要为间质性肾炎和肾小管上皮细胞不同程度的变性坏死。肾小球一般无明显改变。临床主要表现为蛋白尿和管型尿，肾损害严重者可引起急性肾衰竭。肾功能不全并发重型黄疸出血型者，是钩体病致死的主要死亡原因。

4. 心脏　心肌细胞变性、灶性坏死。间质非特异性炎。心外膜和心内膜可见出血点。临床上可出现心动过速、心律失常和心肌炎的征象。

5. 横纹肌　以腓肠肌病变最为明显，临床上腓肠肌压痛与此有关。主要表现为肌纤维节段性变性、肿胀、横纹模糊或消失，并可出现肌浆空泡或肌浆、肌原纤维溶解消失，仅存肌纤维轮廓。间质有水肿、出血和少量炎细胞浸润。

6. 神经系统　部分患者脑膜及脑实质充血、水肿、出血、炎细胞浸润和神经细胞变性。临床上可出现脑膜脑炎的症状和体征。少数病例，特别是儿童在恢复期出现偏瘫和失语等症状，主要是因脑底的多发性动脉炎及其所致的脑实质损害而引起。

问题讨论

魏某，男，22 岁，在大雨中劳动而发病。诉起病时自觉全身不适，微畏寒，继之高热，头痛，口渴喜饮，伴四肢无力，双小腿酸胀，小便黄。查体温 39.7℃，球结膜充血，颜面潮红，腓肠肌压痛明显，腹股沟可触及三枚蚕豆大淋巴结、压痛明显。试问患者所患何种疾病？依据是什么？

第六节 性传播性疾病

学习要求

熟悉淋病、尖锐湿疣和梅毒的病变特点及病理临床联系，了解艾滋病的病变及病理临床联系。

性传播性疾病(sexually transmitted diseases，STD)简称性病，是指通过性接触而传播的一类疾病。传统的性病包括梅毒、淋病、软下疳、性病性淋巴肉芽肿及腹股沟肉芽肿。近 20 年来，STD 谱增宽，其病种已多达 20 余种。除传统性病外还有尖锐湿疣、非淋球菌性尿道炎、生殖器疱疹、生殖器念珠菌病、阴道毛滴虫病、细菌性阴道炎、阴虱、艾滋病等。本节仅叙述淋病、尖锐湿疣、梅毒和艾滋病。

一、淋 病

淋病(gonorrhea)是由淋球菌感染引起的化脓性炎症，是最常见的 STD。好发于青壮年，以 20—40 岁最常见。

【病因及发病机制】

淋球菌属奈瑟菌属，是有菌毛、荚膜和耐药质粒的革兰阴性双球菌。细菌有极强的传染性，无症状的带菌者和患者是本病的主要传染源。成人淋病主要通过性交直接传染；儿童淋病可通过污染的毛巾、衣裤、浴盆和便桶等发生间接感染。

淋球菌主要侵犯泌尿生殖系统，对柱状上皮和移行上皮有特别的亲和力。感染后淋菌侵入男性前尿道、女性尿道及宫颈等处，由于其表面的菌毛含有黏附因子，因而黏附到柱状上皮细胞的表面进行繁殖，并沿生殖道上行，通过柱状上皮细胞的吞噬作用而进入细胞内繁殖，导致细胞溶解破裂，淋球菌遂被排至黏膜下层。淋球菌内毒素及淋菌表面外膜产生的脂多糖与补体结合产生一种化学毒素，能诱导中性粒细胞聚集和吞噬引起局部急性炎症，出现充血、水肿、化脓和疼痛。当细菌进入尿道腺体和隐窝后，腺管开口及隐窝被阻塞，潜藏的细菌成为慢性淋病的主要病灶。

【病理变化和临床病理联系】

根据病程可分为急性淋病和慢性淋病，其病变特征为化脓性炎症，转为慢性时常伴肉芽组织形成和浆细胞浸润。

1. 急性淋病　一般经 2～5d 的潜伏期后，尿道、尿道附属腺体和生殖道出现急性化脓性卡他性炎，尿道黏膜充血、水肿，并有脓性渗出物流出。如未经有效治疗，病变可上行延及后尿道及其附属腺体、前列腺、附睾和精囊，或前庭大腺、子宫颈、输卵管等处。急性期患者尿频、尿急、尿痛等症状明显，局部有疼痛及烧灼感。

要点提示　淋病是发生于泌尿生殖道的化脓性炎，可通过性接触和污染的毛巾、衣物和浴盆等用具传染。

2. 慢性淋病　急性淋病未经治疗或治疗不彻底，淋球菌长期潜伏在各腺体深处而转为慢性淋病。主要表现为尿道炎症状反复发作。

二、尖锐湿疣

尖锐湿疣(condyloma acuminatum)是由人乳头状瘤病毒(human papilloma virus，HPV)感染引起的 STD。好发年龄在 16－35 岁。HPV 在温暖潮湿的环境中易生存增殖，故男女的外生殖器是最易感染的部位，男性好发于冠状沟、龟头、包皮、系带、尿道口或肛门等处，女性好发于阴蒂、阴唇、会阴部及肛周。也可偶见于身体的其他部位如口腔、腋窝等。尖锐湿疣传染性很强，发病率较高，在我国居性病第 2 位。

【病因及发病机制】

尖锐湿疣主要由 HPV6 型和 11 型引起，多通过性接触而传染，少数通过非性接触的间接感染而致病，亦可通过自体接种而传播到其他部位。

病毒感染人体后，可潜伏在基底角质形成细胞间，在表皮细胞层复制，HPV 侵入细胞核，引起细胞迅速分裂，同时伴随病毒颗粒的繁殖与播散，形成特征性的乳头状瘤。晚期基因表达结构多肽，即出现结构蛋白装配颗粒，病毒主要集中在颗粒层中的细胞核内，在表皮的颗粒层出现凹空细胞增多。

大量证据表明尖锐湿疣的消退、持续与复发受机体免疫力影响。其中细胞免疫在控制和根除尖锐湿疣方面起主要作用。

【病理变化和临床病理联系】

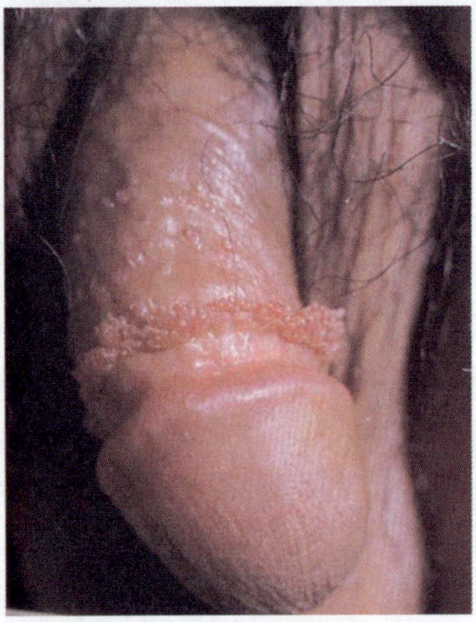

图 15-10　尖锐湿疣

尖锐湿疣的潜伏期一般为 3 个月。病变初期为小的淡红色丘疹，后逐渐长大，表面呈凹凸不平的柔软乳头样病变，有的呈菜花状，根部可有蒂，表面湿润，有分泌物浸渍可呈灰白色，污灰色或红色(图 15-10)。患者局部可伴有瘙痒和烧灼痛。镜检：表皮角化过度伴有角化不全，棘层肥厚，表皮钉突增粗延长，呈乳头状瘤样增生，表皮与真皮之间界限清楚。最具特征性的病变是表皮浅层出现凹空细胞，其细胞增大，胞质空泡状，细胞边缘常残存带状胞质。核增大居中，圆形或椭圆形，染色深，可见双核或多核。真皮层水肿，毛细血管及淋巴管扩张，血管周围有较多的慢性炎症细胞浸润。

要点提示 尖锐湿疣的病变特征是表皮呈乳头瘤样增生，表皮浅层出现凹空细胞具有诊断意义。

三、梅毒

梅毒(syphilis)是由梅毒螺旋体引起的慢性传染病。16世纪初由欧洲传入广东，随后蔓延全国。新中国成立前梅毒是中国四大性病之首，20世纪60年代初基本被消灭，80年代再次发生和流行。近年来，梅毒发病率连年攀升，2006年我国梅毒发病人数跃居全国甲乙类法定报告传染病病种的第4位，首次成为发病率最高的性病。2009年、2010年梅毒发病人数均居全国甲乙类法定报告传染病病种的第3位，成为严重的公共卫生问题。

【病因及发病机制】

梅毒的病原体是苍白螺旋体，体外活力低，不易生存。对理化因素的抵抗力极弱，对四环素、青霉素、砷、汞、铋剂敏感。梅毒患者是唯一的传染源。95%以上梅毒通过性交传播，少数可因输血、接吻、医务人员不慎污染等接触传播(后天性梅毒)；梅毒螺旋体也可经胎盘感染胎儿(先天性梅毒)。

梅毒侵入人体后经数小时侵入附近淋巴结，2～3d经血液循环播散至全身。经过2～3周潜伏期，在侵入部位发生皮肤损害，形成硬性下疳(一期梅毒)。由于细胞免疫的作用，螺旋体大部分被杀死，硬下疳自然消失，进入无症状的潜伏期。未被杀灭的螺旋体仍在机体内繁殖，经6～8周，大量螺旋体进入血液循环，向全身播散。引起二期早发梅毒，皮肤黏膜、骨骼、眼等器官及神经系统受损。随着机体免疫应答反应的建立，产生大量的抗体，螺旋体又绝大部分被杀死，二期早发梅毒也自然消失，再进入潜伏状态。2年后有30%～40%病人进入晚期梅毒，此时，细胞介导的Ⅳ型变态反应可引起慢性肉芽肿(树胶样肿)。晚期梅毒常常侵犯皮肤黏膜、骨骼、心血管和神经系统。

【病理变化和临床病理联系】

梅毒的基本病理变化为闭塞性动脉炎、小血管周围炎和树胶样肿。闭塞性动脉炎指小动脉内皮细胞及纤维细胞增生使血管壁增厚、管腔狭窄甚至闭塞；小血管周围炎指围管性单核细胞、淋巴细胞和浆细胞浸润，浆细胞的恒定出现是本病的病变特点之一。血管炎病变见于各期梅毒。树胶样肿又称梅毒瘤，是第三期梅毒的特征性病变，肉眼呈灰白色、结节状，质韧而有弹性似树胶。镜下结构似结核结节，中央为凝固性坏死，形态类似干酪样坏死，但坏死不如干酪样坏死彻底，弹力纤维尚保存。弹力纤维染色可见组织内原有血管壁的轮廓。坏死灶周围肉芽组织中富含淋巴细胞和浆细胞，而上皮样细胞和朗汉斯巨细胞较少，且必有闭塞性小动脉内膜炎和动脉周围炎。树胶样肿后期可被吸收、纤维化，最后使器官变形，但极少钙化。

要点提示 晚期梅毒属于慢性肉芽肿性炎，以形成树胶样肿为特征，又称梅毒瘤。

(一)后天性梅毒

按病程经过分为三期。第一、二期称早期梅毒，有传染性。第三期称晚期梅毒，因常累及内脏，故又称内脏梅毒。

1. 第一期梅毒　发生在感染后3周。在梅毒螺旋体最初侵入之处形成一个硬的、无痛性

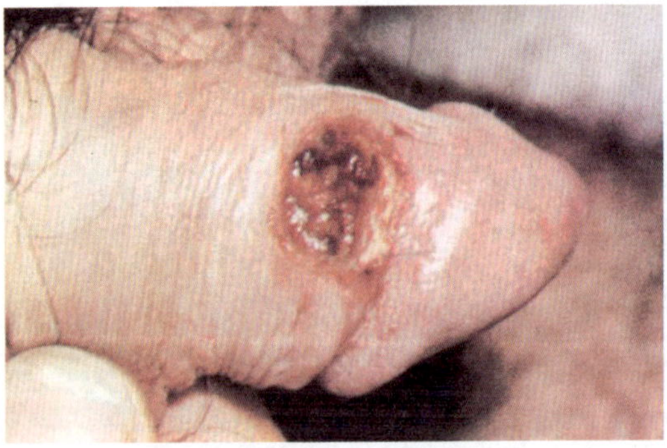

图 15-11 **硬性下疳**

的圆形结节。开始潮红、湿润，渐渐破溃、糜烂，形成溃疡，称硬性下疳(图 15-11)。病变多发生于阴茎冠状沟、龟头、阴唇和子宫颈，亦可发生于唇、舌、肛周等处。镜下溃疡底部可见闭塞性动脉炎及小血管周围炎。一期梅毒的硬下疳内有很多螺旋体，常伴有局部淋巴结肿大，传染性很强。硬下疳持续 2～6 周便自行消退而不留瘢痕。一期梅毒如不治疗或治疗不当，螺旋体经血行及淋巴道播散到全身，数周后即发展成二期梅毒。

要点提示 一二期梅毒传染性很强，分别形成硬性下疳和梅毒疹，可自行消退。

2. **第二期梅毒** 下疳发生 7～8 周，潜伏于体内的螺旋体继续繁殖并大量入血，引起全身皮肤和黏膜广泛出现暗红色丘疹，称梅毒疹。半数以上患者有全身淋巴结肿大。镜下可见典型闭塞性血管内膜炎和血管周围炎。病灶中有梅毒螺旋体，故此期传染性极强。梅毒疹可自行消退。

问题讨论 张先生，40 岁。数月前曾有过多次嫖娼史，2 个月前，其阴茎龟头出现过不痛的溃疡，溃疡未经治疗 1 个月后自行愈合。最近 1 周来，张先生发现在躯干、四肢出现不痛不痒的红色皮疹，马上到某医院接受治疗，但未取得理想效果。试分析张先生所患何种疾病？应做哪些检查？

3. **第三期梅毒** 出现于感染后两年以上，病变特点是树胶样肿形成。病变可侵犯全身任何器官，最常见的是侵犯皮肤(图 15-12)和骨骼，其次为心血管系统和中枢神经系统。由于树胶样肿纤维化、瘢痕收缩，引起严重的组织破坏、变形和功能障碍。

要点提示 晚期梅毒主要侵犯心血管和神经系统，可分别引起梅毒性主动脉炎和脊髓痨。

皮肤损害表现有真皮或皮下溃疡性结节和树胶样肿。骨骼损害主要有骨膜炎、骨树胶肿等，鼻骨被破坏形成马鞍鼻。心血管梅毒主要引起梅毒性主动脉炎、主动脉瓣关闭不全和主动脉瘤等，患者可因主动脉瘤破裂而猝死。神经梅毒主要累及中枢神经和脑脊髓膜，可导致麻痹性痴呆和脊髓痨。

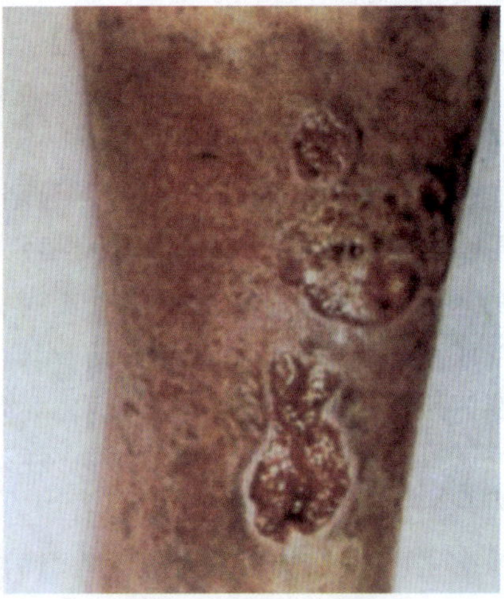

图 15-12 **皮肤树胶样肿**

(二)先天性梅毒

系由母体通过胎盘传给胎儿所致，根据发病年龄不同分为早发先天性梅毒和晚发先天性梅毒两种类型。早发先天性梅毒是指两岁以内发病者，主要表现有鼻炎和皮肤黏膜丘疹鳞屑性或大疱性皮疹等。晚发先天性梅毒主要表现有间质性角膜炎、楔形门齿和神经性耳聋等。

要点提示 先天梅毒不发生硬性下疳，常有较严重的内脏损害。

四、获得性免疫缺陷综合征

获得性免疫缺陷综合征(acquired immunodeficiency syndrome，AIDS)简称艾滋病，是由人类免疫缺陷病毒(human immunodeficiency virus，HIV)感染引起的以细胞免疫缺陷伴机会性感染和(或)继发性肿瘤为主要特征的一种致命性传染病。本病于 1981 年首次由美国疾病控制中心报道，之后迅速蔓延至世界各地。WHO 报告 2010 年全世界存活 HIV 携带者及艾滋病患者共 3400 万人，新感染 270 万人，全年死亡 180 万人。截止至 2011 年底，我国存活 HIV 携带者及艾滋病患者约 78 万人，全年新发感染者 4.8 万人，死亡 2.8 万人。目前我国面临艾滋病发病和死亡的高峰期，且已由吸毒、暗娼等高危人群开始向一般人群扩散。

【病因及发病机制】

AIDS 由 HIV 感染所引起，HIV 属于反转录病毒科慢病毒属中的人类免疫缺陷病毒组，分为 1 型和 2 型。目前世界范围内主要流行 HIV-1，HIV-2 主要局限于西部非洲和西欧，北美也有少量报道。在我国流行的毒株主要是 HIV-1，HIV-2 仅有个别报道。HIV-1 为直径约 100～120nm 的球形颗粒，由核心和包膜两部分组成。核心包括两条单股 RNA 链(病毒基因组)、核心结构蛋白 P17 及 P24 和病毒复制所必需的酶类，包括反转录酶、整合酶和蛋白酶，病毒的最外层为包膜，其中嵌有外膜糖蛋 gp120 和跨膜糖蛋白 gp41。HIV 基因全长约 9.8kb，含有 gag、pol、env3 个结构基因、2 个调节基因和 4 个辅助基因，分别称为 tat(反式激活因子)、rev(毒粒蛋白表达调节子)；nef(负调控因子)、vpr(病毒 r 蛋白)、vpu(病毒 u 蛋白)和 Vif(毒粒感染性因子)。HIV 主要存在于患者及携带者的血液、精液、阴道分泌物和乳汁中，其他体液如唾液、眼泪和尿液中偶尔可分离出病毒，但迄今为止尚无证据表明能够传播本病。AIDS 的传播途径包括：①性接触传播。与已感染的伴侣发生无保护的性行为，包括同性、异性和双性性接触。②静脉注射吸毒。与他人共用被感染者使用过的、未经消毒的注射工具，是一种非常重要的 HIV 传播途径。③母婴传播。在怀孕、生产和母乳喂养过程中，感染 HIV 的母亲可能会传播给胎儿及婴儿。④血液及血制品(包括人工授精、皮肤移植和器官移植)。

1. HIV 感染 $CD4^+$ T 细胞　CD4 分子是 HIV 的主要受体，故 $CD4^+$ T 细胞在 HIV 直接和间接作用下，细胞功能受损和大量细胞破坏，导致细胞免疫缺陷。由于其他免疫细胞均不同程度受损，因而促进并发各种严重的机会性感染和肿瘤。

HIV 进入人体后，嵌于病毒包膜上的糖蛋白 gP120 与 $CD4^+$ T 细胞膜上的 CD4 受体和趋化因子受体 CXCR4 相互作用，在 gP41 的参与融化作用下，使 $CD4^+$ T 细胞膜被穿透，HIV 病毒核心进入 $CD4^+$ T 细胞内。在病毒反转录酶的作用下 HIV 基因组的 RNA 转录为双链 DNA；经整合酶的作用，双链 DNA 被整合入 $CD4^+$ T 细胞基因组内。整合后的环状病毒 DNA 称前病毒，此时病毒处于潜伏状态。经数月至数年的潜伏期，前病毒可被某些因子所激活(如 TNF，IL-6 等)而开始不断复制，在细胞膜上装配成新病毒并以出芽方式释放入血，释出的病毒再侵犯其他靶细胞。病毒复制的同时可直接导致受感染的 $CD4^+$ T 细胞破坏、溶解。因 $CD4^+$ T 细胞在免疫应答中起核心作用，故 $CD4^+$ T 细胞的减少可导致：①淋巴因子生成减少；② $CD8^+$ T 细胞的细胞毒活性下降；③巨噬细胞溶解肿瘤细胞、杀灭胞内寄生菌、原虫的功能减弱；④NK 细胞功能降低；⑤B 细胞在特异性抗原刺激下不产生正常的抗体反应，而原因不明的激活和分化引起高丙种球蛋白血症；⑥作用于骨髓中造血干细胞，影响造血细胞的分化。

2. HIV 感染单核巨噬细胞　存在于脑、淋巴结和肺等器官组织中的单核巨噬细胞可有 10%～50%被感染，其感染过程与 $CD4^+$ T 细胞不同：①HIV 既可通过 gP120 与 CD4 和 CCR5 结合进入巨噬细胞内，也可通过 Fc 受体介导的胞饮作用而使由抗体包被的 HIV 被吞噬进入细胞内；②病毒可在巨噬细胞内大量复制，但通常储存于胞质内，而不是在胞膜上大量出芽。单核巨噬细胞能抵抗 HIV 的破坏，因而不会迅速死亡，反而成为病毒的储存场所，并可能导致病毒的扩散。巨噬细胞可携带 HIV 通过血-脑屏障，从而引起中枢神经系统感染。

> **要点提示**　HIV 主要攻击人体的 $CD4^+$ T 细胞，引起细胞破坏从而导致细胞免疫功能缺陷。

此外，B 淋巴细胞、胶质细胞、骨髓细胞、肠上皮嗜铬细胞、表皮朗格汉斯细胞、滤泡树突状细胞等也都因具有 CD4 受体而可能被 HIV 感染，因此 HIV 对人体免疫系统造成的危害是广泛而具有毁灭性的。

【病理变化】

AIDS 的主要病理改变有以下 3 个方面：

1. 淋巴组织的变化　早期淋巴结肿大，淋巴滤泡明显增生，生发中心活跃，髓质中出现较多浆细胞。电镜及原位杂交法检测显示 HIV 位于生发中心内，主要集中于滤泡树突状细胞，也可出现在巨噬细胞及 $CD4^+$ T 细胞内。随着病变的发展，滤泡外层淋巴细胞减少或消失，小血管增生。副皮质区 $CD4^+$ T 细胞进行性减少，代之以浆细胞浸润。晚期，淋巴结呈现一片荒芜，淋巴细胞几乎消失殆尽，仅见巨噬细胞和浆细胞残留。脾、胸腺和消化道淋巴组织萎缩。

2. 继发性感染　多发机会性感染是本病的另一个特点，感染范围广泛，可累及各器官，其中以中枢神经系统、肺和消化道受累常见。病原体有原虫、病毒、细菌和真菌等，通常有两种以上病原体同时感染。70%～80%的患者可经历一次或多次卡氏肺孢子虫感染，卡氏肺孢子虫肺炎是患者常见的死因之一。约 70%的病例有中枢神经系统受累，主要有弓形虫或新型隐球菌感染所致的脑炎或脑膜炎；巨细胞病毒感染所致的进行性多灶性白质脑病等。

3. 恶性肿瘤　约 30%的患者可发生卡波西(Kaposi)肉瘤，该肿瘤起源于血管内皮，广泛累及皮肤、黏膜和内脏，以下肢多见。肉眼观，肿瘤呈暗蓝色或紫棕色结节。镜下，主要由成片的梭形细胞构成的毛细血管样腔隙。其他常见的伴发肿瘤为非霍奇金淋巴瘤。

【临床病理联系】

本病潜伏期较长，一般认为经过 2～10 年可发展为 AIDS。AIDS 按病程可分为急性期、无症状期和艾滋病期 3 个阶段：①急性期，通常发生在初次感染 HIV 后 2～4 周，患者发热、咽痛、盗汗、恶心、呕吐、腹泻、皮疹、关节痛、淋巴结肿大及神经系统症状。多数患者临床症状轻微，持续 2～3 周可自行缓解。②无症状期，此期持续时间一般为 6～8 年，但也有快速进展和长期不进展者。此期的长短与感染病毒的数量、型别，感染途径，机体免疫状况等多种因素有关。③艾滋病期，为感染 HIV 后的最终阶段，患者持续发热、乏力、

> **要点提示**　AIDS 潜伏期长，预后差，目前尚无特效治疗方法，故预防其发生尤为重要。

消瘦、腹泻，并出现神经系统症状，各种机会性感染及恶性肿瘤。

本病预后差，目前尚没有针对 HIV 的特效治疗方法，虽然高效抗反转录病毒疗法已经在减轻患者痛苦、延长患者寿命等方面取得了一定的效果，但用于治疗 HIV 感染的药物只能控制病毒复制，不能彻底清除病毒，而且抗 HIV 药物价格昂贵，具有较严重的副作用，药物使用不当，也会诱发耐药株的产生。HIV 疫苗被认为是预防艾滋病的最有效工具，但是，疫苗的前景尚不乐观，尚存在对安全有效且具有持久性的免疫原的进一步开发及接种对象的选择等问题。因此大力开展预防，对于防止艾滋病流行仍然至关重要。

第七节 深部真菌病

学习要求

了解引起深部真菌病的常见原因和深部真菌病的病变特点。

由真菌引起的疾病称真菌病。真菌种类繁多，目前发现已超过 10 万种，与细菌相比，对人致病者相对较少。据 WHO 统计，现在已知能引起人类疾病的真菌约有 270 余种。近年来由于广谱抗生素、肾上腺皮质激素和免疫抑制剂的大量应用，真菌感染有明显增长。近年 AIDS 的流行，真菌病成为 AIDS 的重要机会感染。真菌病根据病变部位的不同分浅部真菌病和深部真菌病两大类。浅部真菌病主要侵犯含有角质的组织，如皮肤、毛发和指甲等处，引起各种癣病。深部真菌病侵犯皮肤深层和内脏，危害较大。

真菌致病作用与真菌在体内繁殖引起的机械性损伤以及所产生的酶类、酸性代谢产物有关。真菌的致病力一般较弱。只有当机体抵抗力降低时才能侵入组织，大量繁殖引起疾病，因此深部真菌病多有诱发因素存在。诱发深部真菌病的因素有以下几种：①慢性消耗性疾病，如恶性肿瘤、糖尿病和尿毒症等，可使机体免疫功能和抵抗力降低。②长期使用广谱抗生素，敏感的细菌被抑制，消除了正常菌群中与真菌相拮抗的细菌，使真菌得以大量繁殖。有些抗生素可促进某些真菌的生长，如金霉素可促进念珠菌生长。③肾上腺皮质激素可抑制炎症反应和纤维细胞增生，并可稳定细胞内溶酶体膜，阻止其中酶的释放，影响中性粒细胞和巨噬细胞溶解杀灭微生物的作用。肾上腺皮质激素还能破坏淋巴细胞，使抗体形成减少。④大剂量 X 线照射、抗肿瘤药物和免疫抑制剂都能抑制骨髓，使中性粒细胞和巨噬细胞减少，机体的免疫功能和抵抗力降低。这些药物并可损伤正常组织和细胞，引起消化道黏膜坏死、出血，为真菌侵入创造条件。⑤长时间静脉插管，留置导尿管和大手术，可引起局部损伤，成为真菌侵入的门户，在机体抵抗力降低时在体内繁殖致病。真菌病常见的病理变化有：①轻度非特异性炎，病灶中仅有少数淋巴细胞、单核细胞浸润，甚至没有明显的组织反应，如脑的隐球菌感染；②化脓性炎，由大量中性粒细胞浸润所形成的小脓肿，如念珠菌病、曲菌病、毛霉菌病等；③坏死性炎，可出现大小不等的坏死灶，常有明显的出血，而炎细胞则相对较少，如毛霉菌、曲菌感染等；④肉芽肿性炎。上述病变可单独存在，也可同时存在。不同病菌及其引起的变态反应不同或同一病菌的不同时期，其组织反应也不一样。真菌在人体引起的病变没有特异性，诊断依据是病灶中找到

要点提示 深部真菌病的发生主要与各种原因引起机体抵抗力降低有关。

病原菌。常见的深部真菌病主要有念珠菌病、曲菌病、毛霉菌病和隐球菌病。

一、念珠菌病

念珠菌病(candidiasis)由念珠菌引起，最常见的致病菌为白色念珠菌。念珠菌病常发生于婴儿及消耗性疾病患者口腔，糖尿病妇女的阴道、会阴。特别值得提出的是阴道念珠菌病可发生于健康妇女，尤其是孕妇和口服避孕药的妇女。深部念珠菌病多为继发性，常发生于慢性消耗性疾病、疾病终末期患者、恶性肿瘤及AIDS患者。

二、曲菌病

曲菌病(aspergillosis)由曲菌引起，曲菌是最常见的污染杂菌，种类很多，在人类曲菌病中，最常见的致病菌为烟曲菌(aspergillus fumigatus)。曲菌多数情况下是一种条件致病菌。曲菌可在身体许多部位引起病变，但以肺病变最常见。曲菌可引起小脓肿形成，在小脓肿和坏死灶内有大量菌丝。曲菌常侵入血管引起血栓形成，可使组织缺血、坏死。慢性病灶有肉芽肿样结构形成。曲菌菌丝粗细均匀，有隔，分支状，常成45°的锐角分支。PAS或银染法显示更为清晰。

三、毛霉菌病

毛霉菌病(mucormycosis)由毛霉菌引起。毛霉病多表现为急性化脓性炎症，发展迅速，常引起广泛播散，并常侵袭血管引起血栓形成和梗死，慢性病变有肉芽肿样结构形成。毛霉菌菌丝粗大，不分隔。分支较少而不规则，常成钝角或直角分支。

毛霉菌病的起始病灶常位于鼻腔，以后很快扩展到鼻窦和中枢神经系统，再扩展到肺和胃肠道。毛霉菌几乎全为继发。糖尿病酸中毒时如出现单侧眼眶周围感染和脑膜脑炎时应考虑头面部毛霉菌病可能。脑毛霉菌病可在短期内造成死亡。

四、隐球菌病

隐球菌病(cryptococcosis)是新型隐球菌(cryptococcus neoformans)引起的一种亚急性或慢性真菌病。以中枢神经系统和肺的隐球菌病最常见，也可发生于其他器官。隐球菌病多数为继发性。几乎总见于使用免疫抑制的个体如AIDS、白血病、恶性淋巴瘤患者，发生于健康个体罕见。

复习指导

1. 结核病是由结核杆菌引起的慢性肉芽肿性炎，以肺结核病最为常见，其病变特征是结核结节形成伴有干酪样坏死。

2. 注意从感染结核杆菌的状况、好发年龄、病变特征以及传播途径等方面比较原发性肺结核病和继发性肺结核病的不同。

3. 伤寒是以全身单核巨噬细胞系统的细胞增生形成伤寒肉芽肿为病变特征的急性增生性炎，以回肠下段孤立和集合淋巴小结的病变最为突出。胆汁是伤寒杆菌良好的培养基，伤寒患者愈后仍可能排出细菌而成为传染源。

4. 细菌性痢疾是指发生于结肠黏膜的纤维素性炎，以形成假膜为特征。

5. 注意比较几种肠道传染病的溃疡形态特点(肠结核病、肠伤寒和细菌性痢疾)。

6. 淋病是由淋球菌引起的泌尿生殖道的化脓性炎；尖锐湿疣是由HPV感染引起的STD，其病变特点是表皮过度角化伴角化不全，呈乳头瘤样增生，在表皮浅层出现特征性的凹空细胞；梅毒是由梅毒螺旋体感染引起的慢性传染病，后天梅毒分为三期，第一二期梅毒具有很强的传染性，第三期梅毒主要引起皮肤和内脏损害。

（陈小艳）

第16章 寄生虫病

chapter 16

学习要求

1. 熟悉肠阿米巴病、血吸虫病病理变化特点及其临床病理联系。

2. 了解肠阿米巴病的病因及发病机制，肠外阿米巴病的类型及病变特点。血吸虫病的病因及感染途径。

寄生虫病(parasitosis)是由寄生虫作为病原引起的疾病，是一种表现为对宿主产生较严重的组织结构或功能损伤的寄生现象。该疾病对人群健康产生严重的影响，尤其在热带与亚热带地区。世界卫生组织重点防治的十大热带疾病中，有7种为寄生虫病，包括疟疾、血吸虫病，淋巴丝虫病，盘尾丝虫病，利什曼病，非洲锥虫病，美洲锥虫病。

除了自然条件外，寄生虫病的发生和发展还受社会经济卫生状况以及人群的生产生活方式的影响，如多数肠道寄生虫病由食入不洁食物引起，血吸虫病流行于从事稻田作业的人群，而华支睾吸虫病在喜食生鱼片的人群中流行。

我国幅员辽阔，跨热带、亚热带、温带和寒带，大部分地区处于温带和亚热带地区，因此寄生虫病种类繁多，对人群健康具有重要的影响。比如在长江以南的广大地区，血吸虫病的流行十分泛滥；而在西北的广大草原地带，肝和肺的棘球蚴病则十分常见。

感染寄生虫后人体的表现依其寄生的部位、严重程度的不同而不同。多数病例呈慢性经过，部分宿主受感染后可以不表现明显的临床症状，则称为隐形感染或带虫者。寄生虫对机体的主要损害机制有：①夺取营养，寄生虫在体内生长发育及繁殖，所需要的大量营养物质均来自于宿主，因此大量感染可导致宿主营养不良；②机械性损伤，寄生虫在宿主体内移行运动或生长发育与大量增殖均可对组织产生机械性损伤；③毒性作用，寄生虫的代谢产物、分泌物，或死亡虫体分解产物均可对宿主产生毒性作用；④免疫损伤，寄生虫分泌的抗原性物质或虫体本身具有的抗原性诱发机体免疫反应，形成超敏反应性损伤也是寄生虫对机体产生损害的重要机制。

本章主要学习阿米巴病、血吸虫病、华支睾吸虫病、丝虫病、棘球蚴病(包虫病)。

第一节 阿米巴病

学习要求

熟悉肠阿米巴病病理变化特点及其临床病理联系。了解肠阿米巴病的病因及发病机制，肠外阿米巴病的类型及病变特点。

阿米巴病(amoebiasis)是由溶组织阿米巴(Entamoeba histolytica Schaudinn 1903)原虫感染人体引起的寄生虫病，主要引起肠道病变，也可经血流运行引起肝及其他器官的病变。

本病分布十分广泛，但以热带亚热带地区多见。我国的平均感染率为 0.95%(据 1990 年数据)，发病率南方高于北方，农村高于城市，男性多于女性，儿童多于成人。

【病因及发病机制】

溶组织阿米巴原虫寄生于人体结肠，其生活史经历了包囊和滋养体两个阶段。成熟的四核包囊是阿米巴的传染阶段，人食用被包囊污染的食物和水之后，由于包囊的囊壁具有抵抗胃酸的作用，因而能安全的通过胃到达回盲部，并在碱性肠液的消化作用下脱囊，发育成为滋养体。滋养体在结肠上端以细菌为食，并以二分裂方式增殖，是阿米巴的致病阶段。

过去认为，肠腔内的阿米巴滋养体有两种存在方式，即小滋养体和大滋养体，小滋养体寄生于肠腔中，即为肠腔共栖型滋养体；当其侵入肠黏膜组织后，则转变为大滋养体从而具有致病性，即组织型滋养体。但目前普遍认为，小滋养体实为阿米巴的另一种独立类型——即迪斯帕内阿米巴滋养体，它们具有与溶组织阿米巴同样的形态与生活史，但具有不同的同工酶谱，且不具有侵入组织的能力，因此并不具有致病性。而溶组织阿米巴的滋养体不论大小，均具有侵袭性，因此都具有致病性。

滋养体在向肠道下段移行的过程中，由于肠内容物的水分被吸收以及肠内环境的改变，滋养体分泌囊壁而转变成包囊，囊内的胞核则可继续发育形成双核或四核包囊并随粪便排出体外。未转化形成包囊的滋养体若随粪便排出则很快死亡，不具感染性。

溶组织阿米巴滋养体引起组织损伤的可能机制包括：

1. *机械性损伤和吞噬作用* 滋养体在组织中进行阿米巴运动，对组织产生破坏；阿米巴滋养体能吞噬红细胞和其他受破坏的细胞。

2. *接触溶解作用* 阿米巴滋养体通过其表面的 260kDa 半乳糖/乙酰氨基半乳糖凝集素的介导，吸附于宿主细胞，当其接触宿主细胞后，则分泌穿孔素和半胱氨酸蛋白酶，破坏靶细胞。此是阿米巴侵入黏膜组织并损伤组织的主要机制。

3. *细胞毒素作用* 主要是肠毒素，可能在黏膜损伤和腹泻的过程中起作用。

4. *免疫抑制和逃避* 阿米巴原虫表面的凝集素具有抗补体的作用从而逃避宿主的免疫攻击。

一、肠阿米巴病

溶组织阿米巴滋养体寄生于肠道，引起的疾病称之为肠阿米巴病(intestinal amoebiasis)，临床上常出现腹痛、腹泻、里急后重等痢疾症状，故常称为阿米巴痢疾(amoebic dysentery)。

病变部位主要在盲肠、升结肠，其次为乙状结肠和直肠，严重病例整个结肠和小肠下段均可受累。基本病变为组织溶解液化为主的变质性炎，坏死物质排除后形成口小底大的烧瓶状溃疡是其主要的形态学特征。

【病理变化】

(一)急性期病变

肉眼观，早期在肠黏膜表面可见多数隆起的灰黄色针头大小的点状坏死或浅溃疡，周围有充血出血带包绕。病变进展时，坏死灶扩大，并突破黏膜肌层进入黏膜下层。黏膜下层组织疏松，病变易于向四周蔓延。坏死物质经黏膜表层缺损脱落而形成本病颇具特征的口小底大的烧瓶状溃疡，具有诊断意义。病变严重者，多个溃疡密布于黏膜面形成蜂窝状的外观；邻近溃疡在黏膜下层相互沟通，表面黏膜大块坏死，形成边缘潜行的巨大溃疡。少数患者，溃疡累及肌层甚至浆膜层，引起肠穿孔。

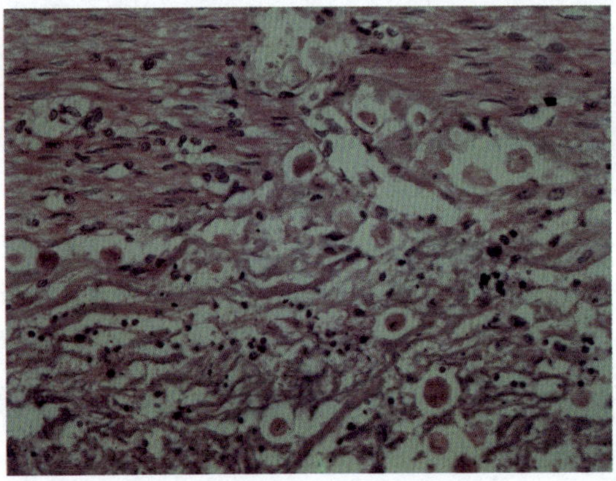

图 16-1 肠阿米巴病(HE 染色，×100)

坏死组织与正常肌组织交界处可见大量阿米巴滋养体，伴有淋巴细胞浸润

镜下，在溃疡边缘坏死组织与正常组织交界处可见到阿米巴滋养体，滋养体一般呈圆形，体积较巨噬细胞为大，有一直径 4～7μm 的泡状核，胞质内可见吞噬的红细胞、淋巴细胞和组织碎片；滋养体的周围常见透明晕(图 16-1)。溃疡周围黏膜组织炎症反应轻微，可见少量淋巴细胞、浆细胞和巨噬细胞浸润。如并发细菌感染则有中性粒细胞浸润。组织中发现滋养体是诊断本病的主要依据。

临床表现轻重不等，典型病例表现为腹痛、腹泻，大便因含出血坏死及溶解的肠壁组织而呈果酱样，伴腥臭。粪检时可找到阿米巴滋养体。由于本病的直肠及肛门病变较轻，因此里急后重症状不如细菌性痢疾明显。

> **要点提示** 病变主要在黏膜下层扩散，因此常表现为口小底大的烧瓶状溃疡；因基本病变由滋养体对组织的溶解破坏产生变质性炎，因此中性粒细胞等炎性渗出不明显。

(二)慢性期病变

急性期病例未能有效治疗而转变为慢性期病变。

病变新旧共存，坏死、溃疡与肉芽组织及瘢痕形成反复交替发生，最终可致肠黏膜完全失去正常形态。肠腔可因肠壁纤维组织增生引起肠腔狭窄。若肉芽组织增生过多而形成局部包块，称为阿米巴肿(amoeboma)，多见于盲肠，易误诊为结肠癌。

【并发症】

肠阿米巴病可发生肠出血、肠穿孔、肠腔狭窄、阑尾炎及阿米巴肛瘘等。亦可引起肝、肺、脑等肠外病变。

问题讨论

患者因腹泻及大便次数增多就诊，述其粪便呈暗褐色，酱样，伴有腥臭，请分析：患者可能患了什么疾病？需要进行什么样的检查确诊？

二、肠外阿米巴病

肠外阿米巴病（extraintestinal amoebiasis）可见于许多器官，多发生于肝、肺、脑，而以阿米巴肝脓肿最为常见。

（一）阿米巴肝脓肿

阿米巴肝脓肿（amoebic liver abscess）是肠阿米巴病最重要和最常见的并发症，约 10% 的肠阿米巴病患者伴发阿米巴肝脓肿，大多发生于阿米巴痢疾发病后 1～3 个月，但也可发生于痢疾症状数年后消失。多累及肝右叶，约占 80%。可能系肠阿米巴病多发生于盲肠及升结肠，该部位的血液回流至肠系膜上静脉，血液最终易于流向肝右叶有关。阿米巴肝脓肿偶尔也可由进入腹腔的阿米巴滋养体侵犯肝而引起。

肉眼观，阿米巴肝脓肿单个常见，脓肿内容物为棕褐色果酱样，为坏死物质和陈旧性血液的混合物。脓肿壁上附有未彻底坏死液化的汇管区组织，使其外观呈现破棉絮状。应该指出，这种由组织变质坏死和出血所形成的脓肿其炎症渗出并不明显，因此有别于真正意义上的脓肿，而只是一种习惯上的称谓。

镜下，脓腔内为液化坏死物质，呈淡染红色的无结构状；脓肿壁有不等量尚未液化坏死的组织，有少许炎性细胞浸润；在坏死组织与正常组织交界处可查见阿米巴滋养体。临床表现与脓肿的大小、位置、是否伴发细菌感染有关。常表现为不规则发热，伴右上腹痛、肝大及压痛。

（二）阿米巴肺脓肿

阿米巴肺脓肿（amoebic lung abscess）少见，大多数是由阿米巴肝脓肿穿过横膈直接蔓延而来，少数为阿米巴滋养体经血流到肺。脓肿常位于右肺下叶，常单发，由于横膈被穿破，故其常与肝脓肿相互通连。

要点提示

肝收纳所有的肠道静脉血，因此是肠外阿米巴最重要的发病器官。

（三）阿米巴脑脓肿

阿米巴脑脓肿（amoebic brain abscess）极少见，往往是通过阿米巴肝脓肿或肺脓肿内的阿米巴滋养体经血流进入脑部引起。

第二节　血吸虫病

学习要求

熟悉血吸虫病病理变化特点及其临床病理联系。了解血吸虫病的病因及感染途径。

血吸虫病（schistosomiasis）是由血吸虫寄生于人体所引起的疾病。血吸虫为雌雄异体，因此也称裂体吸虫。寄生于人体的血吸虫有 6 种：日本血吸虫（S. japanicum ），埃及血吸虫（S. haematobium），曼氏血吸虫（S. mansoni）、间插血吸虫（S. intercalatum）、湄公寄生虫（S. mekongi）、马来寄生虫（S. malayensis）。均寄生于宿主的血管内，以吞食宿主的红细胞为生，因此得名血吸虫。除埃及血吸虫主要寄生于膀胱和骨盆静脉之外，其余各种血吸虫均寄生于门静脉及其肠系膜静脉属支（图 16-2）。

血吸虫的分布十分广泛，分布于亚洲、非洲、拉丁美洲与中东的 76 个国家和地区，2003 年 WHO 估计全世界有 2 亿人遭受感染。我国是血吸虫病的重灾区，主要分布于长江流域及其以南的 12 个省、市、自治区。据中华人民共和国成立初期的调查，患病人数估计有 1200 万名，经过几十年来大规模的系统防治，已取得了很大的成绩，广东、福建、广西、浙江、上海已经达到了有效阻断血吸虫传播的标准。

我国流行的血吸虫类型为日本血吸虫，故我国所称血吸虫病即指日本血吸虫病。

【病因及感染途径】

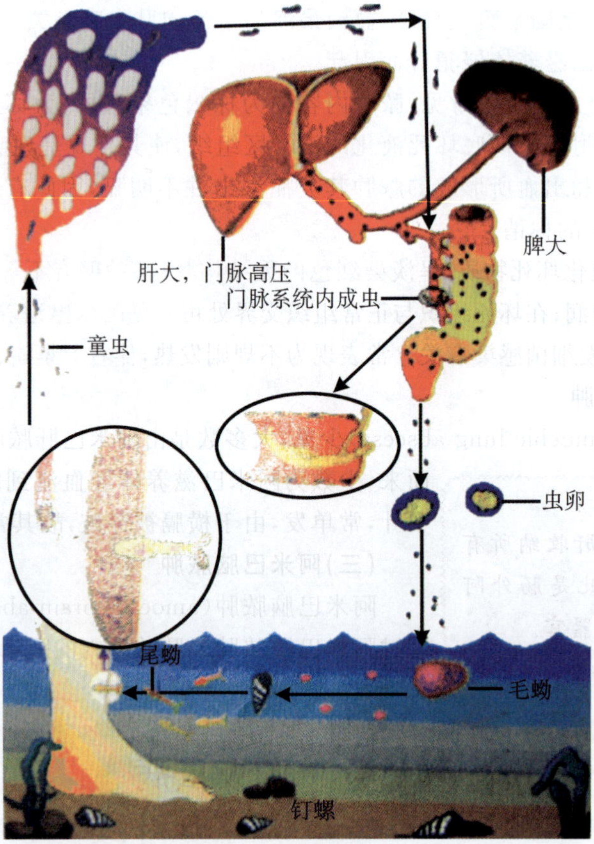

图 16-2 血吸虫生活史

日本血吸虫的生活史可分为虫卵、毛蚴、胞蚴、尾蚴、童虫、成虫等阶段。成虫寄生于人体以及牛、马、猪、狗、猫等动物，并产生虫卵随粪便排出体外。虫卵随人或畜便进入水中，卵内的毛蚴孵化成熟，破壳而出，钻入钉螺体内，经过胞蚴阶段，发育成为尾蚴，寄生于钉螺体内的胞蚴以无性繁殖的方式增殖。1 个毛蚴钻入钉螺体内，可以产生数以万计的尾蚴。

尾蚴离开钉螺，再次入水。当人、畜与疫水接触，尾蚴借其头部分泌的溶组织酶并借助肌肉收缩的机械运动钻入宿主的皮肤或黏膜内，脱去尾部发育为童虫。童虫经小静脉或淋巴管进入血液循环，经右心到达肺部，再由肺的毛细血管、肺静脉进入左心并进入体循环。只有进入肠系膜静脉的童虫，且经过雌雄合抱后才能发育成熟。未经合抱的雌虫不能发育成熟，因此若终宿主被单性虫体感染，尤其是单性雌虫感染，虫体不能发育至性成熟。

雌雄成虫交配后产卵，虫卵随门静脉血液顺流入肝，并沉积于小叶间门静脉，或逆流沉积于肠壁组织。约经过 11d 发育为成熟的虫卵，卵内含有毛蚴。肠壁内的虫卵可破坏肠黏膜进入肠腔，并随粪便排出体外，再重演生活周期。通常从尾蚴感染人体至成熟产卵约需 24d，虫卵发育成熟需 11d 左右，因此，成熟虫卵出现在粪便中常在感染后 35d。虫卵在组织内的寿命为 21d 左右，而成虫在体内的平均寿命为 4.5 年。

【发病机制及基本病变】

> **要点提示**　钉螺是血吸虫生活史中唯一的中间宿主，因此可以通过消灭钉螺达到控制血吸虫的目的。

从尾蚴进入人体之后，在体内经历了童虫、成虫、虫卵等发育阶段，每个阶段均可对宿主组织器官产生损伤，其中以虫卵引起的病变最严重，危害最大。

1. 尾蚴引起的损害　尾蚴侵入皮肤后，可引起局部皮肤的炎症反应，称为尾蚴性皮炎(cercarial dermatitis)。一般在尾蚴钻入皮肤后数小时至 2～3d 发生，表现为皮肤呈红色小丘疹或荨麻疹，奇痒，持续数日后可自然消退。镜下见真皮充血、出血及水肿，开始有嗜中性和嗜酸性粒细胞浸润，以后主要为单核细胞浸润。尾蚴性皮炎的主要发病机制是过敏反应。

2. 童虫引起的损害　尾蚴进入人体即脱去尾部变为童虫，直至最终寄生于肠系膜静脉内发育为成虫外，其余阶段均为童虫阶段。童虫依其在移行过程中停留的部位分为皮肤型、肺型、肝门型。在移行到肺时，部分童虫穿破肺泡壁毛细血管，游出到肺组织中，引起充血、水肿、点状出血、嗜酸性粒细胞和巨噬细胞浸润、血管炎或血管周围炎，称为童虫性肺炎，但一般病变较轻，病程较短。患者可出现发热、一过性咳嗽和痰中带血等症状。移行到其他组织或者器官时引起类似的病变。除了机械性损伤外，童虫的代谢产物或虫体死亡后蛋白分解产物所致组织的超敏反应也与病变形成有关。童虫表面有特殊的抗原表达，在抗体依赖性细胞介导的细胞毒性反应下，嗜酸性粒细胞和巨噬细胞对童虫具有杀伤作用，因此当宿主再次感染尾蚴时有一定的免疫力。

3. 成虫引起的损害　能达到门静脉及其肠系膜静脉属支并发育成熟的血吸虫数量并不多，因此成虫本身对机体的损害并不具有临床的重要性。成虫能在体内生存数年之久，其表面具有逃避宿主免疫的能力，可能机制为，成虫表膜内含有宿主的抗原，被宿主免疫系统识别为“自我”组织而逃避了攻击；成虫表膜不断的脱落更新也为其逃避宿主免疫提供了有利条件。当大量成虫寄生于门静脉系统内，则可因虫体的机械性损伤及其代谢、分泌、排泄物和死亡虫体的分解产物等毒性物质，引起静脉内膜炎及其周围炎、血栓形成或血栓栓塞，患者血嗜酸性粒细胞增多、肝脾大等多种病变。另外，每条雄虫摄取红细胞数为 3.9 万个/h，每条雌虫为 33 万个/h，因此常导致患者出现贫血。成虫吞食红细胞后，在虫体内 珠蛋白酶的作用下，使血红蛋白分解成血红素样色素(血吸虫色素)。肝、脾、肠内增生的单核巨噬细胞吞噬这种色素后沉积在组织或器官内。死亡虫体周围组织坏死，大量嗜酸性粒细胞浸润，也可形成嗜酸性脓肿。

4. *虫卵引起的损害* 血吸虫在人体内的寿命长，每对成虫日产卵量在150～3000个。因此，虫卵引起的病变是血吸虫病的主要病变。约50%的虫卵沉积在结肠壁(主要为乙状结肠及直肠)，23%的虫卵随血流进入肝脏，不足10%的虫卵在小肠壁(主要为回肠末端)，仅16%的虫卵随粪便排出。未成熟的虫卵所引起的病变一般较轻微，虫卵发育成熟后，卵内的毛蚴不断分泌出可溶性虫卵抗原(soluble egg antigen，SEA)，释放于虫卵周，并通过卵壳上的微管道释放入组织中。SEA的主要成分是中性黏多糖，蛋白质和酶。SEA进入组织之后被巨噬细胞吞噬，经消化处理后提呈给T细胞。后者产生各种淋巴因子，包括白细胞介素-2(IL-2)、γ-干扰素、嗜酸性粒细胞刺激素(ESP)、成纤维细胞刺激因子(FSF)、巨噬细胞移动抑制因子(MIF)等，引起相关细胞大量增殖及淋巴细胞、嗜酸性粒细胞、成纤维细胞、巨噬细胞及浆细胞聚集于虫卵周围，形成肉芽肿(即虫卵结节)。同时，SEA也刺激B细胞系统产生相应抗体，形成抗原抗体复合物，在虫卵周围形成嗜酸性的、红染的放射状火焰样物质，即Hoeppli现象(Hoeppli phenomenon)。虫卵结节按其发展阶段，分为急性虫卵结节和慢性虫卵结节，其各自的病理特点如下。

(1)急性虫卵结节：是由成熟的血吸虫虫卵引起的一种局限性、结节状病灶，肉眼呈灰黄色，直径0.5～4mm大小；镜下结节中心为成熟虫卵，卵壳薄、色淡黄、折光性强，卵内可见毛蚴，形如梨状，HE染色呈红色，在成熟虫卵周围可见红染的放射状火焰样物质，周围有大量变性的嗜酸性粒细胞聚集，状似脓肿，故称之为嗜酸性脓肿(eosinophilic abscess)。在脓肿内可见菱形或多面形折光强的蛋白质结晶，即Charcot-Leyden结晶，系嗜酸性粒细胞中的嗜酸性颗粒互相融合而成。

(2)慢性虫卵结节：急性虫卵结节经过10d左右，虫卵内毛蚴死亡、分解及变性、坏死物质和嗜酸性粒细胞被清除、吸收，形成由血吸虫卵壳、上皮样细胞、异物巨细胞、淋巴细胞和成纤维细胞组成的肉芽肿结构，形态上似结核样肉芽肿，故称之为假结核结节，即慢性虫卵结节。慢性虫卵结节进一步发展，结节周围纤维化，其内虫卵钙化，长期存留于结节内。慢性虫卵结节纤维化，是血吸虫性肝硬化的主要发生机制。

5. *循环抗原及免疫复合物引起的损害* 血吸虫的虫卵、童虫、成虫的代谢产物、分泌物、排泄物和死亡后的分解产物以及虫体表皮更新的脱落物质排入到血液中，成为循环抗原。其中感染后虫体的代谢产物、分泌物、排泄物构成肠相关抗原(GAA)，成虫不断更新的表膜形成膜相关抗原(MAA)，以及成熟虫卵产生的可溶性虫卵抗原(SEA)均可刺激机体的抗体水平急剧上升，形成大量的免疫复合物，引起超敏反应。免疫复合物沉积在血管内可激活补体，补体中的C3a和C5a具有促使肥大细胞和嗜碱性粒细胞释放组胺等活性物质的作用，导致血管通透性增强；免疫复合物沉积在肾小球内，可引起肾损害，常出现蛋白尿、水肿及肾功能减退。

> **要点提示** 虫卵数量多，成熟虫卵可分泌可溶性虫卵抗原，诱导组织产生肉芽肿性病变并最终纤维化是血吸虫病的最主要的危害。

【主要器官病变及后果】

1. *结肠* 主要累及直肠、乙状结肠和降结肠，系成虫多寄生在肠系膜下静脉和痔上静脉之故。急性期，虫卵在黏膜及黏膜下层聚集引起急性虫卵结节形成，表现为黏膜充血、水肿，可见灰黄色或黄白色小结节，结节直径0.5～1cm，继之，结节破溃，黏膜形成大小不一、边缘不规则的浅表溃疡。溃疡处虫卵可排入肠腔，随粪便排出成为污染源。

浆膜面也可见同样的急性虫卵结节。临床上表现为血吸虫痢疾，即腹痛、腹泻和脓血便。此期粪便查见虫卵阳性率较高。

晚期，由于虫卵反复沉积在肠壁，形成多量的慢性虫卵结节和纤维性结节，且新旧病灶共存。肉眼观：黏膜粗糙、高低不平，部分黏膜萎缩，皱襞消失，部分黏膜上皮增生，形成大小不一的炎性息肉。尚可见大小、深浅不一的溃疡，此期溃疡一般较难愈合。肠壁变厚、变硬，少数病例肠腔狭窄或有梗阻。镜下：虫卵一般沉积在黏膜下层和固有膜。可见少量的急性虫卵结节和多量的慢性虫卵结节，部分血吸虫卵有钙化；肉芽组织和纤维结缔组织增生，大片瘢痕形成；黏膜上皮萎缩或增生有息肉形成，有的上皮增生活跃、非典型增生，有的病例可癌变。病变组织内还可见不等量的嗜酸性粒细胞和其他白细胞浸润。由于纤维组织增生及瘢痕形成，虫卵难以排入肠腔，故晚期粪便虫卵检查阳性率较低，有时需要做黏膜压片、活检或免疫检查确诊。

2. 肝　急性期肝大，表面不光滑，表面和切面可见数量不等的粟米或小绿豆大小黄色或灰白色结节。镜下，汇管区附近见虫卵沉积引起的急性虫卵结节，门管区血管充血，可有门静脉内膜炎改变。肝细胞可因受压萎缩或变性及小灶性坏死，肝血窦 Kuppfer 细胞增生并吞噬血吸虫色素。

慢性或晚期，依其受感染程度的不同而有不同的表现。轻度感染患者仅见门管区少量虫卵沉着，纤维组织轻度增生及淋巴细胞浸润，虫卵钙化，临床上一般不出现症状。如果系长期、反复或重度感染，门管区则有大量的慢性虫卵结节形成，结节周围纤维组织增生或慢性虫卵结节纤维化，甚至纤维瘢痕形成，虫卵钙化；有的门静脉分支受压萎缩、闭塞或消失；纤维化区可有新生的小胆管和血管增生；肝细胞可有变性（如脂肪变性）、萎缩、再生，但肝细胞坏死不明显，无假小叶形成，Kuppfer 细胞增生、吞噬棕褐色的血吸虫色素。肉眼观：肝变硬、变小、变轻、变色（血吸虫色素沉着）、变形。肝表面不平，有浅沟纹，形成分叶状外观，严重时形成粗大结节。切面上增生的纤维结缔组织沿门静脉分支分布，呈树枝状，故称为干线型或管道型肝硬化（pipestem cirrhosis），此病变并不形成假小叶，与门脉性肝硬化明显不同。由于门静脉分支血管内膜炎致管壁变厚、血栓形成和机化，且因虫卵较大，沉积在门管区的小叶间静脉内形成窦前阻塞，因此门静脉高压较门脉性肝硬化时更显著，临床上常出现腹水、巨脾、食管静脉曲张、胃肠淤血等。

3. 脾　早期，脾大不明显，主要有成虫的代谢产物引起的单核巨噬细胞增生所致。晚期，常形成巨脾，重量可达 1000～4000g，主要因门静脉高压引起。病变脾质地坚韧，被膜增厚；切面呈暗红色，脾小梁清楚，脾小体不明显，常见棕黄色的含铁小结，有时可见梗死灶。镜下，脾窦扩张充血，窦内皮细胞及巨噬细胞增生，窦壁纤维组织增生而变厚，脾小体萎缩变小或减少，单核巨噬细胞内可见血吸虫色素沉着。陈旧出血灶可见铁质及钙盐沉着和纤维组织增生，形成含铁小结。脾内偶尔可见虫卵结节。临床上可出现贫血、白细胞和血小板减少等脾功能亢进症状。

4. 异位寄生　血吸虫成虫在肝门静脉系统之外的组织中寄生并产卵，或虫卵经门-腔静脉之间的吻合支被带到门脉系统以外的组织中致病为异位血吸虫病，常见的部位是肺和脑，脊髓次之，此外还可见于皮肤、骨髓、睾丸鞘膜、阴囊、膀胱、子宫颈、甲状腺、心包、肾等处。

（1）肺：较为常见，占异位血吸虫病的 60%。多系虫卵经门-腔静脉之间的吻合支进入肺引起，偶尔也可由成虫在肺部寄生引起。在急性期，形成急性虫卵结节，其周围肺泡、充血、水肿和炎细胞渗出，X 线照片类似支气管肺炎或肺粟粒性结核。临床上急性期常有咳嗽、气促、哮喘、肺部啰音等表现。

(2)脑:虫卵可能从肺进入体循环后,以栓子方式到达脑部,或者通过门静脉与椎静脉丛间的吻合支,循静脉丛入脊髓和脑。脑内病变可为急、慢性虫卵结节,周围脑组织血管充血、水肿及胶质细胞增生,病变部位多在脑顶叶、颞叶和枕叶,也可见于小脑。临床上急性期表现为急性脑炎,有嗜睡、意识障碍、瘫痪等症状;慢性期主要表现为癫痫发作,尤其以局限性癫痫为最多见,常伴头昏、头痛等症状。

(3)其他脏器:可引起血吸虫性肾小球肾炎,肾小球内发现有IgG及补体C3的沉着,故属于Ⅲ型超敏反应引起的免疫复合物性肾炎。少数病例中,胰腺、胆囊、心、膀胱及子宫等组织或器官内有血吸虫病变存在。

问题讨论 患者,男,52岁,因呕血入院。查体:未见明显黄疸,腹部膨隆,上腹壁静脉清晰可见,有移动性浊音,肝质硬,下界在肋下2cm处,脾在肋下10cm。血清学HBsAg、HCV均阴性。生活于湖区,无酗酒史。请分析:患者可能患了什么疾病?

【血吸虫病侏儒症】

血吸虫病侏儒症(schistosoma dwarfism)因儿童反复重度感染,致生长发育障碍,成年个体身材仍矮小似儿童,故名。其可能的机制为患者因儿童期反复重度感染血吸虫致肝功能严重受影响,某些激素灭活减弱,对脑垂体功能产生抑制,久之出现垂体前叶及性腺萎缩,影响儿童生长发育。因此,除身材未能发育外,第二性征的发育也常迟滞。

【急性血吸虫病】

急性血吸虫病(acute schistosomiasis)见于无免疫力的初次感染者,多在接触疫水5~6周出现症状,临床表现为发病急骤、全身中毒反应显著,主要症状为发热、腹痛、腹泻、脓血便、肝脾大、咳嗽或痰中带血丝、肺局灶性实质性改变,重症者可有神志迟钝、贫血、消瘦、无力等症状,血中嗜酸性和嗜中性粒细胞增高。主要的致病机制可能是由于成虫产生大量成熟、毒力强的虫卵并沉积在肝肠组织内形成急性虫卵结节,且形成可溶性抗原抗体复合物损伤血管,产生免疫病理反应;因此病变以浆液性炎和出血性炎以及虫卵结节形成为主。

急性血吸虫病的病程一般不超过6个月,经杀虫药物治疗后,患者很快痊愈。但如不及时有效治疗,则可发展为慢性或晚期血吸虫病。

第三节 华支睾吸虫病

华支睾吸虫病(clonorchiasis sinensis)是由华支睾吸虫成虫寄生于肝内胆管所引起的疾病,俗称肝吸虫病。本病主要分布于印度、越南、菲律宾等东南亚国家和中国、日本、朝鲜等国。在我国除西北地区外,24省区有不同程度的发病,主要流行区为中国台湾和广东。有文献报道全国人体华支睾吸虫的平均感染率为0.312%,而广东省为1.824%。

【病因及感染途径】

华支睾吸虫的生活史包括虫卵、毛蚴、胞蚴、雷蚴、尾蚴、囊蚴、童虫和成虫。

成虫主要寄生于人、犬、猫和猪等的肝胆管内并产卵,卵随胆汁进入消化管,随粪便排入水，虫卵被第一中间宿主淡水豆螺、沼螺或涵螺吞食，在螺的消化管内孵出毛蚴，经胞蚴、雷蚴阶段发育而形成尾蚴，尾蚴自螺体逸出后在水中游动，遇到第二中间宿主淡水鱼或虾时，尾蚴用吸盘吸附在鱼、虾体表，依靠其分泌蛋白水解酶及透明质酸酶等，并借助尾部的机械运动侵入鱼、虾体内，形成囊蚴；当终宿主人或动物食入未经煮熟的、含活囊蚴的鱼或虾后，囊蚴在消化管内经胃蛋白酶、胰蛋白酶和胆汁的作用，在十二指肠内破囊发育为童虫；童虫逆胆汁流动的方向移行，经总胆管至肝内胆管寄生并发育为成虫。

从囊蚴进入人体至成虫在肝内产卵及在粪便中检出虫卵，约需 1 个月时间，成虫寿命一般可达 20～30 年。

在广东、广西等地因有食生鱼片习惯，因此该地区感染率为全国最高。

【病变及发病机制】

本病主要是成虫引起机体组织的损伤。致病包括因素：①虫体机械性损伤胆管内膜引起胆管内膜炎或因胆管阻塞致胆汁淤积；②虫体代谢、分泌和死亡崩解物的化学刺激作用；③虫体产生的抗原所引起的免疫反应；④死亡虫体、虫卵和脱落的上皮可成为胆石的核心，加上胆汁中的 β-葡萄糖醛酸酶和糖蛋白分泌增高，促进胆石形成；⑤虫体寄生和胆汁淤积，可续发细菌感染，导致胆管炎、胆囊炎及其周围炎；⑥胆管内膜长期慢性机械性、化学性和炎性刺激，可导致胆管上皮增生、腺瘤样增生或非典型增生，有的病例可发生癌变。

【主要组织器官的病变及其后果】

病理改变主要发生在肝内胆管，主要是肝内二级胆管，也可发生在肝外胆管、胆总管、胆囊及胰腺。

1. 肝　肝轻度肿大，以左叶明显（可能因为左叶胆管较平直童虫易侵入之故），严重时在左叶被膜下可见到因成虫阻塞而扩张的胆管分支。切面见肝内大、中胆管呈不同程度扩张和管壁增厚，充满胆汁和数目不等的成虫。华支睾吸虫前端较细，后端钝圆，形似葵瓜子，虫体长 10～25mm，宽 3～5mm，柔软而半透明。在有大量虫体寄生的病例，切开并轻压胆管即可见成虫由胆管中鱼贯而出。镜下，胆管扩张，管壁增厚，胆管上皮细胞呈不同程度的增生，严重者上皮呈乳头状、腺瘤样增生或非典型增生，少数病例可有癌变。胆管上皮还可发生杯状细胞化生而分泌大量黏液。管壁和门管区内有不等量的淋巴细胞、浆细胞和嗜酸性及中性粒细胞浸润。病程长的慢性病例常伴有纤维结缔组织增生，甚至引起肝纤维化。但肝细胞受损不明显。

2. 胆囊　成虫也可在胆囊内寄生。胆囊壁可充血、水肿，黏膜增生或增粗，壁增厚，囊腔内可查出不等量的成虫，胆汁淤积，可有胆石形成。镜下：可见胆囊黏膜上皮呈不同程度的增生，囊壁充血、水肿，有嗜酸性粒细胞和淋巴细胞浸润。

> **要点提示**　华支睾吸虫肝内胆管上皮细胞的病变经历了上皮的增生与不典型增生，因此是重要的胆管上皮癌的癌前疾病。

3. 胰腺　成虫也可在胰腺导管内寄生（占 6%～37.5%），可能是成虫随胆汁进入胰管或童虫进入胰管内发育为成虫所致。胰管扩张、壁增厚。镜下：可见胰管上皮增生或鳞状上皮化生（可达 95%），管壁内可有嗜酸性粒细胞和其他炎细胞浸润。胰腺实质一般无明显病变。也有报道诱发胰腺炎的病例。

问题讨论 患者，男，42岁，因肝区疼痛入院。查体：未见明显黄疸，肝区按压痛明显。血常规白细胞增高，嗜酸性粒细胞比例约40%。患者平素喜食生鱼片。请分析：患者可能患了什么疾病？如何诊断？

第四节 肺吸虫病

学习要求

了解肺吸虫病的病因及感染途径、病理形态及后果。

肺吸虫病(pulmonary paragonimiasis)是由肺吸虫寄生人体肺组织引起的慢性疾病，以形成互相沟通的窦道和多房性小囊肿为主要特点。肺吸虫因成虫雌、雄生殖器官左右并列，因此又称并殖吸虫，该病也称并殖吸虫病。本疾病呈世界性分布，在亚洲、非洲、拉丁美洲30多个国家、地区流行，在我国则有26个省、市、自治区有该病流行。

【病因及感染途径】

肺吸虫的变种、亚种有50多种，其中32种是在我国报道的，各亚种及变种的形态差别主要体现在成虫体棘形状和排列方式以及生活史的差别。我国肺吸虫病患者主要由卫氏肺吸虫(paragonimus westermani)和斯氏肺吸虫(paragonimus skrjabini)两种亚种引起，以前者更为常见，且对其病理变化研究较为详细。

卫氏肺吸虫是引起人体肺型并殖吸虫病(俗称肺吸虫病)为主的并殖吸虫。其成虫虫体肥厚，背侧略隆起，腹面扁平，活体呈红褐色，半透明，虫体长7.5～12mm，宽4～6mm，厚3.5～5mm，椭圆形或略呈梭形，有较强的收缩能力。成虫主要寄生在人、犬、猫、猪等的肺组织，产出的虫卵随痰咳出或咽下后随粪便排出。虫卵入水后在适宜的温度下(25～28℃)经3周左右发育成毛蚴并孵出。毛蚴侵入第一中间宿主淡水螺内经历胞蚴、母雷蚴、子雷蚴阶段，并经历无性繁殖，形成大量尾蚴。尾蚴又进入第二中间宿主淡水石蟹或蝲蛄，在其体内发育成囊蚴，含有囊蚴的石蟹或蝲蛄被终宿主人或动物食入后进入消化管，囊蚴经消化液作用脱囊成为童虫。童虫可穿过肠壁进入腹腔。此时大部分童虫从腹腔先钻入腹背部肌肉，后经横膈到达胸腔，再侵入肺部发育为成虫；少部分童虫停留在腹腔内发育，并穿入肝脏浅层或大网膜发育成为成虫。偶尔也穿行于肾、纵隔、皮下组织、脑、脊髓等处。虫体穿入某组织或器官，就引起该处病变。从囊蚴进入人体到成虫产卵，约需2个月，成虫在终宿主内可存活5～6年。

【发病机制与基本病变】

并殖吸虫致病主要是由虫体引起，包括成虫和童虫。主要由虫体在人体内穿行和定居对组织或器官的机械性损伤、破坏而致病。虫体的代谢产物、虫体或虫卵死亡后分解产物可引起人体的免疫病理反应以及虫卵诱发局部形成的异物肉芽肿也起到一定的作用。

要点提示 肺吸虫病虽然主要病变在肺部，但其感染途径是经消化道感染而不是经呼吸道感染。

肺吸虫病的基本病变：

1. 浆膜炎　虫体在腹腔、胸腔穿行或定居时，损伤浆膜，引起纤维素性或浆液纤维素性炎症。通常渗出物少，一般可被分解、吸收消散；若纤维素性渗出物未被完全吸收，则可因机化、纤维化引起腹腔内器官之间及胸膜与肺的粘连。

2. 窦道形成　虫体在组织中穿行，引起出血和坏死，形成窦道。窦道周围有大量的嗜酸性粒细胞浸润、Charcot-Leyden 结晶形成和纤维组织增生，病变中偶可发现虫卵或虫体。

3. 脓肿或囊肿形成　体虫（童虫、成虫）在器官内移行引起组织坏死及出血，继而炎性渗出，内含大量嗜中性和嗜酸性粒细胞形成脓肿灶。病灶周围肉芽组织增生，形成脓肿壁。脓腔镜下可见坏死组织、Charcot-Leyden 结晶、虫体和虫卵。以后，渗出的炎性细胞和坏死组织崩解液化，脓肿内容物逐渐变成赤褐色黏稠性液体，囊壁肉芽组织增生而肥厚，肉眼呈境界清楚的结节状囊肿，因内含虫体称为虫囊肿。X 线上表现为边界清楚的结节状阴影，有时见液平面。成虫还可移行到它处形成新的囊肿，这些虫囊肿可互相沟通，X 线显示多房性囊样阴影。

4. 纤维瘢痕形成　肺吸虫形成的脓肿或囊肿，其内容物可被逐渐溶解吸收，继之有肉芽组织所充填，最后形成纤维瘢痕。X 线显示硬结性或条索状阴影。

【各器官组织的病变及后果】

1. 肺　胸膜粘连、增厚，在胸膜和肺内可见新旧不一、散在或群集的虫囊肿，囊肿大小不一，囊内有时可找到虫体和虫卵。当囊肿和支气管沟通时，可形成肺空洞。临床上可有胸痛、咳嗽、咳痰、痰中带血或咳出腐肉样物，痰中可查见虫卵、嗜酸性粒细胞和 Charcot-Leyden 结晶。囊肿及其周围肺组织可继发细菌感染，引起相应病变和症状，有时可并发气胸、脓胸等，慢性病例有明显的肺纤维化。

2. 皮下结节　约10%的病例虫体穿入皮下组织，形成游走性成群或成串的虫囊肿结节，有的甚至穿破皮肤形成溃疡。主要分布于腹、背、臂、阴囊及大腿处。

3. 脑　由于脑组织柔软，虫体易穿行，故可侵入脑的各个部位，但多见于大脑颞叶及枕叶，侵犯小脑者少见，病变与肺部病变相似，虫囊肿周围脑组织可有出血、软化及胶质细胞增生。脑的受累一般以儿童及青年较多见。

4. 其他组织或器官　虫体可穿行到腹腔内各个组织或脏器，穿行到腹膜后、肾、肾上腺、腰大肌、脊髓、心包、纵隔、眼、精索和阴囊等处，形成病灶，引起相应的损害和临床症状。

问题讨论

患者，男，35 岁，因咳嗽咳痰伴右侧胸痛 1 年，咳铁锈色痰一次入院。查体：右肺下野可闻及湿性啰音。X 线可见右肺下野一 2cm×2cm 大小的囊肿，血常规白细胞总数升高，嗜酸性粒细胞比例约 20%。患者患了什么疾病？如何诊断？

第五节 丝虫病

学习要求

了解丝虫病的病因及感染途径、病理形态及后果。

丝虫病(filariasis)是由丝虫寄生于人体淋巴系统所引起的疾病。本病为蚊虫传媒性疾病，早期表现为淋巴管炎及淋巴结炎，晚期则以淋巴回流障碍为主，出现淋巴管扩张及象皮肿等。本病流行于世界各地，以热带及亚热带地区为多见。我国各省市均有此病流行，但目前已基本控制该病的流行，且于2007年通过世界卫生组织认可为第一个消除丝虫病的国家。

【病因及感染途径】

目前已知寄生在人体的丝虫共8种，以斑氏丝虫(Wuchereria bancrofti)和马来丝虫(brugia malayi)为主，前者约占90%，后者约占10%。前者主要由库蚊传播；后者由中华按蚊传播。

两者生活史基本相似。经历蚊体内发育阶段和人体内发育阶段。

当蚊叮人吸血时，蚊体内的感染期幼虫钻入人体，并迅速侵入附近的淋巴管，并移行至大淋巴管及淋巴结内寄生，以淋巴液为食。马来丝虫主要寄生在上、下肢的浅表淋巴系统，尤以下肢为多；斑氏丝虫除寄生在浅表淋巴系统外，多寄生于深部淋巴系统中(图16-3)，如下肢、阴囊、精索、肾盂等部位。发育为成虫后，雌雄成虫交配，雌虫产生微丝蚴。微丝蚴自淋巴系统进入血液循环，一般白天滞留于肺毛细血管内，夜间开始出现于周围血液中。这种微丝蚴在外周血液中夜多昼少的现象称为夜现周期性(nocturnal periodicity)，其发生的机制尚未完全阐明，可能与人的睡眠习惯、迷走神经的兴奋与抑制、宿主血氧含量等有关。微丝蚴进入血液之后被蚊虫叮咬则再次进入蚊体内发育阶段。

丝虫从感染期幼虫侵入人体至发育为成虫并产生微丝蚴的时间，一般需8～12个月。微丝蚴在人体内可存活2～3个月，成虫约可存活3年。

【发病机制与基本病变】

丝虫病的发生与发展取决于多种因素，即与丝虫病的种类、感染程度、重复感染的次数、寄生部位、机体免疫力及有无继发感染有关。丝虫感染所致的病理损害主要是寄生在淋巴管的成虫引起，血液里的微丝蚴一般不引起病变，只有当微丝蚴死亡后才引起异物巨细胞反应和纤维组织增生。

1. 微丝蚴所致病变　微丝蚴以肺内为最多，心肌及肾次之。一般不引起明显病变。偶尔在脾、脑及乳腺可引起微丝蚴肉芽肿，呈结核样结节，伴有较多的嗜酸性粒细胞浸润。当微丝蚴死亡、钙化后，可引起异物巨细胞反应及纤维结缔组织增生。

2. 成虫所致病变　主要引起淋巴结及淋巴管的病变，活虫引起的反应一般较轻，而死虫可引起剧烈的组织反应。病变可分为急性期及慢性期。

(1)淋巴管炎：多发生在较大的淋巴管，以下肢、精索、附睾、腹腔内淋巴管及乳腺等处较多见。镜下，常见淋巴管扩张、内皮细胞肿胀增生，管壁水肿增厚和嗜酸性粒细胞及单核细胞浸润。虫体死亡后对组织刺激强烈，引起凝固性坏死及大量嗜酸性粒细胞浸润，形成嗜酸性脓

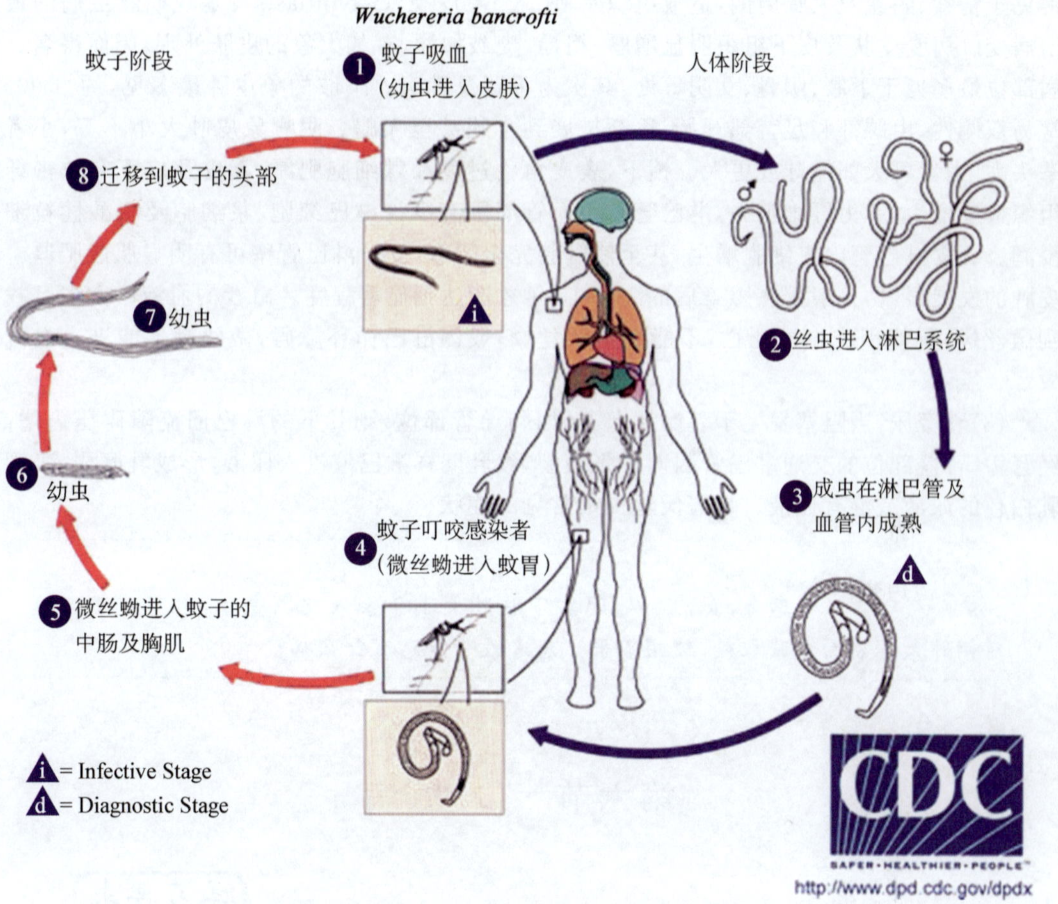

图 16-3　斑氏丝虫的生活史

图片引自美国疾病预防控制中心网站

肿。坏死组织中央可见死亡虫体片段及脱出在虫体外的微丝蚴，病变附近可找到 Charcot-Leyden 结晶。慢性期在脓肿周围出现类上皮细胞、巨噬细胞及异物巨细胞或 Langhans 巨细胞，形成结核样肉芽肿。随着虫体的钙化，肉芽肿逐渐纤维化，形成同心圆状排列的实心纤维索，使管腔完全闭塞，形成闭塞性淋巴管炎，而引起一系列继发改变。

(2)淋巴结炎：一般由成虫寄居于淋巴结引起，较多见于腹股沟、腘窝及腋窝等处淋巴结。病变的发展过程与上述淋巴管炎的改变基本相同。死亡虫体钙化后，病变可逐渐纤维化成为瘢痕，影响淋巴液的流通，而导致淋巴淤滞。

长期反复感染的丝虫性淋巴管炎和淋巴结炎可引起淋巴系统的回流障碍，从而发生一系列改变。①淋巴结肿大及淋巴管扩张：淋巴结内的淋巴窦扩张，形成局部囊状肿块，常见于腹股沟淋巴结，也称腹股沟淋巴结曲张(varicose groin gland)，穿刺淋巴液，其中可找到微丝蚴。阻塞远端的淋巴管可见淋巴淤滞而引起曲张，

> **要点提示**　斑氏丝虫常寄生于深部淋巴结，因此常导致乳糜尿；而马来丝虫常寄生于浅表淋巴系统，因此常导致象皮腿。

常见于精索、阴囊及大腿内侧，造成组织水肿。②象皮肿(elephntiasis)：是晚期丝虫病的最突出病变。病变皮肤及皮下组织明显增厚、粗糙、皮皱加深，有如大象的皮肤外观，因而得名。发病部位最多见于下肢、阴囊、女阴等处，其次为手臂及乳房。下肢的象皮肿最多见，约占 90%，常为双侧性，由踝部和足背部开始，逐渐扩展到小腿甚至大腿。阴囊象皮肿大小不等，小者如拳头大，大者可大如篮球或更大。镜下，表皮角化过度和棘细胞肥厚，真皮及皮下有致密纤维组织极度增生，弹力纤维消失，淋巴管和小血管周围有少许淋巴细胞、浆细胞及嗜酸性粒细胞浸润。真皮淋巴管内皮细胞增生，甚至使管腔完全闭塞，皮下淋巴管壁可有明显肌层肥厚。象皮肿的发展很慢，一般都在感染后的 10～15 年才能达到显著程度。患者的血液中大多已找不到微丝蚴，可能因成虫已死亡，不能产生微丝蚴，或因淋巴循环障碍，微丝蚴不能进入血流之故。

(3)乳糜尿：当阻塞发生于乳糜池上方，如胸导管部位，则其下的淋巴回流障碍压力增高，经肾盂、肾盏部位的交通淋巴管因而扩张破裂，致乳糜样淋巴液进入尿液，形成乳糜尿，表现为乳白色的尿液或混有血液。是斑氏丝虫最常见的症状。

问题讨论

患者，女，35 岁，因右下肢肿大 1 年余入院。查体：右下肢明显较对侧肿大。表面皮肤粗糙，皱褶不平。患者最可能患有什么病？

第六节 包虫病

学习要求

了解包虫病的病因及感染途径、病理形态及后果。

包虫病(hydatid disease)是人类感染棘球绦虫的幼虫(棘球蚴)所致的疾病，故又称棘球蚴病(echinococcosis)。本病为人畜共患病，其几乎遍布全世界。在我国甘肃、宁夏、青海、新疆、陕西、内蒙古及四川西部等畜牧地区为常见的寄生虫病。

寄生于人体的幼虫有细粒棘绦虫(Echincoccus granulosus)及泡状(或多房)棘球绦虫(Echinococcus alveolaris s. multilocularis)两种，引起细粒棘球蚴病和泡状棘球蚴病。在我国，以前者更为常见。

一、细粒棘球蚴病

【病因及感染途径】

细粒棘球绦虫的成虫主要寄生在狗的小肠内，因此狗是最重要的终宿主和传染源，亦寄生于狼等其他肉食动物。细粒棘球绦虫的虫体长 2～7mm，雌雄同体，由 1 个头节和 3 个体节(即幼节、成节和孕节)组成。头节顶有顶突及大小两圈小钩，并有 4 个吸盘，成虫便以小钩和吸盘固定在宿主肠绒毛基部隐窝内。孕节内含有感染性的虫卵。被孕节或虫卵污染的水或食物被中间宿主如羊、牛、猪、家兔、骆驼等家畜及人食入后，即在胃或十二指肠内孵化，六钩蚴脱壳而出，先附着于小肠黏膜，再钻入肠壁血管，随血流经门静脉到达肝，故肝包虫病最多见。少部分可通过肝经右心到肺，极少数可通过肺循环而到达全身其他器官。六钩蚴也可从肠壁侵入淋巴管，经胸导管直接进入血流而至全身各处。幼虫经过数月的发育，即成为囊状幼虫，称为棘球蚴或包虫囊。棘球蚴内含有很多原头蚴（头节），如果含棘球蚴的器官被狗、狼等吞食，其中的每一个原头蚴均能在小肠壁发育为成虫。

【发病机制与基本病变】

棘球蚴主要引起肝病变（占 70%），其次为肺（占 20%～30%）。其余器官少见，近年来肌肉的感染有增多趋势（1.4%～5.4%）。

六钩蚴侵入组织后，可引起周围组织巨噬细胞和嗜酸性粒细胞浸润。大多数六钩蚴会死去，仅少数存活发育成包虫囊。包虫囊生长极为缓慢，感染 5 个月后直径仅达 1cm 左右，约经 5～20 年可达到巨大程度，最大者可达 50cm。

包虫囊周围有类上皮细胞、异物巨细胞、嗜酸性粒细胞浸润及成纤维细胞增生，最终可形成纤维性包膜。包虫囊壁分为内、外两层，内层为生发层，厚 22～25μm，由单层或多层的生发细胞构成，具有显著的繁殖能力。囊壁外层为角皮层，呈白色半透明状，如粉皮，厚 3～4mm，具有吸收营养物质及保护生发层作用。镜下为红染平行的板层状结构。包虫囊内含无色或微黄色液体，液量由数百到数千毫升。囊液中所含的蛋白质具有抗原性。若囊壁破裂则可引起周围组织发生过敏性反应，严重者可发生过敏性休克。从囊壁上脱落的原头蚴、生发囊、子囊称为棘球蚴砂（hydatid sand）。棘球蚴可生存达 40 年之久甚至更长，但可因损伤、感染而退化死亡，此时母囊及子囊发生钙化，囊内液化被吸收浓缩变为胶泥样物，其中仍可见原头蚴。

【主要器官组织的病变及后果】

1. 肝包虫囊肿　为包虫病中最常见者，多见于右叶，囊肿多为单个，位于膈面，向腹腔突出（图 16-4）。

肝包虫囊肿生长缓慢，逐渐增大可致周围肝细胞压迫性萎缩或变性，其外纤维组织增生，形成一层纤维性外囊。肝包虫囊肿长大后其主要而常见的并发症为继发感染和囊肿破裂。继发感染主要由于被包入外囊中的小胆管破入包虫囊肿腔内引起，也可因外伤、穿刺及血道感染引起。感染后引起的病理变化似肝脓肿，但症状较轻。肝包虫囊肿破裂为常见且严重的并发症，多由继发感染、外伤或穿刺引起，以破入腹腔的后果最为严重，此时可导致过敏性休克而致患者死亡，还产生腹腔内继发性包虫囊肿。如子囊破入胆管或肝静脉内，可造成胆道阻塞及肺动脉栓塞。

2. 肺包虫囊肿　肺包虫囊肿多见于右肺下叶，通常为单个，多发者少见。由于肺组织疏松和血循丰富及胸腔负压吸引等影响，肺包虫囊肿生长较快，易压迫周围肺组织，引起肺萎陷和纤维化。由于肺包虫囊肿的纤维外膜及包虫囊的角皮层较薄，故易破裂。破入支气管，则囊内容物和囊壁可被咳出而自行痊愈；大量囊液破入支气管时可引起窒息。少数病例可破入胸腔，引起包虫性胸膜炎。

要点提示　包虫囊肿实际由 3 层结构构成：外囊为纤维囊，内囊两层，最里一层为生发层，实为包虫体，其外为角皮层。外囊为宿主组织，内囊为寄生虫组织。

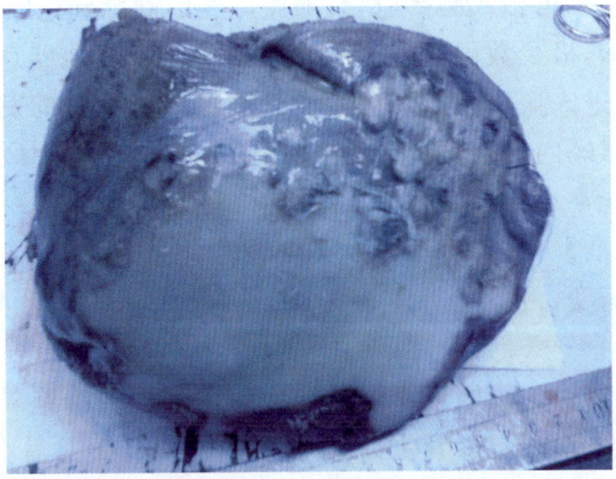

图 16-4 肝包虫病

二、泡状棘球蚴病

泡状棘球蚴病比较少见，主要侵犯肝。在我国新疆、青海、四川、甘肃、内蒙古等地有病例报道。

【病因及感染途径】

泡状棘球绦虫的成虫与细粒棘球绦虫相似，但虫体较短(1.4～3.4mm)，体节 2～5 节，偶为 6 节，吸盘及大小钩均较短小，头钩和睾丸数亦较少。泡球蚴不形成大囊泡，而成海绵状。囊泡生长较快；子囊为外生性，原头蚴数少，以上均与细粒棘球蚴不同。

泡状棘球绦虫的成虫主要寄生于孤，其次为狗、狼、猫等。中间宿主主要为鼠类，人类也可被虫卵感染，但并非适宜的中间宿主。

【病理变化】

绝大多数泡状棘球囊肿见于肝，一般呈单个巨块型，有时为结节型，或两者兼有。泡球蚴囊泡常呈灰白色，质较硬，由无数小囊泡集合而成海绵状，与周围组织分界不清。囊泡内容物为豆腐渣样蚴体碎屑和小泡。陈旧病灶的中央因营养不佳常发生变性、坏死，或溶解呈胶胨状液体。如继发感染，可酷似脓肿。

泡状囊肿外周无纤维包膜，向外芽生性子囊可以像癌肿一样向周围组织浸润，并可侵入血管或淋巴管，转移到肺、脑、脾、肾、肾上腺及心脏等处，甚至偶然可见于肝门淋巴结内，因此肉眼上易误诊为肝癌。镜下，在肝组织中散在大小不等的泡状蚴小囊泡，一般仅见角皮层，偶尔有单细胞性生发层，偶见原头蚴。囊泡周围有嗜酸性粒细胞浸润，伴有结核样肉芽组织形成及纤维组织增生。囊泡间的肝组织常发生凝固性坏死。病变周围肝组织常有肝细胞萎缩、变性或坏死及淤胆现象。最后可导致肝硬化、黄疸、门静脉高压和肝功能衰竭及恶病质。可见多数大小不等的小囊泡，仅见角皮层而不见生发层，囊内无头节，囊泡间组织呈凝固性坏死。肺泡球蚴病少见，多数由肝经血流迁徙而来，或由肝直接蔓延而来。泡状蚴穿出血管后，先在细支气管寄生，引起增生性炎及血管内膜炎。病变也可呈肿块状，类似肿瘤。

问题讨论　患者，男，45岁，牧民，因肝区肿大1年余入院。查体：肝明显增大，肋下可及。B超右肝探及一5cm×5cm大小的囊肿，边缘清晰。患者可能患有什么疾病?

复习指导

1. 阿米巴病由溶组织阿米巴滋养体引起，通过消化道传播，回盲部和升结肠是最常见的发病部位。阿米巴溃疡以口小底大的烧瓶状溃疡为其特征。阿米巴肝脓肿是最重要的肠外阿米巴好发器官。

2. 血吸虫在体内的多数阶段为童虫、成虫、虫卵。分别引起童虫性肺炎、成虫性静脉内膜炎、急性虫卵结节和慢性虫卵结节。虫卵诱发的肉芽肿性病变经历纤维化形成窦前阻塞，门静脉的压力较门脉性肝硬化更为严重。

3. 华支睾吸虫病的主要病变在肝内胆管，引起胆管内膜炎，致胆道阻塞，慢性病变胆道上皮的增生是癌前疾病。

4. 卫氏肺吸虫病主要病变在肺，由童虫和成虫在组织中移行引起，以相互沟通的窦道和多房性囊肿为特点。

5. 丝虫病最主要的危害是引起淋巴阻塞，引起引流区域的淋巴道扩张，淋巴结肿大。常见的表现有乳糜尿、象皮肿。

6. 包虫病常见的类别是细粒棘球蚴病和泡状棘球蚴病，为消化道传播，肝是最常见的好发部位。

（牟联军）

第17章 chapter 17 病理学常用实验技术的原理及应用

学习要求

了解免疫组织与细胞化学技术、电子显微镜技术、原位杂交技术、流式细胞技术、FISH 技术。

病理学实验技术是在病理学日常及研究工作中所使用的各种技术方法的总称。病理学的发展离不开病理学实验技术，病理学实验技术是为病理学教学、科研和临床诊断工作提供技术方法和依据。病理学实验技术包括传统病理学实验技术和现代新技术。本章简单介绍现代新技术免疫组织与细胞化学技术、电子显微镜技术、原位分子杂交技术、流式细胞技术、FISH。作为当代的医学生，适应科学技术的发展进步、了解病理学研究和临床实践中的一些新技术是必不可少的。

第一节　免疫组织与细胞化学技术

学习要求

了解免疫组织与细胞化学技术原理、主要步骤及临床应用。

一、原　理

免疫组织与细胞化学技术(immunohistochemistry and immunocytochemistry technique)是从组织与细胞化学方法衍生出来的，是利用抗原抗体的特异性结合反应来检测和定位组织或细胞中的某种化学物质的一门技术。

二、主要步骤与常用标记物

(一)主要步骤

1. 抗原的提取与纯化。

2. 免疫动物或细胞融合，制备特异性抗体以及抗体的纯化。

3. 将显色剂与抗体结合形成标记抗体。

4. 标本的制备。

5. 免疫细胞化学反应以及呈色反应。

6. 观察结果。

(二)常用标记物

1. 酶　为最常用的标记物。作为标记的酶应具有以下条件：

(1)底物具有特异性，易于显示。

(2)容易获得纯酶分子且较稳定。

(3)酶反应产物稳定，不易扩散。

(4)酶标记抗体后，不影响二者的活性。

(5)被检组织中不应存在内源性的酶或其底物。常用的标记酶有辣根过氧化物酶(HRP)、碱性磷酸酶(AKP)、葡萄糖氧化酶(GOD)等。

2. 荧光素　指在高能量光波的激发下能产生荧光的物质。常用的有异硫氰酸荧光素(FITC)、四甲基异硫氰酸罗达明(TRITC)。

3. 生物素　其与卵白素的亲和力明显高于抗原抗体的结合力。

4. 金属标记物　如铁蛋白和胶体金。多用于免疫电镜。

三、免疫组织与细胞化学技术常用染色方法

染色方法很多，按染色步骤可分直接法和间接法，按标记物的性质可分为荧光法、酶法、免疫金银及铁标记技术等，按结合方式可分为抗原-抗体结合、亲和连接等。

(一)直接法

又称一步法，是将带有标记的抗体直接与抗原反应，然后检测相应的抗原。

特点：特异性强，敏感性差，耗费抗体多。

(二)间接法

又称二步、三步或多步法，是将针对抗原的第一抗体反应后，再与其抗抗体(第二抗体)结合，检出抗原。

特点：①预先标好二抗，较方便；②经过了第二抗体放大效应，比直接法敏感。

(三)PAP 法(Peroxidase Antiperoxidase Complex，PAP)

即以过氧化物酶和抗过氧化物抗体形成的复合物通过第二抗体的桥接与第一抗体结合，然后以酶底物反应检出。

特点：①敏感性较高；②相对背景染色低。

(四)ABC 法　即卵白素－生物素过氧化物酶复合物法(Avidin Biotin-peroxidase Complex，ABC)

卵白素与生物素是具有高度亲和力的物质。一个卵白素分子可结合 4 个生物素。将生物素标上特定的标记物(如 HRP、AP 等荧光素)后，将抗体与生物素结合，然后用卵白素做为桥将二者连接，再以适当的方式显示。

如将卵白素换成链霉亲和素，则为：SABC 法(Strept Avidin Biotin-peroxidase Complex)；将链霉亲和素和生物素先连结起来，则称：LSAB 法(labelled StreptAvidin-Biotin)；用链霉素

抗生物素蛋白连结辣根过氧化物酶，则为：S-P 法（StreptAvidin Peroxidase conjugataed method）；若用碱性磷酸酶标记链霉卵白素则称 SAP 法。若分别用碱性磷酸酶和辣根过氧化物酶标记链霉卵白素，则称 DS 法。

特点：①敏感性高（比 PAP 高 8～40 倍）；②背景淡，链霉亲和素更好；③方法简便，时间短；④应用范围广。

影响免疫组化染色质量的因素很多，在实验中应注意组织的取材和固定、抗体的选择，严格技术操作和对照等。否则会出现假阴性反应或假阳性结果，从而影响实验结果。

四、免疫组织与细胞化学染色技术的应用

目前，免疫组织与细胞化学已经成为医学基础研究和病理外检中应用最为广泛的一种技术手段。免疫组织与细胞化学可用于各种蛋白质和肽类物质表达水平的检测，细胞属性的判定、淋巴细胞的免疫表型分析，细胞增殖和凋亡的研究，激素受体和耐药基因蛋白的表达检测，以及细胞周期和信号转导的研究等，也是非放射性原位杂交、原位 PCR 和原位末端标记 DNA 片段等技术的基础。

免疫组织与细胞化学在诊断病理方面有着广泛的用途。

（一）病毒感染性疾病的诊断

人乳头瘤病毒（HPV）、单纯疱疹病毒（HSV）、EB 病毒、巨细胞病毒、艾滋病毒（HIV）、乙型肝炎病毒（HBV）、（HbsAg、HbcAg、HbeAg）、丙型肝炎病毒（HCV）、丁型肝炎病毒（HDV）等。

（二）肿瘤的鉴别诊断

1. 上皮性肿瘤标记　角蛋白、上皮膜抗原（EMA）、桥粒蛋白、癌胚抗原（CEA）、组织多肽抗原（TPA）、前列腺特异性抗原（PSA）、甲胎蛋白（AFP）、甲状腺球蛋白（Tg）等。

2. 间叶组织肿瘤标志　波形蛋白、结蛋白、纤维连接蛋白、第Ⅷ因子抗原（FgRAg）、α1-抗胰蛋白酶（α1-AT）、肌红蛋白、肌动蛋白、肌球蛋白等。

3. 神经源性肿瘤标志　胶质纤维酸性蛋白（GFAP）、S-100 蛋白、神经丝蛋白（NF）、神经元特异性烯化酶（NSE）、髓磷酶碱性蛋白（MBP）、突触囊泡蛋白（Sy）和嗜铬颗粒蛋白（CNG-A）、碳酸酐酶 C（CA-C）等。

4. 内分泌肿瘤标志　脑垂体：生长激素、催乳素；胰岛细胞肿瘤：胰高血糖素、胰岛素、胃泌素、生长抑素等，甲状腺和甲状旁腺肿瘤：降钙素，S-HT、T3、T4 等。

5. 淋巴瘤免疫标志　免疫球蛋白。白细胞抗原（CD45）、全 B 细胞单抗（CD19、20、21、22、26）、全 T 细胞单抗（CD2、CD5、CD3、CD7、CD45RO），T 细胞亚群单抗：CD4、CD8 或 CD4/CD8 髓细胞/单核细胞标记物，CD34，CD33、MAC387、CD15、CD30 溶菌酶、末端脱氧核苷酸转移酶（TdT）、组织相容性复合物抗原：HLA-A，B，C，HLA-DR 等。

6. 增殖细胞核抗原　PCNA、DNA 多聚酶 α、Ki-67 及酶 825。

> **要点提示**　免疫组织与细胞化学技术是免疫化学反应的一种应用。

7. 激素受体　雌激素（ER）、孕激素（PR）。

8. 癌基因蛋白　P21ras、P185c-neu、P41c-mgc、P53、PRb。

9. 细胞因子　α-干扰素、IL-2、IL-5。

10. 生长因子及受体　EGF、FGF 受体 EGFR、FG-

FR。

11. 细胞外基质　胶原蛋白(Ⅰ、Ⅱ、Ⅳ等)、层粘连蛋白(LN)等。

第二节　电子显微镜技术

学习要求

了解电子显微镜的结构,电子显微镜样本的制备,电子显微镜的分类,电子显微镜的应用。

显微镜是15世纪发展起来的,它突破了人类的视觉极限,看到了肉眼无法直接看到的微细结构,如细胞、细菌等。但是,由于受光学波长限制,有效放大倍数不超过2000倍,看不到更小的微观结构,无法满足医学、生物学等领域的发展需要。随着科技的发展,1931年德国的Knoll和Ruska成功研制出世界上第一台电子显微镜(electron microscope),从此人们能观察更细微的结构。在短短的几十年里,电子显微镜技术得到了飞速发展和广泛应用,普通光学显微镜的分析极限是0.2μm,而目前电镜的最佳分辨率可达0.14nm,有效放大倍数为100万倍,已成为目前研究机体微粒的重要手段。

电子显微镜简称电镜。是以电子束为照明源,通过电子流对生物样品的透射以及电磁透镜的多级放大后在荧光屏上成像的大型精密仪器。按工作原理和用途的不同可分为透射式电镜、扫描式电镜和扫描透射电镜。

一、电子显微镜的结构

透射式电镜是发展最早、应用最广、分辨本领最高的电镜,用于病理诊断主要也是这种电镜。透射式电镜由镜筒、真空系统和电源3部分组成(图17-1,图17-2)。

(一)镜筒

镜筒是电镜的主体,主要作用是成像和放大。镜筒一般是直立的,它的构成是:

1. 照明系统　作用是产生对样本照明的电子束,主要组成如下。

(1)电子枪:电子枪是由阴极、控制极、阳极组成。阴极也称灯丝,是用直径0.1～0.15mm粗的钨丝制成,成V字形。当通电达到一定温度时,即产生热电子发射,形成强的照明电子束。阳极在阴极的对面,是一个中间带孔的金属圆盘,它与阴极之间有10～120kV的电位差,这一负高压用以加速由阴极发射的电子束。控制极又称栅极,位于阴极和阳极之间,它的电位比阴极低,起着控制电子束发射及改变电子枪中电场分布的作用。

(2)聚光镜:高分辨率的电镜有两个聚光镜,在第二个聚光镜中装有活动光阑,上面有3个圆孔,利用光阑孔的大小,可以调控聚光镜的孔径角,即控制照明束的强弱,使样品不致发生过热现象。聚光镜的作用是将来自电子枪的电子束会聚在样品上,对样品进行照明。

2. 样品室　用来放置样品,通过特殊的机械装置更换样品。另外,通过联动装置,在镜筒外可以操纵样品台在X、Y轴方向移动。

3. 成像系统

(1)物镜:物镜是电镜中第一个成像的透镜,要求有极高的加工精度及稳定性,以保证成像

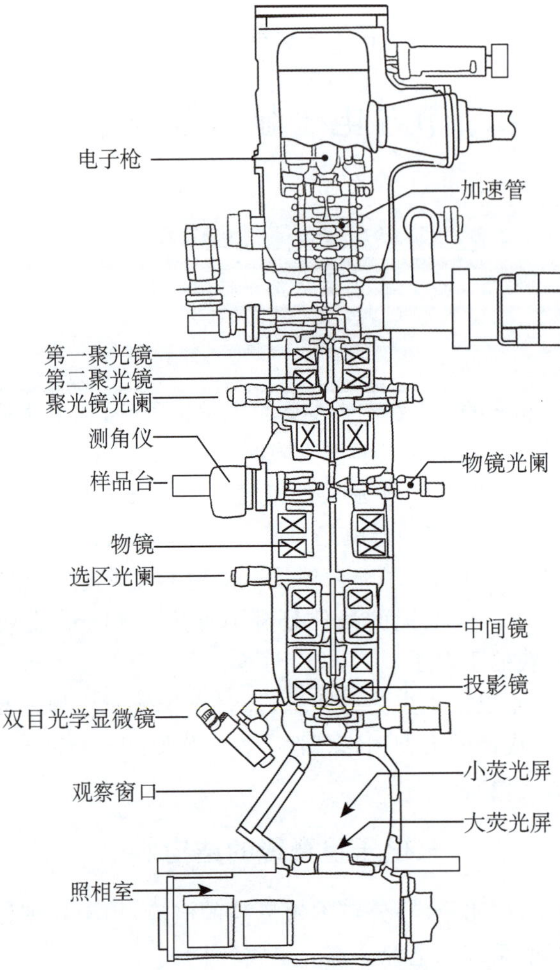

图 17-1 透射电子显微镜结构

质量，物镜装有消像散器可消除像散，还装有活动光阑可提高反差。

(2)中间镜：中间镜是一个可改变放大倍数的弱透镜，主要用于控制总放大倍数，如果一个中间镜不能满足要求时，还可以用两个中间镜来控制放大倍数。

(3)投影镜：投影镜的作用是将中间镜所成的像进一步放大并投影到荧光屏上，以供观察，和物镜及中间镜比较，投影镜的电流一般是不变的，即其放大倍数是固定的。

4. 观察及记录系统　包括观察室和底片室。观察室内有荧光屏，在电子束的照射下，样品的电子显微像即在荧光屏上显示。底片是位于荧光屏的下面，需要照像时，可将荧光屏移开，使电子束直接作用于底片，图像即记录在感光底片上。

(二)真空系统

真空系统是由机械泵、油扩散泵、真空管道、阀门及检测系统组成，作用是排除镜筒中的空气，使镜筒达到高空真空状态。否则，电子枪发射的高速电子会与气体分子发生碰撞，产生电子散射，影响图像的质量和反差。另外，电子枪会产生高压放电，气体会腐蚀灯丝，影响灯丝的

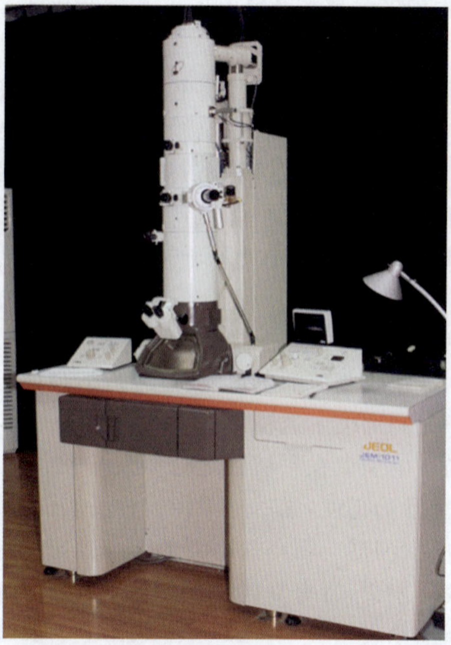

图 17-2　JEM-1011 透射电子显微镜

寿命，还会污染样品。

（三）电源系统

电镜对电源的稳定性要求很高，而且电源比较复杂。要求：用专用线，对电源先进行交流稳压，然后再进行整流、直流稳压，最后供给各个部分使用。主要的电源供给包括高压电源、电子枪灯丝电源、控制极电源、透镜电源、真空系统电源等部分。

二、电子显微镜的分类

按工作原理和用途的不同可分为：

（一）透射电镜（TEM）

主要用于观察细胞内部的微细结构，由于电子的穿透力较弱，故用于透射电镜观察的标本必须切成 50～100nm 的超薄切片。也就是一个细胞要被切成 100～200 个薄片才适于在透射电镜下观察。样品在被切成超薄切片之前，一般要经过固定、脱水和包埋等处理，在切片之后还要经过染色等处理才能进行观察。成像方式与光学生物显微镜相似，只是以电子透镜代替玻璃透镜，放大后的电子图像在荧光屏上显示出来。

1. 超高压电镜（HVEM）　是一种 TEM，不过常用的 TEM 加速电压为 100kV。只能穿透几千埃厚的样品。电子的穿透能力随 b2＝v2/c2（电子速度与光速之比）而增。由于相对论性效应，b2 在 500kV 以上增加的就很慢了。目前有 200kV、300kV 和 1000kV 的商品电镜，法国和日本有 3000kV 的特制电镜。HVEM 除加速筒以外与一般 TEM 相似，只是尺寸放大了。1000kV 的电镜有两层楼高。放大尺寸后，样品周围空间增大，便于安置各种处理样品的附件，如拉伸、加热、冷却、化学反应等副件，并能把它们与倾斜样品台结合起来；还可以做动态观察，用电视记录样品处理过程中的变化。高能量的电子能造成样品中的辐射损伤，这为研究材料辐射损伤的微观机理带来极大的方便。

2. 高分辨电镜(HREM) 提高加速电压，使电子波长更短，能提高分辨本领。由于技术上的难度高，所以至20世纪70年代初超高压电镜主要针对提高穿透率。70年代末至80年代初技术上的提高带来了200kV、300kV的高分辨商品电镜及个别500kV、600kV和1000kV的HREM。分辨本领能达2Å左右。不久将能达到1.5Å。由于生物学分子极易被辐照损伤，所以目前HREM主要用于观察无机材料中的原子排列。

(二)扫描电镜(SEM)

是用聚得很细的电子束流照射要检测的样品表面。由于电子束与样品的相互作用产生各种信息然后通过不同的检测器接收相应的信息，经过处理后显示出样品的各种特征，主要用于直接观察固体表面的形貌。先利用电子透镜将一个电子束斑缩小到几十埃，用偏转系统使电子束在样品面上做光栅扫描。电子束在它所到之处激发出次级电子，经探测器收集后成为信号，调制一个同步扫描的显像管的亮度，显示出图像。样品表面上的凹凸不平使某些局部朝向次级电子探测器，另一些背向探测器。朝向探测器的部分发出的次级电子被集收得多，就显得亮，反之就显得暗，由此产生阴阳面、富有立体感的图像。图像的放大倍数为显像管的扫描幅度比上样品面上电子束的扫描幅度。SEM的分辨本领比电子束斑直径略大。目前SEM的分辨本领能达60Å。

扫描电子显微镜的特点：能够直接观察样品的表面结构；样品制备过程简单，不用切成超薄切片；可以从各种角度对样品进行观察；景深大，图像富有立体感；图像的放大范围广，分辨率也比较高；电子束对样品的损伤与污染程度较小；在观察形貌的同时，还可利用从样品发出的其他信号作微区成分分析。

(三)扫描透射电镜(STEM)

成像方式与扫描电镜相似，不过接收的不是次级电子而是透射电子(包括部分小角散射电子)。样品也必须是薄膜，STEM的分辨本领与电子束斑直径相当。专门的STEM用高亮度场致发射电子枪(要求10-10托的超高真空)。分辨本领能达3Å。利用这种STEM已观察到轻元素支持膜上的单个重原子。对实际工作尤为重要的是可以利用它的微小电子束斑作极微区(几十埃)的晶体结构分析(用电子衍射)和成分分析(用电子束激发的标识X线或者用电子能量损失谱)。目前商品TEM可以带有STEM附件，不过因为没有高亮度场致发射枪，所以只能将束斑缩到几十埃。能做约100Å范围内的结构和成分分析。能在观察显微像的同时在其任意一个微小的局部做上述分析的电镜叫“分析电镜”。

三、电镜样本的制备

因为电镜的分辨率高，所以电镜样本的处理和超薄切片的制作技术比光镜制片更为精细和复杂，但基本过程是相似的，仍包括组织取材、固定、脱水、浸透、包埋、切片和染色等。电镜样本的制备与常规病理制片不同之处有以下几点：①要求组织新鲜，选择无坏死，无出血有代表性的区域进行小块多点取材。组织厚度可为1～2mm。再修成1mm的小块，每个样本至少应取4～5小块。②双重组织固定，常用的化学固定剂有锇酸，醛类固定剂和高锰酸钾等，所谓双重固定，如先用戊二醛固定，再用锇酸固定，固定液的PH值应<7.5。③组织包埋用环氧树脂。④1μm厚半薄切片经甲苯胺蓝或HE染色进行组织定位。⑤用玻璃刀切制超薄切片，切

片厚度为 60～80mm。⑥重金属盐染色，如醋酸铀或枸橼酸铅等。

四、电子显微镜技术的应用

电子显微镜简的使用大大的开阔了我们的视野，看清了细胞膜和细胞质内的各种细胞器和细胞核的细微结构及其病理变化，并由此产生了亚细胞结构病理学(substructural pathology)，又称超微结构病理学(ultrastructural pathology)。

目前电子显微镜技术的应用已成为医学科学研究和临床疾病诊断的重要工具。如通过电子显微镜可以了解肿瘤间质新生血管芽的发生和形态特点；在临床上可用于多种疾病亚细胞结构病变的观察和诊断，特别是肾小球疾病及肌病的诊断，以及一些疑难肿瘤的组织来源和细胞属性判定，如一些去分化、低分化或多分化肿瘤的诊断和鉴别诊断；最早关于细胞凋亡的形态学描述也是源于电镜的观察。随着电镜技术的不断发展，以及与其他方法的综合使用，还出现了免疫电镜、电镜细胞化学技术、电镜图像分析技术及全息显微技术等。电镜技术也有局限性，有时还有可能会遗漏信息；当用于辅助肿瘤外检诊断时，只能判断组织或细胞的来源，不能确定肿瘤的良恶性质。

要点提示　电子显微镜和光学显微镜的基本原理是相同的，不同的是光镜的照明源是可见光，而电镜是用电子束照光。电镜的透镜不是玻璃而是轴对称的电场或磁场。

第三节　原位杂交技术

学习要求

了解原位分子杂交技术的原理和基本方法。

原位杂交(in situ hybridization，ISH)即原位核酸分子杂交技术的简称，是将组织化学与分子生物学技术相结合来检测和定位核酸的技术。它是用标记了的已知序列的核苷酸片段作为探针，通过杂交直接在组织切片、细胞涂片或培养细胞爬片上检测和定位某一特定的靶 DNA 或 RNA 的存在。其生物化学基础是 DNA 变性、复性和碱基互补配对结合。根据所选用的探针和待检靶序列的不同，有 DNA-DNA 杂交、DNA-RNA 杂交和 RNA-RNA 杂交。

一、探针的选择和标记

用于原位杂交的探针有双链 cDNA 探针，单链 cDNA 探针，单链 cRNA 探针和合成的寡核苷酸探针等。一般而言，探针的长度以 50～300 个碱基为宜，用于染色体原位杂交的探针可为 1.2～1.5kb。探针标记物有放射性核素如 3H、35S、32P 等，这类探针的敏感性高，但有半衰期及放射性污染，成本高且耗时，故其使用受限；非放射性探针标记物有荧光素、地高辛和生物素等，尽管其敏感性不如放射性标记探针，但因其性能稳定，操作简便，成本低和耗时短等优点，应用越来越广泛。对双链 cDNA 探针的标记可用缺口平移法或随机引物法；单链 cRNA 探针可通过转录进行标记；合成的寡核苷酸探针可用 5′末端标记法，即加尾标记法。

二、原位分子杂交技术的基本程序和方法

原位杂交技术的基本程序和方法包括：①杂交前准备，包括固定、取材、玻片和组织的处理，如何增强核酸探针的穿透性、减低背景染色等；②杂交；③杂交后处理；④显示，包括放射自显影和非放射性标记的组织化学和免疫组织化学显色。

（一）固定

原位杂交固定的目的是为了保持细胞形态结构，最大限度地保存细胞内 DNA 或 RNA 的水平；使探针易于进入细胞或组织。DNA 是比较稳定的，mRNA 是相对稳定的，但易为酶合成和降解。RNA 更易被酶降解，在 RNA 的定位上，如果要使 RNA 的降解减少到最低限度，取材后应尽快予以冷冻或固定。在解释结果时应考虑到取材至进入固定剂或冷冻这段时间对 RNA 保存所带来的影响，因组织中的 RNA 的降解是很迅速的。组织固定和处理的方法有：

1. 多聚甲醛固定组织，最常用，因其不会与蛋白质产生广泛的交叉连接，不会影响探针穿透入细胞或组织。

2. 醋酸-乙醇的混合液和 Bouin 固定剂也能获得较满意的效果。

3. mRNA 的定位　将组织固定于 4%多聚甲醛磷酸缓冲液中 1～2h，在冷冻前浸入 15%蔗糖溶液中，置于 4℃冰箱中过夜，次日切片或保存在液氮中待恒冷箱切片机或震荡切片机切片。

4. 组织也可在取材后直接置于液氮冷冻，切片后才将其浸入 4%多聚甲醛约 10min，空气干燥后保存在－70℃。如果冰箱温度恒定，在－70℃切片可保存数月之久不会影响杂交结果。

在病理学活检取材时多用甲醛固定和石蜡包埋，这种标本对检测 DNA 和 mRNA 有时也可获得杂交信号，但石蜡包埋切片由于与蛋白质交联的增加，影响核酸探针的穿透，因而杂交信号常低于冷冻切片。同时，在包埋的过程中可减低 mRNA 的含量。其他固定剂如应用多聚甲醛蒸汽固定干燥后的冷冻切片也可获得满意效果。各种固定剂均有各自的优缺点，如沉淀性固定剂：乙醇/醋酸混合液、Mouin 液、Carnoy 液等能为增加核酸探针的穿透性提供最佳条件，但它们不能最大限度地保存 RNA，而且对组织结构有损伤。戊二醛较好地保存 RNA 和组织形态结构，但由于和蛋白质产生广泛的交联，从而大大地影响了核酸探针的穿透性。

（二）玻片和组织切片的处理

1. 玻片的处理　玻片包括盖玻片和载玻片，应用热肥皂水刷洗，自来水清洗干净后，置于清洁液中浸泡 24h，清水洗净烘干，95%乙醇中浸泡 24h 后蒸馏水冲洗、烘干、烘箱温度最好在 150℃或以上过夜以去除任何 RNA 酶。盖玻片在有条件时最好用硅化处理，锡箔纸包裹无尘存放。

应用黏附剂预先涂抹在玻片上，干燥后待切片时使用，以保证在整个实验过程中切片不至脱落。常用的黏附剂有铬钒-明胶液，其优点是廉价易得，黏附效果较差。多聚赖氨酸液具有较好的黏附效果，但价格昂贵。一种新的黏附剂 APES 黏附效果好，价格较多聚赖氨酸便宜，制片后可长期保存应用。

2. 增强组织的通透性和核酸探针的穿透性　增强组织通透性常用的方法如应用稀释的酸洗涤、去垢剂或称清洗剂 Triton X-100 或某些消化酶如蛋白酶 K，胃蛋白酶、胰蛋白酶、胶原

蛋白酶和淀粉酶等。这种广泛的去蛋白质作用可增强组织的通透性和核酸探针的穿透性，提高杂交信号，但同时也会减低 RNA 的保存量和影响组织结构的形态，因此在用量及孵育时间上应慎为掌握。

蛋白酶 K 的消化作用的浓度及孵育时间视组织种类、应用固定剂种类、切片的厚薄而定。一般应用蛋白酶 K 1μg/ml（于 0.1mol/LTris/50mmol/LEDTA，pH8.0 缓冲液中），37℃孵育 15～20min，以达到充分的蛋白消化作用不致影响组织的形态为目的。蛋白酶 K 还具有消化包围着靶 DNA 的蛋白质的作用，从而提高杂交信号。甘氨酸是蛋白酶 K 的抑制剂，常用 0.1mol/L 的甘氨酸溶液（在 PBS 中）清洗以终止蛋白酶 K 的消化作用，Burns 等（1987）报道应用胃蛋白酶 20～100μg/ml 37℃、30min 进行消化，所获实验结果优于蛋白酶 K。为保持组织结构，通常用 4%多聚甲醛再固定。

3. 减低背景染色　背景染色的形成是诸多因素构成的。杂交后的酶处理和杂交后的洗涤均有助于减低背景染色。在多聚甲醛固定后，浸入乙酸酐和三乙醇胺中以降低静电效应，减少探针对组织的非特异性背景染色。

预杂交是减低背景染色的一种有效手段。预杂交液和杂交液的区别在于前者不含探针和硫酸葡聚糖。将组织切片浸入预杂交液中可达到封闭非特异性杂交点的目的，从而降低背景染色。

在杂交后采用低浓度的 RNA 酶溶液（20μg/ml）洗涤一次，以降低残留的内源性的 RNA，降低背景染色。

4. 防止 RNA 酶的污染　由于在手指皮肤及实验用玻璃皿上均可能有 RNA 酶，为防止其污染影响实验结果，在整个杂交前处理过程都需戴消毒手套。所有实验用玻璃器皿及镊子都应于实验前一日至高温（240℃）烘烤以达到消除 RNA 酶的目的。要破坏 RNA 酶，其最低温度必须在 150℃。

（三）杂交

杂交是将杂交液滴于切片组织上，加盖硅化的盖玻片，或采用无菌的蜡膜代替硅化的盖玻片，加盖玻片防止孵育过程中杂交液的蒸发。在盖玻片周围加液体石蜡封固或加橡皮泥封固。硅化的盖玻片的优点是清洁无杂质，光滑不会产生气泡和影响组织切片与杂交液的接触，依靠盖玻片自身重量使有限的杂交液均匀覆盖。可将覆有硅化盖玻片进行杂交的载玻片放在盛有少量 5×SSC 或 2×SSC（standard saline citrate，SSC）溶液的湿盒中进行孵育。

（四）杂交后处理

杂交后处理（post hybridization treatment）包括系列不同浓度，不同温度的盐溶液的漂洗。在原位杂交实验中，非特异性的探针片段黏附在组织切片上，从而增强了背景染色。RNA 探针杂交时产生的背景染色特别高，但能通过杂交后的洗涤有效地降低背景染色，获得较好的反差效果。在杂交后漂洗中的 RNA 酶液洗涤能将组织切片中非碱基配对 RNA 除去。一般遵循的共同原则是盐溶液浓度由高到低，而温度由低到高。必须注意的是，漂洗的过程中切勿使切片干燥。干燥的切片即使大量溶液漂洗也很难减少非特异性结合，从而增强背景染色。

（五）显示

显示又称为检测系统（detection systen）。根据核酸探针标记物的种类分别进行放射自显影或利用酶检测系统进行不同显色处理。

细胞或组织的原位杂交切片在显示后均可进行半定量的测定，如放射自显影可利用人工或计算机辅助的图像分析检测仪(scomputer-assisted iamage analysi)检测银粒的数量和分布的差异。非放射性核酸探针杂交的细胞或组织可利用酶检测系统显色，然后利用显微分光光度计或图像分析仪对不同类型数量的核酸显色强度进行检测。但做半定量测定必须注意严格控制实验的同一条件，切片的厚度和核酸的保存量如取材至固定的间隔时间等。如为放射自显影，核乳胶膜的厚度与稀释度等必须保持一致。

(六)对照试验和结果的判断

对照试验的设置必须根据核酸探针和靶核苷酸的种类和现有的可能条件去选定，常用的对照试验有下列几种。

1. 将 cDNA 或 cRNA 探针进行预杂交(吸收实验)。
2. 与非特异性(载体)序列和不相关探针杂交(置换实验)。
3. 将切片应用 RNA 酶或 DAN 酶进行预处理后杂交。应用同义 RNA 探针进行杂交。
4. 以不加核酸探针杂交液进行杂交(空白试验)。
5. 组织对照用已知确定为阳性或阴性组织进行杂交对照。
6. 应用未标记探针做杂交进行对照。

三、原位杂交技术的应用

原位杂交可应用于：

1. 细胞特异性 mRNA 转录的定位，可用于基因图谱，基因表达和基因组进化的研究。
2. 基因在染色体上的定位。
3. 检测染色体的变化，如染色体的数量异常和染色体易位等。
4. 感染组织中病毒 DNA/RNA 的检测和定位，如 EB 病毒 mRNA、人类乳头状瘤病毒和巨细胞病毒 DNA 的检测。
5. 癌基因、抑癌基因及各种功能基因在转录水平的表达及其变化的检测。
6. 分裂间期细胞遗传学的研究，如遗传病的产前诊断和某些遗传病基因携带者的确定，某些肿瘤的诊断和生物学剂量测定等。

原位杂交和免疫组化染色技术相比较，IHC 使用的是抗体，其检测对象是抗原，机制是抗原-抗体的特异性结合，是蛋白质表达水平的检测；ISH 使用的是探针，遵循碱基互补配对的原则与待检靶序列结合，是 DNA 或 mRNA 水平的检测。二者均有较高的敏感性和特异性，但 ISH 更容易受到外界因素的影响。

> **要点提示** ISH 生物化学基础是 DNA 变性、复性和碱基互补配对结合。

第四节　流式细胞技术

学习要求

了解流式细胞技术原理。

一、基本概念

流式细胞技术(flow cytometry,FCM)是利用流式细胞仪进行的一种单细胞定量分析和分选技术。流式细胞技术是单克隆抗体及免疫细胞化学技术、激光和电子计算机科学等高度发展及综合利用的高技术产物。

流式细胞分析仪(图 17-3)是流式细胞技术开展的重要仪器,是用于免疫生物学,细胞生理学,分子生物学,遗传学,微生物学,水质及植物细胞分析等研究的最佳工具。它不仅可以完成临床型流式细胞仪所进行的临床检验与分析工作,可快速、灵敏地对细胞、细胞器内的组分如DNA、RNA、各种蛋白质,免疫反应物及其理化参数进行定性、定量的测定、处理和分析,而且其最大特色是有卓越的分选功能,有高速度、高纯度的细胞分选能力,可从异质性细胞群中快速挑选研究的细胞,进行再培养及相关的细胞工程、基因工程研究工作。

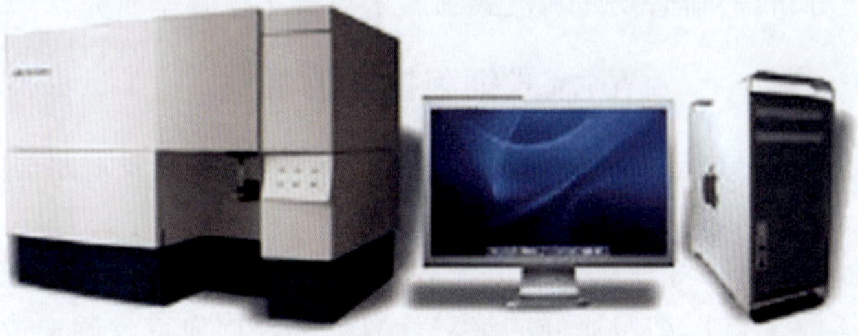

图 17-3　**流式细胞分析仪**

二、基本结构和工作原理

流式细胞仪由三部分构成:①传感系统,包括样本递送系统、样品池、检测系统、电子传感器和激光源等;②计算机系统;③电路、光路和水路系统,有电源、光学传导和滤片、鞘液循环和回收部分等。

流式细胞仪的工作原理是使悬浮在液体中分散的经荧光标记的细胞或微粒逐个依次通过样品池,细胞流速可达 9m/s,同时由荧光探测器捕获荧光信号并转换成分别代表前向散射角、侧向散射角和不同荧光强度的电脉冲信号,经计算机处理形成相应的点图、直方图和假三维结构图像进行分析。

三、样本制备的基本原则

用于 FCM 的样本是单细胞悬液,可以是血液、悬浮细胞培养液、各种体液、新鲜实体瘤的单细胞悬液以及石蜡包埋组织的单细胞悬液等。

1. 使各种液体和悬浮细胞样本新鲜,尽快完成样本制备和检测。

2. 针对不同的细胞样本进行适当洗涤、酶消化或乙二酸四乙酸(EDTA)处理,以清除杂质,使粘附的细胞彼此分离而形成单细胞状态。

3. 对新鲜实体瘤组织可选用或联用酶消化法,机械打散法和化学分散法来获得足够数量的单细胞悬液。

4. 对石蜡包埋组织应先切成若干 40～50μm 厚的蜡片，经二甲苯脱蜡到水后，再用前述方法制备单细胞悬液。

5. 单细胞悬液的细胞数不应少于 109 个。

四、流式细胞技术的应用

流式细胞仪具有精密、准确、快速和高分辨能力等特性，具体表现在以下几个方面：

1. 其测定细胞内 DNA 的变异系数最小，一般在 2%以下。

2. 能准确地进行 DNA 倍体分析和鉴别。

3. 借助于荧光染料进行细胞内蛋白质和核酸的定量研究。

4. 快速进行细胞分选和细胞收集。

5. 医学应用：免疫功能研究各种干细胞的检测，癌症病人的多药耐药性，细胞功能及代谢动力学研究，血小板分析（心血管疾病），流式细胞术与分子生物学研究。

五、流式细胞技术的展望

当前，临床流式细胞分析已成为检验医学发展的一个热点，其发展趋势主要体现在以下几个方面。

1. *从相对细胞计数到绝对细胞计数* 流式细胞绝对计数在临床可开展的项目包括：①淋巴细胞亚群，尤其是 T 淋巴细胞亚群的绝对计数。②外周血或骨髓中造血干/祖细胞的绝对计数。③血液中网织红细胞的绝对计数。④血液中血小板数量，尤其是血小板减少症患者血小板的绝对计数，此种计数优于血细胞分析仪法，已成为血小板计数的国际推荐参考方法。此外，可能出现在血液中的其他一些稀少细胞（如内皮细胞、转移的肿瘤细胞等）的计数，也将发展为流式细胞绝对计数。流式细胞绝对计数的开展对临床疾病的诊断、治疗等有重要意义。

2. *从相对定量到绝对定量分析* 细胞的多种成分如某些抗原或受体表达的流式细胞分析，以前多以平均荧光强度（MFI）或相对荧光强度（RFI）表达其含量。由于流式细胞仪每次的仪器状况可出现差异，每个实验室所用仪器的类型也不尽相同，因此，以 MFI 或 RFI 表示细胞抗原或受体的表达量缺乏可比性，虽然流式细胞仪有极高的荧光灵敏度，但却无法准确应用这些信息。近年来，为了通过 FCM 精确定量分析细胞的某些成分，定量流式细胞术（Quantitative Flow Cytometry，QFCM）逐渐得到发展，其定量分析原理主要有两种：①定量抗体微球法：在特制的微球上包被已知分子数的羊抗鼠 IgG 分子，再将包被不同分子数的微球混合，形成含不同羊抗鼠 IgG 分子数的混合微球，此微球与待测标本在相同条件下与荧光素标记的单克隆抗体（McAb）反应后在流式细胞仪上测定其荧光强度，根据微球上所包被的羊抗鼠 IgG 分子数和与之对应的对数荧光强度计算回归方程，再将待测样本中阳性细胞的对数荧光强度代入方程即可求得其每个细胞上的平均抗原分子数（抗原结合位点数）。②定量荧光素分子微球法：在特制的微球上直接包被荧光素分子，再将包被不同分子数的微球混合，形成含不同数量荧光素分子的混合微球。在流式细胞仪设置相同的条件下测定此微球及待测细胞的荧光强度，根据微球上所包被的荧光素分子数和与之对应的对数荧光强度计算回归方程，再将待测样本阳性细胞的对数荧光强度代入方程，可求得每个细胞上的平均荧光素分子数，根据用于样本测定的单克隆抗体（McAb）与荧光素结合的分子比例，计算每个细胞上的平均抗原分子数。

单细胞的抗原或受体定量是流式细胞分析的重要进展，为细胞生物学、分子生物学、生物化学及免疫学等研究提供了更精确的方法。

3. 从单色到多色荧光分析　流式细胞分析已从最初的间接免疫荧光染色、单色或双色直接荧光染色，迅速发展到 3 色、4 色甚至 5 色或 6 色荧光分析，使得对细胞亚群的识别和分选、细胞功能评价等更为精确。目前，淋巴细胞亚群的分析、白血病免疫表型分析，均应使用至少 3 色以上的荧光分析才更可靠。多色荧光分析是流式细胞技术发展的必然趋势，有条件时应尽可能地采用。

4. 从细胞膜成分到细胞内成分分析　细胞膜免疫表型分析是最重要的流式分析内容之一，很多细胞亚群的检测和分选均是以细胞膜的免疫表型特征为依据，如 T、B 淋巴细胞和 NK 细胞分析、白血病免疫分型等。然而，仅有膜免疫表型的分析是不够的，尤其对一些细胞的系列鉴定和功能状态分析常常较为困难，而细胞浆或细胞核内成分的分析则更能反映某些细胞的系列特征和功能变化。随着近年来细胞内成分检测技术的不断完善，细胞内成分检测已成为流式细胞分析的又一个热点。

5. 液体中可溶性成分的流式细胞分析　从传统意义上讲，流式细胞技术只能分析细胞及其成分，液体中的可溶性成分则不能进行分析。然而，如果将液体中的可溶性成分结合在一种类似于细胞大小的颗粒（如乳胶颗粒）上，流式细胞仪便可以对其进行分析，这就是近年来发展起来的流式微球分析（Cytometric Bead Assay，CBA）技术。CBA 的原理是将包被某种抗原或抗体不同大小的微球与待测液体中的相应成分反应形成抗原与抗体的复合物，再加入荧光素标记的第二抗体，微球上结合的待测抗原或抗体分子数量与其荧光强度呈线性关系，由此可对待测液体中与微球上包被抗原或抗体分子相对应的成分进行定性或定量分析，例如同时测定血清或细胞培养液中的多种细胞因子，同时测定血清中多种自身抗体。CBA 发展的时间虽很短，目前所能检测的项目还不多，但其发展潜力不容忽视。已知检测细胞因子的方法有多种，包括靶细胞功能分析法、酶联免疫吸附试验（ELISA）、斑点酶免疫分析等，但 CBA 与之相比，其灵敏度极高、可达 2pg/ml，而且能同时测定单个标本中的多种细胞因子。

6. 流式分子表型分析　流式分子表型分析是将流式细胞术与细胞内特定核酸序列分析相结合的一种新技术，主要包括流式荧光原位杂交技术（flow-FISH）、原位 PCR/low-FISH 以及流式分子表型与免疫表型结合分析等三种技术方法，该技术是对传统流式细胞术的进一步补充和拓展，具有重要的应用价值。

> **要点提示**　流式细胞技术利用流式细胞仪进行的一种单细胞定量分析和分选技术。

第五节　FISH 技术

学习要求

了解 FISH 技术的原理。

FISH（fluorescence in situ hybridization）即荧光原位杂交技术，是在 20 世纪 80 年代末在放射性原位杂交技术的基础上发展起来的一种非放射性分子细胞遗传技术，以荧光标记取代同位素标记而形成的一种新的原位杂交方法。因其所用探针被荧光物质标记(直接或间接)而得名,已经被广泛应用于医学研究、临床疾病的诊断、治疗监测。

一、原 理

FISH 技术的基本原理是:将 DNA(或 RNA)探针用特殊的核苷酸分子标记,然后将探针直接杂交到染色体或 DNA 纤维切片上,再用与荧光素分子偶联的单克隆抗体与探针分子特异性结合来检测 DNA 序列在染色体或 DNA 纤维切片上的定性、定位、相对定量分析。

二、实验流程

FISH 样本的制备→探针的制备→探针标记→杂交→染色体显带→荧光显微镜检测→结果分析。

三、特 点

FISH 技术作为非放射性检测体系,具有以下优点:

1. 荧光试剂和探针经济、安全。
2. 探针稳定,一次标记后可在两年内使用。
3. 实验周期短、能迅速得到结果、特异性好、定位准确。
4. FISH 可定位长度在 1kb 的 DNA 序列,其灵敏度与放射性探针相当。
5. 多色 FISH 通过在同一个核中显示不同的颜色可同时检测多种序列。
6. 既可以在玻片上显示中期染色体数量或结构的变化,也可以在悬液中显示间期染色体 DNA 的结构。

缺点:不能达到 100%杂交,特别是在应用较短的 cDNA 探针时效率明显下降。

四、FISH 技术的应用

该技术不但可用于已知基因或序列的染色体定位,而且也可用于未克隆基因或遗传标记及染色体畸变的研究。在基因定性、定量、整合、表达等方面的研究中颇具优势。

1. 基因定位与基因制图(Gene mapping)　FISH 已经极大地加速了人类基因定位和基因制图的进程。
2. 基因诊断(Gene diagnosis)　精确、直观、明了。
3. 间期细胞遗传学(Interphase cytogenetics)
4. FISH 技术在肿瘤生物学的应用

(1)肿瘤细胞遗传学(Onco-cytogenetics)。

(2)基因定位:FISH 技术可用于分离出的癌基因与抑癌基因初步定位。

(3)病毒基因插入基因组部分的检测:虽然反转录病毒以激活原癌基因为主,也有像腺病毒、HPV、SV40 等病毒以蛋白产物与抑癌基因蛋白产物相互作用而诱导细胞转化。但病毒基因特别是 DNA 病毒多有病毒基因成分插入到人基因组。利用 FISH 可以检测到病毒整合到人基因组中的情况,对深入研究病毒致癌机制,以及检测、防治均具有重要意义。

(4)基因的扩增与缺失：原癌基因的激活与抑癌基因的失活是目前肿瘤研究的热点。

已知原癌基因的激活方式有：突变、基因扩增、易位、病毒序列插入。

抑癌基因的激活方式有：点突变、基因缺失。

FISH 技术为研究基因的扩增和缺失提供了新的方法，能将基因扩增和染色体重复分开。

要点提示　FISH 技术是一种特殊的原位杂交技术，只是探针经过直接或间接荧光素标记。

复习指导

1. 免疫组织与细胞化学技术是应用抗原与抗体接触后而形成“抗原—抗体复合物”的化学反应，以检测组织或细胞内抗原(或抗体)的技术。

2. 电子显微镜是以电子束为照明源，通过电子流对生物样品的透射以及电磁透镜的多级放大后在荧光屏上成像的大型精密仪器。

3. 电镜样本的处理和超薄切片的制作技术比光镜制片更为精细和复杂。

4. 原位杂交远比免疫组化染色复杂得多，影响因素也多，因此对照实验必不可少，有组织对照、探针对照、杂交反应体系对照和检测系统的对照等，可根据具体情况选用。

5. 细胞通过流式细胞仪样品池，从出口喷出的时间是十分短暂的，任何影响流速的因素都会改变其测量结果。

6. FISH 检测的靶序列也是 DNA，即是一种 DNA-DNA 杂交。

(范炎峰)

参考文献

[1] 李玉林.病理学.6 版.北京:人民卫生出版社,2004.

[2] 王连唐.病理学.7 版.北京:高等教育出版社,2008.

[3] Kumar V, Abbas AK, Fauston N.Robbins and Cotran Pathologic basis of diseases[M]7th ed.Philadelphia: Elsevier Saunders,2005.

[4] Melendon RE, et al.Russell & Rubinstein's Pathology of Tumors of the Nervous System.7th ed.London: Hodder Aronld,2006.

[5] 陈杰,李甘地.病理学.北京:人民卫生出版社.2005.

[6] Kumar V, Abbas AK, Fausto N, et al.Hemodynamic disorders, thrombosis, and shock Robbins Basic Pathology.8th ed.Elsever Saunders,2007.

[7] Underwood JCE.Disorders of Metabolism and Homeostasis.Ischaemia.Infarction and Shock General and Systematic Pathology.4th ed.Churchill Livingstone,2004.

[8] Kumar V, Abbas AK, Fausto N, et al.Hemodynamic disorders, thromboembolic disease, and shock Robbins and Cotran Pathologic Basis of Disease.8th ed.Elsevier Saunders,2009.

[9] Kumar V, Abbas AK, Fausto N, Mitchell R.Robbins Basic Pathology, 8th edition, Philadelphia: W.B.Saunders,2007.

[10] Kumar V, Abbas AK, Fausto N.Cellular adaptations, cell injury, and cell death.In: Kumar V, et al(eds), Robbins and Cotran Pathological Basis of Disease.7th edition.Elsevier Saunders,2005.

[11] 李玉林主编.病理学.7 版.北京:人民卫生出版社,2008.

[12] Jemal A, Bray F, Center MM, Ferlay J, et al.Global cancer statistics.CA Cancer J Clin,2011, 61(2):69-90.

[13] Fletcher CDM, Unni KK, Mertens F.World Health Organization Classification of Tumours.Pathology and Genetics.Tumours Tissue and Bone.Lyon: IARC Press, 2004.

[14] Fletcher CDM.Diagnostic Histopathology of Tumors, 3rd Edition.London: Churchill Livingstone,2007.

[15] 王坚,朱雄增.软组织肿瘤病理学.北京:人民卫生出版社,2008.

[16] 郝希山,魏于全,等.肿瘤学.北京:人民卫生出版社,2010.

[17] 刘彤华,等.诊断病理学.2 版.北京:人民卫生出版社,2006.

[18] 王恩华.病理学.北京:高等教育出版社,2003.

[19] 唐建武.病理学.2 版.北京:科学出版社,2012.

[20] 谢玉泉,李吉友.肿瘤病理诊断与鉴别诊断学.福建:科学技术出版社,2006:73-120.

[21] Jaffe E S, Harris N L, Stein H.et al.World Health Organization Classification of Tumors.Pathology and Genetics of Tumors of haematopoietic and lymphoid tissues.Lyon, France: IARC Press,2001.

[22] Harris N L, Stein H, Coupland S E, et al.New approaches to lymphoma diagnosis.Hematology,2001:194-262.

[23] Lennert K, Faller A C. Histopathology of non-Hodgkin's lymphoma. 2nd ed. New York: Springer-verlag, 1992.

[24] Cotran R S, Kumar V, Collins T. Robbins Pathologic Bases of Disease. 6th ed. Philadelphia: WB Saunders, 1999: 654-595.

[25] 李甘地，来茂德，等.病理学.2 版.北京：人民卫生出版社，2002：269-289.

[26] 刘彤华，诊断病理学.2 版.北京：人民卫生出版社，2006：578-580.

[27] 马骏，黄受方，张长淮.前列腺非上皮性肿瘤及瘤样病变的病理观察[J].中华病理学杂志，2001，4：264-267.

[28] 蒋智铭，张惠箴，陈洁晴，等.穿刺活检 100 例前列腺癌的形态学观察[J].中华病理学杂志，2000，4：272-273.

[29] 黄玉芳.病理学.北京：中国中医药出版社，2003.

[30] 唐建武.病理学.2 版.北京：人民卫生出版社，2001.

[31] 回允中主译.阿克曼外科病理学.8 版.沈阳：辽宁教育出版社，1999.

[32] 武忠弼.中华外科病理学.北京：人民卫生出版社，2006.

[33] 武忠弼.病理学.4 版.北京：人民卫生出版社，2001.

[34] 王恩华.病理学.2 版.北京：高等教育出版社，2008.

[35] Kopeikina KJ, Hyman BT, Spires-Jones, et al. Soluble Soluble forms of tau are toxic in Alzheimer's disease. Transl Neurosci, 2012 , 3(3): 223-233.

[36] Sarantseva SV, Kislik GA, Tkachenko NA, et al. Morphological and functional abnormalities in neuromuscular junctions of Drosophila melanogaster induced by the expression of human APP gene. Tsitologiia, 2012, 54(5): 421-429.

[37] Whitworth AJ, Pallanck LJ. The PINK1/Parkin pathway: a mitochondrial quality control system? J Bioenerg Biomember, 2009, 41(6): 499-503.

[38] 中山医科大学病理学教研室，同济医科大学病理学教研室.外科病理学.2 版.武汉：湖北科学技术出版社，1999.

[39] Juan Rosal.外科病理学.9 版.回允中主译.北京：北京大学医学出版社，2006.

[40] Stephen S.Sternberg.诊断外科病理学.3 版.回允中主译.北京：北京大学医学出版社，2003.

[41] 王黎霞，成诗明，陈明亭，等.2010 年全国第五次结核病流行病学抽样调查报告.中国防痨杂志，2012，34(8)：485-508.

[42] Crump JA, Luby SP, Mintz ED. The global burden of typhoid fever. Bull World Health Organ, 2004, 82(5): 346-353.

[43] 朱学骏.现代皮肤病性病诊疗手册.2 版.北京：北京大学医学出版社，2008：450-480.

[44] 中华医学会感染病学分会艾滋病学组。艾滋病诊疗指南(2011 年版)[J].中华传染病杂志，2011，29(10)：629-640.

[45] 李甘地.病理学.北京：人民卫生出版社，2006.

[46] 殷国荣.医学寄生虫学.3 版.北京：科学出版社，2010.

[47] 吴观陵.人体寄生虫学.3 版.北京：人民卫生出版社，2004.

[48] 王伯纭，李玉松，黄高升，张远强.病理学技术.北京：人民卫生出版社，2000.

[49] 李玉林.病理学理论纲要与实验指导.北京：人民卫生出版社，2005.

[50] 李楠.激光扫描共聚焦显微术.北京：人民军医出版社，1997.

[51] 李甘地.病理学.北京：人民卫生出版社，2003.

[52] Kononen J, Bubendorf L. Kallioniemi A, et al. Tissue micrarrays for high-throughout molecular profiling of tumor specimens. Nat Med, 1998.

[53] 张晓杰.细胞病理学.北京：人民卫生出版社，2009.

[54] Underwood JCE. General and systematic pathology. 4th ed. London: Churchill Livingstone, 2004.